毛发与毛发疾病——
药物、手术和头皮管理（第二版）

原著　［美］艾米·J. 麦克迈克尔（Amy J. McMichael）

　　　［美］玛丽亚·K. 霍丁斯基（Maria K.Hordinsky）

主译　刘　清

上海交通大学出版社

SHANGHAI JIAO TONG UNIVERSITY PRESS

图书在版编目（CIP）数据

毛发与毛发疾病：药物、手术和头皮管理：第二版 /
（美）艾米·J.麦克迈克尔（Amy J. McMichael），（美）
玛丽亚·K.霍丁斯基（Maria K. Hordinsky）著；刘清
译 .—上海：上海交通大学出版社，2023，6
书名原文：Hair and Scalp Disorders: Common
Presenting Signs,Differential Diagnosis and
Treatment（2nd Edition）
ISBN 978-7-313-24558-8

Ⅰ . ①毛… Ⅱ .①艾… ②玛… ③刘… Ⅲ .①毛发疾
病—诊疗 Ⅳ .① R758.71

中国版本图书馆 CIP 数据核字（2022）第 188644 号

毛发与毛发疾病：药物、手术和头皮管理：第二版
MAOFA YU MAOFA JIBING : YAOWU、SHOUSHU HE TOUPIGUANLI : DIERBAN

著　者：[美]艾米·J.麦克迈克尔（Amy J. McMichael）等　　译　者：刘　清
出版发行：上海交通大学出版社　　　　　　　　　　　　地　址：上海市番禺路 951 号
邮政编码：200030　　　　　　　　　　　　　　　　　　电　话：021-64071208
印　制：上海景条印刷有限公司　　　　　　　　　　　　经　销：全国新华书店
开　本：787mm×1092mm　1/16　　　　　　　　　　　印　张：31
字　数：729 千字
版　次：2023 年 6 月第 1 版　　　　　　　　　　　　　印　次：2023 年 6 月第 1 次印刷
书　号：ISBN 978-7-313-24558-8
定　价：198.00 元

版权所有　侵权必究
告读者：如发现本书有印装质量问题请与印刷厂质量科联系
联系电话：021-59815621

泰勒弗朗西斯集团网址：

http：//www.taylorandfrancis.com

CRC Press 出版社网址：

http：//www.crcpress.com

我们要感谢所有为这本书做出过贡献的人们，没有他们我们不可能写出这本书的第二版。感谢 Ralph，Jessica，Jacob Thomas，Bob，Irene，Catherine，Alexander 和 Kristina Kramarczuk，感谢他们的帮助和支持。因为他们在电脑前熬夜工作以及多次电话会议，错过很多家庭时间，帮助我们完成了这项工作。没有你们，我们是做不到的！

艾米·J. 麦克迈克尔（Amy J. McMichael）

玛丽亚·K. 霍丁斯基（Maria K. Hordinsky）

前　言

　　欢迎阅读《毛发与毛发疾病：药物、手术和头皮管理》第二版。在此版本中，我们会更新头发和头皮疾病领域的新内容，同时仍然会对治疗方法进行综合性回顾。我们一直致力于创建有关头发疾病治疗的精粹文本，并致力于与疾病机制和治疗有关的种族和文化习俗进行平衡的讨论。目标是将专家积累的头发和头皮疾病领域相关信息进行广泛传播，并以易于遵循、实用以及完善的方式进行传播。最后，我们力求列举出可能超越美国和国际公认准则的治疗方法，当存在数据支持有必要使用时，可以采取药品核准标示外使用（Off–label use）。

　　在第二版中，撰稿人面对的挑战是通过治疗阶梯来解决每种头发疾病。每种疾病的治疗都从最简单的形式开始，然后会变得更加复杂，具体取决于患者的反应、文化习俗以及伴随疾病。我们再次要求每位作者制定治疗计划，治疗计划不仅要进行最恰当的描述，还要结合创新的、经过深思熟虑的方法，以应对多种头发和头皮疾病。为了给本书增加更多价值，我们增加了几个新章节，来介绍关于头发和头皮健康的最新观点。增加了有关头发衰老的章节，介绍抗衰老的专业方法。增加的另一个重要章节介绍了化妆品化学方法的最新趋势，用于保持发干健康，还介绍了如何保护不健康的头发纤维。最后一个增加的章节是一个实用案例分析指南，在皮肤科医生查看具有挑战性的案例时给予指导。

　　在此版本中，对章节进行了更新，包括在新疗法针对的病症和条件上的激动人心的突破，新疗法的机制通常在第一版时尚不清楚。作者进一步讨论了一种或多种药剂的作用机制、吸收特性以及一般药理学。本书可以作为入门读物提供给寻求头发和头皮疾病治疗方法的人，从患有头皮刺激性皮炎和接触过敏性皮炎的患者，到使用最新技术——激光方法刺激头发生长或治疗脱发的患者。由于面对的读者群体多种多样，因此我们将不同的头发类型以及对应的头发护理方法分章列出。我们希望这种整合可以提高治疗方法的多样性。

　　这部书的受众非常广泛。对于培训中的皮肤科医生和执业皮肤科医生来说，此书中介绍的治疗方案既实用又很有帮助。制药和化妆品行业的研究人员和产品经理也将了解皮肤科医生对所讨论疾病的诊断和治疗方法，并从中受益。我们坚信，任何对头发和头皮疾病感兴趣的人都可以将本书作为参考资料。请开始欣赏本书的新版本吧！

艾米·J. 麦克迈克尔（Amy J. McMichael）

玛丽亚·K. 霍丁斯基（Maria K. Hordinsky）

原著者简介

Amy J. McMichael，医学博士，在宾夕法尼亚大学医学院获得医学学位，并在密歇根大学医学院完成了皮肤科住院医师培训。

McMichael 博士，维克森林大学医学院教授和皮肤科主任，维克森林大学医学院位于温斯顿—塞勒姆。McMichael 博士的临床和研究课题包括头发和头皮疾病以及肤色。她是有色皮肤协会前任会长，美国皮肤学会会员，也是美国医学会皮肤分会前任主席。曾担任女性皮肤学会副会长和北美脱发研究学会秘书/财务，还曾担任 *JAMA Derm*、《美容皮肤学科》和 *the Dermatologist* 等杂志的编辑委员会成员，并且是众多期刊文章和章节的作者。

Maria K. Hordinsky，医学博士，获得了北达科他大学医学院的医学学位。在明尼苏达大学完成了皮肤科住院医师培训，随后获得了皮肤病基金会资助的研究金以及美国国立卫生研究院颁发的国家研究服务奖。

Hordinsky 博士，明尼苏达大学皮肤病学系的教授和系主任，明尼苏达大学位于明尼阿波利斯市。Hordinsky 博士的临床和研究课题包括头发和头皮疾病以及神经皮肤病。她是北美毛发研究协会现任主席，也曾是全美秃斑症基金会的临床研究顾问委员会前任主席，皮肤病科教授协会前任主席。还曾担任瘢痕性脱发研究基金会的董事会成员，负责编辑 UpToDate 中"头发疾病"部分，UpToDate 是基于循证医学证据的临床决策支持系统。Hordinsky 博士还是许多期刊文章和章节的作者，并定期举办有关毛发疾病的讲座。

原著投稿者

Sharone K. Askari，医学博士
加利福尼亚州，加迪纳市，加州大学洛杉矶分校海港中心
皮肤学系
凯萨医疗机构皮肤学科和美容皮肤学科

Yart，医学博士，公共卫生硕士
俄亥俄州，克里夫兰，美国克里夫兰医学中心
皮肤学系

Wilma F. Bergfeld，医学博士，美国内科医师学会会员
俄亥俄州，克里夫兰，美国克里夫兰医学中心
皮肤学和病理学系

Lucinda S. Buescher，医学博士
伊利诺伊州，斯普林菲尔德，南伊利诺伊州大学医学院
皮肤学系

Valerie D. Callender，医学博士
哥伦比亚特区，华盛顿，霍华德大学医学院
皮肤学系

Douglas Canfield
新泽西州，帕西波尼市，Canfield Scientific 股份有限公司

Vijaya Chitreddy，医学学士，皮肤科学院院士
澳大利亚，墨尔本市，Sinclair 皮肤病诊所
皮肤学系

Jacqueline DeLuca，医学博士
加利福尼亚州，唐尼市，凯萨医疗机构
皮肤学系

Zoe Diana Draelos，医学博士
北卡罗来纳州，高点市，PLLC 公司，皮肤科咨询服务

Lady C. Dy，医学博士，美国皮肤病学会认证会员
伊利诺伊州，格伦维尤市，Dy 皮肤疾病中心

Ariana Eginli，医学博士
北卡罗来纳州，温斯顿萨勒姆市，维克森林浸信会健康中心
皮肤学系

Abby C. Ellison，文学学士
加利福尼亚州，圣拉斐尔市，美国国家斑秃基金会

Navid Ezra，医学博士
印第安纳州，印第安纳波利斯，印第安纳大学医学院
皮肤学系

Ronda S. Farah，医学博士
明尼苏达州，明尼阿波利斯市，明尼苏达大学
皮肤学系

Andreas M. Finner，医学博士
国际植发协会会员
德国，柏林，Trichomed 毛发诊所和毛发移植中心

Sheila Fallon Friedlander，医学博士
加利福尼亚州，圣地亚哥，加利福尼亚大学
圣地亚哥分校医学院 皮肤学系
瑞德儿童医院

Maria Fernanda Reis Gavazzoni Dias，医学博士，哲学博士
巴西，里约热内卢，Antonio Pedro 联邦医院
弗鲁米嫩塞联邦大学 皮肤学系

Lynne J. Goldberg，医学博士
波士顿，马萨诸塞州，波士顿大学医学院
皮肤学和病理学系
波士顿医疗中心毛发诊所

John Gray，医学博士
南非，Gillitts，Winston Park

Janet G. Hickman，医学博士，美国皮肤病学会认证会员
弗吉尼亚州，林奇堡市，教育和研究基金有限公司

Maria K. Hordinsky，医学博士
明尼苏达州，明尼阿波利斯市，明尼苏达大学
皮肤学系

Sara A. Hylwa，医学博士
明尼苏达州，明尼阿波利斯市，Park Nicollet 接触性皮肤炎特别门诊
亨内平郡医疗中心
明尼苏达大学

Christine Jaworsky，医学博士
俄亥俄州，克里夫兰，美国凯斯西储大学 皮肤学系
宾夕法尼亚州，费城，宾夕法尼亚大学 皮肤病学科

Leslie N. Jones，哲学博士
澳大利亚，东墨尔本，Sinclair 皮肤病诊所
艾普沃斯医院
墨尔本大学

David S. Josephitis，DO
明尼苏达州，明尼阿波利斯市，Shapiro 医疗集团

Jim Larkey
新泽西州，帕西波尼市，Canfield Scientific 股份有限公司

Ana Lucia Junqueira，医学博士
圣保罗，巴西，Heliopolis 综合医院

Irene K. Mannering，医学博士，医务管理学硕士，工商管理硕士，理学硕士
美国皮肤病学会认证会员
内华达州，雷诺市
皮肤癌和皮肤病研究所

Jennifer M. Marsh，哲学博士
俄亥俄州，梅森县，宝洁公司
美容技术部

Amy J. McMichael，医学博士
北卡罗来纳州，温斯顿萨勒姆市，威克森林大学医学院
皮肤学系

Andrew G. Messenger，医学博士
英国，谢菲尔德 皇家海莱姆医院 皮肤学系

Paradi Mirmirani，医学博士
加利福尼亚州，瓦列霍市，永久医疗集团 皮肤学系
加利福尼亚州，旧金山 加利福尼亚大学 皮肤学系
俄亥俄州，克里夫兰，美国凯斯西储大学 皮肤学系

Ingrid E. Roseborough，医学博士
加利福尼亚州，旧金山，加州大学旧金山分校 皮肤学系

Lydia Y. Sahara，医学博士
明尼苏达州，布鲁明，健康伴侣公司 皮肤学系

Kimberly S. Salkey，医学博士
弗吉尼亚州，列治文，弗吉尼亚联邦大学卫生学院 皮肤学系

Ronald Shapiro，医学博士，国际植发协会会员
明尼苏达州，明尼阿波利斯市，Shapiro 医疗集团
明尼苏达大学

Rodney D. Sinclair，医学学士，医学博士，皮肤科学院院士
澳大利亚，墨尔本市，Sinclair 皮肤病诊所
墨尔本大学

Ralph M. Trüeb，医学博士
瑞士，塞伦市，皮肤病学与毛发疾病中心

Fernanda Torres，医学博士
巴西，里约热内卢，头发和头皮疾病中心

Antonella Tosti，医学博士
佛罗里达州，迈阿密，迈阿密大学米勒医学院
皮肤科学和皮肤外科学

Erin M. Warshaw，医学博士，理学硕士
明尼苏达州，明尼阿波利斯市，明尼苏达大学
皮肤学系
Park Nicollet 接触性皮肤炎特别门诊
明尼阿波利斯退伍军人医疗中心

Ken Washenik，医学博士，哲学博士
纽约，纽约城，纽约大学医学院
罗纳德 O. 佩雷尔曼皮肤医学系
皮肤学系
加利福尼亚州，比弗利山庄，Bosley 医疗集团

David A. Whiting，医学博士，皇家内科医师学会会员
得克萨斯州，达拉斯市，头发和皮肤疾病研究和治疗中心

Brian Zelickson，医学博士
明尼苏达州，明尼阿波利斯市，明尼苏达大学
皮肤学系

目　录

第一章 头 发

John Gray

第一节 引 言

在 3.1 亿年前，毛发最早出现在爬行动物身上，在恐龙崛起和灭绝之前，毛发就已经存在了，后来成为哺乳动物类的主要皮肤附属物。人类也是一种哺乳动物，现代人的皮肤"遗传"了毛发这一特征，人体上 95% 的区域覆盖有数百万个毛囊，但头发的生长在很大程度上受到了限制。

第二节 人类的头发

与人类的灵长类表亲不同，第五类人猿和"裸"猿没有包覆全身的、厚厚的着色毛发。一旦全身的胎毛脱落，有活性的毛囊仅存在于头皮皮下，即使在青春期之后，第二性征出现，只有少部分身体区域会生长毛发。

由于人的头皮上有 10 万～15 万个毛囊，如果一个成年人的头发每个月生长 0.9 cm，连续 30 个月不规律地生长，那么他头发的总长度能达到约 30 km。这会消耗大量的蛋白质和能量。

第三节 头发的功能

头发功能还并不明确。目前，有很多种假设：这是人类发展的水生阶段的遗迹吗？为了适应水生阶段的生活，人类毛发可能会退化，也可能针对体温调节和紫外线防护的整体适应。头发仅仅是一种装饰，还是费舍尔氏失控理论中性选择的结果？上述理论都可能会遭到反驳，尤其是男女都存在的秃头倾向。社会学研究表明，头发通常被认为是年龄、健康、营养和生育能力的标志。在所有的社会中，头发会以其特有的形式来表达社会地位或文化归属。在大多数文化中，婚礼当天会设计隆重的发型。相比之下，社会学研究揭示了所谓的"糟糕发型日"的全部影响，即对头发的主观和客观的负面评价可能会导致自尊心降低。

在 21 世纪，护发涉及许多产品的使用，也是现代人类普遍存在的习惯。这些护发产品的设计目的越来越多地倾向修复和保护头发，使头发免受环境和自身造成的损害，同时还具有定型作用。

第四节　头发的结构

许多其他书籍详细描述了人类毛囊结构、毛囊较强的代谢活动以及缺陷。本章讨论的头发发干是毛囊活动的最终产物。

人的头发分为三种基本类型，很大程度上取决于毛囊大小。

一、胎毛

胎毛是出现在胎儿身上的纤细的、没有髓质化的毛发，很少有例外是在出生前或出生后立即脱落的（见图 1.1）。

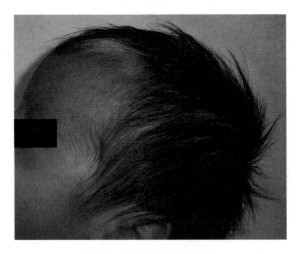

图 1.1　新生儿的面部胎毛

（摘自《头发世界》，Macmillan 出版社，印刷于 1977 年，已获得作者 Gray J 许可同意）

二、毳毛

毳毛毛发纤细，短，无色素或浅色（直径小于 40 μm），是人类毛发中数量最多的。从新生儿期开始，除手掌和脚底外，它可以覆盖所有表面。在青春期，一些毳毛扩大成为顶生毛，并形成皮脂腺。长在头皮上的体毛数量远少于末端的体毛。

在男性和女性型脱发中，末梢的毛发变细并恢复到毳毛毛发的大小，可以通过治疗逆转。

三、终毛

末梢的头发又厚又长，而且有颜色。它有 50 ～ 150 μm 厚。末梢毛是头皮、眉毛、睫毛、腋窝和生殖部位的主要毛。在男性中，在躯干和腿上有各种各样的末端毛发。终末体毛存在较大的区域差异。

末端发轴的横截面揭示了 3 个主要的组成部分：

（1）毛小皮——外层保护层。

（2）毛皮质——头发的核心。

（3）毛髓质——一种中央软蛋白核心，更常见于较厚的头发，尤其是白头发。

这些结构的主要成分是富含硫的蛋白质、脂类、水、黑色素和微量元素。

四、毛小皮

毛小皮由专门的角蛋白组成，由 6 到 8 层扁平细胞重叠而成，细胞的游离缘指向毛尖。每个毛小皮都有几层组成，最里面为内膜层，由外皮层覆盖，外皮层更靠近外表面，由三部分组成：b 层、a 层和外皮层。组成 b 层和 a 层的主要物质为蛋白质，组成毛小皮的主要物质是 18- 甲基二十烷酸（头皮表皮外层的一种主要成分，从此毛发表层就有疏水性），18- 甲基二十烷酸是脂肪酸，具有疏水性；18- 甲基二十烷酸和蛋白质形成共价键结合，附着在纤维表面，形成通常所说的 f 层脂质。

f 层脂质对维护头发健康来说至关重要。毛小皮的复杂结构（见图 1.2）允许它随着毛发的膨胀而滑动，f 层具有一定程度的疏水性。f 层具有保护头发的作用，另外还可以抵御头发水分的流入和流出。未受损的毛小皮外观光滑，手感好，可以使头发保持较好的光泽和质地（见图 1.3）。

主要有四种"损伤"因素会导致毛小皮受损，分别是环境因素、机械因素、化学因素以及高温，其中任何一种因素存在时都会破坏毛小皮。

化学因素会去除 f 层脂质，尤其是在脱色或烫发过程中的氧化作用，会消除发干的首层疏水性防御作用，并会使头发变得更为多孔性和脆弱（见图 1.4）。如果毛小皮受损，头发的拉伸性能几乎不会发生变化，但保护功能却减弱了。

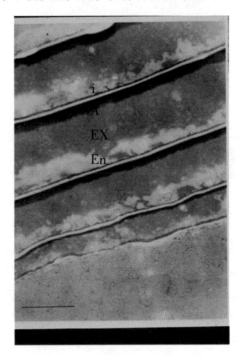

图 1.2　毛小皮鳞片重叠

（摘自《头发世界》，Macmillan 出版社，印刷于 1977 年，已获得作者 Gray J 许可同意）

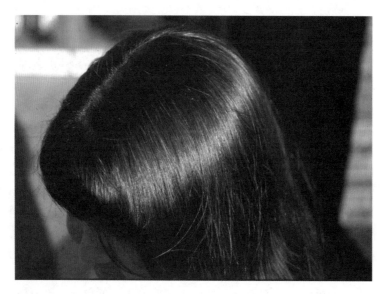

图 1.3　头发整齐且具有完整的毛小皮是赋予头发光泽的主要原因

（摘自《头发世界》，Macmillan 出版社，印刷于 1977 年，已获得作者 Gray J 许可同意）

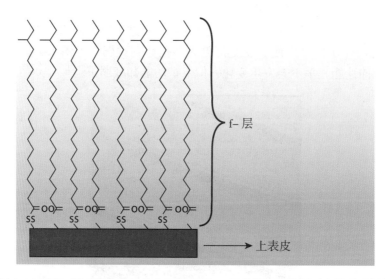

图 1.4　保存 f 层对维持发干稳定至关重要，f 层移除会使发干更容易遭受损伤

五、毛皮质

毛皮质由基质和皮质细胞组成；毛皮质由皮质细胞沿毛干纵向轴紧密排列构成，皮质细胞呈纺锤状；基质由含硫量高的无定形蛋白质组成。中间的丝状毛发角蛋白（40 ~ 60 kDa），由 400 ~ 500 个氨基酸残基形成七肽序列。七肽序列重复形成硬角蛋白多肽链，硬角蛋白多肽链相互缠绕形成原纤维，从而构成角蛋白链。角蛋白链中含有大量的含硫半胱氨酸残基。半胱氨酸残基在相邻的角蛋白丝之间形成共价二硫键，从而在相邻的角蛋白链之间形成较强的交联。

二硫键对维持毛干的形状、稳定性和弹性具有十分重要的作用，当外部使用氧化性的化学物质时，例如烫发或拉直，就会使二硫键遭到破坏。

角蛋白多肽链之间还有氢键，这些氢键是很弱的，水很容易将其打破，使卷发暂时变直。

毛皮质（见图 1.5）之中含有黑色素颗粒，根据黑色素颗粒的数量、分布和类型的不同，头发的着色程度也各有不同（见图 1.6）。

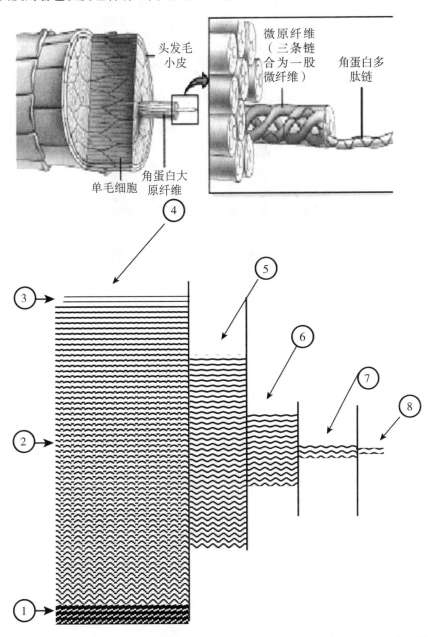

图 1.5　毛皮质组成（非等比例）。毛皮质是头发最厚的部分，位于毛小皮和毛髓质之间。①毛髓质；②毛皮质；③毛小皮；④毛发；⑤毛发细胞；⑥角蛋白大原纤维；⑦微原纤维（三条链合为一股微纤维）；⑧卷曲螺旋角蛋白多肽链

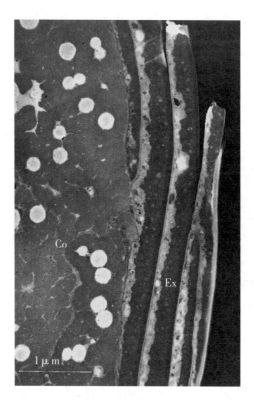

图 1.6 毛皮质中的黑色素颗粒与毛小皮中重叠的鳞片。Co 为毛皮质（cortex）的缩写；Ex 为外毛小皮（exocuticle）的缩写

（摘自《头发世界》，Macmillan 出版社，印刷于 1977 年，已获得作者 Gray J 许可同意）

六、髓质

髓质是一种柔软的、含蛋白质的核，存在于较厚的白色毛发中。在人体上，髓质没有已知明确的功能。

第五节　头发的颜色

头发颜色是由黑色素细胞决定的，黑色素细胞只存在于毛囊基底部中，位于毛囊乳头正上方。在活跃生长阶段（生长期），黑色素细胞将黑色素（黑色素小体）转移到皮质细胞。真黑色素（黑／棕色优黑素）是主要的全身性着色剂，形成黑色或棕色头发。类黑色素（红／黄色褐黑素）是真黑色素的一种突变，是红发中最主要的色素。金发中的色素是两种类型黑色素（真黑色素和类黑色素）的复杂混合物，但与黑色头发或棕色头发相比，金发中是相对缺乏色素的。头发变白是衰老的正常表现，说明黑色素细胞功能在进行性降低，可能与活性氧积聚的影响有关。

第六节　头发的直径

人类头发的直径为 17 ~ 180 μm 不等。直径小于 40 μm 的头发称为毳毛。

发质并不是一个可以精确描述的术语，但是通常可以根据以下标准界定发质，具体标准如下：

细发	小于 60 μm
一般头发	60 ~ 80 μm
粗发	80 ~ 150 μm

经过询问，许多女性认为自己的头发直径比准确测量的更细，这种误解可能会使得女性选择了不太理想的护发产品。

第七节　终毛的表型

并非所有的终毛都具有相同的横断面外观（表型）。最早的现代人类的终毛表型是未知的，最近的基因组研究正在确定何时发生了毛发形态的主要突变，从而进一步导致了如今的区域性毛发形态。

通常来说，终毛形状呈圆形、椭圆形或扁平形。事实上，头发形状有很多种，虽然通常情况下每个人的头发都倾向只存在一种类型。但是根据观察得出，一个人可能同时存在三种类型的头发。毛发表型是由遗传决定的，由于社会和种族壁垒的减少，遗传多样性的增加，就会使得同一人的头发可以呈现出一种以上的表型，如今此种情况更为常见。

来自赤道附近的非洲人民以及分散在各地的后代拥有可以生长出弯曲头发的毛囊，但是头发的最终形态更多地取决于毛囊深处的基质细胞活性以及在毛皮质中角蛋白的沉积方式。

根据假说，头发的形状主要受毛囊形状的影响，但是如果环境发生变化，终毛毛囊具有产生不同表型的能力。通常在化疗之后，发干表型就会发生显著变化，可能是由于基质进行了"重新编程"，从而改变了皮质中角蛋白的排列方式。

第八节　毛发的表型分类

传统意义上来说，发干形状（表型）可以根据高加索人种、尼格罗人种或蒙古人种进行分类，但是往往会错误地指向欧洲、非洲或东亚地区的居民及其后代。上述分类的前提是相关人群在居住区域上处于相对静态状态，或者是在相对隔绝的地理环境进化。实际上，从遗传角度来看，生活在赤道以北的非洲人与生活在欧洲和中东地区的人表型的亲缘关系相当接近。另外，上述分类还存在一个疏漏，忽略了来自印度次大陆北部地区的数百万的人，他们与现代欧洲人的遗传和表型相似程度比亚洲东部地区的人更接近。

有研究认为，这种分类方法是基于一些不再被接受的、没有遗传基础的种族刻板观念，并且现在已经过时了。通过检查世界位置，可以提出一种更典型的表型分组方法。

一、赤道附近非洲人的头发

赤道附近非洲人的头发多为扁平状，易呈现卷曲形。美国人口普查局（US Census Department）归类为非裔美国人中的许多人都有扁平状卷曲发。然而，到目前为止，许多非裔美国人存在来自非洲以外地区的先例，再次反映出社会壁垒的减少。

非洲和类非洲表型的分布大多指向赤道附近地区。研究表明，尽管撒哈拉以南的非洲人是地球上遗传多样性最丰富的群体，但是产生卷发表型的选择性压力很大，同时违反了将性别选择作为表型分布的唯一原因或主要原因。此外，在赤道附近生活的拥有非洲血统的人中，并没有表达出这种表型，可能支持体温调节功能。19世纪，拥有非洲发质表型特征的人被强行运送到了美洲，并在20世纪后殖民时期，非洲移民也到了欧洲。在所有头发类型中，由于非洲人的卷发很浓密，以及卷发容易断裂，因此最容易受到梳理问题困扰。许多非洲妇女和非洲裔妇女出于实用和美观的原因，会使用高温或化学剂来拉直头发（见图1.7），高温和化学剂可能会损害头发。

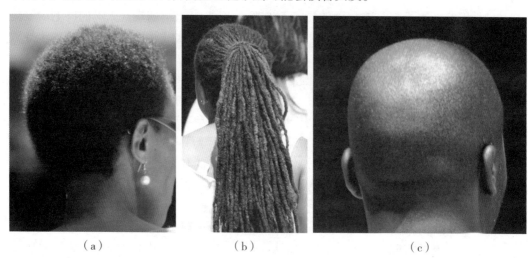

（a）　　　　　　　　　　（b）　　　　　　　　　　（c）

图1.7　浓密卷发的管理策略。（a）赤道附近非洲人的经典发型并且经过染发；（b）非洲脏辫，拉直发，接发；（c）一号发型（剃光）

［摘自《头发世界》，Macmillan出版社，印刷于1977年，已获得作者Gray J许可同意；《健康的头发》，Springer出版社，印刷于2015年，已获得Gray J许可同意］

二、亚洲人或东亚人的头发

亚洲人或东亚人的头发是圆形的，直径较大，较直，刚性更强。此种表型的头发直径较大（可达150 μm），基本上来说亚洲人或东亚人的头发是直的和黑色的（见图1.8）。

然而，并不是所有的亚洲人都有典型的直发或浓密头发，这与亚洲大陆最东北端和阿拉斯加的因纽特人有关（见图 1.9）。头发直径范围从 $80 \sim 150\,\mu m$，存在一种从南到北头发直径越来越大的倾向。

头发体积控制和化学永久性方法都是改变头发外观的方法，一直被人们广泛使用。研究显示，名人趋势是女性和一些男性去漂发以改变头发颜色的主要原因。

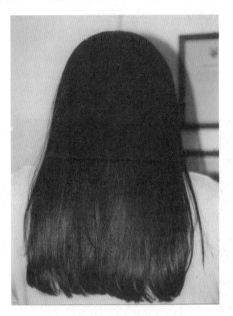

图 1.8 直发是现代人类最常见的发型。图中头发又粗又直，头发中存在真黑色素，应注意控制头发过量

（摘自《头发世界》，Macmillan 出版社，印刷于 1977 年，已获得作者 Gray J 许可同意）

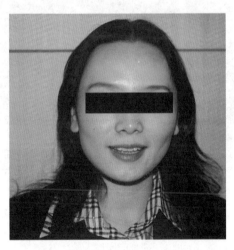

图 1.9 并非所有的东亚人都有直发或浓密的头发，因为东亚人与最东北区的人种和因纽特人具有亲缘关系

（摘自《头发世界》，Macmillan 出版社，印刷于 1977 年，已获得作者 Gray J 许可同意）

三、印欧人的头发

印欧人的头发多呈卵形，并且个异性更强，例如有些人的是直发，或薄或厚，还有

些人的是波浪状／卷曲形。这种头发表型为典型荷兰血统与葡萄牙、英国、法国、比利时、德国和其他国家血统混合而成的结果。

广泛的印欧人群表现出一种从东到西的倾向，从深色直发到更薄、颜色更浅的头发（见图1.10）。来自印度次大陆的人群拥有传统直发。欧洲人中存在各种直发、波浪发和卷发。印欧地区西北部的人群中，头发中的类黑色素含量在增加。

随着人类迁移至世界各地，至今35 000年时人类才到达欧洲。有人认为，较低日照水平是皮肤变白的原因，但对浅色头发的解释并不确定。只有1.8%的人类具有与生俱来的浅色或金色头发，在爱沙尼亚这一比例最高。

印欧人的头发直径一般较小，亚洲人的头发直径则较大。头发的直径和形状会对其常规特性和美容管理产生重要影响。

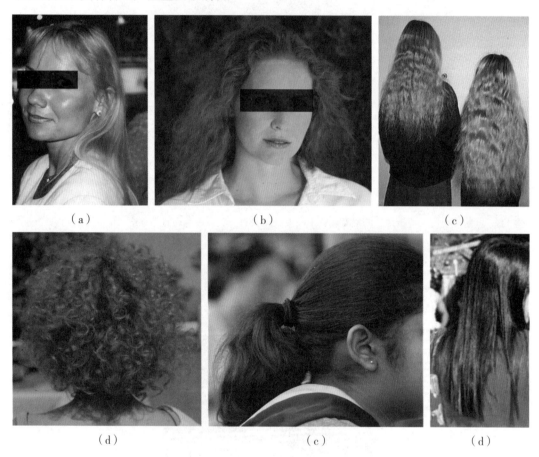

（a）　　　　　　　　　（b）　　　　　　　　　（c）

（d）　　　　　　　　　（c）　　　　　　　　　（d）

图1.10　印欧人的头发类型：（a）北欧人纤细的金发；（b）含有类黑色素的红发；（c）双胞胎具有波形相同的卷发；（d）希腊人的紧密卷发；（e）在南非的印度女孩的头发；（f）可能接受过"角蛋白"护理的印度人的头发

（摘自《头发世界》，Macmillan出版社，印刷于1977年，已获得作者Gray J许可同意；《健康的头发》，Springer出版社，印刷于2015年，已获得Gray J许可同意）

四、澳大利亚人的头发

遗传证据显示，澳大利亚人的祖先在大约5万年前就抵达了澳大利亚，澳大利亚土著是居住在这片大陆上的第一批人的直接后裔，这第一批人就是第一批离开非洲的现代人类，澳大利亚土著一直处于孤立生活的状态，直至库克船长发现了澳大利亚地区之前，都没有与任何其他亚族的基因进行混合。澳大利亚土著的肤色较深，反映了他们可能具有非洲血统，并在赤道纬度附近的迁徙和定居的事实，欧洲人和亚洲人的祖先获得了在北纬地区生活所需的白皮肤。

根据 DNA 的突变率遗传学家得出，大约在 7 万年前，澳大利亚土著从欧亚人祖先中分离出来；约在 3 万年前，欧洲人和东亚人的祖先也分开了。土著人的头发具有赤道地区非洲人头发的特征，但是并没有那么紧密卷曲了（见图 1.11）。有趣的是，一些原住民的孩子天生就是金发。

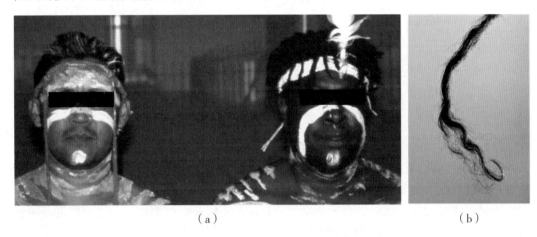

（a）　　　　　　　　　　　　　　　（b）

图 1.11　（a）澳大利亚人头发具有亚赤道非洲人群头发特征；（b）紧缩卷发有明显的放松

（摘自《头发世界》，Macmillan 出版社，印刷于 1977 年，已获得作者 Gray J 许可同意）

五、美洲头发表型

上述说法并不能应用于所有种族，对于美洲来说尤其如此。北美洲和南美洲的土著人都是因纽特人的后裔。因纽特人大约在 12 000 年前穿过白令海峡进入阿拉斯加，据推测因纽特人具有亚洲人的头发特征。特别是欧洲人和非洲人的移民浪潮，使得美洲人头发表型的复杂性和同质性都增加了，基因共享更加广泛。

图 1.12 和 1.13 说明了 3 种经典的头发表型。

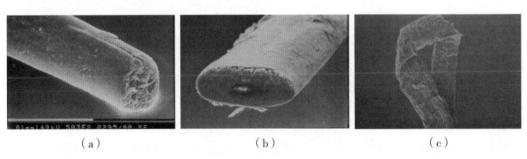

（a）　　　　　　　　　（b）　　　　　　　　　（c）

图 1.12　3 种"经典"头发表型的电子显微镜（EMGS）镜下观，显示了头发直径的差异，显示非洲人群头发更为卷曲。（a）东亚人的头发；（b）印欧人的头发；（c）赤道非洲人的头发

（摘自《头发世界》，Macmillan 出版社，印刷于 1977 年，已获得作者 Gray J 许可同意）

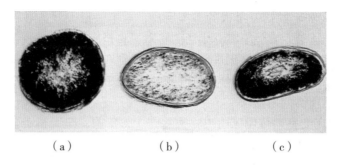

（a） （b） （c）

图 1.13 （a）亚洲人，（b）印欧人和（c）非洲人的头发表现型：亚洲人头发常呈圆形、颜色较深，印欧人的头发常呈椭圆状，撒哈拉以南非洲地区人群的头发常呈扁平状

（摘自《头发世界》，Macmillan 出版社，印刷于 1977 年，已获得作者 Gray J 许可同意）

第九节　头发差异的研究进展

早期原始人类的确切头发形状（表型）尚不清楚。据推测，在我们直系祖先直立猿人从遍体长毛进化到"裸露"皮肤的过程中，头发质地从直发（大多数哺乳动物，包括所有猿类的状况）变为波浪形头发，甚至变为卷曲形头发，这也是现代人类的特征，一般认为是环境压力和（或）性选择的结果。目前尚不清楚何时演化出了赤道附近非洲人的紧密卷发头发，可能是由于变化才在进化较晚期发展出来。

直发似乎是人类进化中的一个新特征，可能与毛囊提供强韧度的基因，即毛透明蛋白（TCHH）有关，还有可能与外胚层发育不全 A 受体（EDAR）基因[1]有关。这是一个合成蛋白质的重要基因中新出现的基因替代物（等位基因），在东亚人中很常见，但在非洲人和欧洲人中并不常见。EDAR 基因是造成东亚头发表型的原因，并在 65 000 年前开始出现，当时人类从非洲迁徙到欧洲，再到亚洲。与直发有关的等位基因的分布支持了如下假设，即与其他灵长类动物相比，我们人类的祖先进化出了卷发。东亚亚群和印欧亚族中发现的直发表型几乎可以认为是相互独立地进化的[2]。

第十节　直发和卷发的进化优势

在人类离开非洲后为何会发展出直发表型的原因，存在多种解释，解释包括为了提高狩猎时的舒适度，提高紫外线（UV）吸收性以促进维生素 D 的产生和骨骼健康发育，以及性选择理论。另一种理论认为，由于寄生虫侵扰，人的头发减少了，人类体毛变少可能是基于无毛灵长类携带寄生虫较少的原因。与松散的、蓬松的、短而密的头发相比，长而直的、浓密的头发生长能力在寒冷中具有进化优势，而在炎热中则具有明显劣势。

无论进化上的压力有多大，直发大概可以为头发健康提供生物学优势，但仅适用于离开非洲的人类身上。尽管非洲的遗传多样性高于世界其他地区，但整个赤道附近非洲人的卷发表型持续强势存在，表明卷发表型具有进化优势。居住在赤道附近的具有亚洲血统的人们中也存在卷发表型，进一步证明了卷发表型的进化优势。

大约 90 000 年前，现代人类首次从非洲迁徙（去其他地区散居）后发生的遗传学和适应性变化，可以解释如今世界上的人类及其头发表型的多样性。头发形态从最初的小宗族发展而来，与肤色一样发展出了很多形态，表明我们亚组越来越分离了。

第十一节　表型和"头发健康"

毛干形状对于维持长期的头发健康具有重要意义。在扁平头发中，毛小皮对物理损伤的敏感性增加更为常见。皮质的直径越大，发干对环境和自身伤害的抵抗力就越大。

第十二节　从头发根部到尖端的注意事项

一、介绍

基于进化论的观点，毛发仅在头部上大量存在。在开阔的草原（广阔的乡村）或苔原地带上，我们进行狩猎采集祖先的面孔很难被潜在的敌人、朋友或同伴看到。头发和身体形态是吸引别人关注的直接和关键部分。在不使用面部特征来帮助识别年龄时，从远处或背后的位置看，一个人的头发质量也许能暗示年龄（年轻、健康和生育能力）（见图 1.14）。在 21 世纪，"健康"是"年轻"的代名词。在许多文化中，"年轻"不仅受到赞赏，还会受到崇拜。无情的现实或社会压力的存在，人们会一直追求看起来比实际年龄更小。

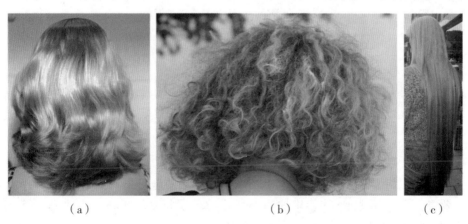

（a）　　　　　　　　　　　（b）　　　　　　　　（c）

图 1.14　从背后看一个人的头发，可以暗示出年龄以及健康状况，正面观察的面部特征可以进一步加强判断。（a）17 岁人的头发；（b）34 岁人的头发；（c）45 岁人的头发。但是，不整洁和（或）不健康的头发可能会损害影响面部美观

（摘自《头发世界》，Macmillan 出版社，印刷于 1977 年，已获得作者 Gray J 许可同意；《健康的头发》，Springer 出版社，

印刷于 2015 年，已获得 Gray J 许可同意）

在追求年轻的欲望驱使之下，人们会重复使用化学和物理方法以及"角蛋白"护理方法，上述方法都会对头发健康造成重大影响。整个美发行业都建立在护发基础之上，世界上最成功的美发品牌提出的"护发"概念，以光泽感，触感和可管理性为目标，"护发"的提出对数百万女性来说是至关重要的[3]，但是如今走在大街上还是可以发现头发"不健康"的情况。

二、健康头发

蛋白质组学和基因组学等研究工具的出现可以帮助护发科学家能够识别健康头发，更重要的是，可以界定"健康头发"的构成。研究工具的突破会在护发产品的设计和开发方面发生了根本性转变，以保护头发和维护头发的健康。

儿童的头发是最健康的，因为儿童的头发相对不会受到损坏。头发健康的主要标志包括光泽感、触感以及顽强的生命力，头发的生命力与解剖和生理完整性有关（见图 1.15）。

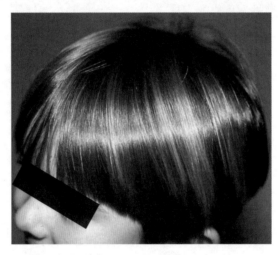

图 1.15 图中小男孩的头发很亮丽，头发光泽度强且很有活力。有趣的是，小男孩还表现出一种遗传性状嵌合现象——天生具有多种发色

（摘自《头发世界》，Macmillan 出版社，印刷于 1977 年，已获得作者 Gray J 许可同意）

第十三节　头发美容

一、头发数量

人的头发以每月约 9 mm 的速度生长。头发的浓密度是指大约 10 万个发干综合在一起的效果，全部头发每小时会增加约 1.8 m，每天会增加约 46.67 m。如果一个人的头发长约 40 cm，头顶上的全部头发可能共长 40 km。

头皮上约有 10 万根头发，头发发干从根部到尖端的完整性可以保持头发的浓密度，使我们能够选择自己喜欢的方式美容头发。

二、头发与时间和空间

对头发的认识，重要的是注意时间和空间方面的变化。只要看一眼头发，观察者就会下意识地对头发进行了评估，头发像是一直处于同一生理年龄。

从理论上讲，每天头发断裂的程度可能会保持相似的状态，即使不是完全相同，头发也会在几年后的脱落阶段出现断落，也可能会被剪断。在儿童和年轻人中，头发状态往往可以保持良好的状态。将良好的头发护理和交感神经环境相结合，成年女性的头发可以毫发无损地保存下来（见图 1.16）。

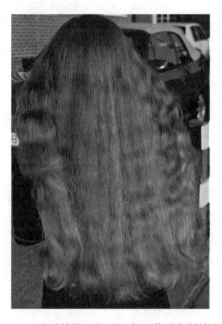

图 1.16 显示了持续生长了 6 年且依然很健康的头发

（摘自《头发世界》，Macmillan 出版社，印刷于 1977 年，已获得作者 Gray J 许可同意）

对于大多数成年人来说，随着时间流逝，发干的外部条件会自然且渐进地变差，受到外部环境和自我造成的反复伤害所致，上述变化过程称为风化（见图 1.17）。

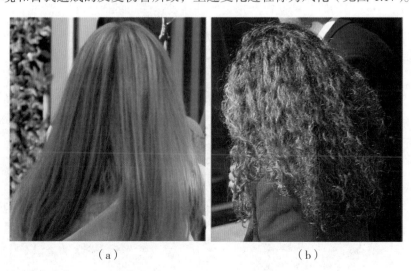

（a） （b）

图 1.17 （a）轻微风化；（b）严重风化

（摘自《健康的头发》，已获得施普林格科学 + 商业媒体许可同意，印刷于 2015 年，作者为 Gray J）

如果女性不在头发上使用化学品或过多烫发，肉眼几乎不能看出来风化过程。如果女性反复使用化学品，那么发尾伤害会尤其严重（见图 1.18）。

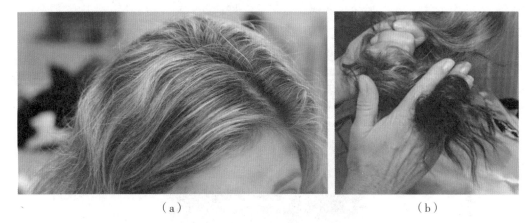

（a）   （b）

图 1.18　40 cm 长头发的发质，注意发根到发梢的发质变化。（a）发根；（b）发梢

（摘自《健康的头发》，已获得施普林格科学＋商业媒体许可同意，印刷于 2015 年，作者为 Gray J）

现代研究技术不断进步，头发科学家和研究人员能够在纳米级别上检查头发结构的破坏情况（即化学键破坏情况）。如今的检查不仅可以推断化学键破坏是如何导致单根头发发生变化的（例如拉伸强度受损），还可以推断出单根头发的变化是如何影响头发整体特性的（例如头发光泽）。结构变化程度以及表现取决于头发形态（即头发直径和卷曲程度）以及流行发型（即长发或短发）。

三、"风化"过程

头发是一种弹性非常大的结构，能够承受各种环境因素、机械因素、物理因素和化学因素等造成的不同损伤。从石器时代的尸体到古埃及木乃伊中都提取出了毛发，因此毛发即使经过了数千年也可以保存得非常完好。如今在 21 世纪，尽管头发非常具有弹性，但是现代人头发的风化情况很严重，尤其在发达国家的人群中（见图 1.19）。

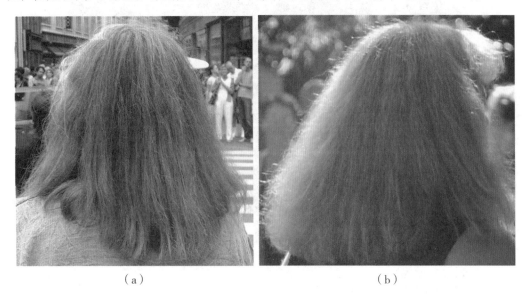

（a）   （b）

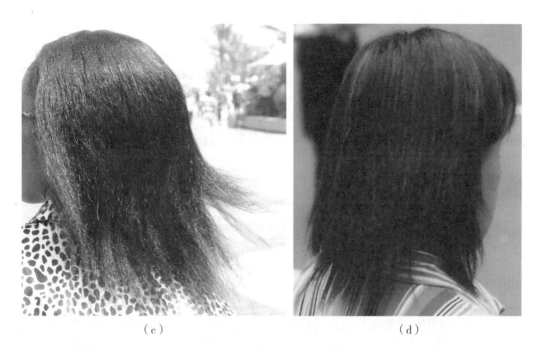

（c）　　　　　　　　　　　　　　　　　（d）

图 1.19　头发风化。在 21 世纪，头发严重风化是一种流行病，在以下城市普遍存在：（a）哥本哈根；
（b）纽约；（c）南非；（d）新加坡

（摘自《健康的头发》，已获得施普林格科学 + 商业媒体许可同意，印刷于 2015 年，作者为 Gray J）

　　当头发刚从头皮中长出时，头发的表皮由多达 10 层的长形"鳞片"组成。但是，毛小皮只有 3 ～ 4 μm 厚，可能会持续大约 6 年或更长时间。自然风化会导致发干表皮的磨损，主要可能与梳理的物理行为有关。

　　额外和过度的物理伤害会导致风化加速，而反复的化学伤害对风化加速的作用更为明显。通常认为风化加速是一种"损害"，会破坏 f 层和表皮，最终会暴露皮质中的蛋白质并使头发发生退化。皮质蛋白暴露后，就越来越无法保持头发结构和原始状态的完整性；另外在最极端情况下，头发蛋白可能会分解，从而导致头发末梢开叉或发干断裂（见图 1.20）。

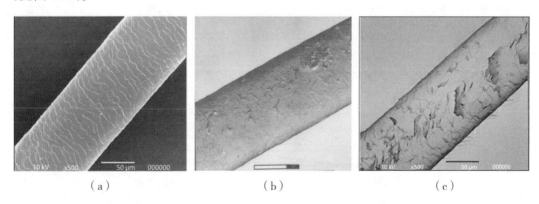

（a）　　　　　　　　　　　（b）　　　　　　　　　　　（c）

图 1.20　头发的电子显微镜（EMGs）镜下观，发干从发根到发梢风化越来越严重。图中为一位女性
15 cm 长的头发：（a）发根；（b）发干中部；（c）发梢

（摘自《头发世界》，Macmillan 出版社，印刷于 1977 年，已获得作者 Gray J 许可同意）

四、头发损伤来源

头发主要的损伤来源包括潮湿，摩擦、日光、干燥、造型工具导致的高温和化学物质以及游泳池甚至家庭中的重金属物质。最具有破坏性的损伤是化学方法，尤其是漂发、烫发和拉直。

其他损伤与不良习惯和做法有关，包括梳理造成的发干受损以及使用吹风机和直发器等造型工具导致头发遭受的过热损伤。现在已经越来越认识到不良的梳理技术更具危害性。

五、头发损伤原因

导致头发受损的主要原因包括环境因素、物理因素、过热因素和化学因素，上述因素一般不会孤立存在。头发出现最终损伤的原因可能与上述因素出现的频率和强度有关，是它们相互作用的综合结果。如果女性的头发长 40 或 50 cm，则损伤因素会累积持续 4 ～ 5 年。损伤因素大多会通过改变蛋白质和脂质结构而影响头发的纳米级结构。损伤因素本身无法检测到，但可以通过蛋白质组学和脂质组学等技术进行检测，由此可以识别头发结构的确切变化。

头发微观结构和单根头发的变化最终将表现为宏观结构或整体头发的变化。随着越来越多的头发失去毛小皮，皮质最终会暴露出来，头发光泽会进一步降低，头发分叉的可能性也会进一步增加。当蛋白质损伤增多时，头发的抗拉强度会降低，最终会导致头发断裂，然后就会发现梳头时掉落的头发更多了，或者由于发梢断裂导致头发变得毛糙。

图 1.21 显示了 10 名头发长约 30 cm 的个体毛小皮的完整性，使用扫描电子显微镜（SEM）评估了头发根部、中部和末梢部的毛小皮。根据观察到的毛小皮损伤程度，将50 根头发进行分级，从 0 级到 5 级。按照图 1.21 所示计算出最终分数，其中最高得分可能会达到 250。此外，图 1.22 还显示了毛小皮退化的代表性图像。

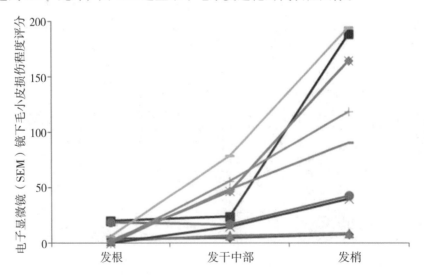

图 1.21 电子显微镜（SEM）镜下毛小皮损伤程度。评分 =（0 级 * 无损伤）+（1 级 * 低度损伤）+（3级 * 中度损伤）+（5 级 * 毛小皮剥离），最高得分为 250

（摘自《健康的头发》，已获得施普林格科学 + 商业媒体许可同意，印刷于 2015 年，作者为 Gray J）

图 1.22 显示了毛小皮完整性的微观结构变化。利用扫描电子显微镜（SEM）可以轻松测量微观结构的变化，并且与所观察到的损伤程度密切相关。

通过从单根头发的根部到末梢部的纳米结构变化来观测损伤程度，尤其应注意蛋白质的降解。微观结构的变化并不能直接观察到，但会导致头发变弱，使头发更容易受到进一步损伤。蛋白质损失的其中一种表现就是抗张强度降低（即头发断裂的容易程度降低）。

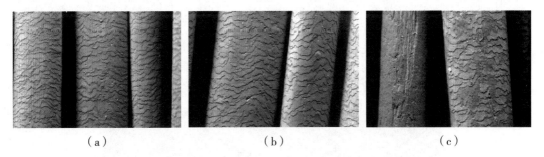

（a）　　　　　　　　　　　（b）　　　　　　　　　　　（c）

图 1.22　电子显微镜（SEM）下显示的头发损伤。（a）毛小皮轻度损伤；（b）中度损伤；（c）毛小皮剥离，严重损伤

（摘自《头发世界》，Macmillan 出版社，印刷于 1977 年，已获得作者 Gray J 许可同意）

图 1.23 显示了 26 名头发长约 30 cm 的头发数据，可以通过检测蛋白质损失来测量蛋白质降解程度。例如将一小撮头发在水中摇晃一个小时，然后利用 Lowry 法对洗脱到溶液中的蛋白质总量进行定量分析[4]。所得数据是所有头发从根部与末梢部的平均断裂强度。头发根部和末梢部的数值之间存在显著差异。

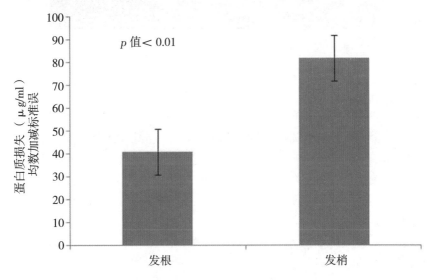

图 1.23　发根和发梢的蛋白质损失

（摘自《健康的头发》，已获得施普林格科学 + 商业媒体许可同意，印刷于 2015 年，作者为 Gray J）

第十四节　头发损伤类型

一、剪发

用钝剪刀剪发会导致头发出现锯齿状参差不齐的边缘；毛小皮鳞片特别容易受到进一步损伤。造型师使用高品质的钢制剪刀，非常锋利，切割面也很干净。通过查看头发数据记录可以判断出发型师使用的是剪刀还是剃刀：剃刀切割头发会产生较长且逐渐变细的毛小皮，头发会迅速风化甚至脱落（见图1.24）。干发时修剪头发会使头发遭受过度梳理，容易遭受损伤，湿发时修剪头发可以避免上述情况发生。

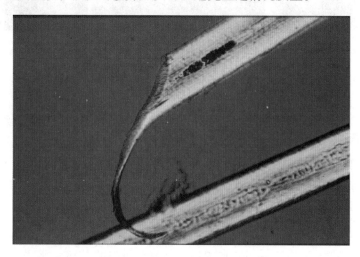

图 1.24　剃发时会出现不完整切面，可能导致脱发

（摘自《头发世界》，Macmillan 出版社，印刷于 1977 年，已获得作者 Gray J 许可同意）

二、头发造型

塑料宽齿梳子比金属梳子造成的损伤更小。金属工具更容易在头发上产生静电，使头发变凌乱和毛躁。圆形或半圆形梳子可能对头发造成的伤害最小。

三、洗发水

过去使用刺激性强的洗发剂时，经常会观察到严重的甚至不可逆的头发打结。如今使用高品质的洗发水含有低含量的调理剂，可以减少头发打结的状况。

四、头发打结

洗发过程中头发可能会打结，尤其是在头发较长时。在最坏的情况下，可能会出现所谓的鸟巢状头发，头发呈黏结粗糙状态，过度造型或处理的头发更容易打结（见图1.25）。大家经常会将问题归咎于洗发水产品，实际上头发打结只是一个单纯的物理过程。当出现头发打结时，唯一的处理方法就是剪掉头发。

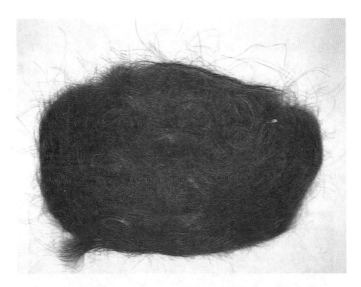

图 1.25 鸟巢状头发——头发遭受化学、物理性损伤之后引发的头发打结，从而形成毛毯状

（摘自《头发世界》，Macmillan 出版社，印刷于 1977 年，已获得作者 Gray J 许可同意）

如今，大多数洗发水都添加了旨在减少打结的调理剂，所以现在鸟巢状头发很少见了。但是，在较长而风化的头发中还是普遍存在少量缠结和打结；可能是由于在不使用洗发剂的情况下就洗发并擦干头发，因为湿发的摩擦力比干发的高。在洗发之前将长发分段梳理开，可以有效地降低头发打结的风险（见图 1.26）。

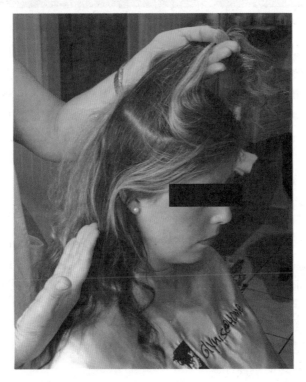

图 1.26 美发师在洗头之前，先把头发梳开，避免头发打结

（摘自《健康的头发》，已获得施普林格科学＋商业媒体许可同意，印刷于 2015 年，作者为 Gray J）

五、物理作用

头发是一种弹性很大的结构，以帮助承受一生中头发可能遭受的物理损伤。头发毛小皮具有多层的结构，可以产生明显阻力，而f层有助于减小表面摩擦力。毛小皮内部强度较大，表面摩擦力较小，如果去除了角质细胞，则会使下面的角质细胞暴露出来形成新的表面。

一个人每月最多可梳理1 000次头发，会导致毛小皮结构退化，最终所有的毛小皮都可能会被去除，从而显示出弹性较差的皮质结构。由于梳理这些物理过程导致的发质退化可能存在几种形式。首先会出现毛小皮边缘磨损，最终会导致毛小皮完全去除。由于湿发的摩擦力较大，梳理湿发比梳理干发更容易导致毛小皮磨损（见图1.27）。

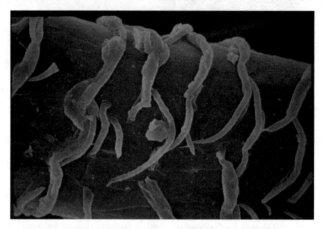

图1.27　用力过度梳理头发会导致毛小皮剥离

（摘自《头发世界》，Macmillan 出版社，印刷于1977年，已获得作者 Gray J 许可同意）

梳理和清洗头发时，头发随时可能会发生断裂。在正常情况下，将毛发从毛囊中拉出所需的力小于拉断毛发所需的力。因此，可以预料的是断发会很少见。

但是，有几个因素会导致头发断裂。过量地使用化学物质，过度地暴露在紫外线和高温环境中，均会导致头发发质变差，导致拉断头发所需的力降低，直至降低至比将头发拉出毛囊所需的力更小。如果在梳理过程中，发生头发打结，则打结产生的局部拉扯力可能会更大，会进一步导致头发断裂。卷发容易出现打结的状况，尤其容易出现拉断的问题，潮湿时头发更容易折断。

造成头发表皮损伤和头发折断的物理损伤因素，几乎所有人的生活中都会经历，但是损伤的严重程度将会根据头发形态以及习惯的不同而有所不同。细发比粗发更容易折断，因为细发的拉伸强度较低。卷发比直发更容易断裂，因为卷曲的头发之间摩擦力更大，形成打结的可能性更大。非洲人后裔的头发比较卷曲，头发可能非常脆弱，尤其是如果经常编发的话会更严重。由于头发末梢缘的摩擦力最高，毛小皮去除通常优先出现在头发的末梢缘。如果洗发产品中包含调理活性物质（例如季铵化合物和有机硅），可以有效减少物理伤害，并且可以通过降低头发表面的摩擦力使梳理头发变得更加容易，同时减少出现头发打结的可能性。

六、环境影响

所有头发都会暴露于"环境"之中。除了有些人因为一些文化或宗教原因会遮盖头发，剩余人的头发多少都会受到生命之源——阳光的影响。

紫外线照射及其对头发的影响已经得到了广泛研究，通过破坏蛋白质结构可以改变头发的潜在结构，但都存在更为明显的高强度紫外线照射迹象。头发长时间暴露在阳光之下，头发中的黑色素会褪色，使得头发看起来较为亮眼，黑色素含量较低且漂发效果更明显的浅色头发（即中浅金发和浅色头发）会看上去更加亮眼。中等深色或深棕色头发则不容易观察到头发褪色的情况。在使用永久性染发剂进行染发之后的头发再经过被紫外线照射之后，也会出现褪色情况，但是使用染发剂褪色头发的过程更为迅速和容易，两者的褪色状况并不那么容易区分（见图 1.28）。

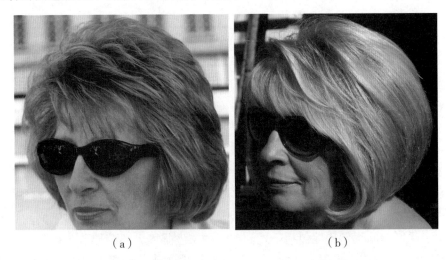

（a）　　　　　　　　　　　　（b）

图 1.28　（a）欧洲人的天然金发；（b）在南非生活 4 年之后的发色。长时间暴露在阳光下会漂白黑色素，让头发看起来更亮眼，尤其是黑色素水平较低的浅色头发漂色效果更明显，例如暗金色或更浅色头发

（摘自《发色世界》，Thomson 出版社，印刷于 2005 年，已获得作者 Gray J 许可同意）

头发暴露于太阳光之中，太阳光包含了各种不同波长的光线，包括紫外线、可见光以及红外线。大气层和臭氧层会过滤掉一些短波灭菌紫外线（UVC），窗户玻璃会过滤掉一些中波红斑效应紫外线（UVB），因此生活方式和户外暴露时间都会影响暴露程度。另外，辐射照度（即每单位面积的辐射功率）会随时间和地点的不同而变化。例如，夏季太阳的辐射照度约为 0.55 瓦 / 平方米（W / m^2），冬季太阳的辐射照度约为 0.35 瓦 / 平方米（W / m^2）。

紫外线损伤机制很复杂，但是已经确定得失头发结构的所有成分都会受到影响，包括蛋白质、脂质和黑色素。在蛋白质结构中，受影响的主要氨基酸残基是含硫残基胱氨酸和蛋氨酸，以及含芳香残基色氨酸、酪氨酸和苯丙氨酸。芳香族氨基酸在紫外线照射下，吸收能量，发生反应，形成激发态，最终形成活性氧物质，例如单线态氧、过氧化氢和过氧化物。图 1.29 显示了头发中的蛋白质和脂类与形成的活性氧（在本例中为单线态氧）发生反应而缓慢分解的基本途径。研究证明，头发中的污染物（例如铜离子）可以产生额外的活性氧，从而来加速损伤机制[5]。经过鉴定，蛋白质结构中的几种氧化产物颜色呈黄色，例如犬尿氨酸，认为是头发光照后变黄的原因；有时在白发中可会观察到氧化产物。

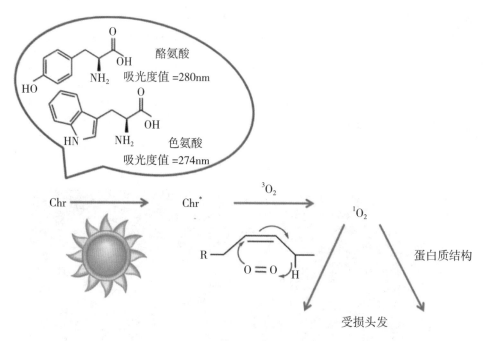

图 1.29　紫外线损害

（摘自《健康的头发》，已获得施普林格科学＋商业媒体许可同意，印刷于 2015 年，作者为 Gray J）

由于所有头发中的成分都容易受到紫外线的损伤，由此会影响许多不同的头发特性发生变化；受影响的头发特性包括干发和湿发的头发强度，还会导致梳理头发产生的力增加。因此，同样是暴露在紫外线下的头发，末梢端颜色会变得更浅，看上去会不太健康，头发结构损伤会表现为头发断裂和末梢开叉。所有类型的头发都会受到紫外线伤害，尽管有文献记载深色头发受到的损伤较小，黑色素具有保护作用，但是深色头发也会强烈吸收光线。另外还有文献证明，人工染发剂具有吸收紫外线和保护头发的作用[6]，染发剂在紫外线暴露的过程中也会发生氧化并被破坏。

水是头发护理过程中的重要组成部分，水在洗发过程中可以去除头发上的皮脂／脂质和污垢／灰尘，起到有益作用。但是，水中还可能包含有害金属（例如铜和铁），会在洗发时附着在头发上。根据本章前文所述，经过证实附着在头发上的铜会加速氧化过程（例如染发和紫外线暴露）的损害[7]。水的总硬度是指水中的钙、镁离子的总浓度，也会影响头发健康和美发产品效果[8]。例如，使用硬水洗发的话，会减少头发中调理活性物质（例如硅氧烷）的沉积，泡沫量也会减少。

七、热处理

加热会引起一系列头发结构变化，决定变化程度的关键因素首先是加热温度，其次是暴露在高温环境中的持续时间。在使用美发工具时，注意使用频率并调节好温度，则可以保证头发在使用加热工具时不造成明显损害。但是，美发加热工具（例如卷发棒或直发器）是由工具发出的热量而起到美发作用，因此，需要在头发的损伤程度和所要达到的头发样式之间寻找一个平衡。对于某些人来说，使用的美发工具仅仅只是吹风机，但大多数人使用美发加热工具来定型头发。热量会蒸发头发之间（头发之间聚集的水）和头发内部（内部水）中的水分。头发内部水对于发型的形成至关重要，去除掉内部水会在相邻的蛋白质链之间形成氢键，从而有效地将想要的发型短时间固定在适当位置。头发内部水蒸发得越多（即加热温度越高或加热时间越长），头发内氢键就连接得越牢固，头发造型也会维持得越久。在使用卷发器或直发器做造型时，需要在水分蒸发过程中将头发定型为最终形状，从而有效完成造型效果（见图 1.30）。

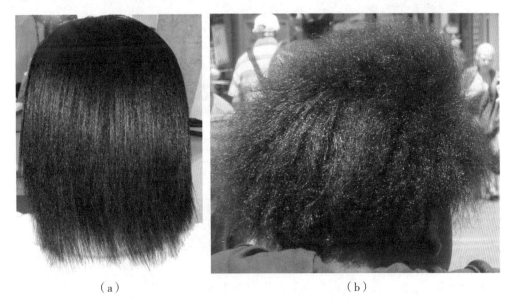

（a） （b）

图 1.30 加热拉直在非洲人群中很流行。（a）拉直效果较好；（b）拉直效果较差

（摘自《健康的头发》，已获得施普林格科学 + 商业媒体许可同意，印刷于 2015 年，作者为 Gray J）

吹风机是最常见的加热方式。在美国，约有 50％女性经常使用吹风机。空气流动温度通常高达 100℃，但是只有在头发之间和头发内部的水蒸发之后，头发温度才会接近 100℃。如果头发为湿发，在加热蒸发时会热量就会被水吸收。一般使用吹风机时产生的温度，并不会使头发结构发生明显变化，但是如果头发变干得非常快，头发毛小皮就会发生物理作用，出现开裂。当快速干燥的毛小皮在肿胀的毛小皮周围收缩时，就会出现开裂。一旦形成毛小皮形成开裂，在梳理头发之时毛小皮就会更容易脱落。

只有当将头发加热到 150℃ 以上时，头发才会因高温而发生化学损伤。如果经常使用直发器或卷发器加热头发，则很容易出现 150℃ 以上的温度。在使用美发工具时，头发温度最高可以达到 220℃ 以上，尤其在反复拉直头发或使用直发器拉头发时。另外，头发里的蛋白质发生降解的临界温度是 190℃，此时半胱氨酸二硫键会断裂。在极高的温度下，甚至会发生角蛋白融化；在 210℃ 的温度下烫发 3 分钟之后，就会出现严重的角蛋白降解和头发断裂。

上述极高温环境是极端状况，发生的概率极低，但是对于一些定期使用高温美发工具的女性来说，出现过度高温损伤导致头发折断的概率就会增加。头发断裂会导致头发光泽度和光滑度变差，直接显示出头发健康不佳（见图 1.31）。

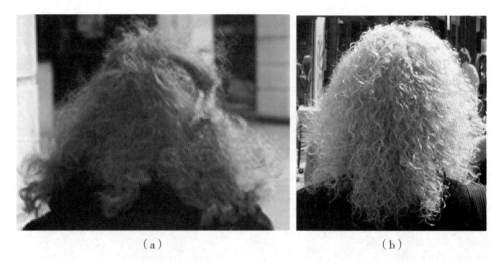

（a）　　　　　　　　　　　　（b）

图 1.31　极端环境下导致的头发折断（参见第十三章第二节，结节性脆发症）

（摘自《头发世界》，Macmillan 出版社，印刷于 1977 年，已获得作者 Gray J 许可同意）

但是，小心使用加热工具也可以提高头发健康程度。吹风机和直发器可以用于拉直和整理头发，使头发变得更有光泽，更容易梳理。此外，通过去除内部水分可以形成良好的"湿定型"，避免发型受到湿气的影响，从而减少毛躁。

八、化学处理

化学处理是导致头发结构改变和最终损害的主要原因，也会使发色（例如永久性染色）或发型（例如烫发或拉直）发生剧烈变化。

有些人为了获得好看的发型，就会接受产生的损伤。由于所有的化学损伤都会导致头发蛋白质和脂质结构分解，因此化学损伤造成属于较严重的损伤，也会进一步使头发更容易受到物理因素和高温因素造成的后续损伤。当开始使用化学方法时，为了避免损伤，有些人会节制原有的习惯和做法，例如减少洗发频率和染发时调节加热温度。

九、染发和漂发

染发是最常见的化学处理方法。40% 的美国女性会染发，46% 的英国女性会染发，而日本女性染发的比例为 49%。在印度、中国和巴西等人口众多的国家，染发流行度也越来越高了。染色过程是强烈的化学反应，通过漂白天然黑色素以及在头发内形成复杂的人造化学物质使发色变浅。漂发程度结合染发剂颜色构成了最终头发的色度，染发是一个氧化化学反应，也是构成头发结构变化和最终损害的主要来源。

在染发过程中会形成两种反应物质，通过多种反应机制对头发健康产生重大影响。第一种活性物质（见图 1.32）是过羟基阴离子（HOO–），由过氧化氢和氨水形成，着色剂中形成了高 pH 值。过羟基阴离子对于漂白黑色素至关重要，因此需要在着色能力和头发损伤之间需要寻找一个平衡。

$$HOOH \xrightleftharpoons{pH > 10} HOO^- + H^+$$

图 1.32　过羟基阴离子的形成

（摘自《健康的头发》，已获得施普林格科学 + 商业媒体许可同意，印刷于 2015 年，作者为 Gray J）

过氧化氢阴离子会产生两种主要化学反应，直接影响头发健康。第一个反应是通过水解去除每个毛小皮细胞表面的脂质层（f层或18–甲基二十二烷酸）（见图1.33）。

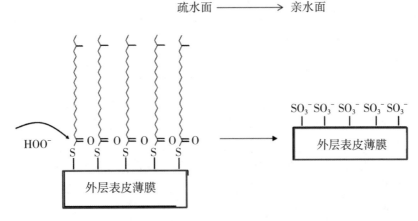

图1.33 通过水解去除表面脂质层

（摘自《健康的头发》，已获得施普林格科学＋商业媒体许可同意，印刷于2015年，作者为Gray J）

脂质层提供了一层保护性疏水层，可以减少摩擦力（尤其是在头发湿润时），并赋予头发光滑和柔软的感觉。染发脱色之后，头发的表面特性会发生巨大变化，除了会破坏头发的柔软感和光泽感之外，湿摩擦也会显著增加。

一旦头发本身的摩擦力增加，梳头对头发的损伤也会大大增加，头发会更快形成打结。使用调理剂可以减少头发损伤，但是去除疏水性脂质层也会降低调节活性物质的沉积水平，特别是硅酮。在过去几年中，对化学处理的研究已经取得了重要进展，并提出了相关措施以降低染发会去除表面脂质层的影响。在化学染发中，新型有机硅材料会在头发上有更好的沉积效果，并且在这方面已经取得了突破性进展。

过羟基阴离子还会产生第二个化学反应，破坏交联氨基酸半胱氨酸的二硫键，形成半胱氨酸（见图1.34）。二硫键断裂会使头发的扩张强度降低，蛋白质分解增加，洗发后的头发损伤也会增加；还可能会导致头发断裂的增加，尤其是在发梢处。头发中二硫键破裂提示头发可能已经进行了多种染发处理。

$$—S—S— \longrightarrow —SO_3{}^- {}^-O_3S—$$

图1.34 半胱氨酸的形成

（摘自《健康的头发》，已获得施普林格科学＋商业媒体许可同意，印刷于2015年，作者为Gray J）

第二种反应性物质是羟基自由基（HO＊），具有高反应性，可在过氧化氢与头发上中金属（例如铜和铁）反应时形成，不论金属含量多低均可产生反应。在大多数情况下，上述反应是不必要出现的副反应，可以通过使用特定产品来避免，例如含有螯合剂的产品，螯合剂可以去除头发中的铜，以防止形成高反应性羟基自由基。这种化学反应的化学反应条件是催化，即较低含量的铜也会产生多个羟基自由基。羟基自由基不会专门损伤头发特定部分，而是会与蛋白质和脂质发生反应，导致蛋白质和脂质结构分解，最终导致在梳发、洗发等时容易发生头发断裂。

所有头发类型都会受打化学反应的影响，但是染成浅色头发（例如偏浅金发）的人，通常头发会受到更大伤害，主要是因为使用了高浓度过氧化氢漂发的缘故。

与在家中染发相比，在沙龙染发导致的头发损伤可能更小，并不是因为使用的化学染发品不同，而是由于发型师的涂抹方法更为熟练。在沙龙中，发型师会在新生长出来的发根处上染发膏，然后在染发过程中的最后 10 ～ 15 分钟在剩余头发涂上相同染膏，或者在头发中部和发梢端使用较低浓度过氧化氢。在家中染发时，大家可能会在整个头部上涂上染发膏，会使发色变得不均匀，也会造成更多累积损伤。

如果想把深色头发染成浅色，会造成更为严重的头发损伤。漂发剂通常是含有过硫酸盐和硅酸盐的粉末，以调节碱度。再与过氧化氢混合，形成化学物质，将显著漂白黑发或形成预先想染的发色。漂发原理是通过形成高反应性自由基，有效地漂白黑色素，但也会对角蛋白造成损害，导致拉伸强度下降，使头发在梳发和洗发时容易受到进一步损伤。只有当高反应性自由基用于挑染（即仅挑染选择出的几束头发）或补染（即补染新生长的发根部头发）时（见图 1.35），则可以最大限度地减少头发损伤。

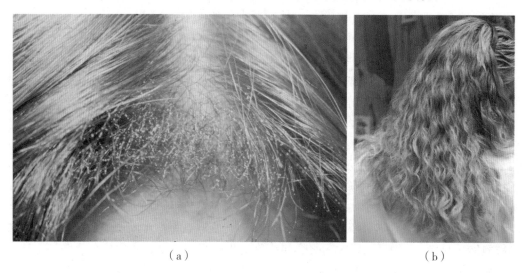

（a） （b）

图 1.35 漂发原理是通过形成高反应性自由基，自由基能有效漂白黑色素，但也会损害角蛋白。
（a）结节性脆发；（b）毛皮质暴露在外导致的"发梢分叉"

（摘自《头发世界》，Macmillan 出版社，印刷于 1977 年，已获得作者 Gray J 许可同意；摘自

《健康的头发》，已获得施普林格科学＋商业媒体许可同意，印刷于 2015 年，作者为 Gray J）

十、化学永久性烫发

美国和英国等国使用化学烫发剂的概率或烫发普及程度相对较低，约为 10%；但是日本等亚洲国家的普及程度相对较高，约为 20%。大多数烫发过程是由发型师执行，因为烫发造成头发损坏风险可能很高。化学烫发过程中，通常涉及使用巯基乙酸破坏半胱氨酸二硫键，然后将头发烫成所需的发型，然后再用过氧化氢重整二硫键，固定发型。二硫键重整过程并不会 100% 有效，因此，烫发总是会降低头发内部强度。此外，头发类型不同，对化学性烫发的反应也有所不同。在二硫键的初始断裂阶段没有固定头发的时间。在头发结构严重受损之前，造型师会熟练地阻止上述化学反应。在使用过量化学物质情况下，头发会变得容易折断，并且经常会在烫发之后发现断裂头发（见图 1.36）。

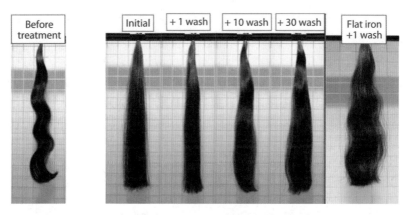

图 1.36 烫发（加染发）。初期头发外观良好，随着洗涤次数的增多，外观越来越差

（摘自《发色世界。》，Thomson 出版社，印刷于 2005 年，已获得作者 Gray J 许可同意）

十一、拉直

在过去几年中，永久性拉直头发在具有轻度至中度卷曲的女性越来越普遍，主要是巴西角蛋白治疗（BKT）之类产品的推动，这些产品使用甲醛等活性物质使头发中的角蛋白交叉连接，从而"锁定"维持住直发效果。使用甲醛和甲基乙二醇容易引起安全隐患，促使市场上出现了新型化学制品（例如乙醛酸）。拉直头发的化学过程是将交联活性物质扩散到头发中，然后通过加热激活交联化学物质，同时使用直发器将头发定型为所需形状。

在许多情况下，女性都会指出拉直头发会让头发健康变得更好，可能是对比直发、波浪发或卷发而得出。第一个方面是与波浪发相比，直发的整齐度更高，光泽度、平滑度也更好。第二个方面是与波浪发相比，直发的毛躁状况得到改善，即使在非常湿的情况下，直发也能保持笔直形状，而波浪卷发就会变回波浪状 / 毛躁状态。但是，在某些情况下，已经发现经过重复拉直之后就会出现头发断裂。在实现最终发型方面，直发器的高温作用也起到一部分作用。

另一种用于拉直的化学物质是巯基乙酸盐，可以分解二硫化物和过氧化氢，使头发重新变直。用于矫直的另一种化学物质是巯基乙酸盐，过氧化氢重新设定为新的矫正形状。上述化学物质与烫发中使用的化学物质相同，具有同样过度使用的头发损伤风险。在这种情况下，选择直发比选择卷发更有利于头发健康；由于直发不容易打结，整齐度和光泽度更高，毛躁更少。

以上两种拉直方法适用于具有轻度和中等程度卷发的人，但不适用于具有高度卷发或螺旋卷发（例如非洲人后裔）的人。

使用巯基乙酸盐的化学拉直方法的化学反应更为剧烈，以重组头发结构，随之会带来更为明显的头发损伤。软化的目的是使用高碱度（＞ pH 13）的氢氧化钠（碱性软化剂）或胍基氢氧化物（非碱性软化剂）来更有效地破坏二硫键，并最终硫化双丙氨酸键，达到软化拉直头发的目的。与烫发一样，使用巯基乙酸盐也可能会致使头发过度软化，从而导致头发过度受损，即使熟练发型师使用其进行软化，也会损伤一些头发。经常做头发软化的人需要格外小心，需要通过定期使用护理油、减少洗发次数和高温暴露以最大限度地避免造成头发过多断裂。

在多种因素所用之下，结合化学反应和物理反应也会导致头发表皮磨损，还可能导致头发破损情况更严重。首先是通过化学反应（例如染色和拉直）去除表皮表面的疏水性 f 层脂质，从而留下更具亲水性的表面。化学反应还会增加摩擦力，减少调理活性物质（例如硅酮）的沉积，硅酮可以减少头发表面摩擦力（即调理活性物质的保护作用降低了）。其次，头发的拉伸强度降低，更容易折断。涉及头发内大量键断裂的美发方法更容易导致头发断裂，例如烫发和拉直，依赖于破坏半胱氨酸来拉直头发的方法尤其如此。

第十五节　减少损伤

幸运的是，几个生长阶段（生长期）足以长出稳固的头发，头发毛干末梢端可能已长出来 7～8 年了。在整个头发生长过程中都需要对发梢进行保养，以保持头发"健康"外观，维持头发亮泽和易梳理。受损毛小皮无法愈合，但是可以采取补救措施来维持头发健康外观。常识告诉我们，经常清洁头发、使用高质量美发产品以及最重要的保持良好状态是头发护理的基础。

熟练发型师定期修剪端头，可以防止头发风化，例如头发末梢开叉，并且"良好"的剪发是形成所需发型的基础（见图 1.37）。

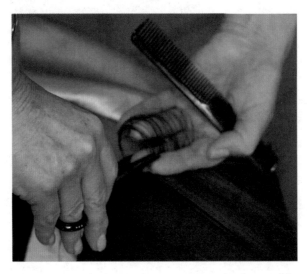

图 1.37　鼓励让熟练的发型师定期修剪发梢，以防止出现发梢开叉等头发风化现象

（摘自《健康的头发》，已获得施普林格科学 + 商业媒体许可同意，印刷于 2015 年，作者为 Gray J）

染发之前需要询问经验丰富的发型师们，发型师们可以告知染发后的状态以及哪种染发产品更为合适。了解了良好的头发护理原则并定期实施之后，每个人都可以将头发保持在健康的状态。

头发的自然外观取决于几个因素。健康状况不佳的头发看起来黯淡、干燥。头发是否存在天然油脂会导致不同的头发外观，直发会比凌乱的头发看上去更有光泽。

多次试图改善头发本身状态会不可避免地导致头发损伤，包括：①不了解头发的基本属性，特别是自己的头发。②试图漂发头发直至头发损伤严重（漂发损伤）。③不断尝试纠正先前所致的损伤。

人们很容易陷入一个陷阱，就是将头发损伤归咎于最后一种使用的产品，认为该产品是导致头发损伤的唯一原因，更常见的原因是头发长期、多次不当处理。

一旦头发严重受损，毛小皮就无法修复，因此护理头发的首要目标是防止头发损伤。所有处理头发的过程应尽可能轻柔地进行。除此之外，将损坏降低至最低水平的最佳方法是定期进行彻底地保养；保养有助于保持头发毛小皮的完整性，降低摩擦并减少头发上的静电。

参考文献

［1］Wu S, Tan J, Peng Q, et al. Genome-wide scans reveal variants at EDAR predominantly affecting hair straightness in Han Chinese and Uyghur populations. Hum Genet. November 2016; 135(11): 1279-86.

［2］Fujimoto A, Kimura R, Ohashi J, et al. A scan for genetic determinants of human hair morphology: EDAR is associated with Asian hair thickness. Hum Mol Genet. 2008; 17(6): 835-43.

［3］Pantene Hair Research Institute. Available from: http: //pantene.com/en-us/flexible-main-section/flexible-topic_phri (accessed May 3, 2018).

［4］Lowry OH, Rosebrough NJ, Farr AL, et al. "Protein measurement with the Folin phenol reagent" (PDF). Journal of Biological Chemistry. 1951; 193(1): 265-75.

［5］Marsh JM, Iveson R, Flagler MJ, et al. Role of copper in photochemical damage to hair. Int J Cosmet Sci. 2014; 36(1): 32-8.

［6］Pand, CM, Albrecht L, Yang B. Hair photoprotection by dyes, J Cosmet Sci. 2001; 52: 377-89.

［7］Naqvi KR, Marsh JM, Godfrey S, et al. The role of chelants in controlling Cu(Ⅱ)-induced radical chemistry in oxidative hair colouring products.Int J Cosmet Sci.2013; 35(1): 41-49.

［8］Evan AO, Marsh JM, Wickett RR. The structural implications of water hardness metal uptake by human hair. Int J Cosmet Sci. 2011; 33(5): 477-82.

第二章 评 价

Jennifer M. Marsh

> **要点**
> - 通过获取至少过去 12 个月的全部头发病史以及头发检查来评估头发的健康状况。
> - 可能损坏头发发质的因素包括化学处理、紫外线照射、加热美发工具的使用以及物理过程（例如梳发和洗发）。
> - 头发检查包括评估头发受损程度（头发直径、卷曲程度）和受损表现（头发打结、头发断裂、末梢分叉）。
> - 可以根据头发病史和检查结果提出产品推荐建议。

第一节 引 言

头发在每个人的健康中起着重要作用，并且是两性吸引力、健康程度和身体状况的信号。研究显示，如果我们对头发外观感到满意，每天过得很愉快，则自信心也会随之增强。但是，如果头发稀疏或有严重损坏，例如存在头发折断或分叉，则情况相反。在这些情况下，头发发质会严重影响自尊和幸福感。本章将介绍头发结构的基本知识，如何根据病史确定可能的损伤来源，检查期间注意事项，最后，介绍推荐的美发产品。

头发是由蛋白质、脂质、黑色素和金属离子组成的复杂结构，头发主要分为 3 层：毛皮质、毛小皮和毛髓质[1]。毛皮质构成头发的大部分，由晶状的 α-螺旋蛋白组成，周围围绕着呈绳状排列的基质蛋白。毛皮质是赋予头发张力，当毛皮质受损时，头发就会容易断裂。毛皮质周围有 6~8 层的表皮细胞，每层细胞都像屋顶上的瓦片一样覆盖在一起，保护头发免受外界伤害。毛小皮是头发最强的部分，如果一个毛小皮细胞破裂（例如在梳发过程中），下面就会有其他毛小皮细胞取而代之。毛髓质位于毛发的中心部分，分布和数量各不相同。毛髓质中的角蛋白含量低，但脂质含量高（见图 2.1）。

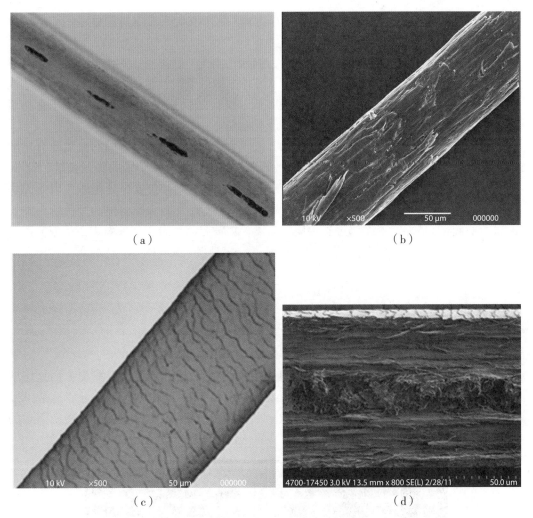

图 2.1　毛发的微观图像。（a）毛发光学显微镜下图像；（b～d）毛发扫描电镜图像：（b）毛皮质；（c）毛小皮；（d）毛髓质

　　头发中 85% 的含量是蛋白质，其中很大一部分是角蛋白。角蛋白中的胱氨酸含量较高，通过二硫键（—S-S—）将不同的蛋白质链交联在一起，从而赋予头发较高的拉伸强度。角蛋白还存在与蹄、指甲和龟壳，使其成为已知最坚韧的天然材料。

　　蛋白质对头发健康至关重要，但其他结构成分也很重要。脂质，主要是饱和脂肪酸和不饱和脂肪酸，占头发总重量的 6%～8%，存在于表皮细胞之间以及毛皮质细胞之间。脂质就像灰浆一样，将蛋白质像是垒砖墙一样固定在一起，过度洗发或化学处理会将脂质去除，头发的整体完整性可能会受到损害。例如 f 层脂质，f 层是一种化学结合脂质，存在于每个表皮细胞的外表面。f 层的存在使头发外表面产生疏水性，水会在头发上产生水滴，还会赋予头发柔软的手感，暴露于紫外线之下或是在某些染色剂和漂发剂的氧化作用下可以去除 f 层脂质，使头发失去疏水性，头发更容易出现打结和断裂[2]。

　　黑色素赋予头发自然色泽，也确实能保护头发免受紫外线的伤害，但黑色素本身对头发健康的作用并不是很重要，因为其只占头发总重量的 3%，即使在深色头发中来说也是如此。但是，大约50%的女性会使用染发产品来改变头发本身颜色（例如从棕色染成金色）或掩盖白发（即白发染黑）。

头发的最后一个重要成分是金属离子，例如钙离子、镁离子、铜离子和铁离子。毛囊和头发纤维中含有多种内源性金属以及从其他来源的外源性金属，例如自来水和泳池水中的外源金属。尤其要注意铜离子和铁离子，如下文所述，它们在某些情况下会与紫外线或染发剂发生作用，从而使头发受到严重损伤。

头发生长相对缓慢，大约每月生长 1 cm，因此上述头发结构组成部分需要有足够的弹性，才能在整个数年的生长期中生存下来。例如，如果一个人的头发长度超过 30 cm，那么发梢可能已经生长超过 3 年了。与皮肤组织不同，头发是死组织，因此无法再生，一旦受到严重破坏，唯一的补救措施可能就是将受损头发剪掉，等待新头发长出。因此重要的是，了解哪些过程会损伤头发，评估容易导致损伤头发因素的方法以及如何最大限度地降低损伤水平。

第二节　头发既往史

由于头发每月仅增长 1 cm，因此不能反询问记录最近几周的头发病史，而是应该记录过去 12 个月的头发病史。即使一位女性只有齐肩的短发，一年中可能也会染发 8 次、洗发 300 多次、梳理 3 000 多次。图 2.2 显示了四类损伤因素。所有损伤因素的后果都很严重，其中导致头发损伤风险最高的是化学处理，其次是过度加热。

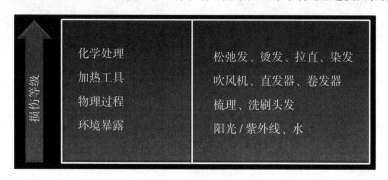

图 2.2　头发损伤类型

第三节　化学损伤

存在几种常见的美发化学处理可能会中，如果处理不当或使用频率过高，可能会导致严重的头发损伤，以及严重的头发断裂。软化剂的破坏性最强，非洲裔女性经常使用软化剂来拉直高度卷曲的头发。软化剂成分通常由碱性液体（氢氧化钠）或非碱性液体

（氢氧化胍）组成，可以破坏蛋白质结构中的二硫化物交联，从而将卷发变直。软化剂产品的 pH 值很高，pH > 12，甚至会灼伤皮肤。事实上，如果将头发放在高 pH 值溶液中太久，头发可能会完全溶解，因此会大大降低头发发质。实际上，如果将溶液在高 pH 下放置太长时间，则头发实际上可以完全溶解。特别需要注意的是，避免软化剂在头发上放置时间超过推荐时间，或是在头发上的同一区域多次使用软化剂。专家发型师具有专门在新生头发上使用产品的专业技能，不太专业的发型师可能会将软化过的头发再次受到化学损伤。

烫发可以用来改变头发形状，将卷发变成直发（又称为日本拉直处理），或是将直发变成卷发，会导致头发严重受损和头发断裂。与软化剂一样，如果烫发产品在头发上停留时间过长或反复进行烫发会让头发受损。烫发剂分为一剂和二剂，首先使用一剂，一剂的主要活性化学成分是硫代乙醇酸盐，硫代乙醇酸盐可以破坏二硫键交联，生成新的发型（直发或卷发），然后再在头发上涂抹含有过氧化氢的二剂，在新结构中重新形成二硫键。同样，不熟练烫发手法会导致头发损伤风险增加。如果监控不严密，大量二硫键可能会断裂，头发结构就会出现不可逆转的受损。

近几年越来越流行一种美发方式是拉直护理，例如巴西角蛋白拉直护理，拉直护理是利用高温来使头发呈现半永久性直发的状态[3]。拉直过程中通常会涉及过热损伤（高温直发器适用于发量少的人），如下文所述，高温因素可能是造成头发损伤的重要。另外，如果拉直进行过多，头发会变脆并且更容易折断。对于有自然卷的女性来说，往往会选择进行多次拉直以获得理想的直发，因此更容易出现头发变脆和折断。

拉直药剂的类别很复杂，一般会使用几种不同的化学物质，可能会对头发产生不同影响。拉直药剂的其中一种是巯基乙酸盐属，例如日本拉直药剂，正如前文所述其具有很高的破坏性。包含甲醛或亚甲基二醇的药剂也属于其中一种，在拉直过程中会形成甲醛。加热作用可以将氨基酸残基（通常是赖氨酸残基团）交叉连接在一起，形成直发造型，可以维持大约 3 个月。如今，许多国家出于安全考虑禁止使用含有甲醛的产品，但是已经出现几种具有类似反应机制的"无甲醛"产品。拉直药剂中的活性物质包括乙醛酸和乙醛酰半胱氨酸。拉直药剂可能会导致头发受损，尤其是在反复拉直时。

另一种常用的化学处理方法是染发和漂发。仅使用一次染发剂和漂发剂并不会不导致严重的头发折断，但是如果漂发和染发频率过高就会导致累积损伤。所有染发剂和漂发剂的目的就是改变发型和发色，因此很多时候，染发、漂发剂与软化、烫发剂放在一起使用，由此可能会造成严重伤害。染发剂和漂发剂的种类很多，可以根据想要的发色和持久性选择产品。通常情况下，想要的颜色变化程度越高、持久性越长，导致头发的损伤就会越大。表 2.1 汇总了染发剂和漂发剂主要类别及其化学性质的摘要。

表 2.1　染发剂产品

染发剂产品	技　术	持久程度	损伤程度
漂发	过硫酸钠 + 过氧化氢	永久性	高程度
永久性染发（3级）	过氧化氢 + 氨或乙醇胺	永久性（染色可以持维持洗涤32次）	中程度

染发剂产品	技 术	持久程度	损伤程度
准永久染性染发剂（2级）	过氧化氢＋氨或乙醇胺	半永久性（染色可以持维持洗涤24次）	低程度
半永久性染发剂	预染料＋碱化剂	暂时性（染色可以持维持洗涤8次）	无
暂时性染发剂	预染料	暂时性（染色可以持维持洗涤2次）	无

头发破坏性最强的是漂发剂，用于漂白黑色素以获得浅色发色（例如较浅的金色），或者去除先前染成的发色。漂发剂含有粉末状活化剂，其中含有过硫酸盐和硅酸盐，在最终浓度为10时与过氧化氢混合，通常以漂浅剂或漂发剂的形式出售。

头发破坏性第二严重的是永久性染色剂，又称为3级染色剂，为最常用的染发剂（约占表2.1中染发剂和漂发剂的80%）。永久性染色剂中含有过氧化氢（浓度在3%～6%），pH值为10，产生可以在头发上使用的人造染料。永久性染色剂中包含两种药水，一种成分为过氧化氢，另一种成分为染料前体（小氨基和羟基取代苯）和碱化剂（氨水或乙醇胺）。将永久性染色剂中的两种成分混合并涂在头发上留置25～40分钟；过氧化氢具有双重作用，一方面可以漂白黑色素，另一方面过氧化氢可以与染料前体反应构成染色分子作用在头发上。需要根据染发色度，调节过氧化氢的含量（目标色度为深色，则应调节过氧化氢含量为3%；目标色度为亚麻色，则应调节过氧化氢含量为4.5%），还应该调节染料前体含量和染料前体结构。当pH值为10时，药剂中的过氧化氢会造成大部分头发受损，而染料并不会让头发受损。永久性染发剂也会导致二硫键氧化打开，但程度要比松弛剂和烫发剂低得多。但是永久性染发剂就是通过水解机理（在高pH值下，过氧化氢会形成过羟基阴离子）去除表皮涂层的f层脂质，形成一个更为严重的后果。如前所述，f层脂质去除会改变头发表面特性，从而使得头发疏水性显著降低，头发摩擦力显著增高。经常染发的头发更容易受到梳发和洗发等物理磨损，最终会导致头发断裂和分叉。

半永久性染发剂，又称为2级染色剂，其化学性质与永久性染发剂非常相似，但覆盖发色能力较低和上色范围较小，头发破坏性较低。染发剂中的过氧化氢含量通常比较低（小于2%），染料含量也比较低；在头发上停留的时间更短，约为15分钟，3级染发剂一般停留30分钟。

半永久性染发剂和暂时性染发剂（1级染发剂）都几乎不会对头发造成损坏，都包含预制染料和碱化剂，有助于染料渗透到头发中。对于这两种产品，上色能力都比较低，并且发色维持时间比较短，因此半永久性染发剂和暂时性染发剂并不是很受欢迎。

对于使用染发产品的女性来说，确定染发剂类别，使用频率和使用方式是很重要的。使用3级染发剂的常见频率是每6～8周一次，但是需要多次染补发根部的女性来说，染发剂使用频率可能会更高，会达到每2周一次。此外，专业发型师不会每次都对整头的头发进行染发。一般会先将3级染发剂在发根部涂抹约20分钟，然后再在发梢部涂抹10分钟。家用染发剂一般不太专业，通常会用在多种发色上使用，增加了损坏程度。

第四节　加热工具

在美国，约有 50% 的女性定期使用吹风机，约有 30% 的女性使用直发器或卷发器。在英国、日本和中国，女性使用吹风机的比例与美国女性相近，但使用直发器或卷发器的比例较低（中国女性不到 10%）。吹风机造成的头发损害并不会很严重，因为在使用吹风机时，头发比较湿，水分吸收了大部分热量。头发潮湿时状态比较脆弱，此时反复梳头会造成大部分头发损伤。直发器和卷发器可能会造成较为严重的头发损伤，因为一般会在干发上使用，加热温度会更高，甚至高达 230℃ / 450℉，而吹风机的加热温度只会到 100℃ / 210℉。如果使用直发器或卷发器时间过长，头发甚至可能在高温下软化，而过度使用可能会导致头发严重断裂。在大多数直发器上都有一个温度控制器，建议不要将其调至最高温。在 190℃ / 375℉ 温度下，蛋白质降解会显著增加，因此在理想情况下，美发工具的温度应保持在此临界温度以下。此外，加热工具的应用技术至关重要，不要在一小缕头发上使用，避免拉动速度过慢，一剂反复在同一部分的头发上使用，都可以使头发保持更好的状态。

第五节　物理作用

即使头发非常浓密，在洗发或用毛巾擦干时，反复洗刷和梳理以及揉搓太过剧烈均会导致头发受损。如果头发做过化学处理，例如软化、烫发、染发和拉直，已经在某种程度上削弱了每根头发发质，此时再受到物理损伤则头发损伤程度会大大增加。另外，化学处理会改变了头发表面性质，增加了摩擦力，进一步加速物理损伤。因此，经历过一种化学处理的人，在洗头、梳发等时需要格外小心，而同时经历过多种化学处理的人更要注意。应当指出，湿发比干发脆弱，因此在洗发后和吹干头发时应格外小心。

其中一个物理损害导致的后果就是表皮细胞的剥落和清除，久而久之会导致所有毛小皮完全剥落，使毛皮质暴露在外。一旦毛小皮完全剥落，毛皮质细胞就会分离，导致头发末梢分叉（见图 2.3）。另一个后果是容易在梳头 / 洗发时形成头发打结。将头发从毛囊中拉出的力量比折断头发所需的力量要小，所以可能只会看到轻微的头发断裂。但是，如果存在头发打结，头发局部拉扯力可能就会大得多，头发会发生断裂，在打结头发脱落之前头发就已经断裂了。在使用定型刷子之前，最好先把头发吹干。避免使用会导致头发打结的梳子，并尽可能减少在湿发状态下梳头。在吹头发时，头发会变热，在头发变得太热而无法触碰之前，应该停止吹干头发。

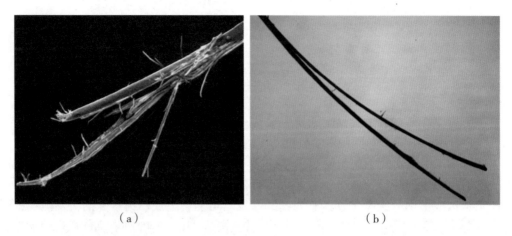

（a）   （b）

图 2.3 发梢分叉。（a）扫描电子显微镜图像（放大倍数为 300 倍）；（b）光学显微镜图像（放大倍数为 10 倍）

意料之中的是，长细发更容易断裂，因为导致长细头发断裂的力较小；另外卷发也更容易断裂，由于卷发更容易打结。之前经历过化学处理的头发发质较弱，也容易出现断裂。

为减少物理损伤，建议避免过度用力揉搓头发和毛巾摩擦头发，减少梳发和洗发频率，尤其是在湿发状态时。使用宽齿梳子或软齿梳子有助于缓解物理损伤。另外，在梳头时，从发梢向下梳理，过程中梳开小的打结。在极端情况下，可能会出现非常大团的打结，甚至出现发垫，唯一的解决办法就是剪断打结的头发。

第六节　环境暴露

日光和紫外线损害也很重要，尤其是对于头发较浅或头发灰白的人来说，因为他们头发中缺乏具有防护作用的黑色素。头发过度紫外线损伤的标志通常是发梢头发颜色较浅，发根部颜色较深，也可能是与染色有关。

紫外线损伤头发的方式与损伤皮肤的方式相似：头发中的蛋白质吸收紫外线，最终导致一系列活性氧（ROS）氧化并破坏脂质和蛋白质。与皮肤一样，浅色头发更容易受到紫外线损伤，但是即使是深色头发，长时间暴露在紫外线下，也会显示出明显的脂质和蛋白质损伤。与化学处理类似，头发结构破坏会使头发更容易受到梳发和洗发等物理处理的损伤。

接触水中的金属离子也会对头发造成严重损伤，尤其是自来水或游泳池水中的铜离子[4]。当发梢中铜离子含量（$> 500 \times 10^{-6}$）较高时，发色可能会偏绿色。当头发受到紫外线氧化或化学处理时，蛋白质分解会产生带电荷的氨基酸残基，例如羧酸盐或磺酸盐，然后与金属离子（例如钙离子、镁离子和铜离子）结合。

需要特别关注铜离子，因为铜离子在下一次染色时加速氧化损伤，并且还会由于紫外线暴露而加速损伤（见图 2.4 和图 2.5）。当头发中的铜离子含量低于 500×10^{-6} 甚至

低于 30×10^{-6} 时，染色时和暴露于紫外线时均会出现头发损伤[5]。很难确定头发中的金属水平，但是在售的有几种产品含有三钠乙二胺二芥酸等成分，可以专门用于去除头发中的铜离子。

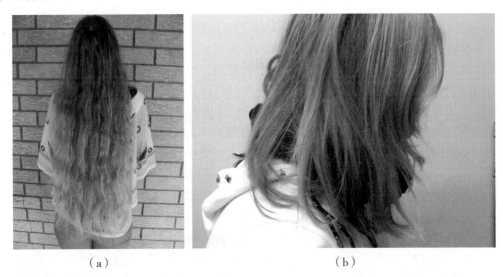

（a） （b）

图 2.4 环境暴露。（a）阳光照射发色漂白；（b）环境中铜含量过多（发色变"绿色"）

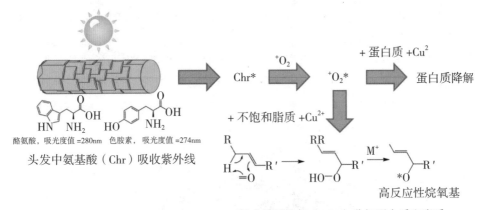

Chr* $^+O_2$ + 蛋白质 $+Cu^2$ 蛋白质降解

$^+O_2*$

+ 不饱和脂质 $+Cu^{2+}$

酪氨酸，吸光度值 =280nm　色胺素，吸光度值 =274nm

头发中氨基酸（Chr）吸收紫外线

R RR M⁺

高反应性烷氧基

形成的活性氧（ROS）分解蛋白质和脂质

图 2.5 头发中蛋白质和脂质的紫外线损伤示意图

总之，在评估头发发质时，需要了解头发的四种损伤病史，分别是化学损伤、加热损伤、物理损伤和环境暴露。根据头发长度，判断需要追踪的病史时间，至少要了解最近 12 个月的病史。在追踪四种损伤的病史时，应该弄清暴露频率以及应用技术，并注意何时同时经历过两种处理（例如烫发和染发、频繁染发和使用直发器）也很重要。特别注意习惯上的变化，例如尝试了新的美发方法，取代在沙龙进行美发而尝试在家进行美发。还要注意的是，头发会随着年龄的增长而变化，女性可能并不会改变自己的习惯和做法，但是头发对损伤的敏感性正在改变。例如，45 岁后人的头发直径会变薄，浓密度也会降低（头发数量会减少），使头发更容易断裂[6]。另外，由于白色头发所占比例比黑色头发更高，因此对紫外线损伤的敏感性也会增加，染发频率也可能会增加。

第七节　头发检查

头发检查的第一部分是检查头发长度和卷曲程度。如前文所述，头发越长，受到的损伤会越多，而卷发更容易出现损伤、打结和断裂。检查头发上是否存在断裂碎发，可能是在梳发和洗发时弄断的。第二部分是查看发色以及发根与发梢之间的发色差异（将发梢头发紧贴头皮，让其于发根头发做对比）。浅色头发更容易受到紫外线影响，如果受检者没有染过发，则可以通过色差评估紫外线损害程度；还要观察头发中铜离子的堆积情况。如果发梢的发色比发根更暗，则可能表明受检者经常使用染发剂，并且在某些情况下，可以通过从发根到发梢的发色变化来得出以前的发色变化历史。从发根摸到发梢，以判断头发直径和受损程度。在捋头发时，会感觉出来细发比粗发柔软，如果发梢毛小皮过度受损还会感觉出头发打结，在梳发时感觉会更明显。仔细观察发梢，查看有无未对齐和开叉，未对齐和开叉是毛小皮过度受损的明显信号。根据头发的颜色，当在对比背景下观察纤维时（例如，在白色背景下的黑发），可以更轻松地看到分叉的末端。应该选择在头发颜色对比鲜明的背景下查看头发状态，此时头发分叉更容易看到，例如应在白色背景下观察深色头发状态。

皮肤镜[7]可用于研究在体头发，观察头发直径和形状。与肉眼观察相比，皮肤镜更容易观察到发梢分叉、头发断裂或结节性脆发症。皮肤镜还可以用于沿着头发扫描查找头发异常，无须采样就可以快速查看多个区域的头发。如果需要对头发进行采样，建议使用一把非常锋利剪刀，在尽可能靠近头皮的地方剪断头发。头发取样时，最好是先将头发上下分区，将采样区域以上的头发盘起，在分曲线下方区一小缕头发剪下（见图2.6）。

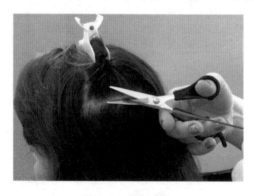

图 2.6　头发采样

不同部位的头发，其直径和损伤情况会各有不同，因此建议从头部后面、侧面各取一个样品。为保证取样良好，最少要取20根头发。取下的头发样品可以使用皮肤镜观察，也可以在光学显微镜下进行放大观察。

如果使用光学显微镜，可以先将头发放在载玻片上，并用一段胶带在两端将头发牢牢固定。

为了帮助图像聚焦，可以在头发上盖上盖玻片，并在盖玻片和玻片之间加几滴水。

放大 40 倍后，可以清楚地看到头发断裂端和分叉以及过度的毛小皮损伤。

皮肤镜和光学显微镜通常足以满足大多数检查目的，但如果需要分辨率更高的图像，则可以使用扫描电子显微镜（SEM）。电子显微镜的放大倍数为可以轻松达到 500 倍，因此可以观察到详细的结构特征以及表面沉积物。化妆品科学家还可以使用其他仪器来研究头发特性，例如抗张强度（可以测量折断头发所需的力）；透射电子显微镜用于测量头发内部结构特征，例如毛皮质完整性和脂质结构变化。各种表面分析工具可用于了解表面沉积物，例如飞行时间 – 次级离子质谱分析法（ToF-SIM）等。

第八节　护理建议

大多数人通常都了解导致头发受损的做法，但是他们认为与保持头发健康相比，达到特定发型或染成想要的发色更重要。但是，大多数人在某些方面可能并不太了解，包括头发为何特别容易受到某些类型损伤以及如何受到损伤，如何最好地调节不同美发方法的使用方法和使用频率，在保持发型和维持长期头发健康之间寻找平衡。根据前文所述，某些头发类型会更容易受到损伤，需要进行更多护理。从本质上讲，细发比粗发更容易受到损伤，卷发更容易打结。如果头发经常接受化学处理，其结构完整性会被削弱，因此，现在更容易受到梳发和洗发等物理损伤的影响。头发结构受损之后应该格外小心，避免过度梳理头发，尤其是在湿发时；还应限制使用加热工具。

对于存在头发受损的而言，都应该适度进行会进一步造成头发损伤的操作，包括化学处理、使用加热工具、刷发和洗发以及日光照射。在使用软化剂、烫发剂和染发剂等进行化学处理时需要控制，最好是只对新生长出来的发根进行化学处理。如果自己的技能并不能只对新生长出来的发根进行化学处理，那么应该选择经验丰富的发型师来操作，以最大限度地减少头发损伤。

美发产品的选择对于维持头发健康也非常重要，会显著降低头发断裂和分叉的发生率。洗发水的核心功能是清除头发上积聚的皮脂、灰尘和污垢，洗发水也含有调理成分，例如有机硅和聚合物，以通过减少干摩擦和湿摩擦来保护头发。护发素的核心功能是调理头发，使受损头发的表面特性更接近未受损头发的表面特性。使用护发素可减少头发表面静电，增加顺滑度和光泽度，使头发柔软光滑。不论头发是干还是湿，使用护发素可以显著减少头发缠绕和打结，从而起到保护头发的作用。

不同产品的调理效果不同，因此用户可以根据自己的需求和头发类型选择适合自己级别的护理产品。例如，有细直发的人需要使用级别较低的护理产品，则有粗卷发的人需要使用级别较高的护理产品。阅读美发产品成分表通常不具有指导意义，因此最好将产品的调理水平与承诺的最终效果联系起来。通常情况下，声称具有蓬松效果的产品具有最低的调理水平，具有清洁功能的产品调理水平也较低，例如平衡清洁产品。另一个极端情况则是适用于严重受损的头发或质地较厚的头发，需要使用强力修复或特别护理产品，其通常具有最高水平的调理效果。在这两种极端情况之间，存在具有顺滑效果或保湿效果的美发产品，可以判断调理水平是否适合自己的头发类型。如果感觉护理产品过于"厚重"，则最好选择具有蓬松效果和清洁效果的产品，如果调理效果不够好，则建议选择调理水平更高或具有修复效果的产品。如果发梢发质非常差或者已经受损，但又担心护发产品太过于"厚重"，则可以只在发梢使用护发产品，避免在发根处使用。也有许多免洗产品，具有额外调理效果和护发作用，这些免洗产品使用非常方便，可以只在受损头发处选择性使用。寻找适合每个人的最佳产品可能需要一些时间。

第九节　结　论

头发具有一定的弹性，可以生长至很长。在生长期间，头发会遭受许多不同的化学处理和物理过程的损伤。头发会不可避免地受到损伤，头发受损可表现为头发断裂、发梢开叉、变卷曲毛躁、发质变差、过于潮湿或干燥。损伤程度取决于头发的原始状态（头发直径、卷曲程度等）以及损伤频率和严重程度，损伤方式包括化学处理、使用加热工具、紫外线暴露以及刷发和洗发等物理损伤。

评估头发时，首先要询问头发病史，至少要涵盖之前 12 个月病史，还要同时了解美发频率、是否同时做过多种美发处理以及美发习惯。特别要注意的是化学处理、加热工具的使用、梳洗习惯以及日晒情况。头发检查应包括评估头发对损伤因素的敏感程度（例如头发直径、卷曲水平等）和显著的损伤表现（例如头发折断、末梢分叉）。然后可以在如何适度应用美发产品和美发频率方面提出建议，以尽量减少头发损伤，由此选择合适的护发产品。

参考文献

［1］Robbins CR. Chemical and Physical Behavior of Human Hair.5th ed. New York: Springer-Verlag, 2012.

［2］Marsh JM. Hair coloring. In: Evans T，Wickett RR，Practical Modern Hair Science. IL, USA: Allured Business Media. 2012, Ch 4, 117–55.

［3］Weathersby C, McMichael A. Brazilian keratin hair treatment: A review. J Cosmet Dermatol. 2012; 12(2): 144–8.

［4］Godfrey S, Staite W, Bowtell P, Metals in female scalp hair globally and its impact on perceived hair health. Int J Cosmet Sci. 2013; 35(3): 264–71.

［5］Marsh JM, Iveson R, Flagler MJ, et al. Role of copper in photochemical damage to hair.Int J Cosmet Sci. 2014; 36(1): 32–8.

［6］Flagler MJ, Schwartz JR, Robbins CR, The effects of aging on hair–More than just amount. In: Practical Modern, Hair Science. Allured Business Media, Carol Stream IL, USA; 2012. Editors Trefor Evans and R Randall Wickett. Chapter 4, 451–90.

［7］Miteva M, Tosti A. Dermoscopy of hair shaft disorders. J Am Acad Dermatol. 2012; 68(3): 473–81.

第三章 头发和头皮疾病的皮肤镜检查

Fernanda Torres 和 Antonella Tosti

要点

- 在评估脱发时，需要实施定性和定量测试，以便客观地进行评估。
- 皮肤镜检查是一种简单易行的技术，可用于诊断和随访头皮疾病，已经被大众接受。
- 头发检查的重要元素包括头皮表面、毛鳞片、毛囊单位、血管结构和发干。
- 在对比头皮表面与其他结构时，应注意到不同种族人的毛发镜检查结果也有所不同。
- 皮肤镜检查显示，白种人和亚洲人（白色头皮）的头发结构较为相似，还容易观察到头皮表面、毛鳞片、毛囊单位以及血管结构。
- 非洲裔美国人和过度暴露于阳光的人的头皮中存在蜂窝状色素沉着网，皮肤镜下显著结构是头皮白点（可能对应于毛囊开口或内分泌汗腺导管开口）。
- 皮肤镜检查还可以帮助进行毛发显微镜检查并为头皮活检选择最佳部位。

第一节　引　言

用于评估头发和头皮疾病的诊断测试集包括非侵入性检查（临床检查、牵拉测试、皮肤镜检查）、半侵入性检查（皮肤镜检查）和侵入性检查（头皮活检）以及其他程序和技术。在过去几年中，许多研究强调了皮肤镜检查在诊断头发和头皮疾病领域的重要性。皮肤镜检查是一种简单易行的技术，已用于诊断和治疗头发和头皮疾病并取得了显著成就。因此，对于皮肤科医生来说，熟练应用皮肤镜检查非常有必要。

在首次评估时，需要行临床检查并观察头皮外观和头发分布情况。观察头皮外观和头发分布时，注意是否存在弥散性脱发或斑秃性脱发。然后检查脱发区域，寻找头皮屑、头皮红肿和毛囊开口，试图区分瘢痕性脱发和非瘢痕性脱发。还应观察指甲，因为斑秃和毛发扁平苔藓的许多毛发疾病也可能会影响指甲外观。

然后行头发牵拉测试，有助于确定进行性脱发类型以及脱发严重程度。牵拉测试只是一种粗略的测试方法，受试者之间存在许多差异。每个临床医生在进行临床测试时，都应该确保方法和分析标准一致，可达到测试目的。测试过程中，选取一束50至60根头发，用手指紧紧拉住并用力拔出；如果超过10%的头被拔出，则结果为阳性。理想情况下，受试者应在测试前 5 天内禁止洗头。

本章中讨论的毛发检查，可以同时使用手持式皮肤镜（放大倍数为 10 倍）和电子皮肤镜（最大放大倍数为 1000 倍）进行，并在检测过程中能轻松存储图像。有许多设备可用于毛发检查，临床医生需要根据日常需求进行选择。建议首先使用仪器检查头皮，查看有无头皮屑和毛囊性角化过度病，然后再在皮肤镜的镜头和皮肤之间增加液体介质（水或酒精），以更好地分析毛囊和血管形态。

本章介绍了常见的皮肤镜检查表现，正常白色头皮（白种人和亚洲人）和黑色头皮（非裔美国人）表现、炎症和寄生虫疾病、无瘢痕性脱发和瘢痕性脱发以及毛干症的镜检表现。表 3.1 显示了一些皮肤镜检查典型表现。

表 3.1　正常头皮、瘢痕性脱发和非瘢痕性脱发的皮肤镜检查典型表现

皮肤镜检查表现	正常头皮	非瘢痕性脱发	瘢痕性脱发
毛囊单位	毛囊规律地分布，单个毛囊单位中包含 1～5 个发干 较高像素下显示有白点（汗腺或毛囊开口）	毛囊开口无毛干存在（"点"） 黄点征（AGA，AA） 黑点征（AA，TT）	无毛囊开口 红点征（DLE） 黑点征（切割性蜂窝组织炎）
头皮表面结构	较低像素下显示有白点 较高像素下显示有蜂窝状色素沉着	鳞屑（脂溢性皮炎，银屑病）	乳红色区域或白色斑块 鳞屑（LPP，DLE）
发干状态	直径均一，毛发直径变异率小于 20%	毛发直径变异和毳毛增加（AGA） 营养不良性毛发（AA，拔毛症） 感叹号状发（AA）	头发扭曲 营养不良性毛发 簇状发（6 根或 6 根以上）
毛细血管	可见红色环状血管 树枝状血管	可见环状血管扭曲（银屑病）	可见毛细血管扩张（DLE，FD）

疾病缩写：雄激素性脱发（androgenetic alopecia，AGA）；斑秃（alopecia areata，AA）；拔毛症（trichotillomania，TT）；盘状红斑狼疮（discoid lupus erythematosus，DLE）；毛发扁平苔藓（lichen planopilaris，LPP）；脱发性毛囊炎（folliculitis decalvans，FD）

头发脱落增多时，皮肤镜检查（半侵入性检查）可能会出现相应表现。在毛发生长不同阶段（生长期、静止期、休止期）皮肤镜检查中，记录头发牵拉测试中拔出的头发数量，测试结果以头发拔出总数的百分比表示。经典做法是用显微镜观察，但如今也可以使用皮肤镜来检查。

在某些情况下，可能需要进行头皮活检（侵入性检查），尤其适用于检查瘢痕性脱发、头皮肿瘤以及疾病诊断困难和进行临床研究时。通常使用两个 4 mm 穿孔器在水平面和垂直面分别进行穿孔，最好是由训练有素的皮肤病理学家进行评估。重要的是要选择一个良好的诊断部位来采集代表性材料，皮肤镜也很有用的检查方法。

第二节　正常头皮

　　正常白种人头皮的皮肤镜检查显示规则分布的单位毛囊，一个毛囊单位里一般有1～4根头发。头顶部的头发比头枕部的头发更为浓密。毳毛毛发纤细，无色素沉积，厚度小于30 μm，长度小于3 mm，通常情况下毳毛很容易观察得到（少于头发总量的20%）[1, 2—7]（见图3.1）。

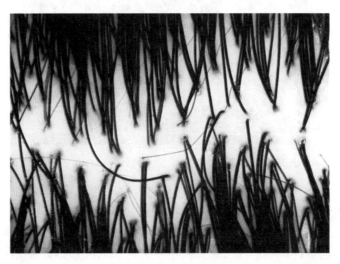

图3.1　正常白种人头皮影像皮肤镜下观，毛囊单位间隔和分布正常，一个毛囊单位里一般有
1～4根头发，头发直径均一

（影像皮肤镜，放大倍数为30倍）

　　在白种人和亚洲人的头皮上，还可以观察头皮血管形态，包括毛囊间环状血管和分枝状血管[2, 6]（见图3.2）。

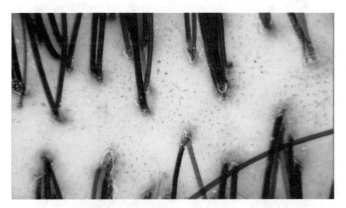

图3.2　正常头皮影像皮肤镜下观的血管形态，毛囊间存在环状血管
（影像皮肤镜，放大倍数为70倍）

一项巴西的研究结果表明，色素性皮肤病的头皮上有红点，并且没有脱发史，毛发镜检查结果正常，似乎与毛囊周围的丰富血管系统有关[8]。

非洲裔美国人和过度暴露于阳光的人的头皮中存在蜂窝状色素沉着网和针尖样白点，可能与毛囊开口或内分泌汗腺导管开口有关（休止期）[9]（见图 3.3）。用皮肤镜放大该区域，也无法区分毛囊开口形成的白点与内分泌汗腺导管开口形成的白点，两者看起来非常相似。只有使用重扫共聚焦显微镜（RCM）才可以将两者区分开来[10]。

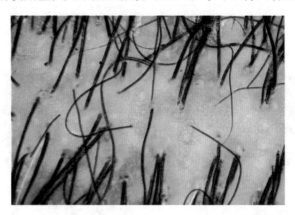

图 3.3 正常黑人头皮影像皮肤镜下观，毛囊单位分布均匀，存在针尖样白点

（影像皮肤镜，放大倍数为 30 倍）

重扫共聚焦显微镜（RCM）是一种光学成像技术，通过使用物理针孔来阻挡离焦光并使光线通过，从而产生具有高分辨率和对比度的图像。可以通过获得的 RCM 图像重建三维结构，从而更好地观察头发表面和不同的内部结构。如果头皮白点的上皮较薄，且开口内为无毛干的则可能是外分泌汗腺导管开口；如果其上皮较厚，且开口内有微细毛发则可能为毛囊开口。

有时候，在头皮上观察到"脏点"是正常现象，"脏点"可能是灰尘颗粒或美发产品残留物（像是发白或乳脂状物质）[11]（见图 3.4）。

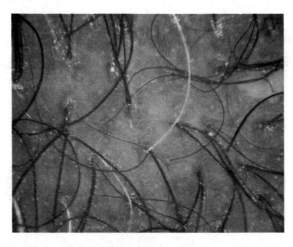

图 3.4 正常黑种人头皮，影像皮肤镜下观存在"脏点"，可能是免洗护发产品残留物

（影像皮肤镜，放大倍数为 20 倍）

第三节 头皮炎症和寄生虫病

一、银屑病和脂溢性皮炎

从临床角度来看，银屑病（psoriasis）和脂溢性皮炎（seborrheic dermatitis）为两种常见头皮疾病，症状可能非常相似，作出正确诊断会很困难，尤其是在病情仅限于头皮时。

脂溢性皮炎和银屑病的皮肤镜检查均显示存在弥散性或局部性鳞屑，脂溢性皮炎导致的鳞屑偏黄，银屑病的鳞屑则偏白（见图3.5）。

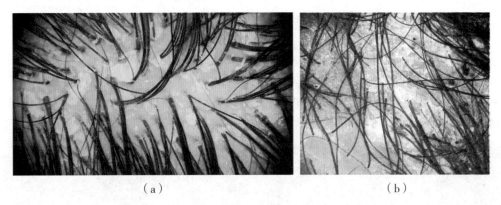

（a）　　　　　　　　　　　　　　（b）

图3.5　（a）脂溢性皮炎头皮影像皮肤镜下观存在的黄色鳞屑；（b）银屑病头皮影像皮肤镜下观存在的白色鳞屑和出血点

（影像皮肤镜，放大倍数为20倍）

两种疾病的主要区别在于头皮的血管形态。

银屑病头皮存在红色点或球状以及小球状血管，放大之后的特征是扭曲的红色环状血管，代表结构是真皮乳头层中的曲折毛细血管[6]。在脂溢性皮炎的头皮中，最常见的特征是分枝状血管和不典型的红色血管，不存在红色点或球状[13]（见图3.6）。

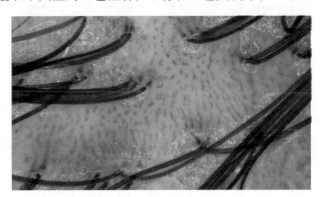

图3.6　头皮银屑病视频皮肤镜下可见的红色球状血管和扭曲血管

（影像皮肤镜，放大倍数为70倍，存在溶液介质）

皮肤镜检查在头皮银屑病的随访中也很有用，因为经过有效治疗后，头皮皮肤镜检查结果显示扭曲的红色环状血管数量减少了（见图 3.7）。

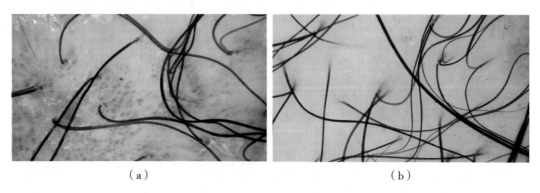

（a） （b）

图 3.7 头皮银屑病影像皮肤镜下观显示存在血管形态异常，同一部位（a）治疗前，（b）治疗后，症状有所改善

（影像皮肤镜，放大倍数为 70 倍，存在溶液介质）

二、头虱病

头虱病（pediculosis capitis）的皮肤镜检查可以很容易观察到头皮和身体其他部位的成虫，并可以在治疗之后评估身体上的虱子是否完全消失了[11—19]（见图 3.8）。

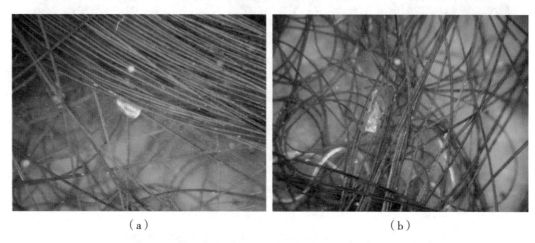

（a） （b）

图 3.8 头虱病：（a）寄生虫，（b）虱子壳

（影像皮肤镜，放大倍数为 20 倍）

临床上，一些免洗型护发产品或脱屑可能与头虱病头皮症状相似，皮肤镜检查可以简单地将两者区分开。

三、毛孢子菌病

在皮肤镜检查中，毛孢子菌病（piedra）的头皮表现为毛干周围有白色或黑色的结节，与头虱病的表现不同（见图 3.9）。

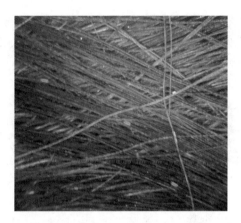

图 3.9　毛孢子菌病影像皮肤镜下观存在的小圆柱壳

（影像皮肤镜，放大倍数为 20 倍）

四、头癣

根据许多文献所述，头皮癣（tinea capitis）中的皮肤镜特征为头皮上的黑点，典型表现为逗号状发和螺旋状发，可见于活动性病变。症状并不与致病因素对应，而是与头发本身形状有关，螺旋状头发主要见于黑种人[21—26]（见图 3.10）。

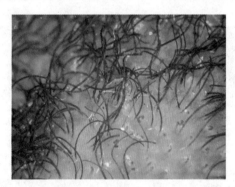

图 3.10　头癣皮肤镜下观显示存在逗号状发和黑点征

（皮肤镜，放大倍数为 20 倍）

一些皮肤镜的检查表现可能具有弥漫性结垢，与脂溢性皮炎的表现相似。

第四节　非瘢痕性脱发

一、包括女性型脱发在内的雄激素性脱发

皮肤镜检查对诊断雄激素性脱发（androgenetic alopecia，AGA）非常有用，在临床上没有表现出典型斑秃症状。雄激素性脱发包括儿童，患有早期弥漫性顶叶区脱发的年轻男性以及患有早期脱发或弥漫性脱发的妇女。最显著的区别特征是头发直径多样性，额顶区的头发直径多样性比枕区的大 20%（枕区头发密度较大和多样性较小）[2, 7, 27—30]（见图 3.11）。

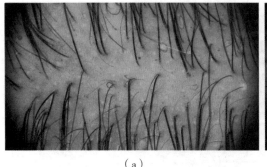 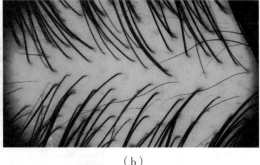

（a）　　　　　　　　　　　　　　　（b）

图 3.11　雄激素性脱发。比较同一的额顶叶区域（a，头发密度降低，一个毛囊单位中存在一个发干，毛发直径变异和毳毛增多）与枕叶区域（b，头发密度正常）头发之间的差异

（影像皮肤镜，放大倍数为 20 倍）

为了计算头发多样性，在头皮拍摄图片上画出 1.4×13mm 矩形区域，画一条中线，数出一侧的头发数量，并将头发按照直径分类，包括非常纤细 / 纤细发（相当于 30 ～ 40 μm）、中等粗细发（50 ～ 80 μm）和粗发（90 ～ 110 μm）[28]。

额区中单毛毛囊单位百分比的增加，即使多样性表现尚不明显，也提示存在早期雄激素性脱发（见图 3.12）。

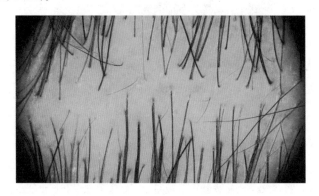

图 3.12　早期雄激素性脱发中，一个毛囊单位中常存在一个毛发

（影像皮肤镜，放大倍数为 20 倍）

Rakowska 等人提出了使用皮肤镜检查诊断白种人的雄激素性脱发的主要标准和次要标准。主要标准包括：①额部有四个以上区域（放大倍数为 70 倍）有黄点；②与枕部相比，额部毛发平均直径小于枕部；③额叶区域有 10% 以上的毳毛（直径小于 0.03 μm）。次要标准包括：①与枕部相比，额部含单根毛发的毛囊单位比例增多；②毳毛增多；③毛囊周围颜色改变。符合 2 个主要标准或 1 个主要加 1 个次要标准，诊断雄激素性脱发的特异性达 98%[29]。研究者认为额部区域存在超 10% 以上的毳毛对诊断具有很强的提示作用[29]。

最近研究表明，20 倍毛发镜观察视野中，额叶区域中存在 6 根以上的短小毳毛就可以确诊女性型脱发（female pattern of hair loss，FPHL）[30]。根据研究经验，这一标准也适用于非裔美国人（未发表的数据）。

另一个常见发现是在雄激素性脱发早期可以观察到毛周征。毛周征是指在毛囊开口周围呈褐色光晕，可能与亚临床炎症或炎症反应后毛囊周围色素沉着有关。Rudnicka等也描述了额叶区域毛囊周围的变色症状 [7]。

在早期和晚期雄激素性脱发病例中，可以看到黄色的点，是由于皮脂和角蛋白在扩张的漏斗状毛囊内积聚的结果（见图3.13）。

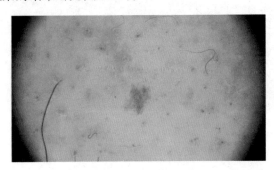

图 3.13　晚期雄激素性脱发影像皮肤镜下观显示存在黄点征

（影像皮肤镜，放大倍数为 20 倍）

一项中国的研究试图将毛发镜检查症状与雄激素性脱发的严重程度联系起来，发现白色毛周征、头皮色素沉着和局灶性脱发与晚期脱发相关 [31]。

Galliker 等在一项针对 162 名女性的研究中表明，在雄激素性脱发的诊断方面，尤其在早期诊断方面，皮肤镜检查是一种比毛发显微镜检查更有价值，且更优越的检查方法 [32]。

二、斑秃

存在大量关于斑秃（alopecia areata，AA）的皮肤镜检查方面的研究，并已发表了一些相关文献 [33, 34]。斑秃皮肤镜的特征包括许多黄点征、黑点征、头发折断和成簇的小毳毛（短于 10mm）。斑秃的特征性改变是感叹号状发，毛发近头皮处逐渐变细、形成上粗下细的形态（或者是逐渐变细的毛发，在发干较长时更为明显）；感叹号状发主要出现在病变周围，提示疾病处于活动期（见图3.14）。

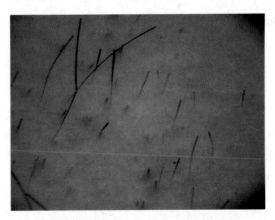

图 3.14　斑秃影像皮肤镜下观存在黑点征和感叹号状发

（影像皮肤镜，放大倍数为 20 倍）

在肤色较深的斑秃中，发干变化完全相同，但是可以观察到许多不同的白点，白点可能与无毛干的毛囊或汗腺导管的开口有关 [9]（见图3.15）。

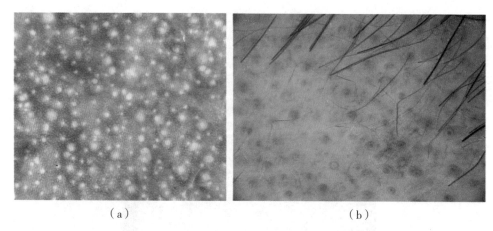

（a）   （b）

图 3.15 深色皮肤斑秃头皮（a，存在许多白点）与浅色皮肤斑秃头皮（b，存在许多黄点）的对比

女性斑秃（AAI）是一种斑秃的临床变异型，在已经患有一定程度女性型脱发的女性中更为常见，在这种情况下，炎症性损伤会导致弥漫性、慢性脱发，而不是斑秃。皮肤镜检查显示弥漫性分布的黄点影响了 70% 的毛囊，大量短的新生毛发（2～4 mm），（见图 3.16）。在某些情况下，可以看到一些营养不良性头发和感叹号状发[35]。

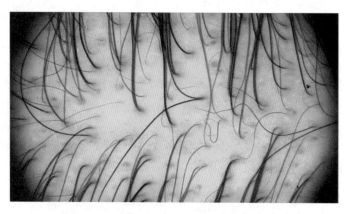

图 3.16 斑秃的突出特征为黄点征，没有观察到营养不良性头发

（影像皮肤镜，放大倍数为 20 倍）

Inui 等研究了 300 名亚洲斑秃的皮肤镜检查表现，其中男性 101 例，女性 199 例，年龄从 3 岁到 88 岁，发现与疾病严重程度（全秃症或普秃）有关的皮肤镜检查表现包括黄点征、黑点征和短小毳毛；与疾病活动性有关的皮肤镜检查表现包括黑点征、感叹号状发、头发折断和短小毳毛。对于诊断而言，敏感性最强的表现是黄点征和短小毳毛，特异性最强的表现是黑点征、感叹号状发和头发折断[33]。

最近，Kibar 等对 39 例土耳其斑秃进行了研究并发表了论文，其中 26 例女性和 13 例男性，年龄未报告，研究发现蜂窝状色素网、团簇状白点、白点和黑点色素沉着与疾病严重程度有关，感叹号状头发与疾病活动性有关，提示疾病症状较轻。而非典型红色血管和白点与疾病活动性呈负相关[36]。

三、拔毛癖

由于拔毛癖（trichotillomania，TT）的皮肤镜检查表现与斑秃的表现非常相似，从而容易导致误诊。拔毛癖的皮肤镜特征包括黑点征、头发折断、发干长度不同、头发卷曲，在某些情况下还会出现黄点征[7, 37, 38]（见图 3.17）。Rakowska 等最近研究了 44 例拔毛癖（TT）的皮肤镜表现，发现 100% 存在因拔发而不同层面受损的发干，其中 57% 为 V 字征断发，25% 为火焰状断发，16% 存在毛发残留物颗粒（称为发粉），39% 为卷曲断发[39]。火焰状断发是一种新型描述，类似于火焰形头发，具有明显的波浪形、锥形断发[39]。

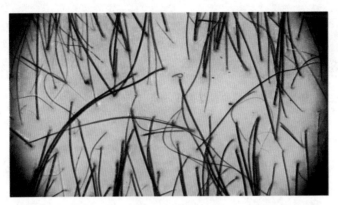

图 3.17　拔毛癖影像皮肤镜下观显示存在黑点征、头发折断和卷曲头发

（影像皮肤镜，放大倍数为 20 倍）

最近，Mathew 建议如果怀疑存在拔毛癖，也应进行皮肤镜下显微镜检查。检查显示具有毛根鞘的退行期头发和连续生长期头发，而没有休止期头发[40]。

四、牵拉性脱发

牵拉性脱发（traction alopecia）的皮肤镜检查表现与拔毛癖表现类似，包括黑点征、营养不良的头发，在某些情况下还会观察到毛囊周围血肿（见图 3.18）。在急性牵引性脱发中，还可以观察到毛发管型，与根鞘分离有关。

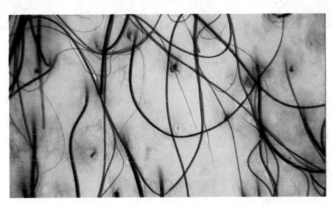

图 3.18　牵拉性脱发影像皮肤镜下观显示头发密度下降、存在黑点征和毛囊周围血肿（右侧）

（影像皮肤镜，放大倍数为 20 倍）

长期牵拉性脱发的皮肤镜检查显示毳毛增加（见图 3.19）。皮肤镜检查还可以用于检测进行过接发有无存在牵拉性脱发迹象[41, 42]。

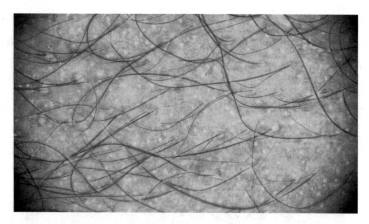

图 3.19　长期牵拉性脱发影像皮肤镜下观显示毳毛增多以及白点征

（影像皮肤镜，放大倍数为 20 倍）

五、休止期脱发

休止期脱发（telogen effluvium，TE）的皮肤镜检查显示无毛干的毛囊、新生的短毛，小于 20% 的头发直径多样性[7]（见图 3.20）。

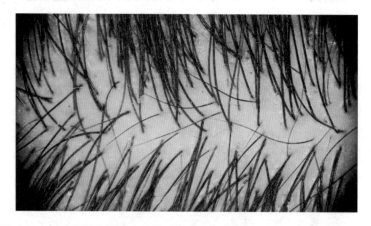

图 3.20　休止期脱发影像皮肤镜下观显示存在新生的短毛，发干直径正常

（影像皮肤镜，放大倍数为 20 倍）

因此，皮肤镜检查还可以用于区分休止期脱发与脱发增多的雄激素性脱发（AGA）。但是，在某些情况下，休止期脱发与雄激素性脱发可能同时发生。如果怀疑存在休止期头发，则应该使用皮肤镜检查对顶叶区域与枕叶区域的头发进行比较，因为雄激素性脱发主要是指在雄激素作用的头皮上发生脱发。

六、先天性三角形脱发

三角形脱发（congenital triangular alopecia）的皮肤镜检查见正常毛囊开口，周围有一层由正常终毛包围的短毳毛膜[43]（见图 3.21）。主要的鉴别诊断是斑秃，因此皮肤镜检查就可以区别先天性三角形脱发和斑秃，避免进行不必要的头皮活检。

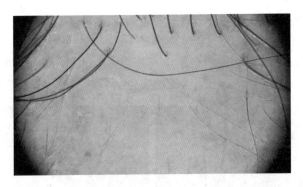

图 3.21 先天性三角形脱发影像皮肤镜下观显示头发密度降低，出现毳毛

（影像皮肤镜，放大倍数为 20 倍）

第五节　瘢痕性脱发

对所有原发性或继发性瘢痕性脱发（primary scarring alopecia 或 secondary scarring alopecia）的皮肤镜检查均显示出毛发密度降低和毛囊开口丧失，这些表现为乳红色或象牙白区域。在阳光暴晒的地区，尤其是深色皮肤的中，可以看到蜂窝状色素网。在黑种人中，可能会看到精确的白点，可能与顶部汗腺导管开口或无毛干的毛囊有关。

所有原发性瘢痕性脱发或继发性瘢痕性脱发的皮肤镜检查显示，毛发密度降低，毛囊开口消失，可出现乳红色或乳白色区域。蜂窝状色素网可见于日光照射区，尤其见于具有深色皮肤的人群。在黑种人中，可以看到针尖样白点，可能与顶部汗腺导管开口或无毛干的毛囊有关。

一、扁平苔藓和前额纤维化脱发

扁平苔藓（lichen planopilaris，LPP）与前额纤维化脱发（frontal fibrosing alopecia，FFA）的皮肤镜特征相似，前额纤维化脱发是扁平苔藓的一种临床变异形式，扁平苔藓的皮肤镜特征包括毛囊角栓、银白色毛囊周围鳞屑、多样性毛囊周围红斑、毛囊周围白斑和营养不良头发[44—47]（见图 3.22）。

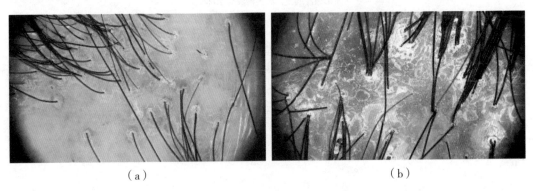

（a）　　　　　　　　　　　　　　（b）

图 3.22 扁平苔藓影像皮肤镜下观，（a）显示毛囊周围鳞屑和管型毛发，（b）显示更明显的鳞屑和红斑

（影像皮肤镜，放大倍数为 20 倍）

可以观察到在毛囊开口周围分布有蓝紫色斑片，分布于头皮受累区域，主要在单位毛囊周围观察到色素失禁导致的蓝紫色斑片[45]。

前额纤维化脱发的典型特征还包括没有毳毛[46]（见图3.23）。使用皮肤镜检查前额纤维化脱发的眉毛，可能会显示出眉毛的毛发也会营养不良（见图3.24）。

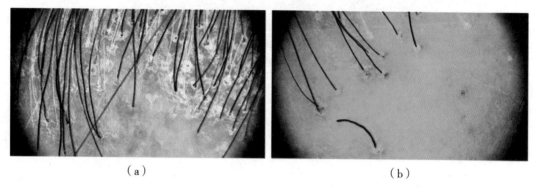

（a）　　　　　　　　　　　　　　　（b）

图3.23　前额纤维化脱发影像皮肤镜下观，（a）显示伴有红斑，毛囊周围鳞屑，没有毳毛；（b）显示存在毛囊周围鳞屑，营养不良性头发，不伴有红斑，不存在毳毛

（影像皮肤镜，放大倍数为20倍）

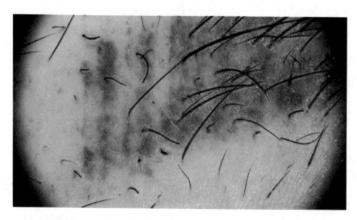

图3.24　前额纤维化脱发纹过眉毛，影像皮肤镜下观显示存在营养不良性头发

（影像皮肤镜，放大倍数为20倍）

二、头皮盘状红斑狼疮

头皮盘状红斑狼疮（discoid lupus erythematosus of the scalp，DLES）的皮肤镜检查显示毛囊角化，毛细血管扩张，白色中央斑块和蓝紫色斑片呈"斑点状"分布，不规则地分布在毛囊之间，与影响毛囊之间区域的色素失禁有关。由于头皮盘状红斑狼疮的特征是表皮显著萎缩，因此观察不到环形红斑。极少数病例中可观察到银白色毛囊周鳞屑，常见于扁平苔藓中[45, 47]（见图3.25）。

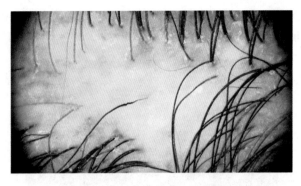

图 3.25 头皮盘状红斑狼疮影像皮肤镜下观显示存在白色中央斑块、红斑和皮肤变色，营养不良性头发和毛囊周围鳞屑

（影像皮肤镜，放大倍数为 20 倍）

Tosti 等指出皮肤镜检查表现出的红点征，有助于区分活动性头皮盘状红斑狼疮和扁平苔藓。红点特征为红色、多环、同心结构，在毛囊开口周围规则分布。红点症状与角蛋白堵塞导致毛囊呈漏斗状，周围血管扩张和红细胞有关[48]（见图 3.26）。

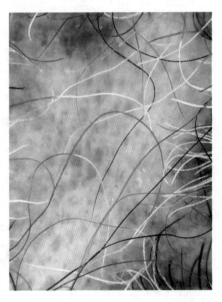

图 3.26 头皮盘状红斑狼疮近期处于活动期时，头皮存在红点，周围色素沉着

（皮肤镜，放大倍数为 20 倍）

三、脱发性棘状毛囊角化病

脱发性棘状毛囊角化病（keratosis follicularis spinulosa decalvans）是一种遗传病，会导致毛囊角化性丘疹和脓疱，从而产生渐进性瘢痕性脱发。脱发性棘状毛囊角化病的皮肤镜检查特征与扁平苔藓的非常相似，都表现为毛发密度降低，毛囊开口减少，银白色毛囊周围过度角化鳞屑，毛囊周围红斑以及偶发的毛囊周围脓疱[49]。

四、脱发性毛囊炎

脱发性毛囊炎（folliculitis decalvans）的皮肤镜检查特征包括簇状发（见图 3.27）、毛囊周围脓疱以及毛囊星状增生，簇状发通常会见于晚期[47]。与银屑病的头皮特征相似，毛囊间头皮经常显示出扭曲的红色环状血管。在晚期患者的头皮，可以观察到毛囊周围白点，与蜂窝状色素沉着有关；还可观察到瘢痕结构，由胶原纤维增生形成。

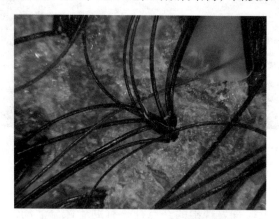

图 3.27　脱发性毛囊炎中的簇状毛囊炎

（皮肤镜检查，放大倍数为 50 倍）

五、侵袭性蜂窝织炎

侵袭性蜂窝织炎（dissecting cellulitis）的特征性表现是头发营养不良伴头皮"3D"状黄点、不定形黄斑，以及针尖样白点伴有白斑[47]。

早期病变与斑秃症状类似，可出现黑点和黄点，伴有营养不良毛发[50]，还可能出现脓疱（见图 3.28）。

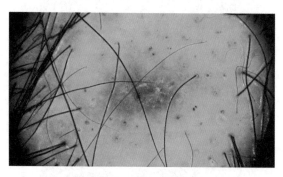

图 3.28　侵袭性蜂窝织炎影像皮肤镜下观有黑点和空毛囊，中间有硬壳

（影像皮肤镜，放大倍数为 20 倍）

第六节　发干疾病

一、念珠状发和假性念珠状发

念珠状发（monilethrix）是一种常染色体显性遗传病，由于角蛋白基因突变而导致表达异常[6]。皮肤镜检查发现，有许多大小均匀的椭圆形小结节，厚度正常，呈念珠状，头发营养不良[52—53]（见图 3.29）。

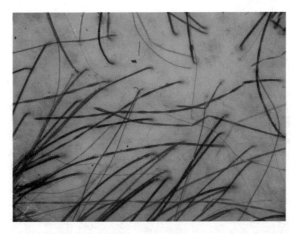

图 3.29 念珠状发影像皮肤镜下观特点为大小均匀、呈念珠状分布的椭圆形小结节

（影像皮肤镜，放大倍数为 20 倍）

念珠状发和假性念珠状发的显微镜下观很相似，在进行显微镜检查时，如果假性念珠状发在盖玻片下重叠则容易造成混淆，皮肤镜检查可将两种疾病区别开来并防止误诊[54]。

二、套叠性脆发病

套叠性脆发病（Netherton 综合征），是一种罕见的常染色体隐性遗传疾病，由 SPINK5 基因突变引起，特征包括套叠性脆发病（trichorrhexis invaginata）、红皮病、鱼鳞病、特应性体质和生长迟缓[54, 55]。结节性脆发病是 Netherton 综合征中的一个常见特征，毛干上出现数个小结节。头发近端为杯状，远端为球状，类似于竹子的球形和杯状节一样，通过皮肤镜检查很容易观察到。通过光学显微镜可以观察到，发干根部的杯状结节以及头发远端的气球状结节。

三、结节性脆发症

结节性脆发症（trichorrhexis nodosa）是最常见的发干疾病[55]。结节性脆发症可能是先天性遗传的，也可能是后天获得的，尽管它指一种特定性疾病，可能是一条代谢紊乱的重要线索。皮肤镜检查显示，发干断裂且具有刷毛样断发（见图 3.30）。

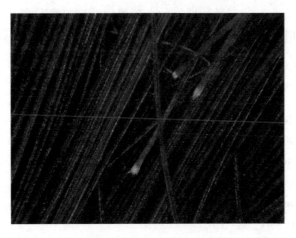

图 3.30 结节性脆发症影像皮肤镜下观有刷毛样断发

（影像皮肤镜，放大倍数为 20 倍）

四、扭曲发

扭曲发（pili torti）的头发形状较为扁平，并以不规则的间隔将发干扭转 180°（见图 3.31）。一小部分扭曲发会见于瘢痕性脱发和其他毛干异常之中。扭曲发也是一些罕见的遗传综合征的特征表现。皮肤镜检查显示发干的不规则扭曲以及头发变扁平[56]。

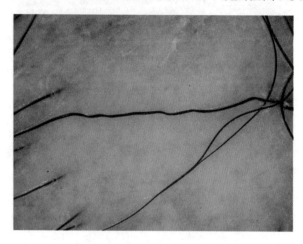

图 3.31　扭曲发

（影像皮肤镜，放大倍数为 20 倍）

第七节　结　论

皮肤镜检查是一种简单易行的技术，用于毛发疾病的诊断和随访，已经广泛应用于头发疾病患者。皮肤镜可以检查出各种族在头皮表面和其他结构上的不同表现。

皮肤镜检查显示，白种人和亚洲人（白色头皮）的头发结构较为相似，并可以轻松观察到头皮表面、毛鳞片、毛囊单位以及血管结构。

非裔美国人以及处于阳光暴晒地区的人群可以看到蜂窝状色素网，在这些情况下，皮肤镜检查会出现白点，可能与顶部汗腺导管开口或无毛干的毛囊有关。

参考文献

［1］Rudnicka L, Olszewska M, Rakowska A, et al. Trichoscopy: A new method for diagnosing hair loss. J Drugs Dermatol. 2008; 7(7): 651–4.

［2］Olszewska M, Rudnicka L, Rakowska A, et al. Trichoscopy. Arch Dermatol. 2008; 144 (8): 1007.

［3］Inui S. Trichoscopy for common hair loss diseases: Algorithmic method for diagnosis. J Dermatol. 2011; 38(1): 71–5.

［4］Tanaka M. Dermoscopy. J Dermatol. 2006; 33: 513–7.

［5］Rudnicka L, Rakowska A, Olszewska M. Trichoscopy: How it may help the clinician.

Dermatol Clin. January 2013; 31(1): 29–41.

[6] Ross EK, Vincenzi C, Tosti A. Videodermoscopy in the evaluation of hair and scalp disorders. J Am Acad Dermatol. November 2006; 55(5): 799–806.

[7] Rudnicka L, Olszewska M, Rakowska A, et al. Trichoscopy update 2011. J Dermatol Case Rep. December 12, 2011; 5(4): 82–8.

[8] Pirmez R, Piñeiro-Maceira J, de Almeida BC, et al. Follicular red dots: A normal trichoscopy feature in patients with pigmentary disorders ? An Bras Dermatol. May–June 2013; 88(3): 459–61.

[9] Abraham LS, Piñeiro-Maceira J, Duque-Estrada B, et al. Pinpoint white dots in the scalp: Dermoscopic and histopathologic correlation. J Am Acad Dermatol. October 2010; 63(4): 721–2.

[10] Ardigò M, Torres F, Abraham LS, et al. Reflectance confocal microscopy can differentiate dermoscopic white dots of the scalp between sweat gland ducts or follicular infundibulum. Br J Dermatol. May 2011; 164(5): 1122–4.

[11] Fu JM, Starace M, Tosti A. A new dermoscopic fifinding in healthy children. Arch Dermatol. May 2009; 145(5): 596–7.

[12] Tosti A, Torres F. Dermoscopy in the diagnosis of hair and scalp disorders. Actas Dermosififiliogr. November 2009; 100 Suppl 1: 114–9

[13] Kim GW, Jung HJ, Ko HC, et al. Dermoscopy can be useful in differentiating scalp psoriasis from seborrhoeic dermatitis. Br J Dermatol. 2011; 164(3): 652–6.

[14] Di Stefani A, Hofmann-Wellenhof R, Zalaudek I. Dermoscopy for diagnosis and treatment monitoring of pediculosis capitis. J Am Acad Dermatol. 2006; 54: 909–11.

[15] Zalaudek I, Giacomel J, Cabo H, et al. Entodermoscopy: A new tool for diagnosing skin infections and infestations. Dermatology. 2008; 216(1): 14–23.

[16] Criado PR. Entodermoscopy: Dermoscopy for the diagnosis of pediculosis. An Bras Dermatol. 2011; 86 (2): 370–1.

[17] Badri T, Hammami H, Benmously R, et al. Dermoscopic diagnosis of pediculosis capitis. Acta Dermatovenerol Alp Panonica Adriat. October 2010; 19(3): 45–6.

[18] Zalaudek I, Argenziano G. Dermoscopy of nits and pseudonits: Images in clinical medicine. N Engl J Med. 2012; 367(18): 1741.

[19] Haliasos EC, Kerner M, Jaimes-Lopez N, et al. Dermoscopy for the pediatric dermatologist part I: Dermoscopy of pediatric infectious and inflammatory skin lesions and hair disorders. Pediatr Dermatol. 2013; 30(2): 163–71.

[20] De Almeida H Jr, Götze F, Heckler G, et al. Trichomycosis capitis: First report of this localization and ultrastructural aspects. Eur J Dermatol. 2011; 21 (5):823–4.

[21] Slowinska M, Rudnicka L, Schwartz RA, et al. Comma hairs: A dermatoscopic marker for tinea capitis: A rapid diagnostic method. J Am Acad Dermatol. 2008; 59 (5 Suppl): S77–9.

[22] Mapelli ET, Gualandri L, Cerri A. Comma hairs in tinea capitis: A useful dermatoscopic sign for diagnosis of tinea capitis. Pediatr Dermatol. 2012; 29(2): 223–4.

[23] Finner AM. Alopecia areata: Clinical presentation, diagnosis, and unusual cases. Dermatol Ther. 2011; 24(3): 348–54.

[24] Hughes R, Chiaverini C, Bahadoran P, et al. Corkscrew hair: A new dermoscopic sign for diagnosis of tinea capitis in black children. Arch Dermatol. 2011; 147(3): 355–6.

[25] Sandoval AB, Ortiz JA, Rodr í guez JM, et al. Dermoscopic pattern in tinea capitis. Rev Iberoam Micol. 2010.

[26] Ekiz O, Sen BB, Rifaioğlu EN, et al. Trichoscopy in paediatric patients with tinea capitis: A useful method to differentiate from alopecia areata. J Eur Acad Dermatol Venereol. 2014; 28(9): 1244–8.

[27] Inui S, Nakajima T, Itami S. Scalp dermoscopy of androgenetic alopecia in Asian people. J Dermatol. 2009; 36 (2): 82–5.

[28] de Lacharri è re O. Hair diameter diversity: A clinical sign reflecting the follicle miniaturization. Arch Dermatol. 2001; 137(5): 641–6.

[29] Rakowska A, Slowinska M, Kowalska–Oledzka E. Dermoscopy in female androgenic alopecia: Method standardization and diagnostic criteria. Int J Trichology. 2009; 1(2): 123–30.

[30] Herskovitz I, de Sousa IC, Tosti A. Vellus hairs in the frontal scalp in early female pattern hair loss. Int J Trichology. 2013; 5(3): 118–20.

[31] Zhang X, Caulloo S, Zhao Y. Female pattern hair loss: Clinico–laboratory fifindings and trichoscopy depending on disease severity. Int J Trichology. January 2012; 4(1): 23–8.

[32] Galliker NA, Tr ü eb RM. Value of trichoscopy versus trichogram for diagnosis of female androgenetic alopecia. Int J Trichology. 2012; 4(1): 19–22.

[33] Inui S, Nakajima T, Itami S. Dry dermoscopy in clinical treatment of alopecia areata. J Dermatol. 2007; 34(9): 635–9.

[34] Inui S, Nakajima T, Nakagawa K. Clinical signififi cance of dermoscopy in alopecia areata: Analysis of 300 cases. Int J Dermatol. 2008; 47(7): 688–93.

[35] Tosti A, Whiting D, Iorizzo M. The role of scalp dermoscopy in the diagnosis of alopecia areata incognita. J Am Acad Dermatol. 2008; 59(1): 64–67.

[36] Kibar M, Aktan S, Lebe B. Trichoscopic fifindings in alopecia areata and their relation to disease activity, severity and clinical subtype in Turkish patients. Australas J Dermatol. February 2015;56(1):e1–6.

[37] Abraham LS, Torres FN, Azulay–Abulafifia L. Dermoscopic clues to distinguish trichotillomania from patchy alopecia areata. An Bras Dermatol.

[38] Lee DY, Lee JH, Yang JM. The use of dermoscopy for the diagnosis of trichotillomania. J Eur Acad Dermatol Venereol. 2009;23(6):731–2.

[39] Rakowska A, Slowinska M, Olszewska M, et al. New trichoscopy fifindings in trichotillomania: Flame hairs, v–sign, hook hairs, hair powder, tulip hairs. Acta Derm Venereol. 2014; 94(3): 303–6.

[40] Mathew J. Trichoscopy as an aid in the diagnosis of trichotillomania. Int J Trichology.

April 2012;4(2):101-2.

[41] Tosti A, Miteva M, Torres F, et al. Hair casts are a dermoscopic clue for the diagnosis of traction alopecia. Br J Dermatol. December 2010;163(6):1353-5.

[42] Yang A, Iorizzo M, Vincenzi C, et al. Hair extensions: A concerning cause of hair disorders. Br J Dermatol. 2009; 160(81): 207-9.

[43] Iorizzo M, Pazzaglia M, Starace M, et al. Videodermoscopy: A useful tool for diagnosing congenital triangular alopecia. Pediatr Dermatol. 2008; 25(6): 652-4.

[44] Inui S, Nakajima T, Shono F, et al. Dermoscopic fifindings in frontal fifibrosing alopecia: Report of four cases. Int J Dermatol. 2008; 47(8): 796-9.

[45] Duque-Estrada B, Tamler C, Pereira FBC, et al. Dermoscopy patterns of cicatricial alopecia resulting from discoid lupus erythematosus and lichen planopilaris. An Bras Dermatol. 2010; 85(2): 179-83.

[46] Rubegni P, Mandato F, Fimiani M. Frontal fifibrosing alopecia: Role of dermoscopy in differential diagnosis. Case Rep Dermatol. 2010; 2(1): 40-5.

[47] Rakowska A, Slowinska M, Kowalska-Oledzka E. Trichoscopy of cicatricial alopecia. J Drugs Dermatol. 2012; 11(6): 753-8.

[48] Tosti A, Torres F, Misciali C, et al. The follicular red dots: A novel dermoscopic pattern observed in scalp discoid lupus erythematosus. Arch Dermatol. 2009; 145(12): 1406-9.

[49] Panchaprateep R, Tanus A, Tosti A. Clinical, dermoscopic, and histopathologic features of body hair disorders. J Am Acad Dermatol. 2015; 72(5): 890-900.

[50] Tosti A, Torres F, Miteva M. Dermoscopy of early dissecting cellulitis of the scalp simulates alopecia areata. Actas Dermosififiliogr. 2013; 104(1): 92-3.

[51] Rakowska A, Slowinska M, Czuwara J. Dermoscopy as a tool for rapid diagnosis of monilethrix. J Drugs Dermatol. 2007; 6(2): 222-4.

[52] Liu CI, Hsu CH. Rapid diagnosis of monilethrix using dermoscopy. Br J Dermatol. 2008; 159(3): 741-3.

[53] Zitelli JA. Pseudomonilethrix: An artifact. Arch Dermatol. 1986; 122: 688-90.

[54] Burk C, Hu S, Lee C, Connelly EA. Netherton syndrome and trichorrhexis invaginata-A novel diagnostic approach. Pediatr Dermatol. 2008; 25(2): 287-8.

[55] Bartels NG, Blume-Peytavi U. Hair loss in children. In: BlumePeytavi U, Tosti A, Whiting D, Trueb R, editors. Hair Growth and Disorders. Leipzig, Germany: Springer. 2008; 277-8.

[56] Bartels NG, Blume-Peytavi U. Hair loss in children. In: BlumePeytavi U, Tosti A, Whiting D, Trueb R, editors. Hair Growth and Disorders. Leipzig, Germany: Springer. 2008; 282.

第四章　脱发的摄影成像技术

Douglas Canfield 和 Jim Larkey

> **要点**
> - 良好的临床诊疗摄影技术是记录头发疾病、监测病情进展和帮助治疗的重要工具。
> - 控制照明并选择适当的摄影角度和距离是获得清晰的、可重复的图像的关键要素。
> - 想要获得全面摄影成像结果，则要求同时使用整体摄影（global views）和微距摄影（macrophotography）。
> - 计算机辅助分析是一种借助计算器进行客观量化分析临床病情的研究方法。
> - 在多个时间点监测患者时，选择和确定合适的目标摄影区域至关重要。

第一节　引　言

如今，摄影成像技术已成为管理脱发患者的一种行之有效的工具[1]。以照相方式记录患者病情并监控变化的能力在记录经常与脱发有关的细微变化时特别有用。由于摄影技术可以记录与脱发有关的头皮细微变化，因此在记录患者病情和监测病情变化方面特别有用。头发和头皮疾病专家依靠各种摄影技术来治疗患者，米诺地尔和非那雄胺等药物的批准依赖于毛发摄影成像技术来判断其主要疗效终点和次要疗效终点[2, 3]。

脱发的摄影成像技术通常包括无创性摄影（non-invasive）、整体摄影（global views）、微距摄影（macrophotography），皮肤镜检查（dermoscopy），发光显微镜（epiluminenscence microscopy）和头皮毛发图像分析（phototrichogram）等。

第二节　整体摄影

头皮的整体摄影图像可以准确记录患者头皮美容状态的准确记录，具有临床意义[4]。获取头皮整体摄影图像的方法很多，可以使用手机或傻瓜相机拍摄照片，或是使用高精度连续摄影影像配准方法。使用任何摄影方法都需要格外小心，以确保不同摄影时间点之间获取的图像是不同的，图像之间的唯一差异是由拍摄的头皮范围不同（或缩小范围）所致。

摄影时，患者需要保持头发干净、干燥，技术人员需要注重拍摄细节，保证能够在每次进行拍摄时以完全相同的方式梳理头发。如果可能的话，建议患者保持相同发型和发色，以控制混淆变量。尤其是在为卷发患者拍摄时更应注意，由于头发长度的微小变化就可能会对头皮覆盖范围产生显著影响。

患者的准备过程会面对艰巨挑战。油性和（或）湿润的头发容易出现头发打绺，露出更多头皮，会使头发看上去更少，从而增加头皮暴露程度。如果在后续跟踪疾病时，没有以完全相同的方法给头皮拍摄照片，或是拍摄区域不完全相同的话，就会使疾病评估变得困难或不可能完成。在拍摄过程中，应该将会干扰图像的多余信息应予以消除或掩盖，例如衬衫领子和背景等。背景颜色应该选择中等明度色，例如蓝色就是很好的选择，会与肤色形成鲜明对比。应将背景纸放在方便拿取的地方，可以挂在诊疗室的墙上，或是挂在门后。还可以选择毛毡作为背景的材料，因为其不会像纸张那么容易起皱。建议使用布遮住衬衫领子。根据头发的粗度，长度和样式，梳理可能是一个挑战，并且梳理头发所需的时间（尤其是顶头皮视图的中央部分）可能会很长。由于每个人头发的粗度、长度和发型都不相同，将头发梳成可以进行拍摄的规格可能会需要非常长的时间，尤其在梳头顶中央部分的头发时。

对于男性型脱发，通常建议在头皮的四个区域进行整体摄影：头皮顶点区域，顶叶区域、额叶区域和颞叶区域，如图 4.1 所示。将头皮顶点的头发向四周梳理，以获得头皮顶点区域的头皮图像；顶叶区域头发沿中线分开，已获得图像分析头皮状况。拍摄额叶区域和颞叶区域头皮图像时，应将头发向后拉以露出发际线。评估男性脱发时，最有价值的图像拍摄区域是头皮顶点区域和顶叶区域。评估女性脱发时，最有价值的图像拍摄区域是顶叶区域[5]。在评估其他类型的脱发时，还需要另外拍摄头部的侧视图和后视图。

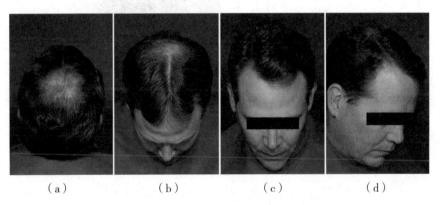

（a）　　　　　　（b）　　　　　　（c）　　　　　　（d）

图 4.1　（a）头皮顶点区域，向四周梳理头发；（b）顶叶区域，沿中线分开头发；（c）额叶区域，向后梳理头发以露出发际线；（d）颞叶区域，向后梳理头发以露出发际线

在为斑秃患者拍摄照片时，可以使用发夹帮助暴露头皮受累区域。依据脱发严重程度评分工具（severity of alopecia tool, SALT）进行评分时，可使用图 4.2 中所示四个拍摄区域中的脱发面积帮助评分[6]。根据整体摄影所得图像配合使用 SALT 进行评分，可以

有效地追踪脱发病情以及治疗进展。

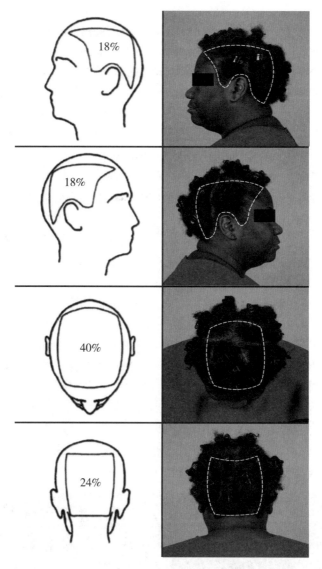

图 4.2 分别从左侧、右侧、顶部和背侧拍摄头皮标准化照片，有助于记录和分析斑秃病情

第三节　摄像机和灯光控制

比较照片前后的变化时，光线可变性是最关键因素之一。寻找拍摄光源的最佳角度和距离并固定光源。临床实践中使用最简单且最便宜的拍摄工具就是手机、平板电脑和傻瓜相机，通常配有集成的闪光灯和变焦镜头。虽然使用上述摆设工具拍摄头发照片并不是一个理想情况，但是可以通过控制多个变量来优化图像。如果使用的相机没有闪光灯，可以将拍摄区域正对室内的光线，并应该让所有被拍摄者都利用此光线拍摄。如果

相机配有集成闪光灯，请根据闪光灯在头皮上方的倾斜方向选择是要垂直握持相机还是要水平握持相机。预先选择一个变焦设定，根据每个患者的需要调节视野大小，有助于将闪光灯与头发指甲的距离保持相同。

为了提高整体图像质量，应考虑使用专业照明设备。使用多个闪光灯形成散射光，可以更好地凸显头发并使头发外观上更具吸引力。拍摄皮肤照片时，曝光控制至关重要。稍微曝光过度的照片将捕捉到较少的头发细节，也不会拍摄到更纤细头发。稍微曝光不足的照片会让人觉得照片上的头皮变少了、头发变多了。

如果希望能更好地控制可变因素和获得更高质量图像的话，则有必要使用单镜头反光相机（SLR）和镜头。尽管大多数较好的傻瓜相机拍摄出来的照片分辨率接近于专业单反相机拍出来的，但是单反传感器的整体尺寸更大，可以拍出像素更高和质量更好的图像。专业单反相机的主要优点是可以安装高质量的固定微距镜头，并且可以与外部闪光灯同步。

想要获得良好的连续摄影图片，则需要将放大倍率标准化，可以通过调整微距镜头上的重显率和（或）距离设置来实现。医学摄影师 Bill Slue 撰写了有关"三视图方法"的文章，三视图方法是指摄影师从三个标准放大倍率中进行选择一个并拍照，以记录皮肤病病例（通常结合特写照片和整体照片评估病情）。一旦选择了合适的视野，就不能通过传统的聚焦环旋转方法（或自动聚焦）来实现聚焦，而应该通过调节被拍摄对象与相机之间的距离来实现聚焦。上述按照距离进行聚焦的方法称为人体聚焦[7]。与旋转聚焦相比，人体聚焦的主要优势在于照片前后的放大倍率保持一致。

如今，相机镜头上的光圈是由相机进行调节和控制的。使用手动设置光圈值或光圈优先级以及实际设置 f 档可以使图像获得最大景深。实际光圈值取决于光源情况、光源与被摄物体之间的距离和对光的灵敏度指数（ISO 感光度），但通常在 f11 和 f16 之间。光圈值设置得越高，景深越大。

许多单反相机可以连接到能运行适当的数字成像软件的计算机上。数字成像软件可以控制相机设置，同时直接将图像转移到病例中；还可保证在随访时提供检索出患者的基线图像，上传新照片并实现实时预览。在连续拍摄过程中，确保患者在任意时间点都处于完全相同的位置。

第四节　摄像登记

医学摄影师应该最大限度地记录图像上的临床信息。图 4.1 和图 4.2 中显示了头部整体照片，通过头部垂直构图在获得整个头部图像的同时，选取最窄的视野拍摄。在对头部进行连续摄影构图时，需要采取同一种方法来对固定患者头部位置。一种辅助手段是头部立体定向设备，将相机固定在一个旋转臂上时，精确地患者将头部安置在支架上，旋转臂可以围绕患者头部移动。图 4.3 显示的是相机放置在中间位置，拍摄顶点区域头皮照片。立体定向设备是为满足临床试验的严格需求而开发的，对于大多数临床实践而言可能并不实用。

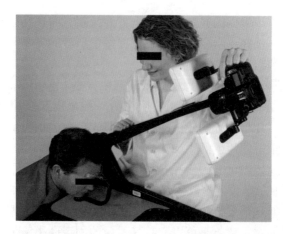

图 4.3　立体定向设备是将摄像机安装到旋转臂上，使用时让头部精确地放在头枕上。下巴向侧面旋转 45°，可以方便地查看颞部发际线

三脚架、单脚架或便携式工作室可能更具实用性，例如图 4.4 中的 CanfieldIntelliStudio® 医学摄影记录仪，增加了多功能性。嘱咐患者坐在带有脚轮上的可调节高度的凳子上，有助于患者的头部与相机对准。在拍摄顶点区域头皮照片时，可以让患者背对着相机并指示注视天花板来以暴露头顶。通过调整患者的视线高度，最大限度地暴露头顶进入相机中的面积。在保持镜头与地板平行的同时，镜头向着或远离移动调节，直到聚焦为止，然后拍照。然后，要求患者看摄影师，在拍摄顶叶区域头皮时，要求患者头朝下，朝地板看，沿中线分开头发。再次对准并且重复聚焦步骤。

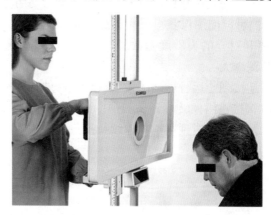

图 4.4　便携式工作室，保证照明条件均匀、均衡，可以进行精确、可重复的定位拍摄

随访患者时，应将基线图像可作为参考图像，印刷出来或在屏幕上显示出来是非常重要的，以便精确匹配检查角度。

第五节　微距摄影和计算机辅助头发测量法

虽然有报道称，从头皮整体照片中可以分析头发部分宽度或顶点照片头皮状态，大多数计算机辅助头发测量法都是根据头皮的高度放大图像进行的。微距摄影与计算机分析相结合，提供了一种定量检查方法来了解头发动态[8-11]。选择摄影的目标位置时需要考虑多个因素，并且首先要考虑的是围绕想要捕获的度量标准。最好是通过一次拍摄获得的一个图像来获得头发数量、宽度和发色的相关信息。在拍摄第一张照片的 1～3 天之后，再拍摄一次并测量生长期头发（已经长出的头发），由此计算出生长期/休止期头发的比例（也可以称为自动数位影像计数）和生长速率。

当试图了解患者脱发的当前生理状态时，选择合适的目标拍摄区域至关重要。大多数男性型脱发（MPHL）和女性型脱发（FPHL）的临床检测都依赖于选择一个具有代表性的拍摄目标区域，目标区域应该是一个头发活动性降低和变薄的过渡区域。如果你打算长期跟踪患者，则可能需要在随访期间，画一个永久性的点状文身，以保证多次检查区域完全相同。记录测量值时，根据鼻子和耳朵确定点状文身的位置有助于在随访中找到它，但其准确性不足以准确识别出同一区域。将目标区域的长度削减到大约 1 mm 是目前最常用的方法，尽管不一定需要做到这样（在拍摄第一张照片 3 天之后，计算出生长期/休止期头发的比例和生长速率，则可能需要削减到 1/4 mm）。

目标区域的大小是另一个需要考虑的因素。从统计角度来看，目标区域越大越好，但患者可能并不这样想。当前，大多数临床研究都使用一个 1 cm² 的圆形区域作为目标区域，并在其中心做一个小型红色或黑色点状文身，以便在随访时重新定位相同的目标区域。

目前，发光显微镜（ELM）或皮肤镜检查是目前用于分析整体照片的方法。在目标区域的头发上使用耦合剂（透明发胶效果很好），将头发固定在头皮上，以便更精确测量宽度和长度。有几种系统可供使用，包括低分辨率视频系统、傻瓜相机、数码皮肤镜和单反相机。如果使用配有 ELM 附件的傻瓜相机，则需要保持变焦设置一致。单反相机在微距摄影方面的优势与在整体摄影中的相同。图 4.5 演示了 Canfield 公司研制的 VEOS–SLR 系统。

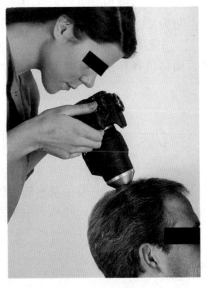

图 4.5 使用 Canfield 公司研制的 VEOS–SLR 系统拍摄表皮荧光显微镜图像

另外，将移动成像平台与手持式皮肤镜相结合（例如图 4.6 所示 Canfield 公司研制的 VEOS 系统）可以使微距摄影提供方便并且会增加其功能性[12]。熟悉设备用户界面的医生不需要使用数码单反相机和进行复杂的控制，就可以拍摄出高质量的临床图像。他们可以立即将图像直接显示在设备上以进行检查或咨询，并且无线连接允许与联网计算机上的图像管理应用程序直接通信。可以立即将图像直接显示在设备上，用于检查或咨询，如果已经进行了无线连接，就可以直接与联网计算机上的图像管理应用程序通信。

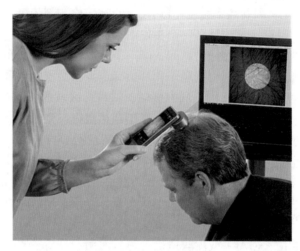

图 4.6　使用移动成像平台和手持式皮肤镜，并通过无线网络连接到计算机，形成一种获得头发和头皮成像的便捷方案

有几种软件系统可用于检测和分析头发[13—15]。选择时需要考虑的因素包括测量可靠性，测量类型，容易使用性以及最终成本。如果需要应用于临床研究的话，软件系统必须经过验证并符合监管机构的要求。诸如由 Canfield Scientific 提供的集中式头发分析方法可用于临床研究。当前的需要测量数据包括首次就诊时的毛发计数和宽度，以及首次测量 2 天之后的生长期 / 休止期头发的比例和生长速率。此外，根据测量的宽度可以将头发分类为毳毛、较细的毛发、中粗的头发和较粗的永久毛发[16]。通过捕获和存储单根头发的长度和宽度的测量值，可以选择和报告任何阈值。

第六节　结　论

摄影是治疗脱发的重要工具。通过使用并遵循基本的摄影规程，可以获得可复制的高质量图像。图像可用于记录脱发的严重程度，并从新生头发的质量和数量两方面跟踪患者的治疗结果。

参考文献

[1] Canfifield D. Photographic documentation of hair growth in androgenetic alopecia. Dermatol Clin. 1996; 14: 713–21.

[2] Kaufman KD, Olsen EA, Whiting D, et al. Finasteride in the treatment of men with androgenetic alopecia. J Am Acad Dermatol. 1998; 39: 578–88.

[3] Kaufman K, Binkowitz B, Savin R, Canfifield D. Reproducibility of global photograohic assessmens of patients with male pattern baldness in a clinical trial with fifinasteride. Poster presented at: 56th Annual Meeting of the Society for Investigative Dermatology. J Invest Dermatol. 1995; 104: 659.

[4] Chamberlain AJ, Dawber PR. Methods of evaluating hair growth. Austral J Dermatol. 2003; 44: 10–8.

[5] Olsen EA. The midline part: An important physical clue to the clinical diagnosis of androgenetic alopecia in women. J Am Acad Dermatol. 1999; 40: 106–9.

[6] Olsen EA, Hordinsky MK. Alopecia areata investigational assessment guidelines–Part II. J Am Acad Dermatol. 2004; 51: 440–7.

[7] Slue WE, Paglialunga A, Neville J, et al. Better dermatologic photography: Getting started. Cutis. 1994; 54, 177–8.

[8] Courtois M, Loussouarn G, Hourseau C, et al. Ageing and hair cycles. Br J Dermatol. 1995, 132: 86–93.

[9] Van Neste D. Assessment of hair loss: Clinical relevance of hair growth evaluation methods. Clin Exper Dermatol. 2002; 27: 358–65.

[10] Van Neste D, Fuh V, Sanchez–Pedreno P, et al. Finasteride increases anagen hair in men with androgenetic alopecia. Br J Dermatol. 2000; 143: 804–10.

[11] Van Neste D. Contrast enhanced phototrichogram (CE–PTG): An improved non–invasive technique for measurement of scalp hair dynamics in androgentic alopecia: Validation study with histology after transverse sectioning of scalp biopsies. E J Dermatol. 2001; 11: 326–31.

[12] Rogers N. Scoping scalp disorders: Practical use of a novel dermatoscope to diagnose hair and scalp conditions. J Drugs Dermatol. 2013; 12: 283–90.

[13] Hoffman R. Trichoscan: A novel tool for the analysis of hair growth in vivo. J Invest Dermatol Sym Proc. 2003; 8: 109–15.

[14] Kohut B, Wanser R, Reardon R, et al. A methodology study comparing traditional 35 mm hair counts to automated image analysis measurements, and assessing visualization sensitivity of hair dyeing when quantifying hair loss in men and women with androgenetic alopecia. [Poster] Eur Hair Res Soc. 2005; 7–9.

[15] Harness JA, Kohut B, Garner J, et al. Evaluation of hair count and thickness measurements in male and female pattern hair loss using a computer–assisted technique. [Poster] Eur

Hair Res Soc. 2005; 7-9.

[16] Whiting DA, Canfifield D, Canfifield W, et al. Quantifying progression or reversal of follicular miniaturization in androgentic alopecia by image analysis in drug studies. Poster presented at Tri-Continental Meeting of Hair Research Societies, 2001 3rd Intercontinental Meeting in Tokyo, Japan, 13-15. Organisation: Hideoki Ogawa; 2001.

第五章　头皮活检下的毛囊解剖结构

David A. Whiting 和 Lady C. Dy

> **要点**
> - 在不同种族患者的毛干结构上，仍然没有已知的生化特性差异。
> - 不同种族的患者头发生长速率是不同的，因为头发生长速度不仅取决于遗传因素，还取决于身体部位、气候因素、年龄、营养因素、激素水平以及其他因素。
> - 亚洲人的头发密度最低，其次是黑种人，而白种人的头发密度最高。
> - 头发皮质是由包埋在富有二硫键的致密基质中的角蛋白丝束构成，位于内层的毛髓质与外层的毛小皮之间。
> - 只有通过检查"隆起"下方的毛囊，才有可能识别终毛、生长期头发、退化期头发和休止期头发。

第一节　引　言

19 世纪和 20 世纪初，欧洲组织学家研究了许多关于毛囊解剖的知识。最初的研究仅限于对毛囊进行肉眼检查和光镜检查。20 世纪后期，毛囊分子生物学领域的科学研究取得了进一步进展，对头发生长机制也产生了深刻新见解。头发毛囊的肉眼检查和显微镜分析主要在白种人人群中进行。后来，对不同种族的人（如亚洲人、黑种人和西班牙裔人）的头发结构进行了研究[1, 2]，对他们的身体、形态和组织学特征的差异进行了基本了解。了解不同种族人的头发的物理性质、形态和组织学特性的差异，对于评估、诊断和治疗脱发具有重要意义。

另外，在正常毛囊的垂直和水平方向做切片并进行显微镜检查，可以了解正常毛囊解剖学结构，帮助进一步理解毛囊疾病，以准确解释头皮毛发活检的结果。

第二节　肉眼可见的头发结构

迄今为止，在不同种族人群的头发中没有发现生化特性的差异，但注意到了一些结构上的差异[3]。亚洲人发干的显微镜下观显示，头发横断面呈圆形或椭圆形，含有大量黑色素，直径较粗。黑发横断面多呈椭圆形，几乎呈扁平状或带状，并含有黑色素，从垂直切面看毛囊球呈弯曲状。黑发的弯曲程度是由毛囊球特性决定（见图 5.1）[4]。白种人的头发介于亚洲人和黑种人之间，比黑发的椭圆形更小，直径也更小（见图 5.2）[5]。

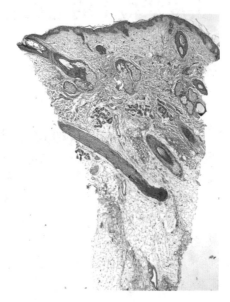

图 5.1 头皮活检垂直切面图，上图为一名非洲裔美国女性的卷发毛囊

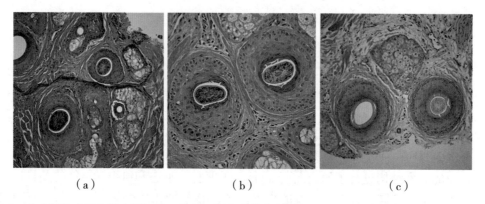

（a） （b） （c）

图 5.2 头皮活检毛囊上段水平切面：（a）亚洲人群的头发，终毛呈圆形或椭圆形，其中黑色素较多；（b）黑发，终毛发发干多扁平，其中黑色素较多；（c）白种人群的头发，终毛发发干呈椭圆形或圆形，其中黑色素较少

　　根据作者经验发现，西班牙裔人的头发结构与白种人的头发结构很相似。

　　人体大约有 500 多万个毛囊，正常头皮上只有 10 万～ 15 万个毛囊

　　头皮的毛囊密度最大，每平方厘米的毛囊密度为 118 ～ 350 个[6]。白种人的毛囊密度最高，其次是黑种人，而亚洲人的毛囊密度最低[7]。

　　胎毛脱落后，头皮上会生长出两种类型的头发。其中一种为终毛，终毛很粗，直径超过 0.03 mm，长度超过 1 mm，并且内含有黑色素和毛髓质。根据发干直径，可以将终毛分为细发（0.031 ～ 0.06 mm）、中发（0.061 ～ 0.09 mm）和粗发（大于 0.091 mm）。

终毛微型为毳毛又称为类似毳毛的毛发，可见于患有斑秃或雄激素性脱发的人群。终毛的毛球位于皮下组织或真皮深层，而毳毛的毛球一般位于真皮浅层。正常的头皮上，终毛与毳毛的比例约为 7：1。

另一种头发类型为毳毛，毳毛很细，直径小于 0.03 mm，长度通常小于 1 cm，并且缺乏黑色素和毛髓质[8]。真正的毳毛真皮浅层有较薄的外毛根鞘和较短的毛髓质。毳毛状的微型化头发具有较厚的外部鞘和较长的毛髓质，延伸到真皮下层或皮下脂肪中[6]。如果毛囊毛髓质只存在于真皮浅层，表明为毳毛。如果毛囊毛髓质存在于真皮下层，表明可能为终毛、退化期头发、休止期头发或毳毛状的微型化头发（见图 5.3 和图 5.4）。

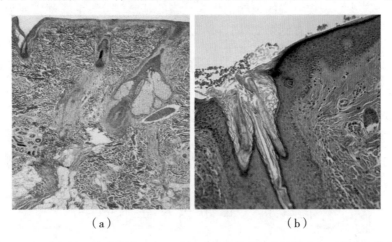

（a） （b）

图 5.3 （a）毳毛垂直切片，真皮层中上部。毳毛毛囊扎根在扩张的漏斗部下的乳突状真皮层。毳毛状微型化头发的毛囊扎根于真皮层上部，但附着于一个向下延伸至真皮网状层纤维束上，这意味着终毛毛囊的缩小。第三个毛囊显示的是一个休止期终毛毛囊的立毛肌插入外根鞘所形成的隆起，也就是干细胞所在的"隆突"处（弹力纤维染色，放大倍数为 100 倍）；（b）毳毛，垂直切片。图片所示为毳毛毛囊漏斗部（苏木精和伊红染色，放大倍数为 200 倍）

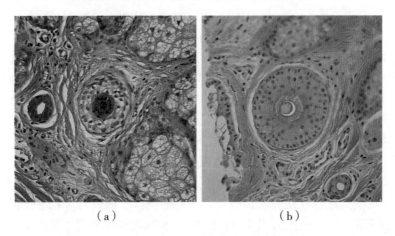

（a） （b）

图 5.4 （a）毳毛，水平切面。图片中央的毛干直径等于内毛根鞘的厚度。外毛根鞘很薄，有 2～3 层细胞。图片所示为真正的毳毛（苏木精和伊红染色，放大倍数为 400 倍）；（b）牛毛，水平切面。外毛根鞘很厚，有 3～5 层细胞。表明图片中的毛发为一种类似于毳毛的毛发，可能为微型化终毛发（苏木精和伊红染色，放大倍数为 400 倍）

第三节　毛囊形成

胎儿发育到第 8 周时，开始发育出头发结构。开始于表皮基底层中的短凸状突起的出现。特化的间充质细胞直接在基底膜正下方形成一个小的结缔组织，刺激上皮干细胞内陷并深入真皮，形成表皮钉突[9, 10]。表皮钉突继续向下生长，将真皮结缔组织包围起来，形成真皮乳头。表皮钉突的顶端衍生为毛囊的基质部分。毛囊基质细胞最终分化为内根鞘和发干。在胚胎发育到第 22 周，最初的毛囊就发育完全了。

头发从前额到枕部呈波浪状向前生长，出生 36 周之后脱落。在 3～4 个月大的时候，出现第二层胎毛，并同步地以波浪状脱落。婴儿的枕后部经常是没有头发的，通常是生理性现象，是由于最后一层胎毛脱落后、正常头发还没有长出来所致[1]。出生时的人类头皮毛囊是数量最大的。因此，由于颅骨和头皮的生长，新生儿的毛囊密度最高，而在儿童和青少年时期则逐渐减少。

第四节　正常头发生长周期

在出生时，所有毛发的生长周期通常是同步的；在出生之后，头发生长周期就变得不同步，即所谓的马赛克式的生长方式，其中每个毛囊的生长都是彼此独立的。正常整个头皮上有 100 000～150 000 个毛囊。

每个毛囊都会经历一个动态的生长周期，分为生长期、退化期（衰退期）和休眠期（休止期）[11-13]。成人头皮 90%～95% 的毛发处于生长期。不同身体部位的毛发生长速度不同，头发长度的变化与生长期的持续时间成比例。头发的生长期持续 1～7 年。头发每个月平均生长 1 cm。因此，头发的长度可以增加至 12～84 cm。另外，眉毛的生长期会持续 8～12 周，腿毛的生长期会持续 19～26 周，臂毛的生长期会持续 6～12 周，上唇毛的生长期会持续 4～14 周并会生长很短[11]。对头发生长参数的研究表明，黑种人头发的生长速度比白种人和亚洲人慢[14]。

不同种族的头发生长速度各不相同，不仅与遗传因素相关，而且还取与身体部位、年龄、营养因素、激素使用情况以及其他因素有关。

生长期结束之后，毛囊进入生长周期的下一个阶段，即毛发生长中期或退化期（衰退期），主要特征是细胞程序性死亡或凋亡，一般持续 2 周左右。在退化期时，毛干和内毛根鞘向上迁移，外毛根鞘会发生细胞凋亡，玻璃膜增厚并向上屈曲。头发下部毛囊消失，发根萎缩成细直条化直至发根"平段化"，提示此处为生长期的发根存在位置。

随后，进入休止期，平均会持续 3 个月，然后长出新生头发。在休止期中，脱落的发根会被同一毛囊内新生的发根推挤，"隆起"出来，立毛肌会附着于毛囊下部[15]。休眠期毛囊内缺少色素和内毛根鞘。

在梳洗过程中，休眠期头发会脱落，称为脱发期（exogen phase）。发生在休眠期晚期或生长期早期。目前尚不清楚该事件是否需要使用分子信号或机械刺激来去除休眠期头发[16]。一般有 5%～10% 的头发处于休止期，每天可能会自然脱落 100 根毛发。

然后，另一个头发生长周期开始并重复该循环。

第五节　头皮活检

头皮活检是评估头发疾病的有用工具，一种评估毛囊的客观方法。应该在活动性脱发区域组织头皮活检。手持式皮肤镜可用于帮助确定正确的活检部位，尤其是要检查瘢痕性脱发时，有时肉眼难以察觉瘢痕性脱发疾病活动区域[17]。建议使用利多卡因和肾上腺素进行局部麻醉，但要注意超敏反应。使用一次性的 4 mm 直径钻孔器，以和毛发生长方向相同的角度钻入皮下组织。需要组织两次活检，分别从垂直方向和水平方向进钻以获得足够的组织[6]。

将一根钻孔器以垂直方向进针，将活检样本一分为二，全部放置在模块中，让切割面朝下，将其中一半用于其他研究，例如免疫荧光技术（见图 5.5）。最初应在 3 个连续剖面上采样，如果需要的话，还应该增加剖面数[6]。

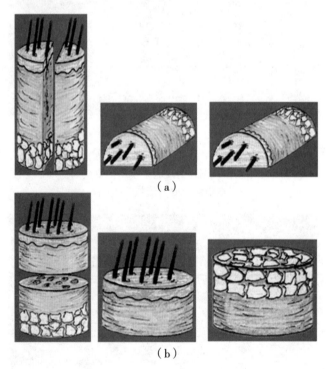

（a）

（b）

图 5.5　头皮活检组织的切片和包埋方法：（a）垂直切片技术：按垂直于头皮的方向将头皮组织一分为二，让两部分标本的切割面都朝下放置；（b）水平切片技术：按平行于头皮的方向将头皮组织一分为二，在真皮与表皮交界处下方 0.5～1 mm 处切开，让两部分标本的切割面都朝下放置

然后，在与表皮平行的水平方向上，真皮—表皮交界处以下 0.5 ～ 1 mm 处，使用 4 mm 钻孔器打孔、采样。将活检样本一分为二，全部放置在模块中，让切割面朝下。切片过程中，让其中一半标本向下延伸至皮下组织，然后另一半向上延伸至表皮。

头皮活检的水平方向切片是一种精确获取毛囊数量、分型和尺寸的方法[18]。

一、水平切面与垂直切面

以前，头皮活检的垂直切面图可以提供毛囊的传统视图。毛囊的垂直切面图已经描述了毛囊的大多数解剖学和组织病理学特征。1984 年，Headington 提出了水平切面概念，如今越来越多的皮肤病理学家正在致力于水平切面的研究[8]。水平切面通常可以显示 20 ～ 30 个毛囊，而传统的垂直切面只能观察到 4 ～ 6 个毛囊（见图 5.6 和图 5.7）。水平切片技术可以很容易地量化和评估头发生长周期中各个阶段的毛囊密度、毛囊直径和毛囊比例，即生长期—休止期头发比例。水平切片技术还可以显示出不同种族的人中毛囊大小和毛囊密度的正常差异[7]。尽管有人认为在头皮活检之中，水平切片是不必要进行的；但是近年来，在诊断特定头发疾病时，水平切片的优势明显高于垂直切片[19]。建议在活检时同时采用垂直切面和水平切面，以最大限度地提高诊断率[20]。要想从头皮活检中获得最多信息，就要从水平切面和垂直切面全面了解毛囊解剖结构。

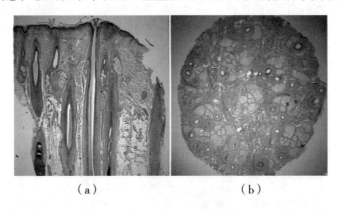

（a）　　　　　　　　　　（b）

图 5.6　（a）为垂直切面，图片为真皮层中、上部，上有 5 根终毛和 2 根毳毛（苏木精和伊红染色，放大倍数为 40 倍）；（b）为水平切面，图片为皮脂腺水平的真皮层上部，上有 37 个毛囊（苏木精和伊红染色，放大倍数为 40 倍）

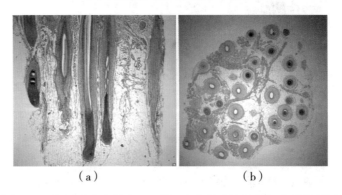

（a）　　　　　　　　　　（b）

图 5.7　（a）为垂直切面，图片为真皮层中、下部，上有终毛的毛囊和毛球（苏木精和伊红染色，放大倍数为 40 倍）；（b）为水平切面，图片为真皮层下部和皮下脂肪层，上有终毛的毛囊和毛球（苏木精和伊红染色，放大倍数为 40 倍）

二、头皮活检中的头发计数

大量研究显示，不同种族之间存在头发差异。最近的研究比较了不同种族人群的头发组织学参数 [18, 21-23]。头发组织学的正常对照组数据主要来自男性白种人群 [3, 21, 23]。随后，又有研究报告了男性黑种人和男性亚洲人（韩国人）的头皮活检标本的正常对照数据 [7,22]。也有研究得出了泰国人群的毛囊数据 [24]。根据 Sperling 和 Whiting 的研究显示，亚洲人的头发密度最低，其次是黑种人，而白种人的头发密度最高 [7, 21, 23]。经过观察显示，所有种族的女性的毛囊数量都略高（见图 5.8）[7, 21]。了解头皮活检标本所显示出的定性信息和定量信息之间的差异，对于成功解释水平切面显示出的信息非常重要。

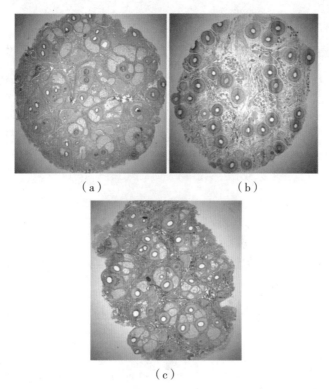

（a）　　　　　　　　　（b）

（c）

图 5.8　三个种族人群头皮的水平切片，可显示出头发数量：（a）亚洲人群头发：终毛发 28 根、毳毛 5 根；（b）黑种人头发：终毛发 30 根、毳毛 3 根；（c）白种人头发：终毛发 37 根、毳毛 3 根

第六节　毛囊的显微解剖

在显微镜下，可以从垂直切面和水平切面观察到终毛毛囊。终毛毛囊可能穿过真皮层，深达皮下组织。在垂直切面上，终毛毛囊上段的结构很稳定，常由漏斗部和峡部组成；而毛囊下段结构不固定，可能由毛囊下部和毛囊根部（毛球）组成（见图 5.9）。毛囊水平横截面结构，从外到内分别是真皮鞘透明膜、外毛根鞘、内毛根鞘、毛小皮、毛干毛皮质和毛干毛髓质（见图 5.9 和图 5.13）。

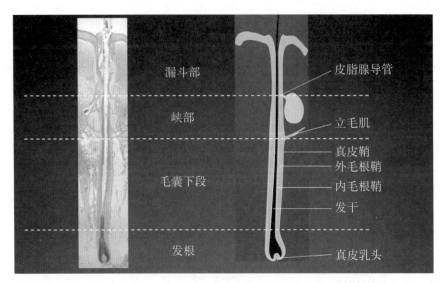

图5.9 生长期终毛。毛囊可分为上、下两段，上段由两部分构成：漏斗部——自毛囊口至皮脂腺开口处；峡部——自皮脂腺开口处至立毛肌附着处；下段由茎部和球部组成

（摘自《人类头发毛囊结构：头皮活检垂直切面和水平切片的光学显微镜学检查》1~31页，新泽西州，费尔菲尔德，印刷于2004年，已获得作者Whiting DA许可同意）

一、漏斗部

漏斗部从表皮表面开始，并在皮脂腺管开口处终止。漏斗部与囊状内充满角质的表皮相连，包括颗粒层和丝状角蛋白（见图5.10）。

因此，毛囊漏斗部增生形成表皮样包涵囊肿（毛囊漏斗部囊肿）。毛干包含在漏斗内部，不与峡部或漏斗部相连，可以自由活动。

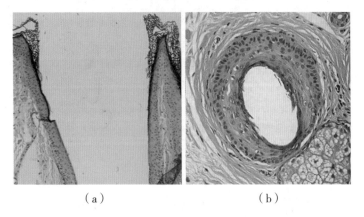

（a）   （b）

图5.10 （a）漏斗部的垂直切面。扩张的毛囊口有外毛根鞘覆盖，有皮肤表皮层所覆盖，内有颗粒层和丝状角蛋白（苏木精和伊红染色，放大倍数为200倍）；（b）漏斗部的水平切面。外毛根鞘有皮肤表皮层所覆盖，内有颗粒层（苏木精和伊红染色，放大倍数为400倍）

二、峡部

峡部起自皮质腺管开口处，向下延伸终止于立毛肌附着处（"隆突处"）。峡部外毛根鞘上皮角化的特点为角质细胞染色呈鲜红色，紧密排列成一薄层，为无粒层。内毛根鞘会毛囊最上部发生脱屑，并在峡部完全消失（见图5.11）。在内毛根鞘上皮完全角化

脱落的正上方水平面处，外毛根鞘上皮仅在峡部发生角化。毛囊峡部的外毛根鞘的增殖会导致形成毛根鞘囊肿（毛囊峡部囊肿）。外毛根鞘分布于上峡部，一直延伸到皮脂腺管的入口水平，到达漏斗部基底部（见图 5.12）[6]。隆起区域位于峡部的下部，靠近食管毛细血管肌肉的插入。在峡部末端外毛根鞘细胞增殖，并且形成"隆突"，隆起可环绕立毛肌附着处。"隆突"处存在干细胞，具有缓慢的细胞增殖周期，肝细胞激活之后可能会产生短暂扩充细胞，诱导分化为毛囊[15]。"隆突"结构一般不会在成人毛囊中出现。

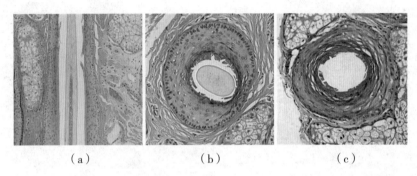

（a） （b） （c）

图 5.11 （a）峡部中段的垂直切面图。内毛根鞘正在脱屑消失，呈灰白色（苏木精和伊红染色，放大倍数为 200 倍）；（b）峡部中段的水平切面图。内毛根鞘正在脱屑消失，呈灰白色，由外毛根鞘上皮角质细胞所取代，染色呈鲜红色（苏木精和伊红染色，放大倍数为 400 倍）。（c）峡部中段的水平切面图，内毛根鞘消失

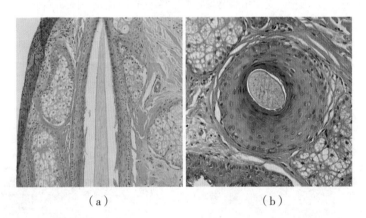

（a） （b）

图 5.12 （a）峡部上段的垂直切面图。毛囊内衬有外毛根鞘和角蛋白，还有一些破碎的内毛根鞘，呈灰白色（苏木精和伊红染色，放大倍数为 200 倍）；（b）峡部上段的水平切面图。外毛根鞘内衬有外毛根鞘角蛋白（苏木精和伊红染色，放大倍数为 400 倍）

三、毛球

毛根末端膨毛根大呈球状，称为毛球，围绕着真皮乳头（见图 5.13 和 5.14）。毛球内包含未分化的、增殖旺盛的毛母质细胞，延伸至毛囊最宽直径处，即 Auber 界限。黑色素细胞通常存在于真皮乳头的顶端。

周围的毛母质细胞可能会分化为毛髓质细胞。中心区的毛母质细胞会分化为细长的毛皮质细胞，向上推移形成正在生长的毛干。再向上推移形成角质生成区，毛母质细胞会分化成坚硬的角蛋白。毛母质细胞的外部边缘形成毛小皮和周围的内毛根鞘。头发毛

小皮由 6 ~ 10 层鳞片状角质细胞重叠排列而成。表皮细胞角化，向外、向前突出，与内毛根鞘向内突出的表皮细胞相连[6]。

毛母质细胞逐渐包裹凝集细胞团，形成成熟的真皮毛乳头细胞，真皮乳头含有成纤维细胞、胶原蛋白束、纤连蛋白、糖胺聚糖和小血管。真皮乳头被真皮鞘环绕包裹，并与真皮鞘相连。真皮乳头细胞的体积决定了毛干的大小，并会诱导毛囊形成[25]。

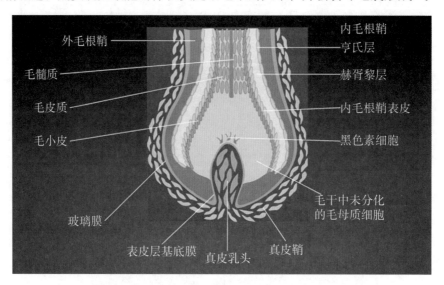

图 5.13 毛球最外层为真皮鞘，真皮鞘与真皮乳头相邻，由外向内分别为玻璃样膜、真皮乳头周围的表皮层基底膜、外毛根鞘和内毛根鞘，内毛根鞘由内到外分别是鞘小皮、赫胥黎层和亨氏层。从毛干中心向外可分为毛髓质、毛皮质及毛小皮

（摘自《人类头发毛囊结构：头皮活检垂直切面和水平切片的光学显微镜学检查》1–31 页，新泽西州，费尔菲尔德，印刷于 2004 年，已获得作者 Whiting DA 许可同意）

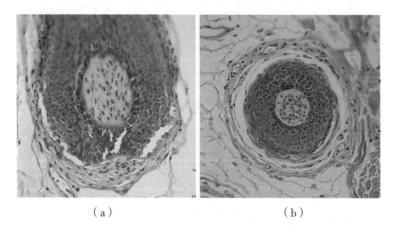

（a）   （b）

图 5.14　（a）毛球下段的垂直切面图。真皮乳头周围有毛基质细胞包裹，然后周围有真皮鞘包裹（苏木精和伊红染色，放大倍数为 40 倍）；（b）毛球下段的水平切面图。真皮乳头有乳头细胞和结缔组织，毛基质细胞周围有真皮鞘包围（苏木精和伊红染色，放大倍数为 40 倍）

四、外毛根鞘

外毛根鞘（the outer root sheath 或 trichilemma）缺乏颗粒层细胞，胞质苍白、富含

糖原。毛球基底部的外毛根鞘较薄，当向上延伸到峡部的水平时变得越来越厚，发生角化（见图5.15和图5.16）。外毛根鞘外面有玻璃膜覆盖，玻璃膜与围绕在真皮乳头的表皮下基底膜带相连续。玻璃膜褶皱有时会伸入毛囊表皮下的外毛根鞘层中。玻璃膜周围有毛囊的纤维状真皮鞘包裹，真皮鞘与毛囊基底部的真皮乳头相连续。

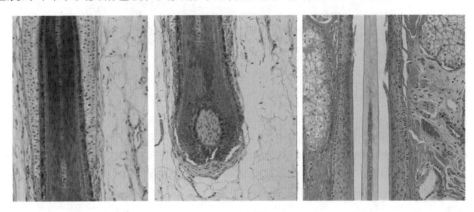

图5.15 垂直切片：在毛球水平切面（中图）；外毛根鞘细胞薄而苍白，继续向上扩展并增厚（左图）；并在峡部水平被替换，发生角化（右图）

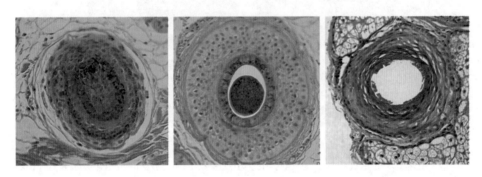

图5.16 水平切片：外发根鞘显示出不同厚度的同心圆结构

五、内毛根鞘

内毛根鞘起自峡部中部，延伸至毛球基底部。内毛根鞘由三层结构组成，分别是鞘小皮（cuticle）、赫胥黎层（Huxley's layer）和亨氏层（Henle's layer）。最内层为鞘小皮，形成内毛根鞘的毛小皮，由重叠的长卵圆形细胞形成，向下倾斜；中层为赫胥黎层，由三到四层长方体细胞组成；最外层为亨氏层，由一层细长细胞组成。亨氏层首先开始角化过程，一形成即有染鲜红色毛透明蛋白，开始甚小，以后相融成大颗粒，存在于毛球附近（见图5.17）。下一个发生角化的是鞘小皮，与发干的毛小皮同步角化（见图5.18）。最后，赫胥黎层出现角质颗粒，提示即将发生角质化（见图5.19）。内毛根鞘从毛囊茎部开始已完全角化（见图5.20）。内毛根鞘被外毛根鞘的一层或多层细胞所包围。内部和外部根鞘之间的潜在空间称为伴随层（companion layer），在毛发生长期间，内毛根鞘可以在此空间内向上滑动，邻接的外部根鞘保持固定。

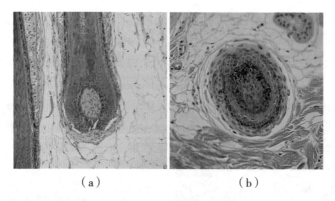

(a)   (b)

图5.17 （a）毛球上部的垂直切片。发育中的近端发干显示出一个新出现的中央髓腔，周围是发育中的毛皮质，由内毛根鞘、外毛根鞘和真皮鞘组成。内毛根鞘由三层结构组成，最外层为亨氏层，图中已开始角化（苏木精和伊红染色，放大倍数为200倍）；（b）毛球上部的水平切片。发育中的发干中心，周围由内毛根鞘、外毛根鞘和真皮鞘包围，内毛根鞘由三层结构组成，最外层为亨氏层，图中已开始角化（苏木精和伊红染色，放大倍数为200倍）

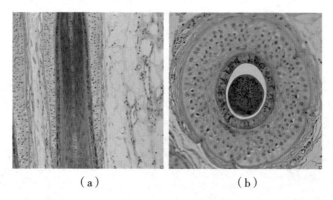

(a)   (b)

图5.18 （a）毛球上端的垂直切片。内毛根鞘的鞘小皮和发干的毛小皮同步角化（苏木精和伊红染色，放大倍数为200倍）；（b）毛球上端的水平切片。内毛根鞘的鞘小皮和中央发干的毛小皮同步角化（苏木精和伊红染色，放大倍数为400倍）

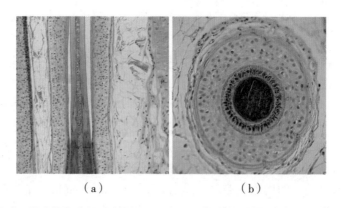

(a)   (b)

图5.19 （a）毛球上端中间部分的垂直切面。此节段下部可看见赫胥黎层出现角化，导致内毛根鞘完全被角化（苏木精和伊红染色，放大倍数为200倍）；（b）毛球上端中间部分的水平切面。内毛根鞘由三层结构组成，中间层为赫胥黎层，图中显示即将开始角化，出现红染的角质颗粒（苏木精和伊红染色，放大倍数为400倍）

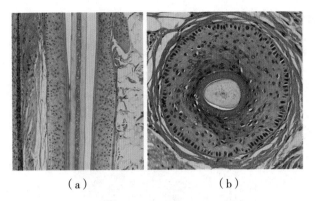

|（a）|（b）|

图 5.20　（a）下毛囊上半部分的垂直切面。毛干、内毛根鞘和外毛根鞘均已完全角化（苏木精和伊红染色，放大倍数为 200 倍）；（b）下毛囊上半部分的水平切面。毛干、内毛根鞘和外毛根鞘均已完全角化（苏木精和伊红染色，放大倍数为 400 倍）

六、发干

发干（hair shaft）由毛小皮、毛皮质和毛髓质组成，毛髓质常见于终毛中（见图 5.21）。发干的毛皮质呈圆柱形，由角蛋白纤维组成，纤维之间有富含硫蛋白的基质填充，包围着毛髓质，并被毛小皮包围。毛皮质之中还含有黑色素。毛囊中的短暂扩充细胞产生各种分化成熟的细胞，有诱导成毛干，短暂扩充细胞围绕着真皮乳头。在正常条件下，头发直径在单个生长期内会保持均匀。皮质纤维为头发提供了机械性能。毛小皮为一层厚鞘，与毛皮质相连接。毛小皮细胞与内毛根鞘细胞相连接，使毛发正在生长时能牢固地位于毛囊中，并确保内毛根鞘与毛发一起生长。

比较亚洲人种和白种人头发毛小皮结构电子显微镜观，分析显示与白种人的头发相比，亚洲人种头发的毛小皮更厚、更密集。因此，白种人的头发在日常梳洗过程更容易受损[26]。

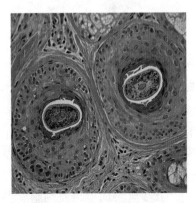

图 5.21　峡部的水平切面：终毛毛囊从内到外分别是毛髓质，毛皮质（含有黑色素）和毛小皮

七、毛囊单位

皮脂腺导管水平的毛囊水平横切面可以观察到毛囊单位（follicular units）。毛囊单位大致呈六边形，周围环绕着疏松的胶原纤维网络。毛囊单位内含有几个终毛和毳毛，还有皮脂腺导管、皮脂腺和立毛肌（见图 5.22 和 5.23）[8]。成年人中毛囊单位的平均面积为 1 mm^2。因此，头皮穿孔活检的水平切面直径为 4 mm，切面中通常会发现 12 ～ 14 个

毛囊单位，实际面积为 12.57 mm^2。

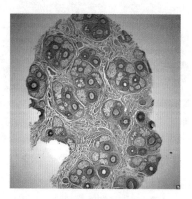

图 5.22　毛囊单位，峡部上端的水平切面。图中毛囊单位大致呈六边形，还有一些终毛和毳毛、皮脂腺和皮脂腺导管、立毛肌，周围环绕着疏松的胶原纤维网络，代表皮肤表面的毛囊群

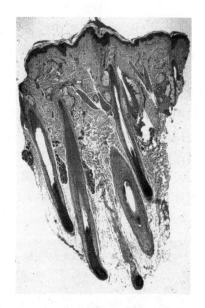

图 5.23　生长期终毛的毛囊可深达皮下组织

八、生长期终毛

毛发生长期涉及毛囊下部、周期部分的完整再生期。在生长期初期，首先上皮细胞开始活化，进入休止期后，外毛根鞘发生角化，此时的毛囊称为次级胚芽（休止期毛胚芽单位，telogen germinal units），进化成毛母质细胞。分子信号交换会导致次级胚芽与真皮乳头一起向下迁移到真皮。真皮乳头向毛母质细胞发出信号，毛母质细胞活跃增殖并向上生长，并分化为内毛根鞘和发干，真皮乳头的大小决定了毛囊的大小[25]。生长期终毛的毛囊深入真皮层，延伸至皮下组织。

九、退化期终毛

当生长期结束之后，头发进入退化期，即生长期和休止期之间的过渡阶段，一般持续 10 ～ 14 天。头发处于退化期预示着毛囊处于退化。退化期涉及毛囊下段周期部分会通过细胞凋亡出现退化。在退化期，毛囊和真皮乳头开始向上缩回，毛囊前鞘塌陷，发根萎缩成细直条化至发根"平段化"，提示此处为生长期的发根存在位置。在外毛根鞘内，发干和内毛根鞘一起向上滑动，在其下方留有细长的角化外毛根鞘。毛根鞘细胞（trichilemmal cell）的凋亡会使外毛根鞘明显缩小。随着外毛根鞘（trichilemma）的收缩，周围的玻璃膜（hyaline layer）层会发生增厚和起皱（见图 5.24 和图 5.25）。

当毛干进一步向后退时，发干变成杵状，并被外毛根鞘角质蛋白（trichilemmal keratin）所包围，下方为真皮乳头[8]。在退化期，真皮乳头无法到达毛囊的"隆突"处，会导致毛发循环生长停止，常见于先天性丘疹性无毛症（congenital papular atrichia）患者。先天性丘疹性无毛症患者携带无毛基因或存在维生素 D 受体基因突变，导致真皮乳头与毛囊的"隆突"处发生永久性断开，从而导致脱发[27]。

毛发的水平切片显示，退化期头发通常呈圆形或椭圆形，周围有一层增厚的玻璃膜包围，通常含有凋亡细胞，苏木精—伊红染色呈淡红色。

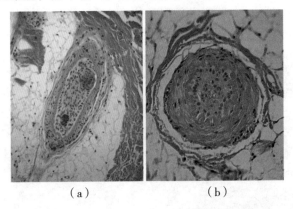

（a）　　　　　　　　（b）

图 5.24　（a）退化期终毛的垂直切面。平台的出现表明根于皮下脂肪的终毛正在向毛囊内回缩。图中显示一个正在收缩的外毛根鞘，周围是增厚的玻璃膜，提示处于退化期（苏木精和伊红染色，放大倍数为 200 倍）；（b）退化期终毛的水平切面。毛干和内毛根鞘已上升至该部分的上方，表明外毛根鞘正在收缩，周围是增厚的、复杂盘绕的玻璃膜，提示处于退化期（苏木精和伊红染色，放大倍数为 400 倍）

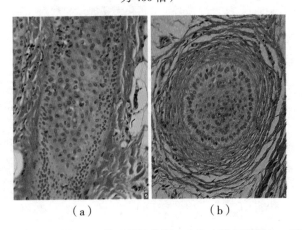

（a）　　　　　　　　（b）

图 5.25　（a）退化期终毛的垂直切面。外毛根鞘收缩，中央有单细胞凋亡，周围透明膜增厚，提示处于退化期（苏木精和伊红染色，原始放大倍数为 400 倍）；（b）退化期终毛的水平切面。在发干和内毛根鞘水平以下显示单细胞凋亡，周围透明膜增厚和真皮鞘代偿性增厚（苏木精和伊红染色，放大倍数为 400 倍）

十、休止期终毛

当退化期结束之后，毛囊进入休止期，头发毛囊进化为成熟的杵状发（club hair）。毛囊缩回至立毛肌插入外根鞘所形成的隆起——"隆突"水平处（见图5.26）。在此，静止的头发包括位于休止期毛发单元。休止期终毛由外毛根鞘组成，此处的外毛根鞘卷曲，基底细胞呈栅栏状排列（palisading basaloid cells）。休止期终毛具有特征性外观，未显示明显的凋亡（见图5.27）[7]。休止期毛发由外毛根鞘所形成的致密外毛根鞘角蛋白组成，水平切面呈星形，周围有外毛根鞘和纤维鞘围绕，连接休止期终毛和发干（见图5.28）。生长期终毛、生长期终毛和休眠期终毛的识别可以分别通过检查"隆突"水平以下的内毛根鞘、细胞凋亡或外毛根鞘的存在来实现。在毛囊上段，只有角化的毛发没有内毛根鞘，因此在这个水平上分辨不出生长期终毛、生长期终毛和休眠期终毛。

毛发的休止期为2～4个，在休止期之后，休止期生发细胞包裹真皮乳头，沿现有的毛囊道或"平段化"生长，形成生长期毛发，又重复开始新的毛发周期（见图5.28）。随后只要毛囊结构正长，头发就会一直循环生长。

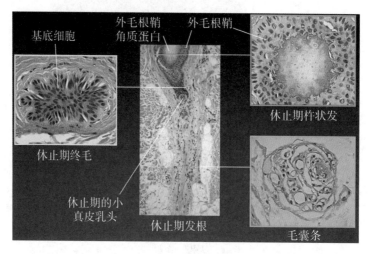

图5.26 图中央为终毛的垂直切面，头发毛囊进化为成熟的杵状发，毛囊缩回至"隆突"处

（摘自《人类头发毛囊结构：头皮活检垂直切面和水平切片的光学显微镜学检查》1–31页，新泽西州，费尔菲尔德，印刷于2004年，已获得作者Whiting DA许可同意）

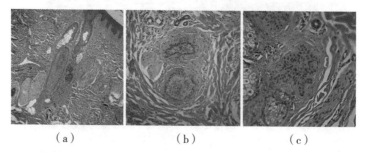

（a）　　　　　　　（b）　　　　　　　（c）

图5.27 （a）休止期终毛的垂直切面。基底细胞呈栅栏状排列，在向上退缩的毛囊下方，提示终毛处于休止期（苏木精和伊红染色，放大倍数为100倍）；（b）和（c）休止期终毛的水平切面。休止期终毛出现不同的复杂结构（苏木精和伊红染色，放大倍数为100倍）

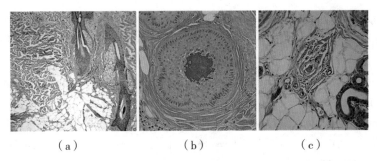

| （a） | （b） | （c） |

图 5.28 （a）休止期杵状发的垂直切面。图中可见中央的休止期头发，缩回到下部毛囊顶部，发根部被红染的外毛根鞘角蛋白包围（苏木精和伊红染色，放大倍数为 40 倍）包围；（b）休止期杵状发的水平切面。图中显示了休止期杵状发中有外毛根鞘角蛋白（苏木精和伊红染色，放大倍数为 400 倍）；（c）毛囊带、血管纤维束的水平切面。存在血管纤维束提示其在头发具有发育活力。请注意，如果毛囊没有血管供应即全部纤维化提示存在瘢痕性脱发或缺乏发育能力

第七节　结　论

毛囊的主要功能是合成人体的毛发。

毛干的大小、形状、卷曲程度和颜色可能发生变化。一定比例的毛囊会持续独立地经历生长期、退化期和休止期。毛发生长周期会涉及复杂而微妙的分子信号相互作用，信号传导过程中断会导致脱发。

头皮活检是一种评估毛囊情况的客观方法。全面了解毛囊情况和毛囊解剖显微镜下观的垂直切片和水平切片，可以准确解释头皮活检结果，有助于对有毛发疾病的患者进行准确的评估。

参考文献

［1］Rook A, Dawber R. Diseases of the Hair and Scalp. 2nd ed. Oxford: Blackwell Scientifific, 1982; 52–6.

［2］Menkart J, Wolfram LJ, Mao I. Hair, negro hair and wool: Similarities and differences. J Soc Cosm Chem. 1966; 17: 769–87.

［3］Rook A. Racial and other genetic variations in hair form. Br J Dermatol. 1975; 92: 599–600.

［4］Bernard B. Hair shape of curly hair. J Am Acad Dermatol. 2003; 48(6): S120–6.

［5］McMichael AJ. Ethnic hair update： Past and present. J Am Acad Dermatol. 2003; 48(suppl 6):127–33.

［6］Whiting DA. The Structure of the Human Hair Follicle: Light Microscopy of Vertical and Horizontal Sections of Scalp Biopsies. Fairfifield, NJ: Canfifield. 2004; 1–31.

［7］Sperling L. Hair density in African Americans. Arch Dermatol. 1999; 135(6): 656–8.

[8] Headington JT. Transverse microscopic anatomy of the human scalp: A basis for morphometric approach to disorders of the hair follicle. Arch Dermatol. 1984; 120: 449–56.

[9] Millar SE. Molecular mechanisms regulating hair follicle development. J Invest Dermatol. 2002; 118(2): 216–25.

[10] Cotsarelis G, Millar SE, Chan EF. Embryology and anatomy of the hair follicle. In: Olsen EA, editor. Disorders of Hair Growth, Diagnosis and Treatment. 2nd ed. New York: McGraw-Hill 2003; 1–21.

[11] Kligman AM. The human hair cycle. J Invest Dermatol. 1959; 33: 307–16.

[12] Stenn KS, Nixon AJ, Jahoda CAB, et al. Controversies in experimental dermatology. What controls hair cycling？ Exp Dermatol. 1999; 8: 229–36.

[13] Stenn KS, Paus R. Controls of hair follicle cycling. Physiol Rev. 2001; 81: 449–94.

[14] Loussouarn G, Rawadi C, Genaian G. Diversity of hair growth profifiles. Int J Dermatol. 2005; 44(Suppl 1): 6–9.

[15] Cotsarelis G, Sun T, Lavker RM. Label-retaining cells reside in the "bulge" area of pilosebaceous unit: Implications for follicular stem cells, hair cycle and skin carcinogenesis. Cell. 1990; 61: 1329–37.

[16] Chuong CM. Molecular Biology of Skin Appendage Morphogenesis. Austin, TX: Landes Bioscience. 1998.

[17] Miteva M, Tosti A. Dermoscopy guided scalp biopsy in cicatricial alopecia. J Eur Acad Dermatol Venereol. 2013; 27 (10): 1299–303.

[18] Whiting DA. Scalp biopsy as a diagnostic and prognostic tool in androgenetic alopecia. Dermatol Ther. 1998; 8: 24–33.

[19] Elston DM, Ferringer, T, Dalton MAJ S et al. A comparison of vertical versus transverse sections in the evaluation of alopecia biopsy specimens. J Am Acad Dermatol. 2005; 53(2): 267–72.

[20] Elston DM, McCullough M, Angeloni Maj V. Vertical and transverse sections of alopecia biopsy specimens: Combining the two to maximize diagnostic yield. J Am Acad Dermatol. 1995; 32(3): 454–7.

[21] Whiting DA. Chronic telogen effluvium. J Am Acad Dermatol. 1996; 35: 899–906.

[22] Lee HJ, Ha SJ, Kim JW, et al. Hair counts from scalp biopsy specimens in Asians. J Am Acad Dermatol. 2002; 46(2): 218–21.

[23] Whiting DA. Diagnostic and predictive value of horizontal sections of scalp biopsy specimens in male pattern androgenetic alopecia. J Am Acad Dermatol. 1993; 28: 755–63.

[24] Yaprohm P, Manonukul J, Sontichae V et al. Hair follicle counts in Thai population A study on the vertex scalp area. J Med Assoc Thailand. 2013; 96; (12):1578–82.

[25] Elliott K, Stephenson TJ, Messenger AG. Differences in hair follicle dermal papilla volume are due to extracellular matrix volume and cell number： Implications for the

control of hair follicle size and androgen responses. J Inv Dermatol. 1999; 113: 873–7.

[26] Takahashi T, Hayashi M, Okamoto M, et al. Morphology and properties of Asian and Caucasian hair. J Cosmet Sci. 2006; 57: 327–38.

[27] Miller J, Djabali K, Chen T, et al. Atrichia caused by mutations in the Vitamin D receptor gene is a phenocopy of generalized atrichia caused by mutations in the hairless gene. J Inv Dermatol. 2001; 117: 612–7.

第六章 非医疗美容产品和美容护理手段

Zoe Diana Draelos

要点

- 未经过处理的头发是最健康、最强韧的。随着不断受到梳洗和化学处理的影响，头发会失去保护性脂质涂层和毛鳞片，头发弹性和强度也会下降。梳头发和洗发都会对发干造成伤害，护发素会暂时扭转头发的损伤。
- 半永久性和永久性染发过程会涉及在发干中形成小孔，染发剂小分子可以穿透小孔渗透到头发中或经历化学反应。一旦毛小皮呈现出肿胀状态，就会形成毛干上的小孔，将永远无法完全封闭。头发发干就会形成多孔状态并且容易断裂。
- 永久烫发和拉直会造成更为严重的头发损伤。通过溶解和重整二硫键可以破坏头发中强大的蛋白骨架。物理性状发生改变的头发永远无法恢复至其原始性状。
- 医生会建议有头发或头皮疾病的患者只使用最基本的洗发产品，避免使用其他所有美发制品，并且避免进行其他美发处理，但很多患者不太可能会听取此建议。

第一节 引 言

在诊断和治疗头发疾病的过程中，了解美发产品至关重要。美发产品可以优化头发外观，让头发看上去更多以帮助掩饰脱发；但是，如果使用不当或使用过量，美发产品也可能成为导致脱发的原因。本章的主要目的是帮助读者了解在头发和头皮疾病的治疗方案中，洗发水和护发素的合理使用具有一定作用。本章的次要目标是了解染发、永久性烫发和拉直可能会导致脱发。染发、永久性烫发和拉直可以美化头发或让人变得更时尚，但是可能会对头发的蛋白质造成永久性损伤并导致头发过早断裂和脱落。护发很重要，无生物活性的头发受到的损伤是永久性的，直到被新生头发所取代，需要很长时间，因此护发对无生物活性头发的护理作用很重要。对头发稀疏者来说最重要的防治方法就是预防头发受损。

第二节　洗发水

本章将讨论的第一个主题是洗发水。使用洗发水洗发是最基本的头发清洁活动，洗发水是一种可以满足头发清洁的独特需求而开发的清洁类产品。洗发水的作用包括清除头皮和头发上的皮脂、小汗腺分泌的汗液、大汗腺分泌的汗液、真菌物质、脱屑的角质细胞、定型产品和环境尘埃[1]。清洁头发实际上是一项复杂任务，因为一般女性的头发总表面积可达 $4 \sim 8\ m^2$[2]。配制出可以去除污垢的洗发水很容易，但是头发在去除了所有皮脂之后，会变得外观暗淡、触感粗糙和易受静电影响，并且更难定型[3]。因此，使用洗发水的目的是在美发的同时保持头皮卫生。具有高清洁性能的洗发水可以去除毛干的毛小皮，使头发变得凌乱和粗糙，而使用配方良好的护发型洗发水可以使头发更亮并提高易打理性。选择适合的洗发水可能会让头发变得更加靓丽。因此，下文我们将讨论洗发水配方。

一、洗发水成分

洗发水通常加入两亲性合成清洁剂（也称为表面活性剂）以提供清洁效果，"两亲性"意味着清洁剂分子同时具有亲脂性（又称为吸油性）和亲水性（又称为吸水性）位点。洗发水中的亲脂性位点可以与头发上的皮脂和油溶性污垢结合，而亲水性位点可以与水结合，这样用水就可以冲洗去除皮脂[4]。洗发水中的基本表面活性剂有 4 种，分别是阴离子、阳离子、两性离子和非离子表面活性剂[5]。通常，洗发水之中会加入 $2 \sim 4$ 种表面活性剂，使得洗发水具有去除皮脂、产生泡沫和改善发质等多种作用。完美洗发水是要在保持头发卫生和美化之间寻找一个平衡点。

二、阴离子表面活性剂

阴离子是一般洗发剂中最受欢迎的表面活性剂，阴离子携带负电荷的亲水极性基团。阴离子表面活性剂擅长清除头皮上的皮脂，但同时会使头发变得粗糙、易受静电、暗沉和难以打理。常见的阴离子表面活性剂包括月桂基硫酸盐（lauryl sulfates）、月桂聚醚硫酸酯（laureth sulfates）、肌氨酸（sarcosines）和磺基琥珀酸盐（sulfosuccinates）。

三、两性表面活性剂

第二受欢迎的表面活性剂是两性表面活性剂，既包含阴离子基团又包含阳离子基团。当 pH 低时，可以作为阳离子表面活性剂；当 pH 高时，可作为阴离子表面活性剂。两性表面活性剂分为几个亚组，包括甜菜碱类（betaines）、烷基氨丙基羟基类（sultaines）和咪唑啉衍生物类（imidazolinium derivatives）表面活性剂。婴儿洗发剂中也会添加两性表面活性剂，例如椰油酰胺丙基甜菜碱（cocamidopropyl betaine）和十二烷基氨基丙酸钠（sodium lauraminopropionate）；上述清洁剂实际上会使眼睛组织麻木，也就是婴儿洗发水温和、不刺激的原因。含有两性表面活性剂的洗发水还常用于经过化学处理的头发，因为这种洗发水起泡程度适中，同时可使头发易于打理。

清洁皂和洗发剂的主要区别是螯合剂的添加。水中的钙、镁离子会与香皂反应生成不溶于水的钙皂和镁皂，又称为钙镁皂浮渣，从而降低香皂的去污能力；螯合剂的作用是螯合镁离子和钙离子，从而防止形成钙镁皂浮渣。如果使用了不含螯合剂的洗发水，会使头发上形成一层薄膜，使头发变得黯淡无光。

四、洗发水的多样性

尽管所有洗发水的基本成分差不多相同，但市场上的洗发水种类却多种多样，以适应许多不同的清洁需求和头发类型（见表 6.1）。专门为所谓的一般头发设计的洗发水，可以彻底清洁皮脂分泌量适中的头皮，最适合未经化学处理的头发。男性常会选择使用这种洗发水，使用月桂基硫酸盐作为主要清洁剂，具有良好的去除皮脂的效果，调理效果较差。干性发适用的洗发水（dry-hair shampoos）的清洁效果较为一般，调理效果较为出色。适用于成熟的头发和进行过化学处理的头发，可以减少静电并提高易打理性。

表 6.1　洗发水种类

洗发水类型	清洁力度	护发效果
油性发适用的洗发水	较大	较小
干性发适用的洗发水	较小	较大
婴儿用洗发水	较小，由于麻醉效果所以不会让眼睛产生刺痛感	较小
细发用洗发水	中等	较小
适用于化学处理过的头发的洗发水	较小	较大
紧缩发用洗发水	中等	较大
二合一洗发水	中等	较大

五、护发型洗发水

护发型洗发水（conditioning shampoos）是一种相对较新的洗发水类别，也称为二合一洗发水，同时具有清洁和调理的效果[6, 7]。护发型洗发水中添加的表面活性物质通常是两性表面活性物质和阴离子表面活性物质（例如磺基琥珀酸盐）。护发型洗发水适用于头发具有化学损伤的人或经常洗发的人[8]。水解动物蛋白也是护发型洗发水中的添加成分，水解动物蛋白分子较小，可以很好地渗透到发干之中，暂时填补发干表面缺陷，使得头发感觉上更光滑、更有光泽；水解动物蛋白还可以暂时修补末梢分叉。二甲聚硅氧烷（dimethicone）是另一种常见的添加成分，可以在发干上形成一层薄膜，增加头发的光泽性和易打理性。

六、无硫酸盐洗发水

除护发型洗发水外，还有一种无硫酸盐洗发水（sulfate-free shampoos）。大众媒体强调，硫酸月桂酸钠（sodium lauryl sulfate）和月桂醇聚醚硫酸酯钠盐（sodium laureth sulfate）是最常用的合成洗发水中的添加剂，消费者一直关心它们的安全性。硫酸盐类洗发水会引起皮肤刺激，而十二烷基磺酸钠为斑贴试验的阳性对照组；在多年的广泛使用中，没有任何安全问题的记录。十二烷基磺酸钠作为斑贴试验的阳性基准模型，以查看洗发水的刺激是否会引起反应，以确保以正确放置斑贴并可以获得解释。将其他洗发水中刺激物或过敏原与十二烷基磺酸钠进行比较，以供参考。由于洗发水与皮肤的接触时间很短，十二烷基磺酸钠几乎不会对头皮产生刺激。无硫酸盐洗发水之所以会受到欢迎，因为其中添加了其他去污力较低的清洁剂，让头发变得更秀丽。事实上，因为现代人具有调理头发的需求，需要使用添加了美发化学成分的护发型洗发水，所以根本不存在所谓的天然无添加的洗发水。

七、油性发适用的洗发水

对于皮脂分泌丰富的人，油性发适用的洗发水具有出色的清洁效果，但是调理能力较差。油性发适用的洗发水会使用月桂基硫酸盐或基琥珀酸盐作为表面活性剂，适用于青少年或头发非常脏的人。如果每天使用这种清洁力较强的洗发水，并且使用者并不会分泌大量皮脂的话，头发可能会变得干燥。

八、干洗洗发水

干洗洗发水是一种比较古老的洗发水，如今又重新流行起来。干洗洗发水在 20 世纪 60 年代进入市场，有粉末型和气溶胶型两种。

干洗洗发水中含有淀粉或二氧化硅，可以吸收头皮上的皮脂，使发型持续时间更长。接触水会使发型恢复其自然形态，因此进行了烫发或拉直头发的人将需要重复此过程，以获得想要的发型。干洗洗发水会消除头发上的水分，使头发保持直发或卷曲状态，不需重新定型。干洗洗发水还可以延长染发的寿命，因为与水接触会减少残留在发干里面或发干表面的染发剂。

干洗洗发水应涂在从发根处，因为发根处接触头皮，因此发根处的皮脂最多。喷雾型干洗洗发水应在距离头皮约 15 cm 处使用，以取得最佳效果。然后，可以将头皮和头发上的残留物刷掉。使用干洗洗发水可以延长使用传统洗发水洗头的间隔时间，但不能代替清洁更彻底的洗发水和水洗。

九、特殊种族专用洗发水

特殊种族专用洗发水是专门针对有紧密卷曲头发的少数民族设计的洗发水产品。特殊种族专用洗发水也是一种护发型洗发水，其中添加了清洁剂和调理剂，例如小麦胚芽油（wheat germ oil）、水解动物蛋白硬脂酰三甲基铵盐（steartrimonium hydrolyzed animal protein）、羊毛脂衍生物（lanolin derivatives）或二甲聚硅氧烷（dimethicone）。这种专用洗发水可以去除发干上的皮脂，然后用一层油性护发素包裹发干，以减少梳理卷发时的摩擦[9]。因此，特殊种族专用洗发水也是一种二合一洗发水，它们的主要目的是提高头发的可管理性并增加光泽度。人们一般每 1 ~ 2 周使用一次，通常与护发素搭配使用。

第三节　护发素

随着洗发水配方技术的发展，洗发水的清洁能力变强，人们对护发素的需求也随之产生。频繁地洗头会去除头发上过多的皮脂，此时就会需要补充需要一种合成皮脂类物质，该物质应能最大限度地减少静电、增加光泽度、提高头发的可管理性并有助于头发定型[10]。因此，开发出了护发素，以模拟头部皮脂的积极特性，同时避免出现头发肮脏的油腻外观（见表6.2）。护发素不会损坏发干，具有保护头发的作用，避免高温、梳发摩擦和损伤的影响。

表 6.2 护发素作用

护发素的益处	对头发的影响	作用机制
减少静电	防止头发凌乱	中和头发上的负电荷
增加头发光泽	保持头发健康外观	会在发干表面覆盖一层膜
减少毛干之间的摩擦	减少头发打结	使张开的毛鳞片收缩、闭合
提高头发可管理性	使头发可以保持想要的发型	填充毛鳞片之间和周围的间隙，尽可能减少静电
增加头发柔顺度	改善头发触感特性	抚平张开的毛鳞片，使头发表面变光滑
暂时改善发梢分叉	改善受损发梢外观	将暴露在外的毛皮质和毛髓质粘在一起，暂时修复蛋白质分裂

护发素质地包括液体（liquids）、霜剂（creams）、糊剂（pastes）、凝胶（gels），与头发皮脂起相同作用，使头发易于打理，变得有光泽且柔软。护发素还可以修复因化学处理或物理损伤而受损的头发[11]。导致头发受损的常见美发操作包括过度洗刷头发、高温吹发、永久性烫发、拉直和头发漂白。头发过度暴露于阳光下和污染的空气、过度接触海水和氯化游泳池水等环境因素，也会导致发干受损[12]。上述类型的头发损伤一般称为"头发老化"（hair weathering）[13]。护发素的效果是暂时的，洗发之前都可以保持美发效果，所以在下一次洗发时需要重新涂抹护发素。

护发素主要通过减少头部静电，达到提高头发可管理性的目的。在梳理头发之后，发干会带负电并产生静电。发干带负电会互相排斥，使头发不能保持想要的发型。护发素将带正电的离子沉积在发干上，以中和电荷头发上的负电荷，将头发的毛躁程度降至最低。护发素还可以使毛小皮表面变得顺滑，减少毛干之间的摩擦，以提高头发的可管理性。护发素可以填充毛鳞片之间和周围的间隙，以达到顺滑头发的目的。优质护发素可将发干之间的摩擦减少多达50%[14]。头发摩擦减少还有助于洗发后头发的梳理。

护发素的其他优点还包括改善头发的光泽感[15]。头发的光泽便取决于光线在头发表面的反射[16—18]。头发表面越光滑，反射的光线就越多[19]。护发素主要通过增加毛鳞片的收缩、闭合，并在每根头发表面包裹一层膜，来增加头发的顺滑度和光泽度[20]。因此，有光泽的头发（等同于健康的头发）需要发干物理结构保持良好，并且还要使用护发型洗发水和护发素来保护头发，两者缺一不可。

护发素的最终作用是暂时修复发梢的分叉。当发干上的毛小皮已经去除，并且在头发遭受老化或美容梳理造成的损伤时，软性角蛋白皮质层和髓质层会受损，就会发生发梢分叉，医学上称为羽状脆发症（trichoptilosis）。发干中已经受损的蛋白质无法再承受损坏和分叉或磨损，就像受损的纺织纤维一样[21]。护发素会暂时重新修复毛髓质和毛皮质的磨损残余物，保护至下一次洗发之前。使用护肤素可以防止末梢毛躁，并最大限度地减少头发断裂。

以前的护发素会在发干上形成一层膜，人们担心这层膜会洗不掉、残留在头发上。

过度使用护发素的头发会变油，广告媒体会将软塌塌、难易造型的头发称为"油腻"的头发，主要是因为护发素中的蜡质和黏稠的油脂无法被传统洗发水彻底清除。事实上，现在在洗发不充分的情况下仍然会发生；但是，现在的护发素中添加了有机硅来代替其中的蜡质和油脂，可以改善头发油腻的情况。

一种新型头发护理方法是试图复制存在于原始天然头发上的天然疏水层。人和其他哺乳动物的头发之中都具有一种支链脂肪酸，发生共价结合会形成单分子层膜，这种支链脂肪酸就是18 甲基二十烷酸（18-MEA）。天然疏水层具有很强的疏水性，但是任何化学性美发方法否会将其去除。一旦去除之后，便无法永久替换，因为二硫化物键会立即氧化。一些护发素会试图添加亚麻酸脂肪酸和亚油酸脂肪酸，以代替18-MEA层，但带来的护发效果只是暂时的。

一、护发素成分

护发素适用于多种不同的头发类型并可以满足多种不同的需求。通常，将各种不同的护发成分组合在一起才会产生护发素的最终特性。表6.3列出了最常用的护发素及其功能，包括季铵盐类（quaternaries）、成膜剂（film-formers）、蛋白质（proteins）和硅酮（silicones）[22]。

表6.3 常见护发素分类

护发素分类	主要成分	主要优势	发质改善作用
阳离子类护肤素	季铵盐化合物	使发干变光滑，减少静电	适用于修复受损头发或经历过化学处理的头发
成膜护发素	聚合物	修复毛鳞片，减少静电，提高头发光泽度	改善头发干燥外观，使粗糙发、卷缩发变得顺滑
含蛋白质的护发素	水解蛋白	小分子量的蛋白质可以穿透发干，轻微提高结构强度	暂时修补发梢分叉
硅酮护发素	二甲聚硅氧烷、环甲硅脂、氨端聚二甲基硅氧烷	会在发干表面覆盖一层膜	减少静电，减少头发之间的摩擦，提高头发的光泽度

资料来源：Draelos, ZD, Hair Care, NY, Taylor & Francis Group, 2004.

二、季铵盐类护发素

季铵盐类护发素也称为季铵盐化合物或季铵化合物护发素，为一种阳离子表面活性物质[23]。在护发型洗发水和护发素中都有季铵盐化合物存在。[23]季铵盐化合物具有中和负电荷的作用[24]，带有正电荷的季铵盐类护发素可以中和头发上的负电荷，使四分之一的护发素能够抵抗水洗。正是带正电的护发素对带负电的发干的吸引力，使季铵盐类护发素能够抵抗水的冲洗[25]。如此，护发素就可以持续留在头发上，直到下一次洗头之前，长时间保持美化效果。

三、成膜护发素

第二类护发素叫作成膜护发素，可以在头发表面形成一层薄薄的聚合物层，从而发挥护发的作用[26]。成膜剂包含一些新型的轻质聚合物，例如聚乙烯吡咯烷酮（polyvinylpyrrolidone，PVP），使用后可以修复毛鳞片，使头发变得柔顺光滑[27]。成膜护发素能填充发干上蛋白质流失留下来的空洞，还可以中和发干上的电荷，以减少头发静电，提高头发光泽度。一般会在擦干头发后再使用成膜护发素；有些护发造型产品中也会掺入成膜护发素。成膜护发素还可以使毛躁头发或紧密卷曲的头发变得松弛，因此一些成膜护发素的主打特点是减少头发毛躁。

四、含蛋白质的护发素

第三类护发素是含蛋白质的护发素[28]。在梳理、头发造型和化学处理均会对头发造成伤害，使毛鳞片受损，头发结构强度下降。如果发干上有些区域的毛小皮脱落，蛋白质可以附着在这些区域上，蛋白的分子量会水解到 1000 ～ 10000 道尔顿（Daltons）[29]。染发会导致一部分毛小皮脱落，染发过程中会使用过氧化氢和（或）氨气，头发接触之后会导致一部分毛小皮就会遭到破坏而脱落；永久性烫发过程中会使用硫代乙醇酸铵，接触之后也会破坏毛干上的毛小皮。小分子量的蛋白质可以通过这发干上的空隙穿透发干，使头发结构强度提高 10%。但是，上述护发效果是暂时的，因为洗发剂会将补充的蛋白质冲洗掉。额外使用含蛋白质的护发素将替代发干中缺失的蛋白质，暂时提高头发强度。蛋白质可能来自动物胶原蛋白、角蛋白、胎盘或卵细胞。当前流行的蛋白质获得方式是先将头发加热至高温，使蛋白质变性以防止疾病传播，然后将角蛋白掺入护发产品中使用，由此获得蛋白质。与蛋白质的来源相比，蛋白质颗粒的大小以及其进入并在发干中持续留存的能力更为重要[30, 31]。

含蛋白质的护发素的提高发干强度的能力与接触时间有关含蛋白质的护发素与发干接触时间越长，扩散到发干中的蛋白质就越多。因此，先洗头发，再使用的含有蛋白质的速效护发素，在头发上停留较短时间后洗掉，蛋白质渗透的程度较少；在洗发之前使用的免洗护发素，停留 30 分钟后再洗发，可以增加蛋白质的渗透程度。使用护发素后，发干上渗透的蛋白质量决定了头发的最终外观以及断裂强度特性。每次洗头时都应该再次涂抹含蛋白质的护发素以保持护发的效果。

五、硅酮护发素

最后一类护肤素是硅酮护发素。从护发型洗发水和速效护发素的角度来看，硅酮几乎彻底改变了头发的调理配方[32]。从皮肤病学角度来看，局部用硅酮是一种非常安全的材料，因为硅酮的致敏性较低，并且不会导致粉刺形成（non-comedogenic）或痤疮形成（non-acnegenic）。

硅酮来自二氧化硅，二氧化硅存在于沙子、石英和花岗岩中。硅原子和氧原子结合会形成硅氧键，存在于硅酮（又称为聚硅氧烷）中，化学特性非常稳定、不容易断裂[33]。局部用制剂（例如护发素）中使用的硅酮是无味、无色、无毒的液体，并且具有不互溶性，也不溶于水。因此，在护肤素中添加硅酮，将在发干上覆盖一层薄薄的膜，防止被水冲洗掉。护发素中最常使用的硅酮添加剂是二甲聚硅氧烷，可以减少头发上的静电以提高可管理性，减少头发上的摩擦以减少打结，使毛小皮变得光滑以提高头发的光泽度[34—36]。由于硅酮可以在发干上形成一层薄膜，并且头发不会变油腻，因此不会像在使用了其他护发素之后，头发看起来软塌塌的。局部用硅酮是非常安全的，因为目前还没有关于硅酮在洗发水、护发素、保湿剂或面部化妆品中使用产生事故的报告。

六、护发素多样性

根据预期功能和护发效果持续时间，可将护发素分为几种类型[37—39]。表 6.4 中总结了主要的护发素类型，包括速效护发素（instant conditioners）、深层护发素（deep conditioners）、免洗护发素（leave-in conditioners）和冲洗型护发素（hair rinses）。

表 6.4　主要护发素类型

类　型	使用方法	指　示
速效护发素	洗发或冲水之后再涂抹护发素	头发修复能力有限，改善了头发的湿梳理性
深层护发素	涂抹在头发上，停留 20 至 30 分钟，然后再洗发	适用于经历过化学处理的受损头发
免洗护发素	洗发，用毛巾擦干头发后涂抹护发素在头发上	在吹干头发过程中避免遭受过热损伤，帮助梳理头发和造型
冲洗型护发素	洗发之后涂抹护发素	使用含乳脂洗发水有助于清理，清水也可以去除护发素残留

资料来源：Draelos, ZD, Hair Care, NY, Taylor & Francis Group, 2004.

七、速效护发素

速效护发素的名称很贴切，因为一般在洗发之后直接涂抹到头发上，短暂停留 1～5 分钟，然后彻底冲洗干净。由于速效护发素在头发上停留的时间较短，产生的调理效果极小，必须在每次洗发之后使用速效护发素才能达到较好的效果。在使用具有强效去皮脂作用的洗发水之后，便需要使用速效护发素。此外，在打造许多当前流行的发型时需要使用发胶（gels）、摩丝（mousses）、发蜡（waxes）和定型喷雾（sprays）进行定型，因此要频繁使用强效清洁型洗发水以除去它们，使头发变得难以打理。经常洗头以及进行永久性烫发或染发使头发受损的人会选择使用速效护发素。

速效护发素是家庭和沙龙中最受欢迎的护发素，即使修复受损发质的能力有限。速效护发素中的成分包括水、调理剂、油脂和增稠剂。如前所述，调理剂通常是季铵盐类阳离子表面活性剂。

八、深层护发素

速效护发素多为乳液状，深层护发素则通常呈乳霜状或精油状，一般在使用洗发剂之前涂抹在头发上，停留 20～30 分钟。深层护发素中通常含有较高浓度的季铵盐表面活性物质和含蛋白质的护发素[40]。非洲裔美国人的头发弯曲严重，常将精油状的深层护发素涂抹在发干上。使用深层护发素的目的是让护发素更彻底地覆盖和渗透入发干，以改善头发外观[41]。有时会使用吹风机或用暖毛巾包裹头发的形式增加头发表面的热量，使得发干膨胀，增强护发素向发干中渗透的能力。深层护发素适用于受损严重的头发。

九、免洗护发素

在用毛巾擦干头发后，可使用免洗护发素，目的是让护发素保持留在发干上，以帮助定型头发。免洗护肤素会在下次洗发时去除。其中一类免洗护发素称为吹干乳液，涂抹覆盖发干上，保护头发中的蛋白质在吹干头发过程中避免遭受过热损伤。

最受欢迎的免洗护发素是专为卷发或卷缩发（kinky hair）的人而设计，这种护发素产品可以润滑发干和保持发干滋润，同时协助头发造型。例如，顺发精油喷剂（oil sheen sprays）和发油膏（oily pomade）使用拉直过的头发，具有保湿作用，减少梳发时发干之间的摩擦，从而防止头发断裂。护发霜中的成分通常包含凡士林、矿物油、植物油和硅酮。新型发油中还会含有一些特殊成分，例如鸸鹋油（emu oil）、琉璃苣油（borage oil）、火麻仁油（hemp oil）或摩洛哥坚果油（argan oil）等。上述添加油为轻质油，可用于所有类型的发质，头发在进行了永久性染发和烫发之后会变干燥，使用发油会帮助发干保湿。

免洗护发素会在发干上形成一层薄膜，很难用洗发水去除。免洗护发素适用于头发打结严重的人，使用后可以减少频繁洗发对头发造成的伤害。对于头发细直的人来说，免洗护发素会在发干上堆积，使头发产生油腻、不洁净的感觉。护发素用量和类型的选择取决于头发的卷曲程度；卷缩发比直发需要更大量的护发素。

十、冲洗型护发素

冲洗型护发素是一种特殊类别的护发素，质地为稀薄的液体，像速效护发素一样，一般在洗发之后使用。冲洗型护发素中通常添加季铵盐类阳离子表面活性剂，例如硬脂氯化物（stearalkonium chloride）和苯扎氯铵（benzalkonium chloride）。冲洗型护发素主要可以减少发干之间的摩擦以减少头发打结，但是其他方面作用微乎其微。冲洗型护发素适合头皮油脂分泌旺盛的人，因为他们不需要强效的护发调理作用。

第四节　染　发

上文已经讨论了基本的清洁类产品和美发类产品；但是，如今的护发产品还会添加化学物质以改变头发外观。现代化学处理可以改变头发颜色，让头发变浅或变深；还可以改变头发形状，让直发变卷或让卷发变直。上述化学处理本身就会使发干受损，导致头发断裂。下文会先开始介绍染发技术[42]。

已经开发了几种不同的染发产品，可用于所有不同的头发类型：渐进式染发剂（gradual hair dyes）、暂时性染发剂（temporary hair dyes）、半永久性染发剂（semipermanent hair dyes）和永久性染发剂（permanent hair dyes），具体请见表6.5。大众购买染发剂时，大约65%的人会购买永久性染发剂，20%的人会购买半永久性染发剂，其余15%会购买其他类型。

表6.5　不同染发类型

染发剂类型	化学反应	预期结果	卷发持续时间	优点	缺点
渐进式染发	金属盐沉积	头发逐渐变黑	需要反复使用促使头发逐渐变黑	价格便宜，使用方便	不能与其他化学处理结合使用
暂时性染发	酸性染剂，用于给羊毛织物样物品染色	混合发色，轻微上色，使原本发色变亮或改善已经染过的发色	洗发之后发色就会褪去	耗时短，价格便宜	可能会沾染在衣服上，接触水发色会褪去

染发剂类型	化学反应	预期结果	卷发持续时间	优　点	缺　点
半永久性植物染发	散沫花染剂和金属盐混合作用	头发染成淡红色	洗发 4～6 次之后发色就会褪去	致命性低	会头发造成一定损害
半永久性化学染发	纺织品染剂	染发完成，最低限度遮盖白发	洗发 4～6 次之后发色就会褪去	使发色变亮	发色维持时间较短
准永久染性染发剂	穿透性强的纺织品染剂	染发完成，最低限度遮盖白发	洗发 10～12 次之后发色就会褪去	发色维持时间较长，新长出来的毛也不会很明显	不能完全覆盖白发
永久性染发剂	氧化 / 还原反应	发色可以染成深色，覆盖白发	永久，不易褪色	覆盖白发效果恒好	染成发色是永久性的
一步法染发	氧化 / 还原反应	发色可以染成浅色，覆盖白发	永久，不易褪色	发色可以染成浅色	会损伤的头发
两步法染发	氧化碱性反应	发色会染成非常浅的颜色，覆盖白发	永久，不易褪色	发色可以漂成非常浅的颜色	会严重损伤头发

资料来源：Draelos, ZD, Hair Care, NY, Taylor & Francis Group, 2004.

一、渐进式染发剂

渐进式染发剂，又称为金属盐染发剂（metallic hair dyes）或进行性染发剂（progressive hair dyes），需要反复使用，使发干逐渐变黑。渐进式染发剂会在几周内将头发颜色从灰色变成黄棕色再变成黑色[43]。染发后，无法控制最终发色，只能控制发色的深浅度。使用渐进式染发剂只能使头发变黑，而不能使头发变白。在渐进染发剂中，最常用的添加剂是水溶性铅盐，以氧化物（oxides）、次氧化物（suboxides）和硫化物（sulfides）的形式沉积在发干上[44]。铅是一种惰性物质，因此使用渐进式染发剂不会造成铅中毒。

渐进式染发剂是最受男士欢迎的染发剂，因为他们希望随着时间的推移，白发可以逐渐地变成深色。需要持续使用染发剂，以保持发色。渐进式染发剂不能与永久性烫发或其他染发技术结合使用。使用渐进式染发剂，会在发干上残留铅盐，如果进一步进行化学处理，则铅盐可能会产生无法预料的结果[45]。长时间使用渐进式染发剂，发质会变弱，并促使头发断裂。

二、暂时性染发剂

暂时性染发剂的名字很贴切，因为在使用之后，只要洗发染发效果就会消失[46]。暂时性染发剂只能轻微上色，使本来的发色变亮或改善已经染过的发色。暂时性染发剂中的染料颗粒直径太大，无法透过毛鳞片进入发丝，因此染料只能覆盖在发干，染发效果也只能是暂时的[47]。暂时性染发剂不会损伤发干，但很容易被雨水或汗水去除。暂时性染发剂在成年女性中最受欢迎，她们希望将白发染成白金色。洗发的时候，在头发上使用蓝色或紫色的暂时性染发剂，可以遮盖头发本来的黄色。

暂时性染发剂中含有酸性染剂，同样用于给羊毛织物染色。酸性染料包括属于偶氮类（azo）染剂、蒽醌类（anthraquinone）染剂、三苯甲烷类（triphenylmethane）染剂、吩嗪酸（phenzainic）染剂、呫吨类（xanthenic）染剂或苯醌亚胺类（benzoquino—neimine）染剂[48]。如果上述染剂出现在成分标示中，将代表FDC蓝色、DC蓝色、绿色、红色、橙色、黄色和紫色。大多数染发剂中存在一种化学物质——对苯二胺，如果对其过敏，则应酌情使用。最近，暂时性染发剂变得越来越流行，因为绿色、红色、黄色或紫色的发色越来越受欢迎。鲜艳的发色也称为"派对发色"，几次洗头之后发色就会消失了。

三、半永久性染发剂

半永久性染发剂适用于天然、未染过的头发，用来遮盖白发、使本来的发色变亮或消除不想要的发色[49]。半永久性染发剂依靠弱极性和范德华力的作用保留在发干中，因此在维持发色方面，会比暂时性染发剂的更持久。典型的半永久性染发剂会才洗发6～10次后才褪色[50]。通常，需要混合10～12种染料以获得想要的颜色，此颜色比本身的发色更深[51]。因此，在化妆品行业中，半永久性染发剂常用于保持"发色"。根据染料的来源，又可分为几种不同的类型，包括纺织品染料（textile dyes）、植物染料（vegetable dyes）和合成染料（synthetic hair stains）。

从纺织品染料中提取的半永久性染发剂深受男性和女性的欢迎。纺织品染料常用于给羊毛和天然纤维布染色，而人的头发是一种天然纤维，因此这种染料非常适合用于染发。常用的染料成分包括硝基苯胺（nitroanilines）、硝基苯二胺（nitrophenylenediamines）、硝基氨基苯酚（nitroaminophenols）、偶氮（azo）和蒽醌（anthraquinone）[52]。有时，上述染料与散沫花染剂（henna，植物学上称为 *Lawsonia alba*）混合使用，形成一种"天然"植物染料。目前，市场上大多数植物性染剂都是使用少量的合成散沫花染剂和传统的半永久性染发剂混合，以达到想要的染发效果。市面上销售的半永久性染发剂的剂型包括染发香波和染发摩丝，涂抹在刚洗过的湿润头发上，在20～40分钟内冲洗掉。

一种新型的、持久性更强的半永久性染发剂，称为准永久染性染发剂（demipermanent hair coloring），通常能耐受10～12次洗发后才褪色。准永久染性染发剂之中添加了少量的氨水，可以促进染料渗透入发干。因此，准永久染性染发剂比半永久性染发剂对发干的伤害更大。

四、永久性染发剂

永久性染发是最流行的染发技术，因为具有多种颜色可供选择。永久性染发可将头发染成浅色和深色，几乎可以实现用户想染的任何颜色。染成的发色是永久性的，染剂会渗透到发干中并形成大的颜色分子，洗发后不会褪色[53]。永久性染发剂中不含染料，而含无色的染料前体，可与内部的过氧化氢发生化学反应形成染色分子[54]。永久性染发的过程中，需要染料中间体与过氧化氢发生氧化反应，常见的染料中间体包括对苯二胺（p-phenylenediames）、对甲苯二胺（p-toluenediamine）和对氨基苯酚（p-aminophenols）。然后，将染料中间体混合到耦合剂中，以生成多种吲哚类染料，常见的耦合剂包括间苯二酚（resorcinol）、1-萘酚（1-naphthol）和间氨基苯酚（m-aminophenol）等。染剂色调可以从金色到棕色再到黑色，并带有金色、红色和橙色的高光。选择不同浓度的过氧化氢，不同类型的染料中间体和耦合剂，混合后就会产生不同的发色[55]。

漂发是指使用永久性染发剂将头发颜色变浅的过程，会对头发造成最严重的损伤。漂发的方法包括一步法和两步法。在一步法中，将染色和漂白作为一个步骤执行，但是不能获得较浅的发色。一步法中使用的染料与普通永久性染发中的相同，不同之处在于，使用的过氧化氢浓度不同，可能更高以获得更浅的底色，这个过程称为"染浅（lift）"。两步法则需要先去除本来的发色，然后再染至想要的较浅发色。如果希望染成比本身发色浅得多的颜色，或者60%以上的头发为白发时，可以使用两步法。使用过氧化氢和氨水的碱性混合物可以去除头发本身的颜色，就是所谓的头发漂白过程。漂白会导致发干膨胀，使调色剂（toner）更容易渗透入发干[56]。必须使用调色剂，将头发完全褪色至灰色。调色剂有多种颜色可供选择，包括蓝色、紫色、绿色、棕色、金色和黑色。头发本来的颜色完全褪去之后，再将头发永久染成想要的颜色。

第五节　永久性烫发

永久性烫发可以改变发干形状。具体来说，永久性烫发能让直发变成波浪卷发、卷发或卷缩发。头发的主要成分是角蛋白，头发形状主要由多肽链之间的二硫键决定，在自然头发中约16%为胱氨酸，永久性烫发涉及的化学过程就是胱氨酸中的二硫键断裂和再生。二硫键负责头发的弹性，改变二硫键的构型就可以改变头发形状。永久性烫发一般分为三个过程：化学软化、重新排列二硫键和固定二硫键[57]。基本化学过程涉及使用硫醇类还原剂使二硫键断裂[58, 59]。

永久性烫发的标准程序包括首先要先洗头，去除头发上的污垢和皮脂。洗头是准备烫发的第一步，因为水会进入头发的氢键，增加了头发的柔韧性。然后根据头发的长度和厚度，将头发分成30～50个区域，分别缠绕在带孔的杠具和卷发杠上，让使永久性烫发液与头发的所有表面充分接触。卷发杠直径的大小决定了发卷的直径，直径较小的卷发杠产生卷缩发，发卷较小；直径较大的卷发杠产生蓬松的卷发，发卷较大。头发在杠具上必须具备足够的张力，以提供二硫键断裂所需的应力。

将头发完全包裹在卷发杠上后，将烫发药水（waving lotion）和活化剂（activator）混合在一起（见表6.6）。根据头发的状况，判断烫发药水和活化剂在头发停留的时间，停留5～20分钟。烫发药水具有还原作用，可以"软化"头发，包含可以让二硫键断裂的物质（例如铵盐或硫基乙酸钙）以及抗氧化剂（例如亚硫酸氢钠），防止与空气接触，产生氧化作用。在头发已经完全浸入烫发药水后，就要戴上塑料浴帽。塑料浴帽像是一个加热的烘干机，可以增加烫发水的活性。当头发中的二硫键断裂时，硫磺剂会从头发中逸出，塑料浴帽可以隔绝硫磺剂的味道。

表6.6　永久性烫发液成分

成　分	举　　例	功　能
还原剂	硫基乙酸、硫羟乳酸、巯基乙酸甘油酯、亚硫酸钠	断开二硫键

成 分	举 例	功 能
碱剂	氢氧化铵、三乙醇胺	调整 pH 值
螯合剂	乙二胺四乙酸四钠	去除微量金属物
润湿剂	脂肪醇、十二烷基硫酸钠、月桂醇聚氧乙烯醚磺基琥珀酸酯二钠、月桂醇聚醚硫酸酯钠盐、椰油酰两性基乙酸酯	提高药剂对头发的渗透作用
抗氧化剂	生育酚、醋酸维生素 E	保护作用
缓冲剂	碳酸铵	调整 pH 值
护发素	蛋白质、保湿剂、季铵盐类化合物	在烫发过程中起保护头发的作用
遮光剂	聚丙烯酸酯、聚苯乙烯胶乳	使烫发药水变得不透明，具有遮光性

一旦达到了想要的卷发量，头发中的二硫键会重新排列，卷发杠周围的头发就会呈现出卷曲状，上述过程称为中和（neutralization）、固定（fixation）或硬化（hardening）（见表 6.7）。中和剂的作用是修复断裂的二硫键，使头发恢复至原始状态[60]。永久性烫发的效果一般会持续 3～4 个月。随着时间的推移，卷发的卷度会慢慢较小，恢复至原始形态。

表 6.7　永久性烫发液中和剂成分

成 分	举 例	功 能
氧化剂	过氧化氢、溴酸钠	断开二硫键
酸性缓冲液	柠檬酸、醋酸、乳酸	维持烫发药水为酸性
稳定剂	锡酸钠	防止过氧化氢分解
润湿剂	脂肪醇	使用中和剂提高药剂对头发的渗透作用
护发素	蛋白质、保湿剂、季铵盐类化合物	改善头发状况
遮光剂	聚丙烯酸酯、聚苯乙烯胶乳	使烫发药水变得不透明，具有遮光性

永久性烫发会分为几种类型，具体取决于所用烫发药水的化学性质。各种类型的永久烫发之间的差异应该归因于烫发药水的独特属性（见表 6.8）[61-63]。

表 6.8　永久性烫发类型

类 型	化学物质	pH 值	优 点	缺 点
碱性烫发	巯基乙酸铵或乙醇胺巯基乙酸盐	9～10	耗时短，可以烫成卷缩发	发干变粗糙
弱碱性烫发	在碱性烫发药水中添加碳酸氢铵	7～8.5	与碱性烫发相比，对头发刺激性较小	不如碱性烫发药水那么刺鼻，仍会对头发造成损伤

类　型	化学物质	pH 值	优　点	缺　点
红波能量永久 性烫发	巯基乙酸盐和过氧化氢混合产生 二硫基二乙酸	6.5 ～ 7	反应会生热，烫发 过程舒适	烫发药水应正确 混合，避免头发 受损
自调节型烫发	二硫醇二羟基乙酸（dithioglycolic acid）和巯基乙酸盐（thioglycolate）	6.5 ～ 7	达到平衡状态时， 反应会自动停止	不适用于难烫头 的发质
酸性烫发	巯基乙酸酯，例如单巯基乙酸甘 油酯	6.5 ～ 7	对头发伤害较小	卷发卷度个大， 维持时间不长
亚硫酸盐烫发	亚硫酸盐或亚硫酸氢盐	6 ～ 8	产生气味会更少	耗时长，发干会 变粗糙

一、碱性和弱碱性永久性烫发

碱性永久性烫发药水中使用的活性还原剂一般为巯基乙酸铵或乙醇胺巯基乙酸盐。由于硫乙醇酸盐在酸性环境下不起作用，因此需要将烫发药水的 pH 值调整为 9 ～ 10。碱性永久性烫发会非常迅速地产生卷缩发，并且卷度持久时间很长，但可能会损伤发干。因此出现了弱碱性永久性烫发，利用碳酸氢铵作为缓冲剂，将烫发药水的 pH 值降低至 7 ～ 8.5。同样也可以迅速地产生卷缩发，卷度也会很持久，同时减少对头发的伤害。

二、红波能量永久性烫发

另一种永久性烫发类型称为红波能量永久性烫发，旨在通过减少冷烫发药水带来的寒气，以提高的舒适度。烫发时，会先在头发上涂抹烫发药水（巯基乙酸酯），再涂抹氧化剂（例如过氧化氢）后，两者混合会发生化学反应并产生副产物——热量。

三、自调节型永久性烫发

自调节型永久性烫发旨在达到化学平衡，以便在预定时间停止二硫键断裂。在含有巯基乙酸盐的烫发药水中添加二硫醇二羟基乙酸就可以实现这种平衡。优点是不需要立即使用化学物质中和头发中已经涂抹的物质，让美发师在调制烫发药水时有更多的回旋余地。

四、酸性和亚硫酸盐永久性烫发

还有两种其他类型的永久性烫发，称为酸性和亚硫酸盐永久性烫发。酸性永久性烫发中会使用酸性烫发药水，pH 值为 6.5 ～ 7。酸性烫发药水的基本成分为巯基乙酸酯，例如单巯基乙酸甘油酯。pH 值越低，导致的发干肿胀就越少，因此会最大限度地减少头发受损。使用酸性烫发药水烫出来的卷发卷度不大，维持时间不长，但头发会变柔软。酸性永久性烫发非常适用于漂过或染过的头发。使用亚硫酸盐进行烫发主要用于家庭中使用，在美国沙龙中尚未普及。与其他烫发产品的不同之处在于还原剂是亚硫酸盐或亚硫酸氢盐，而不是硫醇。使用上述还原剂烫发时，主要优点是产生气味会变少。

第六节　永久性拉直

头发拉直，也称为羊毛硫氨酸化，表 6.9 中列出了不同人需要拉直的原因[64]。拉直是一个化学过程，利用金属氢氧化物（例如钠、锂、钾或胍类的氢氧化物）将头发中 35% 的半胱氨酸含量转变为羊毛硫氨酸，同时对肽键进行轻微水解[65]。化学性头发拉直可以通过基于碱基直发剂、无碱直发剂、硫代乙醇酸铵直发剂或亚硫酸氢盐乳膏来实现[66]。

表 6.9　永久性拉直的基本原理

①改善头发的可管理性。

②头发更容易梳理和造型。

③减少梳理摩擦，可以减少头发断裂。

④发油可以改善直发的光泽。

⑤由于时尚的影响，可能决定了直发造型。

⑥存在多种直发技术：完全拉直、最低限度拉直、纹理拉直以及拉直后再烫发。

一、碱基直发剂或氢氧化钠直发剂

碱基直发剂或氢氧化钠直发剂是碱性乳霜，pH 为 13。氢氧化钠是一种腐蚀性化学物质，涂抹在头发会损伤头发、引发头皮灼伤，如果溅到眼睛里会导致失明。碱基直发剂中可能含有高达 3.5% 的氢氧化钠，建议仅限于专业人员或沙龙使用[67]。碱基头发拉直方法有 "base"（含打底物矿物油）和 "no-base"（不含打底物矿物油）两种形式。"base"型拉直是指先在头皮上和发际线处涂抹上矿物油，然后再应用氢氧化钠；可以避免刺激头皮和防止头皮灼伤。"base"型拉直中含有 1.5%～3.5% 的氢氧化钠，因此需要在涂抹前在头皮上和发际线处涂上凡士林。高浓度碱基直发剂适用于难以拉直的头发。另一种 "no-base"直发剂含有 1.5%～2.5% 的氢氧化钠，只需要在发际线上使用即可[68]。美发师将碱基直发剂涂抹到头皮上很费时间，因此 "no-base"直发剂更受欢迎，目前很多人都要再次拉直已经进行过化学处理而变脆弱的头发。

二、无碱直发剂

在无碱直发剂，会使用其他碱化物药水来代替氢氧化钠，例如胍氢氧化物和氢氧化锂。无碱直发剂中包含 4%～7% 的氢氧化钙乳膏和碳酸胍液。将活化剂碳酸胍混合到氢氧化钙乳膏中，以产生碳酸钙和氢氧化胍（活性剂）。使用无碱直发剂，不需要在头皮上或发际线处涂抹打底物矿物油。表 6.10 比较了碱基直发剂和无碱直发剂对发干的影响。

表 6.10　碱基和无碱化学性直发剂的比较

头发质量	碱基直发剂	无碱直发剂
相对强度（级别越高越强）1～3 级	3	1
碱性直发剂	氢氧化钠或氢氧化钾	胍氢氧化物

头发质量	碱基直发剂	无碱直发剂
化学成分	OH	OH
pH 值	12.5 ～ 14	12.5 ～ 13.5
发干渗透性	快	慢
耗时	较短	长
刺激性	强	弱
干燥性	降低头发和头皮干燥程度	头发和头皮会变得更加干燥

资料来源：改编自 Draelos，ZD，Hair Care，NY，Taylor & Francis Group，2004.

三、巯基乙酸盐直发剂

巯基乙酸盐还可以用于直发剂之中[69]。巯基乙酸盐类化学物质可以作为永久性烫发液，不同之处在于当巯基乙酸盐作为直发剂时，会配制成浓稠的乳霜状。乳霜状物质会增加头发的重量，有助于头发拉直。在头发上涂抹巯基乙酸盐乳霜之后，烫发是将头发缠绕在卷发杠上，而拉直是直接梳直头发。巯基乙酸盐直发剂对发质要求极为苛刻，因此为最不受欢迎的直发剂。巯基乙酸盐乳霜的 pH 值为 9.0 ～ 9.5，可去除保护性皮脂，并会促进化学物质向发干渗透。巯基乙酸盐直发剂也会发生化学性灼伤[70]。

四、硫酸氢铵乳霜

在所有直发剂中，危害最小的是硫酸氢铵乳霜。硫酸氢铵乳霜中包含亚硫酸氢盐和亚硫酸盐，根据直发液的 pH 值，需要调配两种物质的比例。硫酸氢铵乳霜适合于在家使用，直发效果保持时间较短。与前面讨论的家用亚硫酸盐永久性烫发剂非常相似，不同之处在于在头发上涂抹药剂之后，卷发是将头发缠绕在卷发杠上，而拉直是直接梳直头发。

想要成功地拉直头发，关键是需要一位经验丰富的美发师，具备快速涂抹和去除化学物质的能力，并能确定理想的二硫键断裂程度的出现时间。表 6.11 总结了头发拉直步骤。

据估计，未经任何处理的头发在完成适当的化学性拉直之后，会失去大约 30% 的拉伸强度。头发上的孔隙会变多，使之后进的拉直程序处理得更快[71]。头发拉直应该在让头发变直与最大限度地减少不可逆的发干损伤之间找到平衡。

表 6.11　头发拉直步骤

①不要洗头。
②将凡士林油涂于在头皮上和发际线处。
③将头发分区。
④先从靠近颈部分区的头发开始操作，从发根向发梢涂抹乳霜状松弛剂。
⑤轻轻将头发梳直，过程持续 10 ～ 30 分钟，直到达到拉直状态。
⑥用清水彻底冲洗干净。
⑦涂抹上中和剂。

（续表）

⑧再冲洗干净。

⑨使用护发素。

⑩头发造型。

⑪应用定型护发素。

五、巴西直发

在巴西直发技术中，会使用甲醛代替巯基乙酸盐作为二硫键断裂剂。巴西直发可以使波浪卷发变直，但不足以使卷缩发或非裔美国人的头发变直。巴西直发的过程中，会混合使用甲醛和水以破坏头发中的化学键，但是如果发廊的通风不好就可能会导致美发师和顾客甲醛中毒。一些巴西直发剂中声称不含甲醛；但是，商品列表中甲醛会以其他形式列出，例如甲基乙二醇、福尔马林、氧化亚甲基、多聚甲醛、甲醛、甲醛、羰基甲烷或甲醛。拉直后 72 小时内不得洗头或做定型，因为使用的甲醛会使发质变弱，并且拉直后的头发立即沾水会影响拉直效果。

参考文献

［1］Robbins CR. Interaction of shampoo and creme rinse ingredients with human hair. In: Chemical and Physical Behavior of Human Hair. 2nd ed. New York: Springer-Verlag, 1988; 122-67.

［2］Bouillon C. Shampoos and hair conditioners. Clinics Dermatol. 1988; 6: 83-92.

［3］Markland WR. Shampoos. In: deNavarre MG, editor. The Chemistry and Manufacture of Cosmetics. 2nd ed. Wheaton, IL: Allured Publishing. 1988; Vol. IV : 1283-312.

［4］Zviak C, Vanlerberghe G. Scalp and hair hygiene. In: Zviak C, editor. The Science of Hair Care. New York: Marcel Dekker. 1986; 49-86.

［5］Tokiwa F, Hayashi S, Okumura T. Hair and surfactants. In: Kobori T, Montagna W, editors. Biology and Disease of the Hair. Baltimore: University Park Press. 1975; 631-40.

［6］Hunting ALL. Can there be cleaning and conditioning in the same product? Cosmet Toilet. 1988; 103: 73-8.

［7］Gruber J, Lamoureux B, Joshi N, et al. The use of X-ray fluorescent spectroscopy to study the influence of cationic polymers on silicone oil deposition from shampoo. J Cosmet Sci. 2001; 52: 131-6.

［8］Lochhead R. Formulating conditioning shampoos. Cosmet Toilet. 2001; 116: 55-66.

［9］Brooks G, Burmeister F. Black hair care ingredients. Cosmet Toilet. 1988; 103: 93-6.

［10］Goldemberg RL. Hair conditioners: The rationale for modern formulations. In: Frost P, Horwitz SN, editors. Principles of Cosmetics for the Dermatologist. St. Louis: CV Mosby. 1982; p.157-9.

［11］Swift JA, Brown AC. The critical determination of fifine change in the surface architecture of human hair due to cosmetic treatment. J Soc Cosmet Chem. 1972; 23: 675-702.

［12］ Zviak C, Bouillon C. Hair treatment and hair care products. In: Zviak C, editor. The Science of Hair Care. New York: Marcel Dekker. 1986; 115–6.

［13］ Rook A. The clinical importance of "weathering" in human hair. Br J Dermatol. 1976; 95: 111–2.

［14］ Price VH. The role of hair care products. In: Orfanos CE, Montagna W, Stuttgen G, editors. Hair Research. Berlin: Springer–Verlag. 1981; 501–6.

［15］ McMullen R, Jachowicz J. Optical properties of hair: Effect of treatments on luster as quantifiied by image analysis. J Cosmet Sci. 2003; 54: 335–51.

［16］ Okamoto M, Yakawa R, Mamada A, et al. Influence of internal structures of hair fifiber on hair appearance. Ⅲ. Generation of light–scattering factors in hair cuticles and the influence on hair shine. J Cosmet Sci. 2003; 54: 353–66.

［17］ Tango Y, Shimmoto K. Development of a device to measure human hair luster. J Cosmet Sci. 2001; 52: 237–50.

［18］ Scanavez C, Zoega M, Barbosa A, et al. Measurement of hair luster by diffuse reflectance spectrophotometry. J Cosmet Sci. 2000; 51: 289–302.

［19］ Robinson VNE. A study of damaged hair. J Soc Cosmet Chem. 1976; 27: 155–61.

［20］ Zviak C, Bouillon C. Hair treatment and hair care products. In: Zviak C, editor. The Science of Hair Care. New York: Marcel Dekker. 1986; 134–7.

［21］ Swift J. Mechanism of split–end formation in human head hair. J Soc Cosmet Chem. 1997; 48: 123–6.

［22］ Corbett JF. The chemistry of hair–care products. J Soc Dyers Colour. 1976; 92: 285–303.

［23］ Allardice A, Gummo G. Hair conditioning: Quaternary ammonium compounds on various hair types. Cosmet Toilet. 1993; 108: 107–9.

［24］ Ruetsch S, Kamath Y, Weigmann H. The role of cationic conditioning compounds in reinforcement of the cuticula. J Cosmet Sci. 2003; 54: 63–83.

［25］ Idson B, Lee W. Update on hair conditioner ingredients. Cosmet Toilet. October 1983; 98: 41–6.

［26］ Dalton J, Allen G, Heard P, et al. Advancements in spectroscopic and microscopic techniques for investigating the adsorption of conditioning polymers onto human hair. J Cosmet Sci. 2000; 51: 275–87.

［27］ Finkelstein P. Hair conditioners. Cutis. 1970; 6: 543–4.

［28］ Griesbach U, Klingels M, Horner V. Proteins: Classic additives and actives for skin and hair care.Cosmet Toilet. 1998; 113: 69–73.

［29］ Fox C. An introduction to the formulation of shampoos. Cosmet Toilet. 1988; 103: 25–58.

［30］ Spoor HJ, Lindo SD. Hair processing and conditioning. Cutis. 1974; 14: 689–94.

［31］ Swift J, Chahal S, Challoner N, et al. Investigations on the penetration of hydrolyzed wheat proteins into human hair by confocal laser–scanning fluorescence microscopy. J Cosmet Sci. 2000; 51: 193–203.

［32］ Rosen M. Silicone innovation for hair care. GCI. 2002; 37–9.

[33] Ruiz M, Hernandez A, Llacer J, et al. Silicone chemistry. Cosmet Toilet. 1998; 113: 57–62.

[34] Berthiaume M, Merrififield J, Riccio D. Effects of silicone pretreatment on oxidative hair damage. J Soc Cosmet Chem. 1995; 46: 231–45.

[35] Reeth I, Caprasse V, Postiaux S, et al. Hair shine: Correlation instrumental and visual methods for measuring the effects of silicones. IFSCC. 2001; 4: 21–6.

[36] Starch M. Screening silicones for hair luster. Cosmet Toilet. 1999; 114: 56–60.

[37] Klein K. Formulating hair conditioners: Hope and hype. Cosmet Toilet. 2003; 118: 28–31.

[38] Fox C. Hair care. Cosmet Toilet. 1993; 108: 29–57.

[39] Braida D, Dubief C, Lang G. Ceramide: A new approach to hair protection and conditioning. Cosmet Toilet. 1994; 109: 49–57.

[40] Bouillon C. Shampoos and hair conditioners. Clin Dermatol. 1988; 6: 83–92.

[41] Syed A, Ayoub H. Correlating porosity and tensile strength of chemically modifified hair. Cosmet Tiolet. 2002; 117: 57–62.

[42] Casperson S. Men's hair coloring: A review of current technology. Cosmet Toilet. 1994; 109: 83–7.

[43] Pohl S. The chemistry of hair dyes. Cosmet Tiolet. 1988; 103: 57–66.

[44] Spoor HJ. Part Ⅱ: Metals. Cutis. 1977; 19: 37–40.

[45] Casperson S. Men's hair coloring. Cosmet Toilet. 1994; 109: 83–7.

[46] Spoor HJ. Hair dyes: Temporary colorings. Cutis. 1976; 18: 341–4.

[47] Corbett JF. Hair coloring. Clin Dermatol. 1988; 6: 93–101.

[48] Wilkinson JB, Moore RJ. Harry's Cosmeticology. 7th ed. New York: Chemical Publishing, 1982: 526–8.

[49] Spoor HJ. Semi–permanent hair color. Cutis. 1976; 18: 506–8.

[50] Corbett JF. Hair coloring processes. Cosmet Toilet. 1991; 106: 53.

[51] Robbin CR. Chemical and Physical Behavior of Human Hair. 2nd ed. New York: Springer–Verlag. 1988; 185–8.

[52] Corbett JF. Hair coloring processes. Cosmet Toilet. 1991; 106: 53.

[53] Tucker HH. Formulation of oxidation hair dyes. Am J Perfum Cosmet. 1968; 83: 69.

[54] Corbett JF, Menkart J. Hair coloring. Cutis. 1973; 12: 190.

[55] Zviak C. Oxidation coloring. In: Zviak C, editor. The Science of Hair Care. New York: Marcel Dekker. 1986; 263–86.

[56] Spoor HJ. Hair coloring–A resume. Cutis. 1977; 20: 311–3.

[57] Wickett RR. Permanent waving and straightening of hair. Cutis. 1987; 39: 496–7.

[58] Zviak C. Permanent waving and hair straightening. In: Zviak C, editor. The Science of Hair Care. New York: Marcel Dekker. 1986; 183–209.

[59] Cannell DW: Permanent waving and hair straightening. Clin Dermatol. 1988; 6: 71–82.

[60] Lee AE, Bozza JB, Huff S, de la Mettrie R. Permanent waves: An overview. Cosmet Toilet. 1988; 103: 37–56.

[61] Ishihara M. The composition of hair preparations and their skin hazards. In: Koboir T, Montagna W, editors. Biology and Disease of the Hair. Baltimore, MD: University Park Press. 1975; 603–29.

[62] Zviak C. Permanent waving and hair straightening. In: Zviak C, editor. The Science of Hair Care. New York: Marcel Dekker. 1986; 183–209.

[63] Gershon SD, Goldberg MA, Rieger MM. Permanent waving. In: Balsam MS, Sagarin E, editors. Cosmetics Science and Technology, 2nd ed. New York: Wiley–Interscience, John Wiley & Sons. 1972; 2: 167–250.

[64] Syed A, Kuhajda A, Ayoub H, Ahmad K. African–American hair. Cosmet Toilet. 1995; 110: 39–48.

[65] Cannell DW. Permanent waving and hair straightening. Clin Dermatol. 1988; 6: 71–82.

[66] Syed A. Ethnic hair care: History, trends, and formulation. Cosmet Toilet. 1993; 108: 99–108.

[67] Khalil EN. Cosmetic and hair treatments for the black consumer. Cosmet Toilet. 1986; 101: 51–8.

[68] Ogawa S, Fufifii K, Kaneyama K, et al. A curing method for permanent hair straightening using thioglycolic and dithiodiglycolic acids. J Cosmet Sci. 2000; 51: 379–99.

[69] Bulengo–Ransby, Bergfeld WF. Chemical and traumatic alopecia from thioglycolate in a black woman. Cutis. 1992; 49: 99–103.

[70] Syed A, Ayoub H. Correlating porosity and tensile strength of chemically modified hair. Cosmet Toilet. 2002; 117: 57–62.

[71] Obukowho P, Birman M. Hair curl relaxers: A discussion of their function, chemistry, and manufacture. Cosmet Toilet. 1995; 110: 65–9.

第七章　实际案例：如何使用美发产品

Ariana Eginli 和 Maria Fernanda Reis Gavazzoni Dias

> **要点**
> - 为特定患者推荐正确的美发产品是一项巨大的挑战。通过阅读本章中的实际案例，读者将学习如何根据患者独特的头发特征和病史来设计美容治疗方案。
> - 本章将介绍头发拉直程序，并着重介绍巴西角蛋白治疗和美发产品中的表面活性剂。

第一节　引　言

市场上有各种各样的护发产品，皮肤科医生和其他护理人员需要根据每位患者的护发需求而选在合适的护发产品，还需要再制定个性化的护发方案。选择美发产品很难，主要原因如下：护发是一个个人问题，取决于发质、理想发型、造型偏好、既往护发历史以及是否存在头发或头皮疾病。护发产品同时具有治疗以及美容作用。因此，皮肤科医生需要具备护发产品相关知识，例如可用的护发产品来源，以便更好地治疗头发和头皮疾病，满足患者的期望。本章中前面介绍的信息，可以帮助皮肤病学家和其他治疗头发疾病的从业人员加强对护发产品的理解，根据患者独特的头发特征和病史，制定个性化治疗方案。

第二节　案　例

一、案例 1："我用洗发水洗发之后，头发会变得更干燥。"

本案例中讲述了一名 38 岁的亚洲男性的经历，患者就诊皮肤科医生时，主诉头发粗糙、干燥。患者表示由于头皮很油，必须每天洗头，但是在过去几个月中，洗发后头发特别干燥。8 个月前，该患者开始使用油性发质专用的男士洗发水，但是他认为使用这种洗发水之后，头发更"干燥"了。患者担心如果停止使用该洗发水，头皮和头发又会变油腻。

应该推荐何种洗发水和护发素？

推荐案例 1 的患者选择深层清洁型洗发水，以及专用于粗发的护发素。深层清洁型洗发水中含有阴离子表面活性剂，例如月桂基硫酸盐（lauryl sulfates）或磺基琥珀酸盐（sulfosuccinates）。深层清洁型洗发水能很好地去除头皮和头发上的油脂，但是如果过度使用，则会使头发变干燥、粗糙和毛躁，并且没有光泽。

根据美国食品和药品监督管理局（FDA）以及大多数化妆品标签上的国际要求，洗发水中的成分必须根据含量按降序排列进行申报[1]。在深层清洁型洗发水成分列表上，不论阴离子表面活性剂列在第一位、第二位还是第三位，案例 1 的患者日常使用此种洗发水，头发都会越来越毛躁。可以每周使用一次到两次深层清洁型洗发水，冲洗干净后再涂抹护发素。在其他日子里，可以选择使用同时含有阳离子表面活性剂和阴离子表面活性剂的温和型洗发水（见表 7.1）。温和型洗发水通常适用于干燥头发和烫染、拉直过的头发，因为与阴离子表面活性剂相比，阳离子表面活性剂去除皮脂的能力比较弱。另外，如果需要每天洗头的话，二合一洗发水和含有护发成分的洗发水是一个不错的选择。二合一洗发水中包含清洁型表面活性剂和护发成分，例如硅酮、水解丝蛋白（hydrolyzed silk）、动物蛋白、甘油、聚乙烯吡咯烷酮（polyvinylpyrrolidone）、丙二醇（propylene glycol）和十八烷基氯化铵（stearylkonium chloride）。

表 7.1　主要的表面活性剂

表面活性剂的一般特性以及适用的头发类型，针对油性头发的表面活性剂		
类　型	示　例	一般特征
阴离子表面活性剂	十二烷基硫酸铵、月桂醇聚醚硫酸酯钠盐、月桂醇肌氨酸钠、肉豆蔻醇聚醚硫酸酯钠盐、烷醇聚醚硫酸钠、硬脂酸钠、十二烷基硫酸钠、α-烯烃磺酸钠、十二酯硫酸铵	深层清洁：适用于普通发质和油性发质；去残留清洁型洗发水 与其他温和型表面活性剂配合使用，可用于普通发质以及具有油性头皮和干性发梢的发质 当用于卷缩发时，只能使用极低浓度的阴离子表面活性剂，还需要与其他温和型表面活性剂和护发成分（硅油、油脂）混合使用，以减少头发之间的摩擦
阳离子表面活性剂	氯化烷基三甲基铵、苯甲烃铵和烷基吡啶盐的氯化物和溴化物	柔顺剂：与阴离子表面活性剂配合使用。温和型清洁剂：适用于纹理型卷发、干枯头发以及化学处理过的头发；日常使用适用于普通发质以及发梢干枯的油性发质

不同的表面活性剂适用于不同的头发类型[2-4]。

因此，患者可以交替使用二合一洗发水、温和型洗发水和深层清洁型洗发水，再配合使用护发素，以达到想要的美容效果。

表面活性剂按其化学结构和所带电荷分类，并且具有不同的清洁能力。表面活性剂分为四类：阴离子、阳离子、两性离子和非离子表面活性剂。阴离子表面活性剂的清洁能力是最强的。在洗发水中添加阳离子表面活性剂和温和型清洁剂，可以达到护发效果。非离子表面活性剂较为温和，清洁能力较差；添加有非离子表面活性剂的洗发水通常用于受损头发或化学处理过的头发。两性离子表面活性剂是最温和的，经常添加在婴儿洗发水之中。

二、案例2：物理因素或化学处理过的头发应如何护理？

本案例中讲述了一名25岁的白人女性的经历，患者就诊皮肤科医生，主诉在过去两年中，断发情况越来越严重。她天生发色为深棕色，从21岁开始每3个月会染一次头发，染成浅金棕色。每周洗发2次，使用专为染发头发设计的洗发水和护发素。患者每次洗澡之后会把头发吹干，然后再用直发器理直头发。头发临床检查显示头发干枯、易脆，存在发梢分叉，牵拉头发试验显示存在头发断裂。

皮肤科医生应该推荐该患者使用何种产品？

物理因素和化学处理均会使头发受损。物理因素包括反复洗刷、梳理头发以及头发造型；化学处理是指染发、永久性烫发或拉直。此外，加热损伤和环境暴露（例如紫外线照射）也会损伤头发[5]。

头发损伤在结构水平上的变化，可能包括脂质流失、二硫键（S-S）断裂、氨基酸降解以及磺基丙氨酸的形成[5]。使用碱性美发产品会导致头发上的保护性脂质层流失，例如染发剂、烫发剂或直发剂；天然脂质保护膜，尤其18-甲基二十烷酸（18-MEA）[6]是存在于健康头发表皮层中的脂质之一，该保护膜覆盖邻接的角质层细胞表面，并赋予头发自然的疏水性[6]。缺乏疏水性的头发会吸收更多空气中的水分，使头发变得更加毛糙、没有光泽[7]。天然脂质保护膜（18-MEA流失）遭到破坏也可能会导致蛋白质流失。染发剂和漂白产品中存在过氧化氢，首先会裂解毛表皮细胞中二硫键和肽键，然后再破坏毛皮质细胞中二硫键和肽键，从而导致蛋白质降解[7]。胱氨酸遭到破坏，会使其结构中二硫键发生断裂转变为半胱氨酸，使头发的机械强度降低和头发孔隙度增加[8]。使用染发剂会使黑色素分解，造成头发内部的蛋白质流失[7]。黑色素能够吸收和过滤紫外线和可见光，黑色素可以为头发提供自然色彩，并且提供一些光化学保护作用[5]。头发中化学成分和物理性质的变化可能导致发梢分叉（羽状脆发症，richoptilosis）、头发断裂、表面粗糙、光泽度和机械强度降低。

本案例中患者可能经历过染发甚至漂发，而漂发是最具破坏性的染发形式[9, 10]。漂发是指让发色变浅的过程，先去除头发本身的发色，然后再染上较浅的颜色。

如果患者希望保持头发健康，首要建议是避免染发和过度加热。如果不能完全避免染发，可以选择不进行漂发，而进行永久性染发或半永久性染发，染出来的颜色会比自然发色浅两度。另外，建议患者在日常护发程序中使用保湿型洗发水和护发素；例如，最好含有低浓度阴离子表面活性剂的温和型洗发水。含有低浓度阴离子表面活性剂的二合一洗发水，有助于滋润干燥受损的头发。还建议每周至少进行一次头发深层护理。深层护理是指在头发上涂抹护发油或护发乳液，等待15分钟，让护发成分更好地渗透到毛干中[11]。护发成分的渗透性取决于其分子量；通常，深层护发素中成分的分子量过大（高于250 kDa），吸收时间更长[12]。

含蛋白质的深层护发素可以暂时护理发干上毛小皮鳞片缺失的发干受损区域[9]。护发素不能补充发干中丢失的蛋白质，但是水解氨基酸可以帮助暂时修补发梢断裂和分叉，增加头发的机械强度，并减少分叉和断裂出现的概率。护发素的效果会在洗头之后消失，因此需要在洗发后重新涂抹护发素。

在头发定型之前，可以使用免洗护发素和定型护发素，例如热保护产品。大多数护发素产品中含有硅酮成分，尤其是二甲聚硅氧烷（dimethicone），可以在发干上形成一层薄膜，以恢复疏水性，抚平毛小皮鳞片，减少毛躁并保护头发免受伤害[11-13]。表7.2概述了针对断发症状的进一步建议和治疗方案。

表7.2 针对受损发质的护理建议[14]

- 避免漂发；使用永久性染发剂或半永久性染发剂。
- 如果可能的话，每年的化学处理次数不超过3次。如果每个月需要给新长出来的头发补染颜色，则应该染发之后进行深层护理头发。
- 如果发根之前已经经历过化学处理，则要选择性地对发根进行再次处理，并请有经验的发型师操作。
- 选择使用含有低浓度阴离子表面活性剂的调理型洗发水洗头，之后使用保湿护发素；或是选择二合一调理型洗发水。
- 至少每周做一次深层护理，使用含有硅酮、植物油和蛋白质的深层护发素，可以增强头发机械强度[15]。
- 使用圆钝齿的梳子梳理湿发，因为湿发更有弹性，容易断裂。
- 尽可能让头发自然风干。
- 定型头发时最好选择使用吹风机，因为吹风机比直发器、卷发器造成的伤害要小很多。
- 不要在湿发上使用卷发器或直发器。
- 在做头发造型之前应该使用防热产品。
- 将造型工具的温度控制在190℃以下。
- 经常修剪受损头发，减少额外的头发损伤。

将18-MEA作为新型成分添加至护发配方中，可以更好地改善受损发质或染过发的头发。少数销售添加有18-MEA护发产品的公司声称，此种护发产品可以通过补充头发中的18-MEA来恢复头发的健康外观，增强头发的疏水性。目前，添加有18-MEA护发产品尚未广泛销售，但是修复性产品是护发类产品未来的发展方向。

三、案例3：使用的护发产品尚未广泛销售，想知道是否适合自己

本案例中讲述了一名27岁的巴西女性的经历，她想用巴西角蛋白处理法拉直头发。每2～3个月染发一次，头发变得干枯、卷曲且有断裂。患者对BKT处理非常感兴趣，因为BKT处理可以拉直头发、增加头发光泽度和减少毛躁，同时角蛋白还可以增强头发机械强度。鉴于有频繁染发的历史，患者想知道自己是否适合进行BKT处理，还想了解可以使用哪些护发产品来避免头发免受进一步伤害。

皮肤科医生应该给出何种建议？

巴西角蛋白处理法（Brazilian Keratin Treatment，BKT）是一种头发拉直程序，主要成分包括甲醛（formaldehyde）、戊二醛（glutaraldehyde），其中甲醛拉直剂结合水解氨基酸（hydrolyzed amino acid）和硅酮（silicone）以达到直发目的。BKT处理法又称为蛋白直发，乙酸处理，头发肉毒素和头发整形处理[4]。

2003年，巴西首次提出了BKT处理法，内含物质包括调理剂、水解蛋白以及37%甲醛溶液[16]。随着BKT处理法的流行，人们也越来越担心甲醛可能致癌[17-26]。巴西卫生

监测机构（ANVISA）禁止任何直发程序中添加甲醛，化妆品和指甲油中的甲醛浓度分别不得超过 0.2% 和 5%[24]。后来选择使用戊二醛代替甲醛，甲醛和戊二醛具有同一醛基，戊二醛的致突变性和神经毒性是甲醛的 10 倍。起初，巴西角蛋白处理法只在家中使用，很快在巴西各地的多家沙龙中广泛使用，BKT 处理法会发挥更强大的功能、直发效果更明显，但由于直发药水的浓度更高，因此危险性更高，有时涉及非法使用。许多 BKT 产品都标有虚假的 ANVISA 注册号，并会直接卖给美发沙龙[24]。

如果 BKT 产品中的甲醛含量很高，消费者会抱怨眼睛、嘴巴和鼻子处有灼热感。后期进行 BKT 处理法时，配制甲醛直发剂使用，例如甲基乙二醇（methylene glycol）和乙醛酸（glyoxylic acid），有助于减少消费者的不适感。但是，在吹发和使用直发器时，还是会使亚甲基二醇和乙醛酸释放出甲醛[27]。

BKT 处理法在一些国家越来越受欢迎，尤其在美国[16]和巴西，由于其可以用于漂发、染色或经历过其他化学处理的头发，并赋予头发滑顺、有光泽的外观（见图 7.1 和图 7.2）。像在巴西一样，BKT 处理法中甲醛成分的限制使用是一直存在的问题。例如，加拿大卫生当局于 2010 年 10 月就禁止使用 BKT 处理法了[26]。在美国，多个生产商由于产品中的甲醛含量超标或是声称"无甲醛"的产品中却含有甲基乙二醇，受到职业安全与健康管理局（Occupational Safety and Health Administration，OSHA）的多次警告[25]。另外，由于美容沙龙和美容学校进行 BKT 处理法培训时，没有保证足够的通风、适当的个人防护设备，以及没有充分告知关于接触危险性化学品时需要注意的信息，从未受到 OSHA 的警告[25]。如今，美国的美容沙龙和美容学校必须遵守 OSHA 颁发的关于甲醛含量标准以及危险品传播标准，帮助保护从业人员和消费者的安全。例如，沙龙应该在进行 BKT 处理法期间测试空气中的甲醛水平，以确保甲醛暴露时间不超过 15 分钟，换句话来说空气中的甲醛含量不超过百万分之二[25]。

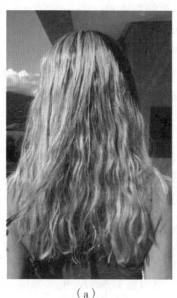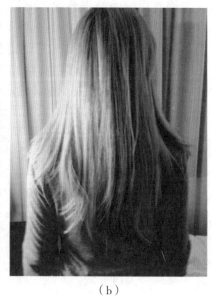

（a） （b）

图 7.1 图中女性有一头浓密卷发，（a）为 BKT 处理之前的状态；（b）为 BKT 处理之后的状态

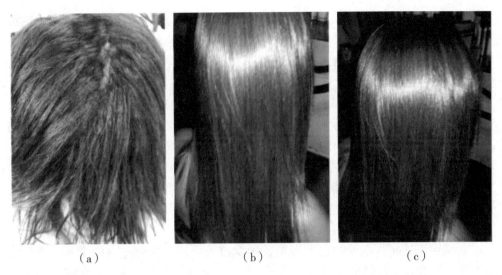

|（a）|（b）|（c）|

图 7.2　（a）图为 BKT 处理之前的头发状态；（b）（c）图为 BKT 处理之后的头发状态。BKT 处理
　　　　　法可以增加头发的光泽度和柔顺性

在美国，BKT 产品有几种不同的品牌，包括巴西生命果柔丝顺发护理（Brazilian blowout）™、巴西莓专业平滑护理方案（Acai Professional Smoothing Solution）™、角蛋白顺滑护理疗法（Keratin Complex Smoothing Therapy）™、巴西角蛋白处理法（Brazilian Silk Keratin Treatment）™、风靡全球的角蛋白护发处理法（Global Keratin Complex Treatment）™和巴西莲娜角蛋白护理法（La Brasiliana Keratin Hair Treatment）。基本来看，上述品牌中都包含相同的主要成分：角蛋白和甲醛直发剂。甲醛的作用方式与其他直发剂不同，因为甲醛是一种不能直接产生直发效果的物质。甲醛可以在角蛋白分子之间发生交联作用。Simpson 和 Crawshaw 研究分析了羊毛角蛋白对甲醛的反应性[28]，发现甲醛会和基于角蛋白氨基酸、精氨酸、赖氨酸、酪氨酸、组氨酸、天冬氨酸和谷氨酸的酰胺衍生物形成交联。同样，BKT 产品中的甲醛有助于将头发中的角蛋白与外源性水解角蛋白交联起来。将水解角蛋白涂在头发上后，在甲醛和加热的作用下，渗透到发干中，并与头发中的角蛋白交联，最终使头发内的结构重组[29]。吹发和使用直发器时会在头发上产生热量，不仅可以增强交联，还可以增强拉直效果，抚平毛鳞片，提高头发的光泽度。头发中的角蛋白纤维重新排列后，头发会显得更亮、更有光泽了。

使用 BKT 处理法的过程中，首先用去残留型洗发水清洗头发。然用毛巾擦一下头发，使用刷子和梳子将 BKT 产品分段、分区域地涂抹在头发上。涂抹产品后，用气囊梳或圆鬃拉直头发并用吹风机吹干头发使之成型。使用温度达到 193～232℃的直发器每次处理 1.2～3.8 cm 长的头发，重复 15～20 次。上述过程可以将 BKT 产品渗透进头发中，过程中会释放出气化甲醛，眼睛、鼻腔和口咽会出现刺激感。一些沙龙会在操作过程中在消费者的口鼻处覆盖湿毛巾。用温水冲洗残留产品（但不要洗头），然后再吹干头发，本步为可选择步骤。一些沙龙建议使用 BKT 处理法之后 3 天再洗头。

随着时间的流逝，洗发会逐渐洗掉 BKT 产品，通常在 10～12 周内，头发本身的且牢固的角蛋白键开始占主导地位。因此，BKT 处理法是一种临时性护理方法，直发效果的维持时间比传统直发剂的较短，但是对头发造成的伤害也较小。因此，BKT 处理法可用于经历过拉直或染色的头发，例如本例患者[30]。可以在进行 BKT 处理法之前或完成至少 2 周之后染发[31]。所有想使用 BKT 处理法的人应该注意，尽管公司声称 BKT 产品可以渗透进发干并强化发干，但没有研究证实这一点[30, 31]。实际上，BKT 处理法可能会损坏头发，因为在操作过程中会使用吹风机和直发器拉直头发，造成高温损伤。此外，甲醛是一种疑似致癌物，可能会引起刺激性皮炎或过敏性接触性皮炎[32, 33]。

BKT 公司还销售无硫酸盐和无钠的洗发水和护发素，用于角蛋白处理后。公司声称，硫酸盐和钠会剥夺头发中的角蛋白，使头发干燥并缩短 BKT 处理法的维持时间[34]。但是，没有证据表明洗发水和护发素中的表面活性剂和钠会使角蛋白中的化学键发生还原反应，从而导致 BKT 产品脱失。建议本例患者使用保湿型洗发水和护发素，例如针对受损发质或染色过头发的洗发水和护发素。

四、案例 4："我的女儿有头皮屑，还一直挠头皮。"

本案例中讲述了一名 9 岁的非洲裔美国女孩的经历，主诉过去两个月以来头皮发痒，头皮屑增多。女孩经常编辫子。最近去美发沙龙时，美发师表示她的头皮屑增多并且头皮变敏感了，建议女孩母亲带她去看皮肤科。女孩头发干燥，每 2 周用保湿型洗发水洗一次头发。母亲报告说，女孩过去从未出现过类似不适，也没有银屑病、湿疹或任何头皮疾病的病史。

头皮临床检查显示头皮上出现红斑、轮廓不清的斑块，存在油腻、细小、疏松的鳞屑。无脱发迹象。头发牵拉测试阴性。皮肤刮屑试验的显微镜分析显示没有真菌感染迹象。

根据患者症状，诊断女孩患有脂溢性皮炎。

皮肤科医生对治疗本例的脂溢性皮炎有什么建议？

当治疗非洲裔的脂溢性皮炎时，必须考虑患者的洗发频率和头发保湿情况（见表 7.3）。如果美国非洲裔儿童的头皮出现新发瘙痒和头皮屑增多症状时，首先应该排除头癣。通过临床中的病原学诊断，即真菌培养及氢氧化钾（KOH）镜检排除了头癣，就可以诊断为脂溢性皮炎。脂溢性皮炎常见于清洗不当或清洗频率较低时，导致头皮上的皮脂积聚[33, 35]。头皮上的马拉色菌以皮脂为食，过度增殖，马拉色菌通过释放脂酶分解皮脂中的甘油三酯，引发了甘油三酯的水解，使其产生不饱和脂肪酸，破坏了头皮屏障，最终引起脂溢性皮炎。保持某些发型（例如编成辫子）会使洗发次数减少，导致脂溢性皮炎的发病风险增加[36]。

表 7.3　针对案例 4 提出的建议摘要

①尽可能频繁地洗头。

②每周使用一次含处方成分的酮康唑洗发水或每 3 天使用一次添加有吡啶硫酮锌（吡硫锌）的洗发水。

③洗发两次，先使用医用洗发水，让洗发水在头皮上停留一段时间，然后再用保湿型洗发水清洗干净头发。

④为了让头发能保持水分，可以使用去屑护发素或添加有吡啶硫酮锌的洗发水。

⑤在两次洗发之间，在有症状的区域局部涂抹乳液状、霜状、泡沫状或凝胶状的抗真菌性药物。

⑥如果头皮有瘙痒或发炎症状，建议在两次洗发之间局部使用皮质激素。

⑦继续使用去屑洗发水和护发素。

非洲裔人的头发比白种人或亚洲人的头发更脆弱，更需要补水保湿[37]。选择合适的治疗脂溢性皮炎的方法具有挑战性。许多治疗性洗发水都会使头皮变干燥，但是增加头皮水分又会促进马拉色菌的生长，导致病情恶化。通常，鼓励脂溢性皮炎患者每天洗发。由于脂溢性皮炎患者很少洗发，最好的治疗建议包括每周使用一次含处方成分的酮康唑洗发水，或使用添加有吡啶硫酮锌的洗发水，每周最多不超过3次[38]。

酮康唑与角质细胞和表面脂质结合，在洗发后仍可保留在头皮上，提供保湿作用，达到治疗目的[39]。经常用洗发水洗发可有效去除头皮脂质，并在头皮上沉积有效治疗成分。最初，可以使用添加有中强度中效（mid-potency）皮质类固醇的药剂代替日常洗涤用品，帮助缓解炎症和瘙痒。药剂可以呈凝胶状、油状、乳液状或泡沫状，应根据患者的头发类型和偏好选择。例如，某些凝胶类产品可用做头发定型产品。大多数药剂产品每天可以使用一次或两次，添加有 Derma-Smoothe /FS® 的头皮按摩油可以每周使用一次，在洗发之前使用，帮助去除头皮屑，同时使药物渗入头皮。因此，不经常洗发的患者可能选择使用添加了 Derma-Smoothe / FS® 的头皮按摩油进行治疗。另外，免洗的局部抗真菌产品（例如磺胺醋酰胺、酮康唑、煤焦油和环吡酮）也可以做成洗剂、霜剂、泡沫状或凝胶状。治疗目的是一旦病情得到初步控制，就应停用局部类固醇。

酮康唑洗剂是一种有效的清洁剂，但会使头发变干燥。如果患者头发干燥，应仅使用酮康唑洗剂清洁头皮，而其余头发可以使用保湿型洗发水和冲洗型护发素进行清洁。由于护发素可以洗净治疗性洗剂中的活性成分，建议使用去屑型护发素。治疗用护发素中通常包含具有保湿作用的硅酮和锌基治疗剂，例如吡啶硫酮锌，同时也是一种强效抗真菌剂[40]。强效吡啶硫酮锌治疗配方可减少洗发水中表面活性剂的刺激性，兼有强效保湿作用，避免过度摩擦而引发的头发断裂[41]。

脂溢性皮炎常会复发发作，患者会感到很沮丧。因此，为建立一套舒适的头发护理程序，提高依从性，同时避免疾病复发。因此，许多和皮肤病医生首选的长期治疗药剂是优化的去屑洗发水和护发素，同时具有美容和治疗作用[40]。如果头发干燥，则可以每周使用一次酮康唑洗剂，每两周预防性地使用一次环丙沙星洗剂，在发干上应使用非药物用洗发水[42, 43]；上述方法为不经常洗发患者的首选治疗方法。

五、案例 5：“我使用的非处方去屑洗发水对头皮屑没有帮助。”

本案例中讲述了一名 30 岁的白人女性 Fitzpatrick 的经历，其皮肤分型为 2 型，有一头红色卷发，主诉过去一个月以来头皮发痒，头皮屑增多。她每天都使用去屑洗发水和护发素洗发，但症状没有缓解；还会使用定型凝胶和摩洛哥精油来护理卷发。患者有轻度斑块状银屑病的病史，膝部和肘部常会受累，但既往没有头皮受累症状。患者的银屑病已经一年多没有发作了，目前没有服用任何药物。

头皮的临床检查显示头顶部和枕部存在边界清晰的红色斑块，表面被覆有较厚的鳞屑。没有脱发或头发断裂迹象。头发牵拉测试为阴性。进一步检查面部、手臂、腿部、躯干和背部，没有发现其他任何皮肤症状。

皮肤科医生应建议采取哪些治疗措施减轻该患者的症状？

本案例中的患者可能患有头皮型银屑病。脂溢性皮炎和银屑病的表现相似，可能难以区分。斑块位置和物理特征可帮助区分头皮型银屑病和脂溢性皮炎。银屑病常会累积其他身体部位，例如膝盖和肘部。患者头皮上的斑块是红斑，界限分明，表面被覆有较厚的鳞屑。相比之下，脂溢性皮炎的斑块界限不那么清晰，皮损被覆的鳞屑较薄。

头皮型银屑病的治疗方法类似于脂溢性皮炎，但需要使用更强效的药物，用药频率也更高。应开始使用强效局部皮质类固醇激素。医生应给此开患者药用油，患者每天洗头，并用药用油打理头发。可以使用一下洗剂洗发，包括处方剂量的酮康唑洗剂、含焦油或含锌的洗剂、含皮质类固醇的洗剂。有些患者可能喜欢时常更换洗发水，因为每种洗发水可以提供不同的治疗效果和美容效果。症状得到改善之后，则应该逐渐减少使用皮质类固醇，转而使用抗真菌洗发水和（或）卡泊三烯头皮洗剂继续治疗。患者也可以每周使用一次或两次添加有 Derma-Smoothe /FS® 的头皮按摩油治疗斑块表面的较厚鳞屑。添加有 Derma-Smoothe /FS® 的头皮按摩油有助于去除鳞屑，提高药物渗透性。对于顽固性银屑病或严重银屑病，可以考虑使用皮质类固醇（例如甲氨蝶呤和环孢霉素），在头皮局部使用或全身应用，局部应用是指在头皮受累部位注射 5 ～ 10 mg / ml 皮质类固醇。

六、案例 6：使用了很多护发素和免洗护发膏，头发还是很乱且难以梳理。

本案例中讲述了一名 42 岁的白人女性的经历，该女性的头发很细，主诉头发外观黯淡无光泽，"很难梳理"。患者每周会使用 3 次发膜，发膜用完后再洗发，平常会使用染发后专用的洗发水和护发素洗发。洗发后，会在湿发上涂上手掌大小量的免洗护发膏。尽管使用了很多护发素和免洗护发膏，但头发还是很乱且难以梳理。

皮肤科医生应该给予患者怎样的建议？

女性经常出现头发纠缠在一起、头发干枯且很难梳理的问题。讽刺的是，越来越多的患者尝试通过深层护发素和免洗护发素来"治疗"干枯头发，但是症状却变得更糟；因为过度使用护发素会导致头皮和头发上沉积和堆积更多的残留物。残留物基本上由聚合物、阳离子表面活性剂，阴离子表面活性剂以及护发素中的硅酮组成，甚至可能包含金属。不溶性产物沉积在毛鳞片下方的毛干上从而抬起鳞片，引起发梢分叉卷曲、头发缠结。

该女性患者最好选择使用抗残留洗发水。含有月桂醇聚醚类物质（laureth ammonium）的去残留洗发水可有效清除残留在头皮和头发上的残留物，去残留洗发水是一种极好的清洁剂，但会使头发变干燥。因此，洗发后应使用保湿型清洗类护发素，最好选择含有水解氨基酸、硅酮和植物油的护发素。根据需要，去残留洗发水可以每周使用一次或两次。染发或漂发过的头发和某些种族的人的头发在使用去残留洗发水之后，特别容易发生过度干枯和脱发，建议使用添加有温和表面活性剂且没有添加护发成分的洗发水。例如，建议使用含有两性表面活性剂且 pH 值约为 7.0 的婴儿洗发水 [4]。婴儿洗发水相对呈碱性（与头发的 pH 值为 3.67 相比），可以轻柔地打开毛小皮，以去除发干上的残留物。通常，婴儿洗发水不包含保湿成分，经化学处理过的头发也不应经常使用。

医生还应指导患者选择合适的药物柔顺剂。使用正确的赋形剂不仅有助于达到明显的护理效果，还可以避免患者头发上堆积过多的物质或者过黏。在理想情况下，免洗型产品会快速干燥，在头皮和头发上留下的残留量可忽略不计，提高头发的可管理性和柔顺感。霜状和膏状产品通常太厚重，会留下明显的残留物。凝胶状产品会让头发变得又硬又黏。推荐的柔顺剂包括水溶性酒精溶液、一些油类和泡沫。由酒精和水溶助长剂（即保湿剂）配制成的水溶性酒精溶液，可以使洗发产品快速干燥，可将头皮和发干上的皮脂重新均匀分布，提高头发的可管理性以及柔顺度[44]。油剂，尤其是混入挥发性硅酮的油剂，可以提供轻盈的涂抹感。含有肉豆蔻酸异丙酯和己二酸二异丙酯的"干性油"，使用时不会有油腻感[44]。另一种赋形剂是速断泡沫（quick-breaking foams），可以将护发成分均匀涂抹在头发上，并不会导致过多堆积。初次使用时，泡沫会稍微润湿头发。随着溶剂的蒸发和挥发剂的消失，头发触感会变柔顺[44]。头发产品的赋形剂种类很多，选择了正确的赋形剂、正确的护发产品有助于理顺头发并达到想要的发型。

参考文献

[1] US Food & Drug Administration(FDA). Cosmetics. Labeling Regulations [Internet]. Washington DC: US Food & Drug Administration; 2015. Available from http: //www.fda .gov/Cosmetics/Labeling/Regulations(accessed September 1, 2015).

[2] Trüeb RM. Shampoo. Ther Umsch. 2002; 59(5): 256-61.

[3] Trüeb RM. Shampoos: Composition and clinical applications. Hautarzt. 1998; 49(12): 895-901.

[4] Dias, MFRG. Hair cosmetics: An overview. Int J Trichology. 2015; 7(1): 2-15.

[5] Lee WS. Photoaggravation of hair aging. Int J Trichology. 2009; 1(2): 94-9.

[6] Tilou R. Restoring essential hair fifiber with quaternized 18-MEA. Cosm Toil. 2011; 1-2.

[7] Robbins CR. Chemical and Physical Behavior of Human Hair. 5th ed. Berlin, Heidelberg, New York: Springer-Verlag. 2012.

[8] Ruetsch SB, Kamach Y, Weigmann HD. Photodegradation of human hair: an SEM study. J Cosmet Sci. 2000; 51: 103-25.

[9] Draelos Z. Cosmetic-induced hair loss. In: Hair Care: An Illustrated Dermatologic. Oxfordshire: Taylor & Francis Group. 2005; 189-200.

[10] Syed A, Ayoub H. Correlating porosity and tensile strength of chemically modified hair. Cosm Toil. 2002; 1117(11): 57-64.

[11] Berthiaume M, Merrififield J, Riccio D. Effects of silicone pretreatment on oxidative hair damage. J Soc Cosmet Chem. 1995; 46: 231-45.

[12] Reeth I, Caprasse V, Postiaux S, te al. Hair shine: Correlation instrumental and visual methods for measuring the effects of silicones. IFSCC. 2001; 4: 21-6.

[13] Starch M. Screening silicones for hair luster. Cosm Toil. 1999; 114: 56-60.

[14] Eginli A, McMichael A. Summer break: Hair breakage following the summer season. Dermatologist. 2015; 23(9): 40-1.

[15] Johnson BK, Quackenbush KM, Swanton BJ. Silicones for hair strengthening. Cosm Toil. March 2007; 1-5.

[16] Syed AN. Non-formaldehyde Based Smoothening Treatments. 2012: Melrose Park, IL. Available from http: //www.midwestscc.org/blog2/wp-content/uploads/presentations /Teamworks2012NonFormaldehydeSmoothing.pdf(accessed September 1, 2015).

[17] Maneli MH, Smith P, Khumalo NP. Elevated formaldehyde concentration in "Brazilian

keratin type" hair-straightening products: A cross-sectional study. J Am Acad Dermatol.2014; 70(2): 276-80.

[18] Marsh GM, Morfeld P, Collins JJ, et al. Issues of methods and interpretation in the National Cancer Institute formaldehyde cohort study. J Occup Med Toxicol. 2014; 16: 9, 22.

[19] Shetty VH, Shetty NJ, Nair DG. Chemical hair relaxers have adverse effects: A myth or reality. Int J Trichol. 2013; 5(1): 23-8.

[20] Weathersby C, McMichael A. Brazilian keratin hair treatment: a review. J Cosmet Dermatol. 2013; 12(2): 144-8.

[21] Galiotte MP, Kohler P, Mussi G et al. Assessment of occupational genotoxic risk among Brazilian hairdressers. Ann Occup Hyg. 2008; 52(7): 645-51.

[22] Pierce JS. Characterization of formaldehyde exposure resulting from the use of four professional hair straightening products. J Occup Environ Hyg. 2011; 8: 686-99.

[23] National Toxicology Program, US Department of Health and Human Services. 13th Report on Carcinogens. 2010: Washington DC. Available from https: //ntp.niehs.nih.gov/ntp/roc/twelfth/2009/november/formaldehyde_bd_fifinal.pdf(accessed January 19, 2016).

[24] Ag ê ncia Nacional de Vigilância Sanit á ria(ANVISA). Legislaçã o Mercosul. Available from http: //portal.anvisa.gov.br/alisantes.

[25] Occupational and Safety Health Administration(OSHA), US Department of Labor. Hair Salons: Facts about Formaldehyde in Hair Smoothing Products. Washington DC: US Department of Labor, Occupational and Safety Health Administration;

[26] Available from http: //www.osha.gov/SLTC/hairsalons /index.html(accessed September 1, 2015).

[27] Government of Canada. Healthy Canadians. Brazilian Blowout Solution Contains Formaldehyde: Update [Internet]. Available from http: //www.healthycanadians.gc.ca/recall-alert-rappel-avis /hc-sc/2010/13445 α -eng.php(accessed September 1, 2015).

[28] European Scientifific Committee on Consumer Safety. Methylene glycol in hair straighteners. 2012: Brussels. 1-14. Available from http: //ec.europa.eu/health/scientifific_committees / docs/citizens_methylene_glycol_en.pdf(accessed September 1, 2015).

[29] Simpson WS, Crawshaw G. Wool: Science and Technology. Cambridge: Woodhead. 2002.

[30] Drahl C. Hair straighteners [Internet]. Chemical & Engineering News. 2010. Available from http: //cen.acs.org/articles/88/i45/Hair-Straighteners.html(accessed September 1, 2015).

[31] Keratin Complex. Smoothening therapy [Internet]. Keratin Complex ™ . Available from http: //www.keratincomplex.com/smoothing-therapy-faq.htm(accessed September 1, 2015).

[32] Brazilian Blowout. FAQ [Internet]. Available from https: //www .brazilianblowout.com/about-faqs(accessed September 1, 2015).

[33] Pierce JS, Abelmann A, Spicer LJ, et al. Characterization of formaldehyde exposure

resulting from the use of four professional hair straightening products. J Occup Environ Hyg. 2001; 8: 686–99.

[34] Lerberghe LV, Baeck M. A case of acute contact dermatitis induced by formaldehyde in hair–straightening products. Contact Dermatitis. 2014; 70(6): 384–6.

[35] Brazilian Blowout. Anti–frizz aftercare & styling products[Internet]. Available from http: // www.brazilianblowout.com/products–aftercare(accessed September 1, 2015).

[36] Schwartz J, Cardin C, Dawson T, Jr. Dandruff and seborrheic dermatitis. In: Barran R, Maibach H, editors. Textbook of Cosmetic Dermatology. 3rd ed. New York: Taylor & Francis Group, 2005; 259–72.

[37] Roseborough IE, McMichael AJ. Hair care practices in African–American patients. Semin Cutan Med Surg. 2009; 28(2): 103–8.

[38] Franbourg A, Hallegot P, Baltenneck F et al. Current research on ethnic hair. J Am Acad Dermatol. 2003; 48: 115–9.

[39] Cheng G. Sensitive and simultaneous quantifification of zinc pyrithione and climbazole deposition from anti–dandruff shampoos onto human scalp. J Chromatogr B Analyt Technol Biomed Life Sci. 2015; 1003: 22–6.

[40] Harris R, Jones HE, Artis WM. Orally administered ketoconazole: Route of delivery to the human stratum corneum. Antimicrob Agents Chemother. 1983; 24(6): 876–82.

[41] Draelos ZD, Kenneally DC, Hodges LT, et al. A comparison of hair quality and cosmetic acceptance following the use of two anti–dandruff shampoos. J Investig Dermatol Symp Proc. 2005; 10(3): 201–4.

[42] Warren R, Schwartz J, Sanders L, Juneja P. Attenuation of surfactant–induced interleukin 1a expression by zinc pyrithione. Exog Dermatol. 2003; 2: 23–7.

[43] Peter RU, Richarz–Barthauer U. Successful treatment and prophylaxis of scalp seborrheic dermatitis and dandruff with 2% ketoconazole shampoo: Results of a multicenter, double–blind, placebo–controlled trail. Br J Dermatol. 1995; 132(3): 441–5.

[44] Shuster S, Meynadier J, Kerl H, et al. Treatment and prophylaxis of seborrheic dermatitis of the scalp with antipityrosporal 1% ciclopirox shampoo. Arch Dermatol. 2005; 141(1): 47–52.

[45] Rigano L. Strategies for hair repair, strengthening and growth. Cosm Toil. June 2014; 129(5): 51–6.

第八章　头皮屑和脂溢性皮炎：医用洗发水的使用

Janet G. Hickman

要点

- 头皮屑是人体头部表皮细胞新陈代谢后自然脱落的产物。
- 头皮屑和脂溢性皮炎具有相同的病理生理学，不过头皮炎症的发病位置不同以及严重程度不同而已。
- 头皮屑的出现与以下致病因素有关，包括遗传倾向、环境因素、炎症疾病和马拉色菌感染。
- 大多数治疗以针对马拉色菌的抗真菌活性为基础。
- 治疗需遵从个性化治疗原则，并要考虑到疾病的严重程度、瘙痒程度、发型和费用。

第一节　引　言

头皮屑是最常见的头皮疾病之一，患者经常会去寻求和购买非处方药洗发水。截至2014年5月的12个月中，美国去屑型产品的销售总额为5.822亿美元，每年增长约1%。然而，科学界最近才将注意力集中在头皮屑的原因和治疗上[1]。

第二节　临床特征

一、定义

头皮屑是人体头部表皮细胞新陈代谢后自然脱落的产物。头皮脱落的上皮细胞主要来源于复层鳞状上皮，头皮上死亡的角质层细胞不断地从皮肤表面剥离脱落形成头皮屑。据估计，每个人一年脱落下来的角化细胞大约为4 kg。使用 Bloodhound 系统可以从正常头皮上发现脱落的头皮屑，而我们肉眼通常只在头皮屑比较大或是聚集、附着在头发上和衣服上时才会注意到。头部脂溢性皮炎症状包括脱屑、红斑和头皮炎症，通常还伴有瘙痒症状。由于头皮屑和脂溢性皮炎具有相同的病理生理学，头皮屑过度增多时就应该考虑脂溢性皮炎，炎症的严重程度从不明显的轻度到严重的重度[2]。

二、临床表现

症状较轻时，头皮屑在头皮毛囊孔处出现呈出小片状。症状较重时，头皮屑薄片会出现更多头皮上，体积更大并聚集成块（见图 8.1 和 8.2）。症状最严重时，头皮屑会在整个头皮表面形成一层致密的垫子。

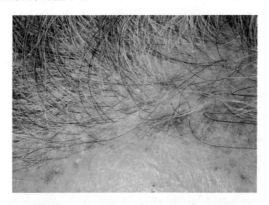

图 8.1　发际线处存在中等严重程度的头皮屑

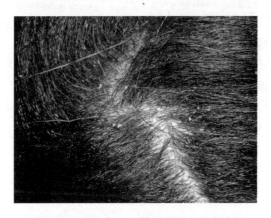

图 8.1　头皮上存在中等严重程度的头皮屑

临床上典型的脂溢性皮炎，潮红斑片上面覆盖有鳞屑，伴随红斑和浆液渗出。脂溢性皮炎通常还会发生在其他有毛发的皮肤区域或油性皮肤区域，例如眉毛、鬓角、胡须附着处，以及鼻翼、鼻唇沟、耳后、眉间折痕和胸骨处（见图 8.3）。另外，还会出现在成年人的腋窝和褶皱处，以及婴儿尿布区域。

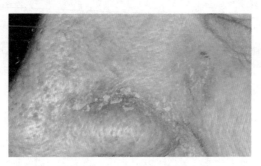

图 8.3　脂溢性皮炎累及鼻翼皱褶处

脂溢性皮炎患者通常报告有类似问题的阳性家族史，提示有遗传倾向。脂溢性皮炎通常会终生反复发作，但疾病的活动性呈波动状态。婴儿患有脂溢性皮炎时，表现为"摇篮帽"症状，即头皮顶部较厚的油性片状脱落物，儿童期出现缓解，青少年期出现复发，此后生活中出现间歇性症状[3]。一些研究表明，老年时脂溢性皮炎活动性又增加了[4]。病情加剧因素包括张力、应激水平、温度和湿度。

脂溢性皮炎可能会导致色素减退或炎症后色素沉着，色素沉着性皮肤（pigmented skin）上尤其容易发生显著的色素变化。脂溢性皮炎主要症状是瘙痒，瘙痒程度与皮屑剥落程度没有直接关系。

头皮上的头皮屑常常分布不均匀。微环境因素会影响头皮屑的分布。因此，头皮褶皱处、帽檐压痕处、眼镜压痕处，以及扎成的马尾辫或麻花辫以下的头皮区域，更容易出现头皮屑。护发程序的突然变化会影响头皮屑疾病程度，例如在突发疾病、脑卒中、手臂或手部受伤而阻碍洗发时。水垢甚至有微小的减少，使用优势手洗发和梳发时可以更有效地机械去除头皮屑，因此优势手一侧头皮上的头皮屑会更少。

头皮屑过多的患者报告称生活质量因此受到影响，例如会感到尴尬、不适、沮丧，并且在选择发型和衣服时会受到限制，甚至还会导致工作歧视等[5, 6]。

头皮疾病的严重程度往往会与患者对疾病的认识之间存在差异。在一项研究中，要求受试者接受头皮分级检查之前，先自我评估自己的头皮状态，结果显示自我报告的头皮状态与直接检查所得的头皮等级之间存在巨大差异。在一定程度上可以解释为在某些文化背景下患者不愿承认有"头皮屑"这个事实。患者更容易使用"头皮干燥"一词，正如研究表明所示，头皮皮脂增多是导致头皮屑过度的病因之一，而不是头皮皮脂减少。

三、组织病理学

头皮活检显示表皮增生、角化不全和血管周围有白细胞轻度浸润[7]（见图8.4），共聚焦显微镜检查显示马拉色菌存在于毛囊漏斗部位[8]。

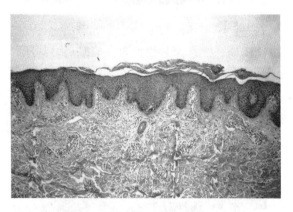

图 8.4　脂溢性皮炎的组织学表现

四、患病率

头皮屑的患病率随人群洗发习惯的不同而变化。据估计，以前大约50%的人群会在生命中的某个阶段出现头皮屑，其中2%～5%的人是脂溢性皮炎发作[9]。非洲裔美国人的头皮屑患病率较高，尤其是女性非洲裔美国人，与非洲裔美国人为保持某些发型导致平均洗发频率较低有一定关系。有一个研究共对 1408 名成年人和青少年人进行了群体筛查，研究人群分别是来自明尼苏达州、佐治亚州的白种人，非洲裔美国人以及中国人。非洲裔美国人中头皮屑的患病率是 81%～95%，白种人的患病率为 66%～82%，中国人的患病率是 30%～42%。研究显示，在美国人中，洗发频率越高，头皮屑患病率则越低。尽管中国人的洗发频率较低，但使用去屑型洗发水的比例更高，为 40%～52%，而在美国人中这一比例仅为 10%～20%。因此从总体水平上看，中国人的头皮屑患病率较低[9, 10]。

五、与系统性疾病的关系

脂溢性皮炎恶化是帕金森病及相关神经系统疾病的早期症状和突出症状[11, 12]。同样，卒中患者的脂溢性皮炎患病率也会增加。导致脂溢性皮炎与系统性疾病之间关联的原因尚不清楚，尽管存在一些假设，推测可能的原因包括面部肌肉不活跃，无法去除面部汗液和皮脂，或是皮脂分泌出现变化[13, 14]。一项针对脂溢性皮炎患者的实验室研究发现，与没有的脂溢性皮炎其他患者相比，有脂溢性皮炎的帕金森患者体表的马拉色菌密度更高，体外脂肪酶和磷脂酶活性也更高[15]。

脂溢性皮炎是人类免疫缺陷病毒（HIV）感染者中最早出现且最常见的皮肤表现之一[16]。据报道，HIV 感染者的脂溢性皮炎病情比免疫功能正常人群的更为严重，波及范围更广泛，红斑和丘疹也更多[17]。脂溢性皮炎症状严重是提示应早期进行 HIV 检测的一个重要指标[18—20]。艾滋病患者中脂溢性皮炎的患病率增加，皮肤上会检查出丰富的马拉色菌，患者口服或外用酮康唑治疗之后临床症状会得到改善，也是支持马拉色菌会导致脂溢性皮炎发病的早期观察证据[21—23]。

六、鉴别诊断

以下几种疾病也会导致头皮剥落或结垢。

1. 银屑病

头皮型银屑病的典型特征是边界清楚的红斑，上面覆盖有灰白色厚鳞屑。通过观察身体其他部位的银屑病斑块或典型指甲症状，帮助诊断。头皮屑和脂溢性皮炎的治疗方案也是头皮型银屑病的一线治疗方案。

2. 刺激性皮炎

头皮刺激性皮炎头皮有较薄的干燥且龟裂鳞片脱落，并伴有刺痛感、灼烧感、紧绷感或瘙痒症状。通常是使用了含有强效表面活性剂的洗发水或是为头发造型进行的化学处理破坏了头皮屏障所致。特应性皮炎患者大多有皮肤屏障功能缺陷。

3. 头癣

头癣尤其是断发毛癣菌感染的症状多与头皮屑或脂溢性皮炎的症状相似。怀疑患有头癣时，应先采集毛发并培养，添加氢氧化钾（KOH）溶液，在显微镜检查真菌。先兆性症状包括青春期前儿童出现的"头皮屑"，受累区域的头发折断或头发脱落、颈部淋巴结肿大或耳后淋巴结肿大。

4. 石棉状糠疹

石棉状糠疹的表现为大量鳞屑堆积在头干上而成大片厚痂，头顶处症状最明显。石棉状糠疹可能是银屑病或脂溢性皮炎的一种变形或前兆。最初的治疗重点是使用角质溶解剂软化和去除头皮结垢。

5. 肉眼可见的银白色头皮

这是一种主要见于老年人的疾病，症状通常包括后侧头皮上出现的红斑和干性银色鳞屑。本病的鳞屑比银屑病的鳞屑更细、更紧密地附着在头皮上。常伴有瘙痒症状，疾病很难治疗。

6. 其他疾病

头皮脱屑还可能出现在其他罕见疾病中，例如鱼鳞癣、毛发红糠疹、锌缺乏症、朗格汉斯细胞组织细胞增生症和湿疹血小板减少伴免疫缺陷综合征（Wiskott–Aldrich syndrome）[24]。

第三节　头皮屑人类学

人类水生进化论假说也许可以用来解释头皮屑在人类进化发展中的作用，但是当前的人类学家并不认可这一理论。人类水生进化论假说认为，进化到智人之前，水栖猿类祖先适应了温暖的水生环境，并且其中一些适应至今仍然存在。例如，现代人类有厚厚的皮下脂肪、体毛退化、后肢伸展且能自主呼吸，以及婴幼儿的潜水反射和天生的游泳能力。ω–3 脂肪酸可以促进人类和猿猴大脑健康发育，而 ω–3 脂肪酸大量存在于"鱼油"之中，也证实了人类水生进化论假说[25–28]。

人类水生进化论假说指出在皮肤病学方面，头发和皮脂腺的分布让人类身体更像流线型，有助于在水中游动。因此，雄性型秃顶以及鼻子、耳朵和胸部毛发的减少，皮脂腺在头皮、前额、鼻部和肩部集中生长，都是为了适应游泳。根据人类水生进化论假说，头发根部单个毛鳞片呈一定角度生长，呈"伞状"生长，从而降低抗水性。马拉色菌定植于头皮，分泌一种弱紫外线（UV）保护剂 β – 咔啉生物碱（pityriacitrin），可能对水生类人猿祖先具有保护作用[29–31]。

第四节　头皮屑产生原因

几个世纪以来，头皮屑产生原因众说纷纭。希腊的 Galen 和 Celsus 争论头皮屑的性质是干燥性的还是渗出性的。在 19 世纪，Hebra 认为头皮屑过多与皮脂腺疾病有关。在 19 世纪末，Rivolta、Malassez[32] 和 Sabouraud 提出头皮上的一种瓶状真菌（后来称为卵圆形糠秕孢子菌）是引发头皮屑增多的原因。但是，上述解释存在疑问，因为在正常头皮上也会发现卵圆形糠秕孢子菌[33]。到 20 世纪中叶，有人提出头皮屑的过度增殖与头皮真菌定植无关[34, 35]。口服酮康唑可有效减少脂溢性皮炎，由此人们又重新考虑了头皮真菌定植与头皮屑增多之间的关系[16, 36, 37]。如今，随着更有效的抗真菌剂的出现和更精确的微生物检测技术的发展，可以进一步了解真菌定植对头皮屑形成和脂溢性皮炎的作用。

一、马拉色菌

马拉色菌（又称糠秕孢子菌）是人体皮肤表面正常菌群之一，需要脂质才能生长，常存在于人体油脂分泌丰富旺盛的部位，尤其是在胸部、背部、面部的皮肤表面以及头皮上。头皮上的真菌定殖也会发生在婴儿期，与婴幼儿头皮出现"摇篮帽"即脂溢性皮炎有关[38, 39]。在显微镜下以 KOH 染色观察头皮切片，显示在马拉色菌增殖以及假菌丝出现，糠秕马拉色菌（*Malassezia furfur*）和其他马拉色菌物种可能是花斑癣的致病菌。将头皮屑或脂溢性皮炎皮损处的马拉色菌只有使用特定染色方法才能组织固定在切片上方便观察，使用福尔马林作为组织"固定"药液，在新鲜切面上使用过碘酸雪夫染色（periodic acid–Schiff，PAS）或是瑞氏吉姆萨、耐尔蓝、中性红染色液进行染色（见图 8.5）。头皮屑样品中不存在假菌丝[40]。培养脂依赖性真菌存在困难[41—43]，无法获得可用于正常观察的培养产物。

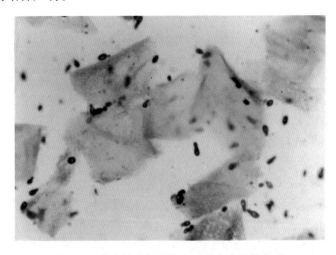

图 8.5 头皮屑耐尔蓝染色显示存在马拉色菌

正常头皮和头皮屑过多的头皮中都存在马拉色菌，并且是头皮上数量最多的菌种。从头皮采样中发现，其他常见微生物是有氧球菌，特别是表皮葡萄球菌（*Staphylococcus epidermidis*）和痤疮丙酸杆菌（*Propionibacterium acnes*）[44, 45]。

细菌对头皮屑产生的作用可能微不足道，因为选择性抗真菌剂是最有效的治疗剂[46]。但是，少数患者对抗真菌洗发水无反应，常常会表现出特别严重的细菌定植。在这些情况下，细菌定植可能引起炎症。在特别严重的脂溢性皮炎中，继发性葡萄球菌感染可使头皮炎症更严重[44]。

通常，有头皮屑的头皮比没有头皮屑的头皮有更多的酵母菌[47]，但是相比酵母菌的数量和分布对头发疾病发病的影响，宿主对酵母菌的反应要重要。消除酵母菌就可以有效清除头皮屑，但是酵母菌重新定植后会再次出现头皮屑[48]。在幼儿时期，青春期之前很少有头皮屑，因为青春期之后头皮会产生皮脂，皮脂依赖性生物才得以生长[49]。

在早期文献中，糠秕孢子菌（*Pityrosporum*）从形态上可分为卵圆形糠秕孢子菌（*Pityrosporum ovale*）和正圆形糠秕孢子菌（*Pityrosporum orbiculae*）。如今，使用分子标记技术鉴定马拉色菌的菌属中至少有 14 种分型[50—53]：球形马拉色菌（*M. globosa*）、限制马拉色菌（*M.restricta*）、蛎壳马拉色菌（*M.obtusa*）、斯洛菲马拉色菌（*M.slooffiae*）、合轴马拉色菌（*M.sympodialis*）、糠秕马拉色菌（*M.furfur*）、纳娜马拉色菌（*M.nana*）、日本马拉色菌（*M.japonica*）、大和马拉色菌（*M.yamatoensis*）、厚皮马拉色菌（*M.pachydermati*）、马马拉色菌（*M.equi*）、皮肤马拉色菌（*M.dermatis*）、羊马拉色菌（*M.caprae*）和兔马拉色菌（*M.Cuniculi*）[3, 54—58]。每个菌属都有特定的生化特性和遗传特征。培养方法和分子技术均可以用于评估头皮上的微生物种群[55, 59]。在不同国家或不同抽样人群中，报告的菌属也各有不同；据报告，存在最普遍的菌属是限制马拉色菌和球形马拉色菌[60—63]。耐尔蓝染色患病头皮组织切片显示，其中主要的酵母菌属是瓶状酵母菌限制马拉色菌，有些切片显示存在球形马拉色菌。球形马拉色菌和限制马拉色菌的详细基因组分析表明，上述两种亚型在头皮屑过多头皮中占主导地位[64]。

二、炎症

马拉色菌如何引发炎症反应以及宿主敏感性的作用是目前研究的重点[65]。

1. 体液免疫

体液免疫不太可能是致病机制。马拉色菌感染后，免疫球蛋白 E（IgE）水平通常不会升高，总抗体水平也不会升高[2, 66]。一些研究者报告免疫球蛋白 G（IgG）水平有所升高，但其他研究者持反对意见[2, 67—69]。马拉色菌（卵圆形糠秕孢子菌，*Pityrosporum ovale*）临床分离株可以激活血清补体系统，证明为一种非特异性免疫应答机制[70—75]。

2. 先天免疫系统

马拉色菌激活 Toll 样受体（TLR）可能会通过先天免疫系统产生细胞因子。已经证实，TLR2 与嗜脂性酵母菌——糠秕马拉色菌（*M.furfur*）的反应有关，诱导产生高水平肿瘤坏死因子（TNF-α）、白介素 -6（IL-6）和白介素 -1b（IL-1b），而总酵母提取物并没有引起炎性细胞因子水平显著升高[76]。Baroni 等报道，人角质细胞感染糠秕马拉色菌会导致形成 TLR2、髓样分化因子 88（MyD88），抗菌肽（antimicrobial peptides）b-防御素 -2 和 3，还会引起白介素 8（IL-8）mRNA 表达[77]。抗 TLR2 中和抗体具有抑制作用。不同的马拉色菌菌种会诱导不同的细胞因子序列[78]；研究显示，球形马拉色菌（*M. globosa*）诱导产生白介素 -5（IL-5）、白介素 -10（IL-10）和白介素 -13（IL-13），限制马拉色菌（*M.restricta*）诱导产生白介素 -4（IL-4）[79]。头皮角质层的黏性胶带剥离法采样显示，头皮屑过多的头皮标本中的白介素 -1a（IL-1a）/ 白介素 -1（IL-1）受体拮抗剂（IL-1RA）和白介素 -8（IL-8）比正常头皮标本中的高 4 ～ 5 倍，在治疗之后水平就会恢复正常[7]。在一项双盲临床试验中，局部应用 TLR2 调节剂减少脂溢性皮炎复发[80]。

三、脂肪酶

马拉色菌感染可能会导致头皮屑增多和脂溢性皮炎，脂肪酶活性与致病机制有关[3]。马拉色菌缺乏脂肪酸合酶，因此依赖于脂质生长。球形马拉色菌的基因组分析（包括总基因测序）显示，预测有几个基因编码的脂肪酶具有比其他物种更高的细胞外脂肪酶活性[81—84]。类似地，限制马拉色菌会产生脂肪酶和磷脂酶[85]。

用人工皮脂培养的球形马拉色菌，随着甘油三酯的降解和游离脂肪酸的增加，脂质成分发生变化[86]。头皮屑过多的头皮上的皮脂显示存在高水平的游离不饱和脂肪酸；在使用抗菌洗发水之后，游离不饱和脂肪酸水平恢复正常。在豚鼠皮肤上增加酵母和皮脂样脂质，可以诱发头皮屑增多；已经证明与脂肪酶活性会产生油酸有关。痤疮丙酸杆菌

（*P.acnes*）也会产生脂肪酶，可从皮脂中分裂出游离脂肪酸[86]，在豚鼠模型中具有类似显现但作用较弱[87]。

在一项针对人体的研究中，应用7.5%油酸溶液在视觉上和超微结构上均能产生与头皮屑相同的剥落现象，但仅适用于先前具有头皮屑增多病史的受试者的头皮。无头皮屑增多病史的受试者对油酸的反应不同，强调了脂质和个体易感性在头皮屑生成方面的作用[88]。

四、过度增殖

目前，多种方法被用于研究头皮屑过多的患者头皮表皮增殖速率是否高于正常头皮。Kligman等[34]提出，头皮屑过多主要是由于头皮表皮过度增生所致。使用氚-标记胸腺嘧啶核苷和角质细胞计数可用于测定表皮增值速度。头皮屑过多的头皮和正常头皮之间，测量值有相当大的重叠，但是普遍认为细胞产生速率增加是有意义的。

Slife等对22名受试者的头皮角质层更新和表皮细胞增殖情况进行了研究[89]，其中11名患有中度至重度头皮屑增多，剩余11名为无头皮屑的正常人。两名头皮型银屑病患者作为阳性对照。使用丹磺酰氯对头皮组织进行荧光染色。通过观察头皮上染料的消失过程来测量头皮角质层更新情况。与预期结果一样，银屑病患者头皮上燃料消失很快（5天），但是头皮屑增多患者（12.9天）和无头皮屑患者（14.6天）头皮上燃料消失的平均时间没有统计学差异。在同一项研究中，将新鲜的头皮活检标本中掺入氚化胸腺嘧啶核苷，并记录植入表皮基底层的情况；所得结果相同，头皮屑增多患者和无头皮屑患者头皮的掺入量几乎相等，而银屑病患者的掺入量几乎增加了4倍。

目前认为头皮屑可能是一定程度的细胞更替增加所致的头皮脱屑，但是原发性细胞增过度生并不是主要致病因素。相反，任何细胞增殖增加都是炎症所致。有效治疗方法使用具有共同抗真菌活性又不会抑制细胞生长的多种活性成分。Marks等[90]研究发现，含有巯基吡啶氧化锌的洗发水可减少头皮屑，而头皮活检中的标记指数无显著差异。

五、头皮屑性质

从头皮表面脱落的单个角质细胞太小（直径约0.04 mm）是无法观察到的。只有当角质堆积成团块且足够大，就会形成脱落的头皮屑。Warner等[91]报道了使用透射电子显微镜观察胶带玻璃法获得头皮组织的结果，显示存在马拉色菌浸润、角化不全、角质细胞内脂滴、桥粒减少或不存在以及表皮卷曲相间错杂。许多角质细胞被厚厚的皮脂样细胞间脂质隔开。在头皮屑增多患者的头皮剥落不明显区域上，仍显示出类似的超微结构病理改变；但是使用胶带玻璃法从严重头皮屑增多患者的小腿上采样，结果显示正常。含有巯氧吡啶锌的洗发水可以使角质层正常化，减少头皮屑。头皮屑增多的头皮样品中存在桥粒减少或缺失，与腿部干燥皮肤采样结果（冬季干燥症）相反，角质细胞间桥粒降解减少以及在干燥角质层表皮下面的桥粒异常滞留会减少皮肤脱屑[92, 93]。最近一项研究[94]表示了不同观点，在头皮屑增多头皮的角质层样品中存在非周边的角质细胞间桥粒。

使用胶带玻璃法剥离头皮屑增多患者的头皮组织，显示表皮变化包括角蛋白明显减少[1, 10]和角质层终末分化[11]。此外，与正常头皮相比，神经酰胺和类鞘氨醇碱减少了[7]。

六、屏障功能

头皮屑增多的头皮上脂质成分和角蛋白成熟存在变化，并伴随屏障功能减弱。经皮水分流失增加，对组胺的敏感性增加，使用胶带玻璃法剥离的头皮组织显示角质层中组胺和血清白蛋白水平升高，提示存在屏障渗漏[7, 95—98]。据推测，头皮屏障受损会使头皮屑增多易感人群更容易出现马拉色菌代谢物引发的炎症[97]；屏障受损不可能完全解释头皮屑增多易感性的遗传差异，因为治疗之后屏障受损的标志物水平几乎会恢复正常[95, 98]。

第五节　治　疗

治疗头部脂溢性皮炎和头皮屑增多的产品包括除垢类、止痒类、抑制马拉色菌和减轻炎症类产品（见表8.1）。由于头部脂溢性皮炎和头皮屑增多都是需要长期治疗的慢性疾病，因此应该关注产品的安全性、美容可接受性和易用性。

表 8.1　头皮屑和脂溢性皮炎的治疗

一般说明
在发型和头发健康许可的情况下，尽可能频繁地洗发（如果可能，每天洗发一次）。 按照标签上标注的洗发水停留时间的说明使用洗发水。 避免使用油腻的头发产品或润发油。 注意洗发方法以及洗发水留在头皮上的时间。
一线治疗洗发水
非处方抗菌洗发水
酮康唑 1% 吡啶硫酮锌（ZPT）0.3%～2% 二硫化硒 0.6%～1% 煤焦油 0.5%～5% 硫 2%～5% 茶树油
处方抗菌洗发水
酮康唑 2% 二硫化硒 2.5% 环吡酮胺 1%
对于较厚头皮屑，请添加
角质溶解剂 水杨酸洗发水 乙醇酸洗发水 10%尿素洗发水 P＆S液®并使用浴帽防止液体流出
对于更严重的瘙痒，请添加
止痒成分

添加薄荷醇进洗发水
添加薄荷醇进头皮液剂
添加其他类别成分的名称

对于更严重病情或不能频繁洗发，请添加

抗菌外用药

2%酮康唑　乳霜、凝胶

0.77%环吡酮胺　乳膏、凝胶、外用混悬剂

10%磺胺醋酰胺　乳霜、泡沫剂、凝胶、洗剂

磺胺醋酰胺/硫悬浮剂　乳霜、乳液、凝胶、洗剂

对于更严重的炎症，请添加

抗炎药

外用皮质类固醇

非处方药

1%氢化可的松　头皮液、霜剂、乳液、软膏

处方药（多种选择，如下所示）

第六类：低效药

0.01%醋酸氟轻松　局部用油、溶液、软膏

第五类：中效/低效药

0.05%阿氯米松　软膏

0.1%丁酸氢化可的松　溶液

0.1%戊酸倍他米松　霜剂、乳液、软膏

0.01%氟氢松　洗发水

第四类：中效药

0.1%糠酸曲安西龙　乳液

0.0147%醋酸去炎松　喷雾剂

第三类：高效/中效药

0.12%戊酸倍他米松　泡沫

第二类：高效药

0.05%二丙酸倍他米松　软膏、凝胶、洗剂

第一类：最强效药

0.05%氯倍他索　洗发水、乳液、喷雾剂、溶液、泡沫

非甾体处方

钙调神经磷酸酶抑制剂（药品核准标示外使用）

0.03%，0.1%他克莫司 软膏

1%吡美莫司 霜剂

Promiseb 局部用乳膏

一、历史

长期以来，人类一直在寻求治疗头皮屑的方法。根据 Teresi 在其著作《失落的发现：现代科学的古老根源——从巴比伦人到玛雅人》中所说，古埃及人使用河马脂肪配

制药水，来去除头皮屑。1905 年出版的《皮肤病汇编》中[100]，Schamberg 描写的一些头皮屑治疗方法至今还在使用，例如使用添加水杨酸和硫磺的产品，书中还建议"使用补剂（tonics），例如砷、铁、士的宁和奎宁"。现在使用的治疗用品毒性更小，测试方法更优化。

二、功效测试方法

大多数的临床试验都是通过直接观察头皮鳞屑，来确定治疗头皮屑和脂溢性皮炎产品的功效[101-103]。通常情况下，受试者需要使用标准的非治疗性洗发水至少 2 周，以达到基线状态。指定最后一次洗发和进行临床分级之间的时间间隔，例如 3 天，以保证测试步骤的进一步标准化。通过对头发进行分区并将头发分开，方便观察头皮状况，评估头皮状态。调整强光角度以增强头皮尺度边缘检测。将头皮分成多个区域，观察每个区域的头皮屑剥落情况，通常使用 0～10 等级量表或 0～4 等级量表评测。有些等级中可能还包括红斑和表皮脱落症状。由于已脱落头皮屑会因为不同的头发质地以及近期的刮擦、梳理活动而发生更多变化，因此对附着在头皮上头皮屑的评估比对已脱落头皮屑的评估更具有可重复性。在使用待测产品后，通常间隔 2 周、4 周或 6 周后再重复进行头皮分级。

虽然通过视觉观察进行头皮分级最多只能是半定量分析，但是受过训练且经验丰富的评分人员在重复分级测试和临床试验中作出的结果较为一致[104]。询问受试者的瘙痒症状以及对洗发水美容质量要求，收集主观数据。

评估头皮屑严重程度的其他方法，例如胶带剥离法测定角质细胞计数和生物标志物分析[7]，或用溶剂擦洗头皮小区域收集角质细胞并计数，有助于进行生理研究；上述技术的固有缺点是仅仅只能评估了头皮的一小部分区域[105]。

其他用于筛选潜在有效去除头皮屑制剂的方法还包括体外方法。组织培养中，评估马拉色菌病的最低抑菌浓度（minimum inhibitory concentrations，MIC）可以预测相对去头皮屑效力。Mayser 等[106]描述的头发测试中，在使用洗发水中将最低抑菌浓度检测与抗真菌药物生物利用度评价相结合。

三、FDA 专著中提到的疗法

美国 FDA 关于控制头皮屑、脂溢性皮炎和银屑病的药物产品专著[107]，列出了以下"公认安全、有效的"非处方活性成分。

下列成分构成了大多数洗发水的基础。

• 煤焦油：0.5%～5%

• 吡啶硫酮锌（ZPT）：0.3%～2%

• 水杨酸：1.8%～3%

• 二硫化硒：0.6%～1%

• 硫磺：2%～5%

其他非处方药或处方药也要经过单独审批程序。

四、角质溶解剂

100 多年前，水杨酸就用于治疗头皮屑。洗发水中的水杨酸有助于治疗剥落的头皮，帮助消除头皮屑。水杨酸能减少角质层细胞间的黏附性[108]。其他可以去除头皮屑的成分包括乙醇酸和尿素。P & S 液®中含有矿物油、水、甘油、苯酚和生理盐水，涂抹后戴上浴帽直至第二天早上洗头时再洗掉，以去除难以清除的头皮屑；此方法有效，操作过程更复杂。使用角质软化洗发水时，应该让洗发水泡沫在头皮上停留几分钟，帮助去除头皮屑。

在戴浴帽之前，将发油（例如花生油或橄榄油）涂抹在头皮上，软化头皮屑并促进头皮屑去除。之后，必须使用洗发水彻底把发油清除干净。发油（例如润发油）残留在头皮上会促进马拉色菌生长，加重病情。

柔软的柔软橡胶齿头皮梳可以机械辅助去除头皮屑。需要警告患者避免强力刮擦头皮，因为通过电子显微镜可以观察到头皮表皮脱落会导致发干受损[109]。

五、止痒剂

头皮屑瘙痒病因尚未完全清楚，但非侵入性头皮取样显示，头皮屑中的组胺和组织蛋白酶 S 增加[96, 110]。大多数有效的抗菌洗发水可以减少头皮瘙痒，减少头皮屑和脂溢性皮炎患者头皮中马拉色菌引起的炎症。含有吡啶硫酮锌的洗发水就是一种有效的抗菌洗发水[111]。已证明，在煤焦油洗发水中添加 1.5% 的薄荷醇和在水杨酸洗发水中添加氢化可的松可以短期改善瘙痒症状[109, 112]。

六、抗毛拉色菌成分

大多数去屑洗发水均具有抗马拉色菌活性的作用。通常，洗发水中头皮屑去除作用与抗菌作用相当[113—115]。

1. 煤焦油

从头皮屑过多、脂溢性皮炎和银屑病患者头皮上将马拉色菌分离出体外，添加煤焦油，可以有效地抑制马拉色菌生长[116]。煤焦油是一种弱抗真菌成分，还具有抗增殖作用[117]和抗炎作用；煤焦油成为银屑病头皮症状的一线用药。煤焦油洗发水的功效在表皮细胞 DNA 合成抑制试验和临床去除头皮屑试验中可能存在很大差异[118]。

由于煤焦油洗发水的缺点限制了其适用范围，仅适用于银屑病患者。煤焦油洗发水的装饰风格各不相同，某些患者可能接受不了煤焦油的气味。浅色头发患者使用煤焦油洗发水时，可能会发现头发染成了黄色或淡黄色。

一直以来，煤焦油都被认为是一种致癌剂，因此存在致癌安全性问题。煤焦油洗发水中富含多环芳烃。使用煤焦油洗发水 4 天后进行毛囊活检发现，诱导产生癌症相关酶活性（P450 依赖性芳基烃羟化酶）[119]。使用煤焦油洗发水后，尿中可以检测到多环芳烃代谢物[120]。在亚利桑那州东南部进行的一项流行病学研究表明，使用煤焦油洗发水和去屑洗发水的人鳞状细胞皮肤癌的患病率比预期略高[121]。加州法规要求如果接触皮肤的产品中含有焦油的话，需要标识出可能存在的致癌风险，但是在正常使用煤焦油洗发水时，与头皮接触的时间很短，限制了安全性风险。FDA 专著法规规定浓度为 0.5%～5% 的煤焦油为"安全有效的"，尽管使用历史悠久，但尚无确切证据表明煤焦油洗发水会增加癌症患病率。煤焦油洗发水仍然是治疗头皮型银屑病的重要选择。

2. 吡啶硫酮锌

含有巯氧吡啶锌（zinc pyrithione, ZPT）的洗发水和护发素也被称为吡硫鎓锌（PZT），20 世纪 60 年代就在美国出现了。尽管有人提出 ZPT 具有抗炎和抑制细胞生长的作用[122]，但在去屑产品中的主要作用是抗菌。ZPT 通过增加真菌细胞内铜水平而损伤真菌代谢所必需的铁硫蛋白，从而抑制真菌的生长[123—127]。许多临床研究证明 ZPT 可以有效减少头皮屑并从头皮上消除马拉色菌[9, 36, 102, 107, 128]。分别对使用 ZPT 洗发水前后头皮采样并用电子显微镜检查，显示使用后头皮角质层超微结构得到改善[91]。头皮生物标志物检测和活检后的转录组学分析[129]显示，使用 ZPT 洗发水后，头皮炎症标记物、脂质和屏障功能障碍标记物正常化，并且角质层组胺减少[7, 95]。

ZPT 洗发水中的配方对于产品的有效性至关重要。ZPT 以二聚体形式存在，由两个单体通过锌 – 氧键连接。ZPT 是一种结晶固体，有不同的直径和形状。ZPT 生物利用度受有效浓度、颗粒大小、颗粒形状、悬浮液均匀性和输送到头皮方式的影响。迄今为止，的临床测试表明，为了分布和停留在头皮上，ZPT 的最佳粒径和形状是直径为 $2.5\mu m$ 薄片[130]。长方体形式的 ZPT 不能很好地停留在头皮上，粒径较小的 ZPT 也会容易被冲洗掉而不能保留在头皮上。ZPT 成分的一大优势是可以杀死深入毛囊漏斗部位的真菌[8]。

由于头皮屑增多是一种慢性病，并且容易发生马拉色菌再定植，因此有必要长期使用治疗性洗发水。因此，洗发水的美容质量及其对头发质地将会影响使用者的依从性。

事实证明，ZPT 可以抑制表面活性剂的刺激性[9]。在含有 ZPT 的去屑洗发水添加硅酮和其他调理剂，同时保持去屑功效以及调理功效[131, 132]。

3. 二硫化硒

二硫化硒是一种抗真菌成分，能有效杀灭马拉色菌[128]。二硫化硒的作用机理是抑制细胞生长[133]。二硫化硒超细颗粒的效力优于高浓度粗颗粒产品。1994 年，FDA 对二硫化硒相关的专著进行了修订，去除了二硫化硒含量为 1% 的标准，新标准为含量 0.6% 的二硫化硒超细颗粒，以更好地控制头皮屑[134]。二硫化硒具有独特气味，某些患者会接受不了而使依从性变低。添加 2.5% 的二硫化硒高浓度洗发水可作为处方制剂使用，适用于非处方药剂不能控制头皮屑的患者。

4. 酮康唑

含 1% 酮康唑的非处方洗发水和含 2% 酮康唑的处方洗发水均能有效地去除头皮屑中的马拉色菌，缓解头皮屑增多和脂溢性皮炎，但含 2% 酮康唑的洗发水更有效[135—137]。酮康唑作用机制是抑制真菌细胞膜麦角甾醇的生物合成[138]。已证明，酮康唑除了具有抗菌作用之外[139]，还具有直接抗炎活性，抑制白三烯的生物合成[140]，减少真菌抗原诱导的淋巴细胞介导的免疫应答[141]。

酮康唑与发干和头皮上的角蛋白结合，可以在两次洗发之间持续发挥作用[142]。经证明，每周洗发一次作为预防措施，可以有效治疗头皮屑增多和脂溢性皮炎后[143]。

酮康唑洗发水更适用于因年龄、疾病或不能频繁选择洗发水而导致发病的患者。另一方面经过验证，长期频繁使用酮康唑洗发水（每周 5 ~ 10 次）是安全的，并且酮康唑不会造成全身吸收[144—146]。

5. 环吡酮胺

1% 环吡酮胺洗发水是一种新型处方洗发水[147]。环吡酮胺是一种羟基吡啶酮类广谱抗真菌药物，同时具有抗炎作用[148]和抗菌作用。 每周使用一次或两次环吡酮胺洗发水可有效治疗脂溢性皮炎[149, 150]；每两周使用一次作为预防措施，还会有效降低复发率[151]。

6. 其他

其他添加有抗马拉色菌作用成分的洗发水也可以作为去屑洗发水。据报道，茶树油

（茶树精油）具有广谱抗菌活性，可作为去屑洗发水基质[152, 153]。据报道，蜂蜜和多种草药也会改善头皮屑[154]。含硫洗发水具有抗真菌作用，能够对抗马拉色菌[155, 156]。在含硫洗发水中添加水杨酸会提高抗头皮屑作用[157]。含有硫磺或磺胺醋酰（sulfacetamide）的洗发水和洗剂也可以抑制头皮上细菌的过度繁殖。辛酰水杨酸（lipohydroxyacid）是一种水杨酸的衍生物，已有临床试验证明，辛酰水杨酸与水杨酸联合使用在洗发水中，可改善脂溢性皮炎的头部症状，提高患者生活质量[158, 159]。甘宝素（climbazole）具有抗霉菌的良好性能，主要用于欧洲的去屑洗发水[160—162]；除抗真菌作用外，甘宝素还可以通过增加角质化包膜蛋白改善头皮皮肤屏障功能[163]。

七、洗发水的对比研究

已有许多研究比较了不同品牌或配方的洗发水[131, 145, 146, 162, 164—168]。含2%酮康唑洗发水和含2.5%二硫化硒洗发水的功效几乎相等[144—146]。测试不同的具体配方得到的对比研究结果也会有所不同。一项对比研究表明，2%酮康唑洗发水要优于1% ZPT洗发水[169]；而另一项研究表明，分别使用2%酮康唑洗发水4周和含有1%巯氧吡啶锌的海飞丝（Head & Shoulders®）头皮屑洗发水6周后，发现效果差不多[170]。一项针对头部脂溢性皮炎对比研究显示，使用1.5%环吡酮胺洗发水和1% ZPT洗发水后的效果与使用2%酮康唑泡沫凝胶的效果差不多[171]；另外与甘宝素/ZPT配方的效果相比，"增强ZPT"配方的功效更强大，并更好地深入毛囊漏斗部位杀死真菌[172]。

当单独使用洗发水不足以改善头皮屑或脂溢性皮炎症状时，或者不能频繁洗发或不希望频繁洗发时，可以使用抗马拉色菌免洗产品。还可以选择使用磺胺醋酰（sulfacetamide）、酮康唑[173]、焦油或环吡酮胺[174]制成的洗剂、霜剂和凝胶。请注意，丙二醇是一种常见的载体溶剂，高浓度丙二醇是治疗马拉色菌定植的有效药剂[175—179]。因此，凝胶制剂对脂溢性皮炎可能特别有效。凝胶制剂可以代替非洲裔美国人使用的定型发蜡，可以在发梢使用发胶之前先涂凝胶制剂。有些凝胶制剂含有易燃载体，在使用期间和使用后应避免明火，切勿吸烟[180]。当脂溢性皮炎累及面部或身体其他部位时，应使用酮康唑和环吡酮胺乳膏或凝胶[181—183]。过氧化苯甲酰是另一种用于治疗面部脂溢性皮炎的抗菌剂[184—186]。严重脂溢性皮炎很少需要口服酮康唑[23]或伊曲康唑来控制病情，由于毒性和药物相互作用而限制了口服唑类药物的使用。

八、去屑洗发水

许多头皮屑和脂溢性皮炎患者错误地认为注意到头皮剥落与"干燥的头皮"有关；因此，需要鼓励患者定期洗头，避免使用油性或油腻的头发产品。

有些患者听说使用去屑洗发水会导致脱发，可能是因为几十年前洗发水中添加的表面活性剂刺激性较大。现在的洗发水成分更温和，对头发和头皮的温和和耐受性更好。含有护发成分的洗发水[187]或兼有去屑效果的护发素会对干燥头发或受损发质有所帮助。含有二甲基硅油（dimethicone）护发成分的去屑洗发水对头发易受损的非洲裔美国人来说是一个特别好的选择。与传言相反，有数据表明，含有ZPT或酮康唑的洗发水实际上可以增加雄激素性脱发症患者的头发密度[188—190]。此外，有证据表明，头皮屑本身会损伤头发，使头发的光泽度下降，发干变细，硬度增加[191]。

一个常见的治疗方面的误解是，去屑洗发水的效果会在使用几周后"消失"，需要改用另一种成分的去屑剂。然而，在长达48周的ZPT洗发水对照临床试验中，没有出现快速耐受现象。依从性并不代表功效丧失，也不会导致反应率下降 [192]。

九、抗炎剂

更严重的脂溢性皮炎患者需要使用添加了抗炎剂的头发产品。常用的抗炎剂是皮质类固醇，具有多种作用，并有多种载体可供选择。一般情况下，严重的脂溢性皮炎很少需要短暂地口服皮质类固醇激素来控制。

1. 外用皮质类固醇

含有氢化可的松和最低效价类固醇的非处方头皮洗液或洗剂足以缓解轻度炎症，并且可间歇性用于面部和头皮皮损处 [193]。更有效的皮质类固醇添加入洗发水，油基洗发前护理凝胶、乳液、溶液和摩丝中。患者通常会发现溶液和泡沫状产品对发型的破坏程度较小 [194]，但这些溶液和泡沫状产品会损伤头皮屏障，引发头皮刺痛 [195]。对于严重的头皮发炎或头皮型银屑病的患者来说，最好的方法是在洗发前将含有皮质类固醇的软膏、发油或凝胶类产品涂抹在头发上，带上浴帽保持几个小时或整夜。

2. 钙调神经磷酸酶抑制剂

出于安全考虑，一般不将皮质类固醇用于面部脂溢性皮炎，因为皮质类固醇在面部容易吸收，可能会导致类固醇酒渣鼻、面部毛细血管扩张、皮肤萎缩和色素沉着 [196]。据报道，在面部可以选择使用钙调神经磷酸酶抑制剂——他克莫司软膏或吡美莫司乳膏，不会引起皮肤萎缩或色素沉着等并发症 [197—201]。此外，他克莫司和吡美莫司具有一定的抗马拉色霉菌的作用 [202, 203]。

3. 其他

非甾体类乳霜，例如 Promiseb®，已证明对轻度至中度面部脂溢性皮炎有效 [204]。

第六节　患者管理

针对脂溢性皮炎患者有效的个体化治疗通常采用一种以上的药物（见表 8.1）。例如，如果患者是短发、发型简单且头皮屑较少，每天仅仅使用抗马拉色菌洗发水就足以消除小皮屑和瘙痒症状。但是，头皮严重发炎的患者需要每晚涂抹含类固醇的发油或软膏，然后戴上塑料浴帽保持一整晚，第二天早晨使用抗马拉色菌洗发水洗发，直至炎症减轻；在头皮屏障得到改善之后，就可以转换为比较简便的方法，在两次洗发之间使用类固醇溶液、喷雾剂或泡沫产品。如果耳朵和面部出现皮炎，可使用酮康唑或环吡罗凝胶或乳膏治疗；皮肤出现裂隙或结痂提示存在继发性葡萄球菌感染，辅助局部外用莫匹罗星软膏。如果胡须处有脂溢性皮炎，淋浴时可以在胡须区域使用去屑洗发水，或根据需要使用添加有酮康唑的硫磺／磺胺乙酰胺洗面奶和环吡酮胺凝胶。

当发型或一般健康状况限制患者每周只能洗发一次或更少时，首选处方剂量的酮康唑或环吡酮胺洗发水。如果患者习惯去美容院洗头，可以将处方产品带到美容院，并向美发师解释好使用时不需要采取特殊预防措施，但应该修改洗发过程，以使处方产品在头皮上停留 5 分钟，以达到最好的效果 [205]。在两次洗发之间使用类固醇泡沫、溶液或喷雾可缓解瘙痒症状，又不会影响发型。

另外，非洲裔美国人可能不能频繁洗头，除非头发非常短。密集型发型，例如编发，不能合理地判断可否撤销药物治疗。治疗的第一步是尽可能频繁地使用2%的酮康唑洗发水。可以使用类固醇溶液、泡沫或喷雾，以便不破坏头发造型。如果患者经常使用美发产品，则应使用酮康唑或环吡酮胺凝胶或含类固醇的软膏、凝胶或发油代替美发产品。

第七节 结 论

头皮屑是人体头部表皮细胞新陈代谢后自然脱落的产物，是一种常见的慢性头皮疾病，影响大部分人的头皮。头皮屑与头部脂溢性皮炎的病因相似，主要区别在于炎症严重程度。

经过几个世纪的研究，头皮屑和头部脂溢性皮炎的确切病理生理学特点仍未完全清楚，影响马拉色菌生长以及随后的炎症严重程度的核心要素是遗传因素和环境因素。治疗方法包括联合使用抗菌剂、角质溶解剂、止痒剂和抗炎剂，还需要考虑到患者的发型、生活方式以及长期使用的安全性，制定个性化治疗方案。

参考文献

[1] Gupta AK, Batra R, Bluhm R, et al.Skin diseases associated with Malassezia species.J Am Acad Dermatol.2004; 51(5): 785-98.

[2] Shiel S, Gray J, Engasser P, editors.Dandruff and the Sensitive Scalp.Cosmetic Considerations.International Congress and Symposium Series No 253.London, UK: The Royal Society of Medicine Press Limited.2004; 1-37.

[3] Ro BI, Dawson TL. The role of sebaceous gland activity and scalp microfloral metabolism in the etiology of seborrheic dermatitis and dandruff. J Invest Dermatol Symp Proc.2005; 10(3): 194-7.

[4] Mastrolonardo M, Diaferio A, Vendemiale G, et al.Seborrhoeic dermatitis in the elderly: Inferences on the possible role of disability and loss of self-sufficiency.Acta Derm Venereol.2004; 84(4): 285-7.

[5] Del Rosso JQ.Management of seborrheic dermatitis of the scalp: Focus on ciclopirox 1% shampoo.Cosmet Dermatol.2005; 18(7): 473-80.

[6] Chen SC, Yeung J, Chren MM. Scalpdex.A quality-of-life instrument for scalp dermatitis. Arch Dermatol.2002; 138(6): 803-7.

[7] Kerr K, Darcy T, Henry J, et al.Epidermal changes associated with symptomatic resolution of dandruff: Biomarkers of scalp health.Int J Dermatol.2011; 50: 102-13.

[8] Schwartz JR, Shah R, Krigbaum H, et al.New insights on dandruff/seborrheic dermatitis: The role of the scalp follicular infundibulum in effective treatment strategies.Brit J

Dermatol.2011; 165(Suppl 2): 18–23.

[9] Schwartz JR, Cardin CW, Dawson TL. Dandruff and seborrheic dermatitis.In: Barran R, Maibach HI, editors.Textbook of Cosmetic Dermatology.3rd ed. New York: Taylor and Francis Group.2005; 259–72.

[10] Hickman JG, Wang X, King B, et al. Dandruff part I: Scalp disease prevalence in Caucasians, African–Americans and Chinese and the effects of shampoo frequency on scalp health.Poster presented at: American Academy of Dermatology Meeting; 2002; New Orleans, LA.

[11] Mastrolonardo M, Diaferio A, Logroscino G. Seborrheic dermatitis, increased sebum excretion, and Parkinson's disease: A survey of(im)possible links.Med Hypotheses.2003; 60(6): 907–11.

[12] Binder RL, Jonelis F.Seborrheic dermatitis in neurolepticinduced Parkinsonism.Arch Dermatol.1983; 119(6): 473–5.

[13] Cowley NC, Farr PM, Shuster S. The permissive effect of sebum in seborrheic dermatitis: An explanation of the rash in neurological disorders.Br J Dermatol.1990; 122(1): 71–6.

[14] Martignoni E, Godi L, Pacchetti C, et al. Is seborrhea a sign of autonomic impairment in Parkinson's disease？ J Neural Transm.1997; 104(11–12): 1295–1304.

[15] Arsenijevic A, Milobratovic D, Barac A, et al. A laboratorybased study on patients with Parkinson's disease and seborrheic dermatitis: The presence and density of Malassezia yeasts, their different species and enzymes production.BMC Dermatol.2014; (14): 5–13.

[16] Mathes BM, Douglass MC.Seborrheic dermatitis in patients with acquired immunodefificiency syndrome.J Am Acad Dermatol.1985; 13(6): 947–51.

[17] Zanzanaro PCQ, McGirt LY, Mamelak AJ, et al.Cutaneous manifestations of HIV in the era of highly active antiretroviral therapy: An institutional urban clinical experience.J Am Acad Dermatol.2006; 54(4): 581–8.

[18] Scognamiglio P, Chiaradia G, De Carli G, et al.The potential impact of routine testing of individuals with HIV indicator diseases in order to prevent late HIV diagnosis.BMC Infect Dis.2013; 13: 473–82.

[19] Sullivan AK, Raben D, Reekie J, et al.Feasibility and effectiveness of indicator condition–guided testing for HIV: Results from HIDES I(HIV indicator diseases across Europe study).PLoS One.2013; 8(1): e52845.

[20] Lo YC, Wu PY, Hsieh CY, et al.Late diagnosis of human immunodeficiency virus infection in the era of highly active antiretroviral therapy: Role of socio–behavioral factors and medical encounters.J Formos Med Assoc. 2011; 110(5): 306–15.

[21] Groisser D, Bottone EJ, Lebwohl M.Association of Pityrosporum orbiculare(Malassezia furfur)with sebor rheic dermatitis in patients with acquired immunodeficiency syndrome(AIDS).J Am Acad Dermatol.1989; 20(5): 770–3.

[22] Wishner AJ, Teplitz ED, Goodman DS. Pityrosporum, ketoconazole, and seborrheic dermatitis.J Am Acad Dermatol.1985; 17(1): 140–1.

[23] Ford GP, Farr PM Ive FA, et al.The response of seborrheic dermatitis to ketoconazole.Br J Dermatol.1984; 111(5): 603–7.

[24] Dahl M.Management of the scaling scalp. Curr Concepts Skin Dis.1983; 4(4): 15–9.

[25] Verhaegen MJB.The aquatic ape theory: Evidence and a possible scenario.Med Hypotheses.1985; 16(1): 17–32.

[26] Cunnane SC. The aquatic ape theory reconsidered.Med Hypotheses.1980; 6(1): 49–58.

[27] Hardy A. Was man more aquatic in the past？ New Scientist.1960; 7: 642.

[28] Morgan E.The Aquatic Ape Hypothesis.London: Souvenir Press.1997.

[29] Mayser P, Stapelkamp H, Kramer HJ, et al.Pityrialactone–A new fluorochrome from the tryptophan metabolism of Malassezia furfur.Antonie Van Leeuwenhoek.2003; 84(3): 185–91.

[30] Mayser P, Shafer U, Kramer HJ, et al.Pityriactrin–An ultraviolet–absorbing indole alkaloid from the yeast Malassezia furfur.Arch Dermatol Res.2002; 294(3): 131–4.

[31] Gambichler T, Krämer HJ, Boms S, et al.Quantifification of ultraviolet protective effects of pityriacitrin in humans.Arch Dermatol Res.2007; 299(10): 517–20.

[32] Malassez L.Note sur le champignon du pityriasis simple.Arch Physiol Norm Pathol(series 2).1874; 1: 451–64.

[33] Saint–Leger D.Histoire des pellicules et pellicules de l' histoire: Un homage a Raymond Sabouraud.Ann Dermatol Venereol.1990; 117(1): 23–7.

[34] Kligman AM, McGinley KJ, Leyden JJ. The nature of dandruff. J Soc Cosmet Chem.1976; 27(3): 111–39.

[35] Leyden JJ, McGinley, Kligman AM. Role of microorganisms in dandruff. Arch Dermatol.1976; 112(3): 333–8.

[36] Shuster S.The aetiology of dandruff and the mode of action of therapeutic agents. Br J Dermatol.1984; 11: 235–42.

[37] Sudan BJL. Ketoconazole, leukotrienes, Paf–acether and nicotine as a hapten: The possible aetiology of seborrheic dermatitis. Med Hypotheses.1987; 23(1): 33–8.

[38] Broberg A, Faergemann J.Infantile seborrheic dermatitis and Pityrosporum ovale. Br J Dermatol.1989; 120: 359–62.

[39] Ruiz–Maldonado R, Lopez–Martinez R, Chavarria ELP, et al. Pityrosporum ovale in infantile seborrheic dermatitis.Ped Dermatol.1989; 6(1): 16–20.

[40] Hickman JG, Maczulak A, Slife C, et al. Is the fifilamentous form of pityrosporum involved in dandruff？ Poster presented at: American Academy of Dermatology Scientifific Exhibit; 1990; Atlanta, GA.

[41] Dankner WM, Spector SA, Fierer J, et al.Malassezia fungemia in neonates and adults: Complication of hyperalimentation.Rev Infec Dis.1987; 9(4): 743–53.

[42] Faergemann J, Bernander S.Micro–aerophilic and anaerobic growth of Pityrosporum species.Sabouraudia.1981; 19(2): 117–21.

[43] Porro MN, Passi S, Caprilli F, et al.Growth requirements and lipid metabolism of

Pityrosporum orbiculare.J Invest Dermatol.1976; 66(3): 178–82.

［44］McGinley KJ, Leyden JJ, Marples RR, et al.Quantitative microbiology of the scalp in non-dandruff, dandruff, and seborrheic dermatitis.J Invest Dermatol.1975; 64(6): 401–5.

［45］Clauvaud C, Jourdain R, Bar-Hen A, et al.Dandruff is associated with disequilibrium in the proportion of the major bacterial and fungal populations colonizing the scalp.PLoS One.2013; 8(3): e58203.

［46］Saint-Leger D, Kligman AM, Stoudemayer TJ. The role of the resident microflora in the pathogenesis of dandruff.J Soc Cosmet Chem.1989; 40(2): 109–17.

［47］Heng MCY, Barker DC, Haberfelde G. Correlation of Pityrosporum ovale density with clinical severity of seborrheic dermatitis as assessed by a simplified technique.J Am Acad Dermatol.1990; 23(1): 82–6.

［48］Schmidt A.Malassezia furfur: A fungus belonging to the physiological skin flora and its relevance in skin diseorders.Cutis.1997; 59(1): 21–4.

［49］Bergbrant IM, Faergemann J. Seborrhoeic dermatitis and Pityrosporum ovale: A cultural and immunological study.Acta Derm Venereol.1989; 69(4): 332–5.

［50］Morishita N, Sei Y, Sugita T.Molecular analysis of Malassezia microflora from patients with pityriasis versicolor.Mycopathologia.2006; 161(2): 61–5.

［51］Gaitanis G, Magiatis P, Hantschke M, et al.The Malassezia genus in skin and systemic diseases.Clin Microbiol Rev.2012; 25(1): 106–41.

［52］Castella G, Coutinho SD, Cabañes FJ. Phylogenetic relationships of Malassezia species based on multilocus sequence analysis.Med Mycol.2014; 52(1): 99–105.

［53］Saunders CW, Scheynius A, Heitman J. Malassezia fungi are specialized to live on skin and associated with dandruff, eczema, and other skin diseases. PLoS Pathog. 2012; 8(6): e1002701.

［54］Sugita T, Tajima M, Takashima M, et al.A new yeast, Malassezia yamatoensis, isolated from a patient with seborrheic dermatitis, and its distribution in patients and healthy subjects. Microbiol Immunol.2004; 48(8): 579–83.

［55］Gemmer CM, DeAngelis YM, Theelen B, et al.Fast, noninvasive method for molecular detection and differentiation of Malassezia yeast species on human skin and application of the method to dandruff microbiology. J Clin Microbiol.2002; 40(9): 3350–7.

［56］Larocco M, Dorenbaum A, Robinson A, et al.Recovery of Malassezia pachydermatis from eight infants in a neonatal intensive care nursey: Clinical and laboratory features. Pediatr Infect Dis J.1988; 7(6): 398–401.

［57］Gueho E, Simmons RB, Pruitt WR, et al.Association of Malassezia pachydermatis with systemic infections of humans. J Clin Microbiol.1987; 25(9): 1789–90.

［58］Cabañes FJ.Malassezia yeasts: How many species infect humans and animals? PLoS Pathog., 2014; 10(2): e1003892.

［59］Gupta AK, Kohli Y, Summerbell RC, et al.Quantitative culture of Malassezia species from different body sites of individuals with or without dermatoses.Med Mycol.2001; 39: 243–

51.

[60] Affes M, Ben Salah S, Makni F, et al.Molecular identifification of Malassezia species isolated from dermatitis affections.Mycoses.2009; 52(3): 251–6.

[61] Lee YW, Byun HJ, Kim BJ, et al.Distribution of Malassezia species on the scalp in Korean seborrheic dermatitis patients.Ann Dermatol.2011; 23: 156–61.

[62] Rudramurthy SM, Honnavar P, Dogra S, et al.Association of Malassezia species with dandruff Indian J Med Res.2014; 139: 431–7.

[63] Amado Y, Patiño-Uzcátegui A, Cepero de Garcia MC, et al. Seborrheic dermatitis: Predisposing factors and ITS2 secondary structure for Malassezia phylogenic analysis. Med Mycol.2013; 51(8): 868–75.

[64] Hiruma M, Cho O, Hiruma M, et al.Genotype analysis of human commensal scalp fungi, Malassezia globosa, and Malassezia restricta on the scalps of patients with dandruff and healthy subjects.Mycopathologia.2014; 177: 263–9.

[65] Gupta AK, Nicol KA.Seborrheic dermatitis of the scalp: Etiology and treatment.J Drugs Dermatol.2004; 3(2): 155–8.

[66] Parry ME, Sharpe GR.Seborrheic dermatitis is not caused by an altered immune response to Malassezia yeast.Br J Dermatol.1998; 139(2): 254–63.

[67] Faergemann J.Pityrosporum infections.J Am Acad Dermatol.1994; 31(3): S18–20.

[68] Kieffer M, Bergbrant I-M, Faergemann JF, et al.Immune reactions to Pityrosporum ovale in adult patients with atopic and seborrheic dermatitis.J Am Acad Dermatol.1990; 22(5): 739–42.

[69] Ashbee HR, Fruin A, Holland KT, et al.Humoral immunity to Malassezia furfur serovars A, B and C in patients with pityriasis versicolor, seborrheic dermatitis and controls. Exp Dermatol.1994; 3(5): 227–33.

[70] Belew PW, Rosenberg EW, Jennings BR. Activation of the alternative pathway of complement by Malassezia ovalis(Pityrosporum ovale). Mycopathologia. 1980; 70(3): 187–91.

[71] Rosenberg EW, Belew P, Bale G. Effect of topical applications of heavy suspensions of killed Malassezia ovalis on rabbit skin.Mycopathologia.1980; 72(3): 147–54.

[72] Skinner RB, Noah PW, Zanolli et al. The pathogenic role of microbes in seborrheic dermatitis.Arch Dermatol.1986; 122(1): 16–7.

[73] Bergbrant IM, Johansson S, Robbins D, et al.An immunological study in patients with seborrhoeic dermatitis.Clin Exp Dermatol.1991; 16(5): 331–8.

[74] Bergbrant IM. Seborrhoeic dermatitis and Pityrosporum ovale: Cultural and immunological and clinical studies. Acta Derm Venereol Suppl.1991; 167: 1–36.

[75] Faergemann J, Bergbrant IM, Dohse M, et al.Seborrhoeic dermatitis and Pityrosporum (Malassezia) folliculitis: Characterization of inflammatory cells and mediators in the skin by immunohistochemistry.Br J Dermatol.2001; 144(3): 549–56.

[76] Oh C, Kim A, Kuo I, et al.Lipids on the Malassezia furfur cell wall inhibit preinflammatory

cytokine preduction in human monocytes by downregulating the toll–like receptor 2: Immunomodulatory role of Malassezia furfur.Abstract of papers 66th Annual Meeting of the Society for Investigative Dermatology; 2005; St.Louis, MO.

[77] Baroni A, Orlando M, Donnarumma G, et al. Toll–like receptor 2(TLR–2)mediates intracellular signaling in human ketatinocytes in response to Malassezia furfur.Arch Dermatol Res.2006; 297(7): 280–8.

[78] Watanabe S, Kano R, Sato H, et al.The effects of Malassezia yeasts on cytokine production by human keratinocytes.J Invest Dermatol.2001; 116(5): 769–73.

[79] Ishibashi Y, Sugita T, Nishikawa A.Cytokine secretion profifile of human keratinocytes exposed to Malassezia yeasts.FEMS Immunol Med Microbiol.2006; 48(3): 400–9.

[80] Ionescu MA, Baroni A, Brambilla L, et al.Double blind clinical trial in a series of 115 patients with seborrheic dermatitis: Prevention of relapses using a topical modulator of Toll Like Receptor 2.G Ital Dermatol Venereol.2011; 146(3): 185–90.

[81] Dawson TL.Malassezia globosa and restricta: Breakthrough understanding of the etiology and treatment of dandruff and seborrheic dermatitis through whole–genome analysis.J Investig Dermatol Symp Proc. 2007; 12: 15–9.

[82] DeAngelis YM, Saunders CW, Johnstone KR, et al.Isolation and expression of a Malassezia globosa lipase gene, PIP1.J Investig Dermatol.2007; 127: 2138–46.

[83] Hay RJ.Malassezia, dandruff and seborrheic dermatitis: An overview.Br J Dermatol.2011; 165(Suppl 2): 2–8.

[84] Juntachai W, Oura T, Kajiwara S. Purifification and characterization of a secretory lipolytic enzyme, MgLIP2, from Malassezia globosa.Microbiology.2011; 157: 3492–9.

[85] Lee YW, Lee SY, Lee Y, et al.Evaluation of expression of lipases and phospholipases of Malassezia restricta in patients with seborrheic dermatitis.Ann Dermatol.2013; 25(3): 310–4.

[86] Marples RR, Downing DT, Kligman AM.Influence of Pityrosporum species in the generation of free fatty acids in human surface lipids.J Invest Dermatol.1972; 58(3): 155–9.

[87] Troller JA.Model system for the investigation of dandruff. J Soc Cosmet Chem.1971; 22(3): 187–98.

[88] DeAngelis Y, Gemmer C, Kaczvinsky JR, et al.Three etiologic facets of dandruff and seborrheic dermatitis: Malassezia fungi, sebaceous lipids, and individual sensitivity.J Investig Dermatol Symp Proc.2005; 10(3): 295–7.

[89] Slife CW, Solbeck, AH, Maczulak AE, et al. Is dandruff a hyperproliferative condition ? Poster presented at: American Academy of Dermatology Scientifific Exhibit, December 7–12, 1991; Dallas, TX.

[90] Marks R, Pearse AD, Walker AP. The effects of a shampoo containing zinc pyrithione on the control of dandruff.Br J Dermatol.1985; 112(4): 415–22.

[91] Warner RR, Schwartz JR, Boissy Y, et al. Dandruff has an altered stratum corneum

ultrastructure that is improved with zinc pyrithione shampoo.J Am Acad Dermatol.2001; 45(6): 897–903.

［92］ Simon M, Bernard D, Minondo AM, et al. Persistence of both peripheral and non-peripheral corneodesmosomes in the upper stratum corneum of winter xerosis skin versus only peripheral in normal skin.J Invest Dermatol.2001; 116(1): 23–30.

［93］ Rawlings A, Harding C, Watkinson A, et al.The effect of glycerol and humidity on desmosome degradation in stratum corneum.Arch Dermatol Res.1995; 287(5): 457–64.

［94］ Singh B, Haftek M, Harding CR. Retention of corneodesmosomes and increased expression of protease inhibitors in dandruff. Br J Dermatol.October 2014; 171(4):760–70.

［95］ Schwartz JR, Messenger AG, Tosti A, et al.A comprehensive pathophysiology of dandruff and seborrheic dermatitis–Towards a more precise defifinition of scalp health.Acta Derm Venereol.2013; 93: 131–7.

［96］ Kerr K, Schwartz JR, Filloon T, et al.Scalp stratum corneum histamine levels: Novel sampling method reveals association with itch resolution in dandruff/seborrheic dermatitis treatment.Acta Derm Venereol.2011; 91(4): 404–8.

［97］ Turner GA, Hoptroff M, Harding CR. Stratum Corneum dysfunction in dandruff.Int J Cosmet Sci.2012; 34: 298–306.

［98］ Bonnist EY, Pudney PD, Weddell LA, et al.Understanding the dandruff scalp before and after treatment: An in vivo Raman spectroscopic study.Int J Cosmet Sci.April 18, 2014[Epub ahead of print].

［99］ Teresi D.Chemistry: Alchemy and beyond.In: Lost Discoveries: The Ancient Roots of Modern Science–From the Babylonians to the Maya.New York: Simon & Schuster.2002; 279–324.

［100］ Schamberg J. Class Ⅷ –Anomalies of secretions of the glands.In: A Compendium of Diseases of the Skin. 4th ed. Philadelphia, PA: P.Blakiston's Son & Co.1905; 268–79.

［101］ Van Abbe NJ. The investigation of dandruff.J Soc Cosmet Chem.1964; 15(11): 609–30.

［102］ Van Abbe NJ, Dean PM. The clinical evaluation of antidandruff shampoos.J Soc Cosmet Chem.1967; 18: 439–53.

［103］ Kligman AM, Marples RR, Lantis LR, et al.Appraisal of effificacy of antidandruff formulations.J Soc Cosmet Chem.1974; 25(2): 73–91.

［104］ Bacon RA, Mizoguchi H, Schwartz JR. Assessing therapeutic effectiveness of scalp treatments for dandruff and seborrheic dermatitis.Part 1: A reliable and relevant method based on the adherent scalp flaking score(ASFS). J Dermatolog Treat.2014; 25(3): 232–6.

［105］ Sheth RA. A comparison of miconazole nitrate and selenium disulfifide as anti–dandruff agents. Int J Dermatol.1983; 22(2): 123–5.

［106］ Mayser P, Argenbeaux H, Rippke F. The hair strand test–A new method for testing antifungal effects of antidandruff preparations. J Cosmet Sci. 2003; 54(3): 263–70.

[107] Food and Drug Administration, HHS.Dandruff, seborrheic dermatitis, and psoriasis drug products for over-the-counter human use; fifinal monograph.Fed Regist.1991 December 4; 56(233): 63554-69.

[108] Roberts DL, Marshall R, Marks R. Detection of the action of salicylic acid on the normal stratum corneum.Br J Dermatol.1980; 103(2): 191-6.

[109] Draelos ZD.An evaluation of topical 3% salicylic acid and 1% hydrocortisone in the maintenance of scalp pruritus.J Cosmet Dermatol.2005; 4(3): 193-7.

[110] Viode C, Lejeune O, Turlier V, et al.Cathepsin S, a new pruritus biomarker in clinical dandruff/seborrheic dermatitis evaluation.Exp Dermatol.2014; 23(4): 274-5.

[111] Kerr KM, Schwartz JR, Kenneally DC, et al.An investigation of the impact of PTZ-containing anti-dandruff shampoos on scalp irritation and itch associated with dandruff. Poster presented at: IMHRS; 2004, Berlin, Germany.

[112] Food and Drug Administration, HHS. Dandruff, seborrheic dermatitis, and psoriasis drug products containing coal tar and menthol for over-the-counter human use: Proposed amendment to the monograph.Fed Regist. 2005; 70: 73178-81.

[113] McGinley KJ, Leyden JJ.Antifungal activity of dermatological shampoos.Arch Dermatol Res.1982; 272(3-4): 339-42.

[114] Butterfifield W, Roberts MM, Dave VK. Sensitivities of Pityrosporum sp.to selected commercial shampoos. Br J Dermatol.1987; 116(2): 233-5.

[115] Bulmer AC, Bulmer GS. The antifungal action of dandruff shampoos. Mycopathologia.1999; 147(2): 63-5.

[116] Nenoff P, Haustein UF, Fiedler A. The antifungal activity of a coal tar gel on Malassezia furfur in vitro.Dermatology.1995; 191(4): 311-4.

[117] Lowe NJ, Breding JH, Wortzman MS. New coal tar extract and coal tar shampoos: Evaluation by epidermal cell DNA synthesis suppression assay.Arch Dermatol.1982; 118(7): 487-9.

[118] Hickman JG, Lin GC, Appa Y. Clinical effificacy of two coaltar containing shampoos in the treatment of moderate to severe seborrheic dermatitis. Poster presented at: American Academy of Dermatology Annual Meeting, 1999, New Orleans, LA.

[119] Merk HF, Mukhtar H, Kaufmann I, et al.Human hair follicle benzo[a]pyrene and benzo[a] pyrene 7, 8-diol metabolism: Effect of exposure to a coal tar-containing shampoo. J Invest Dermatol.1987; 88(1): 71-6.

[120] Van Schooten FJ, Moonen EJ, Rhijnsburger E, et al.Dermal uptake of polycyclic aromatic hydrocarbons after hairwash with coal-tar shampoo.Lancet.1994; 344(8935): 15050-1506.

[121] Mitropoulos P, Norman R. Occupational nonsolar risk factors of squamous cell carcinoma of the skin: A population-based case-controlled study.Dermatol Online J.2005; 11(2): 5.

[122] Imokawa G, Okamoto K. The inhibitory effect of zinc pyrithione on the epidermal proliferation of animal skins.Acta Derm Venereol.1892; 62(6): 471-5.

［123］Ermolayeva E, Sanders D. Mechanism of pyrithione-induced membrane depolarization in Neospora crassa.Appl Environ Microbiol.1995; 61(9): 3385-90.

［124］Weismann K. Chelating drugs and zinc.Dan Med Bull.1986; 33(4): 208-11.

［125］Dinning AJ, Al-Adham IS, Eastwood, IM, et al.Pyrithione biocides as inhibitors of bacterial ATP synthesis.J Appl Microbiol.1998; 85(1): 141-6.

［126］Reeder N, Xu J, Youngquist R, et al.The antifungal mechanism of action of zinc pyrithione.Br J Dermatol.2011; 165(Suppl 2): 9-12.

［127］Reeder N, Kaplan J, Xu J, et al. Zinc pyrithione inhibits yeast growth through copper influx and inactivation of ironsulfur proteins.Antimicrob Agents Chemother.2011; 55(12): 5753-60.

［128］Van Cutsem J, Van Gerven F, Fransen J, et al. The in vitro antifungal activity of ketoconazole, zinc pyrithione, and selenium sulfide against Pityrosporum and their effificacy as a shampoo in the treatment of experimental pityrosporosis in guinea pigs. J Am Acad Dermatol.1990; 22(6): 993-8.

［129］Mills KJ, Hu P, Henry J, et al.Dandruff/seborrheic dermatitis is characterized by an inflammatory genomic signature and possible immune dysfunction: Transcriptional analysis of the condition and treatment effect of zinc pyrithione.Br J Dermatol.2012; 166(Suppl 2): 33-40.

［130］Schwartz JR.Product pharmacology and medical actives in achieving therapeutic benefifits.Investig Dermatol Symp Proc.2005; 10(3): 198-200.

［131］Draelos ZD, Kenneally DC, Hodges LT, et al.A comparison of hair quality and cosmetic acceptance following the use of two anti-dandruff shampoos. J Investig Dermatol Symp Proc.2005; 10(3): 201-4.

［132］Turner GA, Matheson JR, Li GZ, et al.Enhanced effificacy and sensory properties of an anti-dandruff shampoo containing zinc pyrithione and climbazole.Int J Cosmet Sci. 2013; 35(1): 78-83.

［133］Plewig G, Kligman AM. The effect of selenium sulfifide on epidermal turnover of normal and dandruff scalps. J Soc Cosmet Chem.1969; 20: 767-75.

［134］Food and Drug Administration, HHS. Dandruff, seborrheic dermatitis, and psoriasis drug products for over-the-counter human use; amendment to the monograph.Fed Regist. January 28, 1994; 59: 4000-1.

［135］Pierard-Franchimont C, Pierard GE, Arrese JE, et al.Effect of ketoconazole 1% and 2% shampoos on severe dandruff and seborrheic dermatitis: Clinical, squamometric and mycological assessments.Dermatology.200; 202(2): 171-6.

［136］Arrese JE, Pierard-Franchimont C, De Doncker P, et al.Effect of ketoconazole-medicated shampoos on squamometry and Malassezia ovalis load in Pityriasis capitis. Cutis.1996; 58(3): 235-7.

［137］Carr MM, Pryce DM, Ive FA.Treatment of seborrhoeic dermatitis with ketoconazole: I.Response of seborrhoeic dermatitis of the scalp to topical ketoconazole.Br J

Dermatol.1987; 116(2): 213-6.

[138] Elewski BE.Mechanisms of action of systemic antifungal agents.J Am Acad Dermatol.1993; 28(5): S28-34.

[139] Van Cutsem J, Van Gerven F, Cauwenbergh G, et al.The antiinflammatory effects of ketoconazole.A comparative study with hydrocortisone acetate in a model using living and killed Staphylococcus aureus on the skin of guinea-pigs.J Am Acad Dermatol.1991; 25(2): 257-61.

[140] Beetens JR, Loots W, Somers Y, et al.Ketoconazole inhibits the biosynthesis of leukotrienes in vitro and in vivo.Biochem Pharmacol 1986; 35(6): 883-91.

[141] Alford RH, Vire CG, Cartwright BB, et al. Ketoconazole's inhibition of fungal antigen-induced thymidine uptake by lymphocytes from patients with psoriasis.Am J Med Sci.1986; 29(2): 75-80.

[142] Harris R, Jones HE, Artis WM. Orally administered ketoconazole: Route of delivery to the human stratum corneum.Antimicrob Agents Chemother.1983; 24(6): 876-82.

[143] Peter RU, Richarz-Barthauer U. Successful treatment and prophylaxis of scalp seborrheic dermatitis and dandruff with 2% ketoconazole shampoo: Results of a multicentre, doubleblind, placebo-controlled trail.Br J Dermatol.1995; 132(3): 441-5.

[144] Hickman JG.Nizoral(ketoconazole)shampoo therapy in seborrheic dermatitis.J Int Postgrad Med.1990; 2(1): 14-7.

[145] Hickman JG, Whitmore CW, Barranco C.Ketoconazole 2% shampoo: A randomized double-blind controlled application comparison with selenium sulfide 2.5% shampoo and placebo in the treatment of moderate to severe dandruff.American Academy of Dermatology Scientifific Exhibit, 48th Annual Meeting; San Francisco, 1989.

[146] Danby FW, Maddin WS, Margesson LJ, et al.A randomized, double-blind, placebo-controlled trial of ketoconazole 2% shampoo versus selenium sulfide 2.5% shampoo in the treatment of moderate to severe dandruff.J Am Acad Dermatol.1993; 29(6): 1008-12.

[147] Altmeyer P, Hoffmann K.Effificacy of different concentrations of ciclopirox shampoo for the treatment of seborrheic dermatitis of the scalp: Results of a randomized, double-blind, vehicle-controlled trial. Int J Dermatol.2004; 43(Suppl 1): 9-12.

[148] Rosen T, Schell BJ, Orengo I. Anti-inflammatory activity of antifungal preparations.Int J Dermatol.1997; 36(10): 788-92.

[149] Lebwohl M, Plott T. Safety and effificacy of ciclopirox 1% shampoo for the treatment of seborrheic dermatitis of the scalp in the US population: Results of a double-blind, vehiclecontrolled trial. Int J Dermatol. 2004; 43(Suppl 1): 17-20.

[150] Abeck D .Rationale of frequency of use of ciclopirox 1% shampoo in the treatment of seborrheic dermatitis: Results of a double-blind, placebo-controlled study comparing the effificacy of once, twice, and three times weekly usage. Int J Dermatol.2004; 43(Suppl 1): 13-6.

[151] Shuster S, Meynadier J, Kerl H, et al.Treatment and prophylaxis of seborrheic dermatitis

of the scalp with antipityrosporal 1% ciclopirox shampoo.Arch Dermatol.2005; 141(1): 47–52.

[152] Nenoff P, Haustein UF, Brandt W. Antifungal activity of the essential oil of Melaleuca alternifolia(tea tree oil)against pathogenic fungi in vitro.Skin Pharmacol.1996; 9(6): 388–94.

[153] Satchell AC, Saurajen MB, Bell C, et al. Treatment of dandruff with 5% tea tree oil shampoo. J Am Acad Dermatol.2002; 47(6): 852–5.

[154] Burlando B, Cornara L.Honey in dermatology and skin care: A review. J Cosmet Dermatol.2013; 12(4): 306–13.

[155] Brotherton J. Relative effectiveness of different classes of fungicides against Pityrosporum ovale.Br J Dermatol.1968; 80(11): 749–52.

[156] Brotherton J.The sulphur metabolism of Pityrosporum ovale and its inhibition by selenium compounds.J Gen Microbiol 1967; 49(3): 393–400.

[157] Leyden JJ, McGinley KJ, Mills OH, et al.Effects of sulfur and salicylic acid in a shampoo base in the treatment of dandruff: A double–blind study using corneocyte counts and clinical grading.Cutis.1987; 39(6): 557–61.

[158] Seite S, Rougier A, Talarico S. Randomized study comparing the efficacy and tolerance of a lipohydroxy acid shampoo to a ciclopiroxolamine shampoo in the treatment of scalp seborrheic dermatitis. J Cosmet Dermatol.2009; 8(4): 249–53.

[159] Seite S, Paries J, Reygagne P, et al.A lipohydroxyacidcontaining shampoo improves scalp condition and quality of life in patients with seborrheic dermatitis and light–tomoderate scalp psoriasis. J Cosmet Dermatol.2009; 8(2): 108–13.

[160] Food and Drug Administration, HHS. Over–the–counter drug products; safety and efficacy review; additional dandruff control ingredient.Fed Regist. December 5, 2005; 70(232): 72448–9.

[161] Schmidt A, Ruhl–Horster B.In vitro susceptibility of Malassezia furfur. Arzneimittelforschung. 1996; 46(4): 442–4.

[162] Schmidt–Rose T, Braren S, Fölster H, et al. Efficacy of a piroctone olamine/climbazole shampoo in comparison with a zinc pyrithione shampoo in subjects with moderate to severe dandruff. Int J Cosmet Sci.2011; 33(3): 276–82.

[163] Pople JE, Moore AE, Talbot DC, et al.Climbazole increases expression of cornified envelope proteins in primary keratinocytes. Int J Cosmet Sci. 2014; 36(5): 419–26.

[164] Squire RA, Goode K. A randomized, single–blind, singlecentre clinical trial to evaluate comparative clinical efficacy of shampoos containing ciclopirox olamine(1.5%)and salicylic acid(3%), or ketoconazole(2%, Nizoral)for the treatment of dandruff/seborrheic dermatitis. J Dermatolog Treat. 2002; 13(2): 51–60.

[165] Rapaport M. A randomized, controlled clinical trial of four anti–dandruff shampoos. J Int Med Res. 1981; 9(2): 152–6.

[166] Amon R, Hickman J, McCoy J, et al. Comparison of the antidandruff efficacy of several

zinc pyrithione shampoos versus antidandruff shampoos containing ketoconazole, coal tar and sulfur.Poster presented at: American Academy of Dermatology Scientifific Exhibit; 1999; New Orleans, LA.

[167] Neumann PB, Coffifindaffer TW, Cothran PE, et al.Clinical investigation comparing 1% selenium sulfifide and 2% ketoconazole shampoos for dandruff control.Cosmet Dermatol.1996; 9(12): 20-6.

[168] Buechner SA. Multicenter, double-blind, parallel group study investigating the non-inferiority of effifificacy and safety of a 2% miconazole nitrate shampoo in comparison with a 2% ketoconazole shampoo in the treatment of seborrheic dermatitis of the scalp. J Dermatolog Treat.2014; 25(3): 226-31.

[169] Pierard-Franchimont C, Goffifin V, Decroix J, et al.A multicenter randomized trial of ketoconazole 2% and zinc pyrithione 1% shampoos in severe dandruff and seborrheic dermatitis.Skin Pharmacol Appl Skin Physiol.2002; 15(6): 434-41.

[170] Bilhimer WL, Bryant PB, Murray KP, et al.Results of clinical trial comparing 1% pyrithione zinc and 2% ketoconazole shampoos.Cosmet Dermatol.1996; 9(5): 34-9.

[171] Lorette G, Ermosilla V. Clinical effifificacy of a new ciclopiroxolamine/zinc pyrithione shampoo in scalp seborrheic dermatitis treatment.Eur J Dermatol.2006; 16(5): 558-64.

[172] Schwartz JR, Bacon RA, Shah R, et al.Therapeutic effifificacy of anti-dandruff shampoos: A randomized clinical trial comparing products based on potentiated zinc pyrithione and zinc pyrithione/climbazole. Int J Cosmet Sci.2013; 35(4): 381-7.

[173] Cauwenbergh G, De Doncker P, Schrooten P, et al.Treatment of dandruff with a 2% ketoconazole scalp gel. A double-blind placebo-controlled study. Int J Dermatol.1986; 25(8): 541.

[174] Aly R, Katz HI, Kempers SE, et al.Ciclopirox gel for seborrheic dermatitis of the scalp. Int J Dermatol.2003; 42(Suppl 1): 19-22.

[175] Faergemann J, Bernander S. The activity in vitro of fifive different antimycotics against Pityrosporum orbiculare.Acta Derm Venereol.1979; 59(6): 521-4.

[176] Faergemann J. Propylene glycol in the treatment of seborrheic dermatitis of the scalp: A double-blind study.Cutis.1988; 42(1): 69-71.

[177] Faergemann J. Short-term treatment of dandruff with a combination of propylene glycol solution and shampoo.Cutis.1988; 42(2): 146.

[178] Faergemann J. Management of seborrheic dermatitis and Pityriasis versicolor.Am J Clin Dermatol.2000; 1(2): 75-80.

[179] Faergemann J, Fredriksson T. Antimycotic activity of propane-1, 2-diol(propylene glycol).Sabouraudia.1980; 18: 163-6.

[180] Package insert, Xolegel.Barrier Therapeutics.September 2006.

[181] Farr PM, Shuster S. Treatment of seborrhoeic dermatitis with topical ketoconazole. Lancet.1984; 2(8414): 1271-2.

[182] Elewski B, Ling MR, Phillips TJ.Effifificacy and safety of a new once-daily topical

ketoconazole 2% gel in the treatment of seborrheic dermatitis: A phase Ⅲ trial.J Drugs Dermatol.2006; 5(7): 646–50.

[183] Skinner RB, Noah PW, Taylor RM, et al.Double–blind treatment of seborrheic dermatitis with 2% ketoconazole cream.J Am Acad Dermatol.1985; 12(5): 852–6.

[184] Kligman AM, Leyden JJ, Stewart R. New uses for benzoyl peroxide: A broad–spectrum antimicrobial agent.Int J Dermatol.1977; 16(5): 413–7.

[185] Bonnetblanc JM, Bernard P. Benzoyl peroxide in seborrheic dermatitis.Arch Dermatol.1986; 122(7): 752.

[186] Prestia AE.Topical benzoyl peroxide for the treatment of tinea versicolor.J Am Acad Dermatol.1983; 9(2): 177–8.

[187] Rushton H, Gummer CL, Flasch H. 2–in–1 shampoo technology: State–of–the–art shampoo and conditioner in one.Skin Pharmacol.1994; 7(1–2): 78–83.

[188] Berger RS, Fu JL, Smiles KA, et al.The effects of minoxidil, 1% pyrithione zinc and a combination of both on hair density: A randomized controlled trial. Br J Dermatol.2003; 149(2): 354–62.

[189] Pierard–Franchimont C, De Doncker P, Cauwenbergh G, et al. Ketoconazole shampoo: Effect of long–term use in androgenic alopecia.Dermatology.1998; 196(4): 474–7.

[190] Khandpur S, Suman M, Reddy BS. Comparative effificacy of various treatment regimens for androgenetic alopecia in men. J Dermatol.2002; 29(8): 489–98.

[191] Sinclair RD, Schwartz JR, Rocchetta H, et al.Dandruff and seborrheic dermatitis adversely affect hair quality. Eur J Dermatol.2009; 19(4): 410–1.

[192] Schwartz JR, Rocchetta H, Asawanonda P, et al.Does tachyphylaxis occur in long–term management of scalp seborrheic dermatitis with pyrithione zinc–based treatments？ Int J Dermatol. 2009; 48(1): 79–85.

[193] Cornell RC.Atrophogenic potential of alclometasone dipropionate ointment 0.05% vs hydrocortisone ointment 1%.Curr Ther Res. 1986; 39(2): 260–8.

[194] Milani M, Molfetta ADS, Gramazio R, et al.Efficacy of betamethasone valerate 0.1% thermophobic foam in seborrheic dermatitis of the scalp: An open–label, multicenter, prospective trial on 180 patients.Curr Med Res Opin.2003; 19(4): 342–5.

[195] Harding CR, Moore AE, Rogers JS, et al.Dandruff: A condition characterized by decreased levels of intercellular lipids in scalp stratum corneum and impaired barrier function.Arch Dermatol Res.2002; 294(5): 221–30.

[196] Gupta AK, Nicol KA. Seborrheic dermatitis of the scalp: Etiology and treatment. J Drugs Dermatol.2004; 3(2): 155–8.

[197] Meshkinpour A, Sun J, Weinstein G.An open pilot study using tacrolimus ointment in the treatment of seborrheic dermatitis.J Am Acad Dermatol.2003; 49(1): 145–7.

[198] Rigopoulos D, Ioannides D, Kalogeromitros D, et al.Pimecrolimus cream 1% vs.betamethasone 17–valerate 0.1% cream in the treatment of seborrheic dermatitis.A randomized open–label clinical trial.Br J Dermatol.2004; 151(5): 1071–5.

［199］Firooz A, Solhpour A, Gorouhi F, et al.Pimecrolimus cream, 1%, vs hydrocortisone acetate cream, 1%, in the treatment of facial seborrheic dermatitis: A randomized, investigator−blind, clinical trial.Arch Dermatol.2006; 142(8): 1066−7.

［200］High WA, Pandya AG. Pilot trial of 1% Pimecrolimus cream in the treatment of seborrheic dermatitis in African American adults with associated hypopigmentation. J Am Acad Dermatol.2006; 54(6): 1083−8.

［201］Shin H, Kwon OS, Won CH, et al.Clinical effficacies of topical agents for the treatment of seborrheic dermatitis of the scalp: A comparative study. J Dermatol.2009; 36(3): 131−7.

［202］Sugita T, Tajima M, Ito T, et al.Antifungal activities of tacrolimus and azole agents against the eleven currently accepted Malassezia species. J Clin Microbiol.2005; 43(6): 2824−9.

［203］Sugita T, Tajima M, Tsubuku H, et al.A new calcineurin inhibitor, Pimecrolimus, inhibits the growth of Malassezia spp.Antimicrob Agents Chemother. 2006; 50(8): 2897−8.

［204］Elewski B.An investigator−blind, randomized, 4−week, parallel−group, multicenter pilot study to compare the safety and effficacy of a nonsteroidal cream(Promiseb)and desonide cream 0.05% in the twice−daily treatment of mild to moderate seborrheic dermatitis of the face.Clin Dermatol.2009; 27(Suppl 6): S48−53.

［205］Pierard−Franchimont C, Uhoda E, Loussouam G, et al.Effect of residence time on the effficacy of antidandruff shampoos.Int J Cosmet Sci.2003; 25(6): 267−71.

第九章 斑 秃

Maria K. Hordinsky 和 Ana Lucia Junqueira

要点

- 斑秃是一种常见的自身免疫性非瘢痕性脱发，发病原因有多种，可以在任何年龄发病，无性别、种族差异。
- 多种证据表明，斑秃和其他自身免疫性疾病（例如类风湿性关节炎和 I 型糖尿病）之间存在共同的遗传危险因素。
- 美国食品和药品监督管理局（FDA）没有批准任何一项用于治疗斑秃的通用疗法。
- 采用美国内科医师学会（ACP）临床实践指南分级系统进行证据和推荐分级，大多数已发表的治疗方法为中等质量证据推荐，但是其中一些治疗方案是有效的。例如，局部和口服皮质类固醇和增敏剂二苯基环丙烯酮和二硝基氯苯。
- 全身应用家族蛋白酪氨酸激酶抑制剂——JAK 激酶抑制剂可以逆转斑秃病程；相关临床试验正在进行，以确定 JAK 抑制剂治疗的安全性和有效性。

第一节 引 言

斑秃是一种复杂的遗传免疫介导的非瘢痕性脱发，主要累及生长期毛囊[1]。终身患病风险为 2.1%[2]。可以在任何年龄发病，无性别、种族差异。根据美国国家斑秃综合征基金会（National Alopecia Areata Foundation）统计，美国至少有 450 万人患有斑秃（www.naaf.org）。

斑秃通常表现为以下四种主要模式：

- 圆形或椭圆形的斑秃（见图 9.1）。
- 全部头发均脱落（全秃）（见图 9.2）。
- 全身毛发均脱落（普秃）。
- 蛇形斑秃（见图 9.3）。

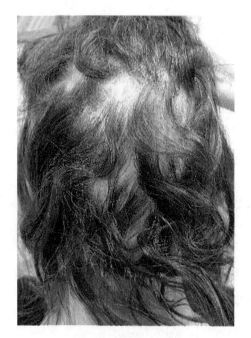

图9.1　广泛性秃发

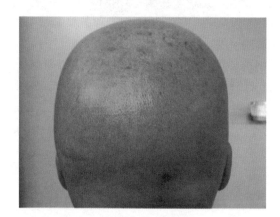

图9.2　全秃

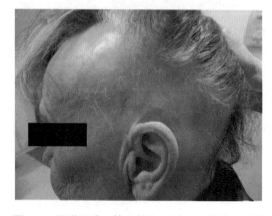

图9.3　蛇形斑秃，枕下部和双耳上方的头皮受累

但是，斑秃患者的脱发区域会自发再生出毳毛，治疗之后也会生长出细小头发，因此很难确定患者的斑秃种类。

斑秃是一种很常见的自身免疫性疾病，目前，美国食品和药品监督管理局（FDA）没有批准任何治疗斑秃的药物。为了抑制疾病进展，医生通常会给患者用局部用皮质类固醇，而一般不会给用口服类固醇。如今，许多其他治疗方法以及发展出的进化疗法正在临床试验中。随着对斑秃认识的不断加深，医生以及卫生服务提供者将能够为患者及其家人提供更全面的有关斑秃的信息，涉及流行病学、病理生理学、病情评估和治疗。斑秃治疗将发展为更具针对性的个性化方法，以每个患者的生物标志物信息为基础。

第二节　临床表现

除了常见的斑片状脱发或广泛性脱发之外，斑秃还可能表现为较为少见的网状斑秃（reticular alopecia areata）、弥漫性斑秃（diffuse scalp alopecia areata）或痣周脱发（perinevoid alopecia areata）。网状斑秃患者会处于疾病活动期时，非瘢痕性斑秃块会时而出现或是时而消失。弥漫性斑秃患者可能表现为头发密度降低，但不出现斑秃块的情况。上述患者的头皮组织活检可显示局部斑片状毛囊周围炎症。痣周脱发更为罕见，特征是痣周围非瘢痕性脱发。

在斑秃受累的头皮区域上，发根可以轻松拔出，并且常会出现感叹号状头发。发干的远端部分比近端部分更粗，当头发继续生长时，发干近端部分也会逐渐萎缩变细至铅笔尖大小，并且容易折断，类似于经历过化学处理的头发，生长期会终止（见图 9.4）。毛囊受到的免疫攻击会选择性地攻击黑发，倾向于保护白发。因此，在头发重新生长或染发之前，斑秃患者头发通常为白色，表明毛囊色素系统仍不完全正常（见图 9.5）。

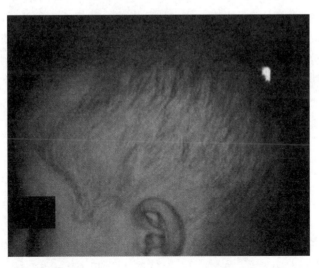

图 9.4　斑秃患者的锥形发再生，锥形发也见于经历过化学处理的脱落头发

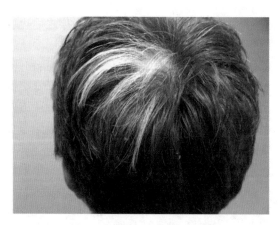

图 9.5 斑秃患者的头发再生，显示受累头皮区域毛发重新生长了出来，但是色素细胞功能还没有恢复，因此斑秃还处于疾病活动期

斑秃诊断比较容易，特征包括非瘢痕性脱发、头皮"像婴儿屁股一样光秃秃"以及头发牵拉试验阳性。然而，斑秃疾病有时可能会误诊为头癣、牵拉性脱发（traction alopecia）、生长期松动综合征（loose anagen syndrome）、先天性皮肤发育不全（aplasia cutis congenita）或假性斑秃（pseudopelade）[3]。

斑秃患者也可能会出现指甲改变，可能在脱发之前、之后出现，两者也可能同时发生。据报道，斑秃患者出现指甲病变的频率为 10%～66%，最常见的指甲病变为指甲凹陷；其他指甲异常还包括匙状甲（koilonychia），指甲出现纵向沟纹，脆指甲（brittle nails），指甲剥离症（onycholysis），指甲脱落（onychomadesis）和甲周红斑（periungual erythema）[4]。

有些人认为斑秃患者的汗腺功能也会出现异常，但也有另一些人持反对意见[5, 6]。需要更多地研究进一步验证或反驳这一假设。

斑秃可能发生在健康人中，或者为其他疾病的一种伴发表现。斑秃常见伴发疾病包括特应性疾病，例如过敏性鼻炎、哮喘和特应性皮炎；一些研究表明，斑秃患者特应性疾病的患病率高达 40%，而在普通人群中特应性疾病的患病率约为 20%[7]。其他常见的伴发疾病包括甲状腺疾病和自发性免疫性疾病，例如甲状腺炎和白癜风。高达 30% 的自身免疫性多内分泌腺病综合征（APS-1）患者可能出现斑秃。APS-1 患者可能会患有慢性甲状旁腺功能减退、黏膜皮肤念珠菌病和自身免疫性肾上腺功能减退症。唐氏综合征和特纳氏综合征患者更常患有斑秃[8, 9]。虽然得了斑秃并不会危及生命的疾病，但可能会影响患者的心理影响，导致终身广泛性焦虑障碍甚至抑郁症的终身患病率升高[10—12]。

第三节　疾病范围

1971—1975 年的第一次全国健康和营养检查调查显示，美国斑秃的患病率为每 10 万人 158，占总人口的 0.1%～0.2%[13]。根据梅奥诊所（Mayo Clinic，位于明尼苏达州罗切斯特市）和美国国立卫生研究院的报道，从 1975—1989 年，明尼苏达州奥尔姆斯特德县的斑秃总患病率为每年 20.2/10 万人；在此项研究中还发现，男女患病率相似，终身患病风险为 1.7%。最近，梅奥诊所的研究人员继续进行分析，在罗切斯特流行病学项目中记录了斑秃的终身患病风险，罗切斯特流行病学项目是对明尼苏达州奥尔姆斯特德县所有住院患者的回顾性研究。研究中纳入 1990—2009 年新诊断为斑秃的患者。研究发现，按年龄和性别分组对比得出的斑秃患病率为每年 20.9/10 万人，斑秃患病率随年龄增长而呈直线增高，终身累积发病率为 2.1%[14]。同年龄组中，女性斑秃患病率为每年 21.3/10 万人（95% CI，18.8～23.9），男性每年 20.2/10 万人（95% CI，17.7～22.6）；无显著差异（$p = 0.77$），从而证实女性和男性的斑秃患病率相似[2]。

从历史和国际的视角看，介绍了美国和世界各地斑秃疾病的性别分布、发病原因和风险因素。

Ikeda 回顾了 1989 名日本京都大学斑秃患者的病史，并将斑秃按照以下四种类型进行了分类[15]。目前，此种分类方法并不常用，但提供了一种从历史回顾角度了解斑秃伴发疾病的方法。

- Ⅰ型，寻常型，预后良好。
- Ⅱ型，圆形、蛇形、网状型，与特应性疾病有关。
- Ⅲ型，高血压型，通常会从网状斑秃发展成全秃。
- Ⅳ型，与自身免疫性疾病—内分泌系统疾病有关。

随后，其他研究人员证实了 Ikeda 的许多观点，但是上述分类方法目前并不常用。

Muller 和 Winkelmann[7] 对 1945—1954 年间在就诊于梅奥诊所的 736 名斑秃患者进行了历史回顾。研究发现，30% 的患者发展为全秃，其中 54% 的儿童和 24% 的成年人会发展为全秃；随着年龄的增长，全秃患者比例就会下降。研究结论是尽管大多数斑秃患者的脱发症状都会自发消退，但仍有一小部分斑秃患者（约 7%）可能会发展为严重脱发或慢性脱发。

Walker 和 Rothman[16] 研究了 1928—1948 年期间就诊于芝加哥大学诊所的 230 例斑秃患者。研究报告，在青春期之前出现斑秃的患者中，50% 的患者最终会发展为全秃。研究还显示，复发或其他身体区域经历再次出现斑秃的发生率为 86%，继续随访患者 20 年，复发率将达到 100%。

上述研究和其他研究都显示，伴发严重指甲异常，特应性疾病（哮喘、过敏性鼻炎和异位性皮炎症）以及小于 5 岁儿童的广泛性秃发发作均是预后的不良因素。一般认为，全秃或普秃症状持续 2 年以上，患者头发自发性再生的机会特别低，对治疗的反应也较差。然而最近的研究发现，口服 Janus 激酶（JAK）抑制剂类药物之后，即使发病时间长达 11 年的广泛性秃发患者也会再长出毛发[17, 18]。

在对科威特、印度北部、新加坡和韩国的斑秃患者进行的调查中，报告了相似的预后指标，但其他研究报道称存在不同的预后指标[19—24]。在亚洲完成的一项研究中，收集了 1998 年 5 月至 1999 年 4 月就诊于国家皮肤中心的新诊断斑秃患者的数据，包括流行病学、斑秃类型以及疾病关联性方面的数据。调查的 219 例斑秃新转诊病例占总发病率的 3.8%；其中有 173 名中国人，35 名印度人，11 名马来人；男女比例为 1∶1.3；报告的中位年龄为 25.2 岁。大多数患者在 40 岁之前就会第一次出现斑秃。患者中有 35% 表现为广泛性脱发，而 40 岁以上患者中的广泛性脱发比例为 5.5%。研究结论发现，亚洲的斑秃情况与西方研究报道的结果相似。

研究了印度昌迪加尔地区 1983—1993 年期间所有新发斑秃病例，显示也有类似发现。研究中记录到 841 例新发病例，包括 201 名 16 岁以下儿童，约占所有病例的 23.9%。儿童斑秃患者的男女比例为 1：1.4。印度地区的研究结论表明，昌迪加尔斑秃儿童斑秃与西方国家非常相似。然而，尚未证实特应性疾病和发病年龄偏低与严重脱发有关。

来自科威特和印度北部的研究发现了不同观察结果。在科威特，连续调查了 1 万名新诊断皮肤病患者，其中 96% 是阿拉伯后裔；其中女性患者占多数，约占 52%，婴儿患者的比例最大，约占 28.7%。研究中报告了 162 种皮肤病，其中特应性皮炎最常见，约占 31.3%，斑秃约占 6.7%。对 215 名儿童的进一步研究表明，其中 97% 的儿童是阿拉伯血统，患病女孩比男孩多，男孩女孩比例为 2.5：1。发病高峰年龄在 2~6 岁之间，平均发病年龄为 5.7±2.8 岁。大多数患者病情轻微，但其中 13% 的儿童病情严重。发病年龄、斑秃阳性家族史和相关的特应性疾病均不会影响病情的严重程度。

在印度北部，一项以医院为基础的 10 年（1983—1992 年）前瞻性研究评估了斑秃的流行病学情况，着重关注严重斑秃的伴发疾病和危险因素。研究评估了 808 名患者（包括 532 名男性和 276 名女性）和 509 名对照组（包括 307 名男性和 202 名女性）。研究发现在印度北部，斑秃在男性中占优势，男女比例为 2：1，大多数患者年龄在 40 岁以下。儿童期发病的患者以女性居多；男性发病年龄较早，严重脱发的发病率就越高。该研究中 18% 的患者存在特应性皮炎，但尚未证实特应性皮炎的出现与发病年龄较早和严重脱发有关。

严重斑秃的危险因素包括家族白癜风病史、发病年龄低于 20 岁，尤其是男性。研究发现，世界不同地区斑秃患者的发病年龄、性别和危险因素之间存在差异，造成差异的原因仍有待确定。

第四节　病理生理学

一、组织学

对患有严重联合免疫缺陷病（Severe Combined immunodifiency，SCID）小鼠进行的移植研究证实，T 细胞免疫在斑秃的病理生理中起着至关重要的作用[25]。斑秃的病变及活检的典型表现为毛球周围淋巴细胞浸润，主要由活化的 T 淋巴细胞组成。大多数活动性斑秃患者的头皮活检标本都会显示毛球周围淋巴细胞浸润的典型表现，头皮炎症表现可能较小或不存在，尤其是在长期患病时[26]。头皮炎症严重程度的差异可能与不同的治疗反应有关；例如，如果患者存在头皮炎症，则使用类固醇或使用 Janus 激酶（JAK）抑制剂类药物进行的进化治疗可能会带来更好的治疗效果[27]。

如果对斑秃的诊断不明确，则需要采集 4 mm 皮肤进行活检，帮助确诊和协助制定治疗计划。最佳活检位置是脱发斑的活动性边缘。活检标本的水平切片和垂直切片中均显示出特征性的毛球周围淋巴细胞浸润，主要是淋巴细胞浸润，以及休眠期毛囊比例将会显著增加。在广泛性秃发中，检查垂直和水平方向的头皮活检标本可以为患者期望值的设定提供有用信息。例如，水平切片上的平均毛囊数少于 1 个 /mm^2，通常提示毛发再生长可能性很小 [26]。最后，尽管发现毛球周围淋巴细胞浸润主要由 CD4+T 细胞和 CD8+T 细胞组成，但是在组织学标本中也发现了其他类型细胞，包括自然杀伤细胞、巨噬细胞、肥大细胞和嗜酸性粒细胞 [28-32]。其他细胞在斑秃的发病机制中所起的作用尚不完全清楚。

二、免疫学

正常的生长期毛球角质化细胞缺乏主要组织相容性复合体（MHC）Ⅰ类和Ⅱ类抗原的表达。但是在斑秃患者中，人类白细胞抗原 HLA-A，HLA-B，HLA-C 和 HLA-DR 抗原均在生长期毛球中表达。在斑秃患者的休止期毛球角质化细胞中也发现了 HLA-DR 表达，但表达程度较低。

上述发现显示斑秃患者失去了免疫特权，斑秃涉及 T 细胞相互作用，毛球角质化细胞中 HLA-DR 抗原的异常表达。

长期以来，人们一直假定由 T 细胞产生的细胞因子具有诱导斑秃发病的作用，并且已发现广泛性秃发患者的抗原特异性头皮 T 细胞在产生干扰素 -γ 和白细胞介素 -2（IL-2）等 TH1 细胞因子方面存在内在缺陷。在斑秃小鼠模型 C3H / HeJ 小鼠中，在皮肤中发现了少量的 CD4+CD25 + 调节性 T 细胞；在 C3H / HeJ 小鼠中注射 CD4+CD25+Treg 细胞可以防止 CD4+CD25+ T 细胞导致的斑秃以及 CD8+T 细胞诱导的局部脱发 [33-35]。目前，用于治疗斑秃的 JAK 抑制剂正在临床试验阶段，据推测 JAK 抑制剂针对的是诱导斑秃发病的细胞因子。例如，JAK3 可能以 IL-15 等为关键靶点，IL-15 与 IL-2 同属于一个细胞因子家族 [33-35]。根据报道，斑秃患者的外周血 T 淋巴细胞和 B 淋巴细胞数量和表达可能会增加、减少和不变，并且如前所述，在 SCID 小鼠中进行的斑秃头皮移植试验中，确定了 T 细胞免疫在诱导斑秃中的重要性 [1, 25]。

三、遗传学

了解斑秃的遗传模式有助于确定高危人群和制定新型治疗策略。

据报道，斑秃的家族患病率在 10%～ 50% 之间，现在普遍认为斑秃是一种由多因素遗传因素决定的复杂性疾病 [36]。

多因素遗传特征基于以下内容得出：

• 人口中的患病率。

• 双胞胎中有高达 55% 的一致性。

• 病情严重程度的高斯分布。

• 一级亲属患病风险约增加十倍。

• 家庭聚集现象并不是很明显。

直到最近，遗传学研究都集中在候选基因的关联分析上，候选基因包括特定 HLA 等位基因、白细胞介素 -1 簇基因和 MX1 基因。据报道，严重广泛性秃发与 HLA 等位基因 DQB1 * 0301 和 DRB1 * 1104 有显著关联。主要组织相容性复合体Ⅰ类链相关基因 A（MICA）是一种可能与斑秃易感性以及严重广泛性秃发相关的候选基因。另外，编码淋巴蛋白酪氨酸磷酸酶的基因（PTPN22 基因）也与严重斑秃有关。其他与斑秃病情严重程度有关的物质还包括 IL-1 受体拮抗剂和 IL-1 受体拮抗剂同源物。最近，全基因组关联研究（GWAS）揭示了在 6 号、10 号、16 号和 18 号染色体上有几个位点与斑秃易感性有关。需要注意的是，18 号染色体上主要的斑秃易感位点与银屑病、单纯性遗传性少毛症（hereditary hypotrichosis simplex）的易感位点一致，提示该染色体上可能包含一个或多个与不同皮肤和头发疾病有关的基因。最近，研究人员开展了两项独立的 GWAS 研究，总共检测了 3253 例病例和 7543 例对照组的补充 ChIP 芯片数据。研究发现，与斑秃疾病关联性最强基因区域是主要组织相容性复合体，提示人类白细胞抗原 –DR 是斑秃疾病的驱动因素。除了主要组织相容性复合体，研究人员确定了两个超过统计学显著性阈值的新基因位点，包括 ACOXL / BCL2L11（BIM）（2q13）和 GARP（LRRC32）（11q13.5），另外一个名义上有关联的基因位点是 SH2B3（LNK）/ ATXN2（12q24.12）。在上述基因区域中的候选易感性基因表达分析显示在相关免疫细胞和毛囊中均有表达。本研究揭示了存在与斑秃发病有关的新的信号通路被破坏，包括细胞自噬与细胞凋亡，转化生长因子 – β（TGF–β）/Tregs 和 JAK 激酶信号转导。

四、神经学

许多斑秃患者在梳理、抚摸或拉紧头发时，偶尔会出现发痒、刺痛、脱屑或轻微局部疼痛的症状。据报道，在斑秃动物模型和斑秃人类模型中发现神经肽和神经营养因子表达发生了变化，提示表皮神经以及免疫系统障碍会导致斑秃发病[37—39]。最近的研究中，对比斑秃病例与对照组发现，支配头皮皮肤的皮节 C2 和 V1 的周围神经功能存在异常[40]。

研究表明，应激性生活事件和精神障碍都与斑秃发病和进展有关。在一项研究中，分析了 5 年内 21 名患者的头发再生情况，其中 9 例患者为全秃或普秃，12 例为广泛性秃发。经催眠治疗后，所有患者的焦虑和抑郁评分均显著降低，12 例患者在经 3 ～ 8 个疗程的治疗之后，75%～ 100% 头发会重新生长出来。进一步研究可能还需要更多的研究病例，但是现有的研究结果表明催眠疗法可以改善周围神经系统和免疫系统，改善患者心理健康水平，提高临床疗效[41]。

第五节　治疗方法

目前，没有针对斑秃的"最佳"治疗方法，美国食品和药品监督管理局（FDA）没有批准任何用于治疗斑秃的药物[42]。现有的治疗方法只能抑制斑秃病情，而不是治愈斑秃。大多数已经发表的斑秃治疗研究都集中于将斑秃的治疗与临床结果、疾病程度、病程和病史因素（例如以前的治疗史或特应性病史）相关联。斑秃的治疗也需要根据疾病的正常病程来考虑。斑秃患者和家属应接受教育，告知他们斑秃是一种自身免疫性疾病，治愈之后还是可能会复发，如果出现复发则疾病程度仍然无法预测。

1999 年制定了斑秃治疗指南，以促进数据比较和共享患者的脱发斑头皮组织，于 2004 年更新[43, 44]。斑秃治疗指南已在临床试验中常规使用，可用于指导患者的护理。以下是在收集头皮和身体脱发程度以及指甲异常程度数据时的指南推荐：

S：头皮脱发情况

S0 级：无脱发

S1 级：脱发面积小于 25%

S2 级：脱发面积为 26%～50%

S3 级：脱发面积为 51%～75%

S4 级：脱发面积为 76%～99%

 a 级：脱发面积为 76%～95%

 b 级：脱发面积为 96%～99%

S5 级：脱发面积为 100%

B：体毛脱落

B0 级：没有身体脱发

B1 级：有一部分体毛脱落

B2 级：100%体毛脱落（头发除外）

N：指甲异常

N0 级：无指甲异常

N1 级：有指甲异常

20 表示所有手指甲和脚指甲均有甲营养不良 / 粗面甲（特指全部 20 个指甲均发生病变）

斑秃患者在接受常规治疗或实验治疗之后，斑秃病活动指数（ALADIN）可以作为追踪疾病活动程度的工具。斑秃病活动指数是一种基因表达量度值，能够区分正常对照组和斑秃疾病患者的全秃 / 普秃样本 [27]。目前，一些研究中会使用斑秃病活动指数，以追踪临床反应。

循证医学的定义是结合现有的最佳可用临床研究证据与个人临床专业经验而作出医疗决策的过程 [44]。在过去 30 年中，由多个出版物中记录了斑秃的治疗方法，以及基于以下循证医学证据的标准 [42]：

- 安慰剂对照，具有统计学意义或单方面治疗。
- 大多数患有全秃、普秃或广泛性秃发（脱发面积大于 25%）的患者。
- 病程超过 3 个月的患者。
- 使用化妆品可以促使头发再生长。
- 与严重的不良反应无关。

最近，检索 PubMed 数据库完成了对"随机对照试验"和"斑秃"的分析，并对研究质量进行了评估 [42]。共发现 29 项试验用于检查以下药物的功效：

- 蒽啉
- 抗抑郁药
- 生物制剂
- 钙调神经磷酸酶抑制剂
- 皮质类固醇（局部应用和全身应用）
- 米诺地尔
- 前列腺素类似物
- 增敏剂

• 其他治疗方法：外用疗法、药物和口服药物，包括芳香疗法、光动力疗法、壬二酸、大蒜素凝胶、蓓萨罗丁、三碘化甲腺胺酸、异丙肌苷和白芍总苷。

使用美国内科医师学会的指南分级系统进行评估，结果表明上述中的大多数药物治疗属于中等证据质量，许多治疗是有效的；例如，局部和口服皮质类固醇激素和增敏剂二苯基环丙烯酮（diphenylcyclopropenone）和二硝基氯苯（dinitrochlorobenzene）就可以有效治疗斑秃。但是，大多数研究都有很大的局限性，妨碍解释研究结果。此外，大多数研究是在成年人完成的，结果不能外推至儿童。下文将简要概述局部增敏剂，局部、病灶内使用和口服类固醇激素，米诺地尔，蒽啉，光动力疗法，生物制剂，联合用药和不断发展的治疗方法。

一、局部增敏剂

二苯基环丙烯酮（DPCP）是最常用的局部增敏剂。通常在2周内，让患者使用2%的增敏剂溶液。每周使用稀释剂，浓度范围从1.0、0.5、0.1、0.05、0.01、0.001到0.0001，目标是选择能够产生轻度过敏性接触性皮炎的浓度。在使用化妆品进行治疗2年之后，头发才会再次生长出来，并且持续治疗才能保持头发再生长的效果。增敏作用通常在头皮上进行，每周使用一次增敏剂，以产生轻度湿疹反应。用药8～12周之后，头发才会开始再次生长，但是生长后也可能会再次停止生长。如果斑秃复发，可以重新开始治疗。轻度湿疹性皮炎的发展是一种期望出现的治疗反应。2%～5%的患者会出现不良反应，包括出现小水泡或大疱，过敏性接触性皮炎扩散，荨麻疹或多形性红斑，耳后淋巴结肿大以及皮肤色素沉着出现现变化[45, 46]。

二、类固醇：外用剂型、病灶内使用和口服剂型

尚未确定用于治疗斑秃局部用类固醇的最小和最大强度以及类固醇种类。一项回顾性研究表明，脱发面积超过50%的患者使用Ⅰ级—Ⅳ级局部类固醇可显著促进头发再生；严重、难治性斑秃患者在毛囊闭塞情况下使用0.05%丙酸氯倍他索，也可以达到显著促进头发再生的效果[47, 48]。

使用0.05%倍他米松二丙酸酯软膏，0.05%丙酸氯倍他索软膏和0.2%氟轻松酮丙酮软膏会帮助头发再生，平均使用3个月之后头发开始再生[49—51]。局部用皮质类固醇的不良反应包括皮肤萎缩、毛囊炎和毛细血管扩张，所有不良反应都是可逆的，停止用药后不良反应会改善。很少有人知道，头皮长期局部使用皮质类固醇会抑制肾上腺皮质功能。由于局部使用类固醇而导致的不良反应广为人知，选择使用含有中等强度或更高强度类固醇的洗发水更合适，因为洗发水与头皮直接接触时间较短，理论上可以减少不良反应。含类固醇的洗发水对斑秃的治疗效果仍有待证实。

各种不同效力和载体的局部类固醇也可用于治疗儿童斑秃，并且通常是治疗儿童斑秃的一线药物。Lenane等在一项随机试验中比较了不同效力的局部类固醇，选取41例头皮脱发面积10%以上的小儿斑秃患者，年龄在2～16岁之间，分别使用0.05%丙酸氯倍他索软膏和1%氢化可的松软膏并比较治疗效果，治疗24周后结果显示，与氢化可的松软膏治疗组相比，氯倍他索软膏治疗组的头发再生长量更多，具有统计学意义[52]。

病损内注射皮质类固醇激素（intralesional corticosteroids, ILCS），包括曲安奈德（triamcinolone acetonid）或己曲安奈德（triamcinolone hexacetonide），通常用于治疗头皮脱发面积小于50%的患者[53, 54]。还可以在眉毛区域注射皮质类固醇激素；病损内注射

皮质类固醇激素很少用于治疗睫毛斑秃。通常使用的皮质类固醇浓度为 3 ~ 10 mg / ml。在一些治疗中，每次疗程内最多注射 40 mg 皮质类固醇，各疗程间隔 6 至 8 周。需要注意的是，应将皮质类固醇注射于表皮以达到治疗作用，而不是将药物注射于脂肪中，否则可能导致皮肤萎缩和不良反应。儿童和青少年以及一些成人在注射药物之前需要进行局部麻醉。并发症包括皮肤萎缩，并发症是可逆的；停止治疗，并发症就会逆转。

口服皮质类固醇可能适用于活动性斑秃患者。文献中也有关于口服皮质类固醇给药方案治疗成功的报道。研究显示，刺激头发生长的皮质类固醇临界阈值剂量为每天 0.8 mg / kg。嘱 32 例患者口服泼尼松 6 周，初始剂量为 40 mg/d 并逐渐减量，在 4 周内每周递减 5mg/d，然后每 3 天递减 5mg/d，结果显示其中 15 例患者的头发再生长率达 25%，而 15 例患者中有 8 例的头发再生长率达 75%[55]。据报道，每月至少口服 4 次泼尼松龙 300mg，脱发区域的头发才能完全再生或达到在美容上可以接受的效果[56]。其他研究表明，静脉注射甲泼尼龙，每天 2 次，每次 5mg/kg，可用于治疗小儿新近发作的广泛性秃发、广泛性多灶性斑秃以及新发的严重斑秃[57, 58]。

口服或静脉注射类固醇治疗斑秃的不良反应值得关注。类固醇的不良反应包括体重增加，骨质疏松症，高血压，心理变化，肾上腺皮质轴受到抑制，出现萎缩纹、痤疮、多毛症和紫癜。为了防止骨质疏松症，患者可以补充钙、维生素 D，甚至服用阿仑膦酸钠（fosamax）等药物。使用皮质类固醇进行治疗时，患者要么对治疗无反应，要么会出现良好的头发再生长效果，但是一旦中止治疗即可发现斑秃复发。治疗前，需要告知患者类固醇的潜在不良反应和预期结果。

三、米诺地尔：局部应用和口服

米诺地尔的安全性很高，但是上述标准循证医学证据并不支持将米诺地尔用于治疗斑秃。据报道，斑状斑秃患者局部使用 2% 米诺地尔可以达到美容上可接受的头发再生长效果；一项研究显示，建议重症斑秃患者每 12 小时口服 5 mg 米诺地尔一次，平均服用约 35 周后才能出现毛发再生长效果[59, 60]。使用米诺地尔的患者每天钠摄入量应低于 2 g，米诺地尔可能会导致水钠潴留。研究者推测，当集中于促进卵泡分化（从生长期到生长期）时，局部米诺地尔（浓度为 2% 或 5%）在斑秃中可能是有益的。作者认为，无论是局部应用 2% 或 5% 的米诺地尔，都有利于治疗斑秃；米诺地尔能刺激毛囊分化，使毛囊由生长期早期向晚期转化。

四、蒽啉

假定蒽啉（anthralin）为靶向线粒体，与线粒体内膜上的电子传输链相互作用，最终导致三磷酸腺苷合成减少。蒽醌还可通过自身氧化在原位产生氧自由基。上述蒽啉作用机制与斑秃患者的头发再生之间的关系尚不清楚。用于治疗斑秃的浓度必须足以引起轻度刺激，浓度范围为 0.2% ~ 1.0%[61]。但是研究发现，与米诺地尔一样，标准循证医学证据并不支持将蒽啉用于治疗斑秃[42]。

五、光疗（UVA、UVB 和激光）

使用 PUVA 紫外线疗法（补骨脂素联合使用 A 波段紫外线）可使斑块状斑秃患者和广泛性秃发患者的头发完全再生。经过 50 ~ 80 次的光疗，平均每周 3 次，脱发斑区域的头发会完全再生，但停药后通常会复发[62]。另一个令人担忧的情况是恶性黑色素瘤的发病风险增加；一项研究显示，银屑病患者在接受 250PUVA 紫外线疗法后发生了恶性黑色素瘤[63]。UVB光疗也可导致脱发斑区域的头发和胡须完全再生长，在中断治疗之后斑秃可能会复发[64]。但是，一项研究显示了相反结果，在进行了20次光疗（每周2次）后头发未呈现明显再生长现象[65]。一些小型研究发现，308 nm准分子激光可以成功治疗斑秃，特别适用于治疗眉毛或睫毛斑秃，有待进一步研究来证明[66, 67]。

六、生物制剂

考虑到斑秃的发病机制中有T细胞参与，已经有专门针对T细胞的斑秃治疗药物。两项已经完成的研究所得的临床结果并不令人满意，目前这两种生物制剂都已不在市场上销售。依法利珠单抗（efalizumab，Raptiva）是一种抗—CD11a抗体，可以阻断T细胞与角质形成细胞形成黏附以及T细胞的活化和迁移。依法利珠单抗已获FDA批准用于治疗中度至重度慢性斑块型银屑病。但是，在一项双盲对比治疗的安慰剂对照研究中，接受依法利珠单抗治疗12周之后，广泛型活动性斑秃患者的头发再生长率仅为8%[68]。在另一项研究中，测试了一种并不在市面上销售的生物制剂——阿法赛特（alefacept，Amevive）生物制剂的疗效，阿法赛特可以与CD2结合并抑制T细胞与抗原呈递细胞的相互作用，选择性地减少CD45RO+T细胞，结果发现使用阿法赛特治疗斑秃无效[69]。但是众所周知，生物制剂可以杀死激活的记忆T细胞并可逆地降低T细胞数量。

已经研究了在斑秃治疗中使用其他生物制剂的情况，但试验患者人数较少且结果各异。依那西普（etanercept）是一种肿瘤坏死因子（TNF）抑制剂；一项开放性研究对17例中重度斑秃、全秃和普秃患者进行了治疗试验。斑秃患者皮下注射依那西普50 mg，每周2次，持续治疗8～24周之后，所有患者均未显示出明显的毛发再生[70]。

英夫利昔单抗（infliximab）是一种靶向肿瘤坏死因子（TNF-α）的嵌合单克隆抗体，使用后患者可能会出现斑秃，但可能证明导致斑秃脱发的免疫信号与肿瘤坏死因子有关[71, 72]。

七、联合疗法

已经测试了联合疗法在斑秃治疗中的作用，但大多数测试仅在少数患者中进行，标准循证医学证据并不支持将任何一种联合疗法用于治疗斑秃。最新的联合疗法是结合甲氨蝶呤与低剂量泼尼松，引起了临床医生的广泛注意，常应用于严重斑秃患者。下面将列举该联合疗法和其他联合疗法的示例。

1. 局部应用米诺地尔和口服泼尼松的联合应用[55]

一项为期6周的研究中，逐渐减少口服泼尼松剂量，初始剂量为40mg/d，然后每日局部应用2%米诺地尔，持续14周。

结果：局部应用米诺地尔可以减轻斑秃患者使用类固醇激素引起的脱发。

2. 局部应用米诺地尔和二丙酸倍他米松的联合应用[73]

在此项研究中，患者每日局部应用2次5%米诺地尔，30分钟后使用0.05%二丙酸倍他米松软膏。

结果：在接受治疗16周后，56%的严重难治性斑秃患者的头发再生情况良好。

3. 局部应用米诺地尔和蒽啉的联合应用[74]

在此项研究中，患者每天局部应用两次1 ml 5%米诺地尔，然后隔夜再使用蒽啉。晚上局部应用米诺地尔2小时后再使用蒽啉。

结果：在 50 例严重难治性斑秃患者中，有 39 例患者在用药 12 周时再生长出终毛。用药 24 周时，24 例患者中有 5 例的头发再生长情况相当良好。

4. 单独应用甲氨蝶呤或联合使用低剂量泼尼松[75]

患者每日口服泼尼松 10 ～ 20 mg；甲氨蝶呤最初每周给药 15mg、20mg 或 25mg。

结果：64% 的患者完全康复，其中 6 例单独应用甲氨蝶呤治疗的患者中有 3 例完全治愈，16 例应用联合治疗的患者中有 11 例完全治愈。

八、其他治疗

目前，还研究出了许多其他治疗斑秃的方法。

基于他克莫司、氮芥和环孢菌素等药物在啮齿动物模型中成功治疗斑秃的经验，已经在少数人身上进行了测试[76—78]。在一项局部使用他克莫司的研究中，有 11 例脱发面积在 10%～ 75% 之间斑秃患者参加，平均用药时间为 6 年。研究显示，使用他克莫司软膏后并未观察到终毛生长，可能与软膏制剂的渗透深度不足有关。口服环孢菌素常与其他药物一起使用，像其他治疗方法一样，停药后能会复发。在一项局部使用氮芥的双边对照研究中，为期 16 周，6 名患者中有 1 名患者症状改善，4 名患者未完成试验。

少数脱发症患者试用过其他药物，包括柳氮磺胺吡啶（sulfasalazine）、异丙肌苷（isoprinosine）、胸腺五肽（thymopentin）、硫唑嘌呤（azathioprine）和咪喹莫特（imiquimod）[79—84]。沙利度胺（Thalidomide）是一个极具潜在治疗价值的药物，但其历史上颇有争议性，很难进行试验。另外，醋酸格拉替雷（glatiramer acetate，GA）是一种醋酸格拉替雷是治疗多发性硬化症的一线药物，主要通过诱导致病的 Th1 型细胞向 Th2 型细胞方向转化。

九、斑秃的治疗进展和未来治疗方法

未来的治疗方法将包括改进的局部免疫抑制、免疫调节制剂、抗炎制剂，细胞分子靶向治疗药物的全身性给药（例如靶向 IL-2 和 IL-15 细胞因子），以脂质体作为药物载体以增强药物传输，抑制 Fas-FasL 系统，诱导耐受性或抑制淋巴细胞归巢，潜在干扰神经营养因子、神经肽或其受体。随着新的临床试验越来越多，预计在小儿斑秃方面的研究将会跟进。

最近发表的研究表明，JAK 是一种非受体型蛋白酪氨酸激酶，JAK 抑制剂可以逆转斑秃的病程，现在会频繁使用 JAK 抑制剂用于治疗斑秃，使用例如托法替尼（tofacitinib）和鲁索利替尼（ruxolitinib）。一些研究人员还建议使用其他治疗方法，例如使用低剂量白介素 -2 和辛伐他汀 / 依折麦布（ezetimibe）。他汀类处方药用于治疗斑秃的基本原理在于可以阻断诱导型一氧化氮合酶（iNOS）的诱导作用和抑制几种促炎性细胞因子的分泌作用。

已发表的临床研究显示，使用未经 FDA 批准的口服 JAK 抑制剂可以用于治疗斑秃[17, 18, 85—87]。目前，美国可用于治疗类风湿关节炎和骨髓纤维化的两种药物分别是托法替尼（tofacitinib）和鲁索利替尼（ruxolitinib）。托法替尼是 JAK1 / 3 抑制剂，鲁索利替尼是 JAK1 / 2 抑制剂。已发表研究显示，使用 JAK 抑制剂治疗斑秃的成功率约为 65%；在一项针对青少年斑秃的小型研究中，JAK 抑制剂治疗成功率更高。尽管 JAK 抑制剂安全性和有效性方面的存在许多问题，目前存在大量正在进行的局部应用和全身应用 JAK 抑制剂试验，印证药物安全性和有效性只是时间问题。有一点是明确的，JAK 抑制

剂并不会"治愈"斑秃。提醒患者注意斑秃的自身免疫性假说，提示斑秃可能是一种自身免疫性疾病。此外，JAK 抑制剂的治疗效果可持续性尚不清楚，目前许多研究人员正在将传统疗法与 JAK 抑制剂疗法联合用于治疗处于活动期的新发斑状斑秃。对于 JAK 抑制剂治疗无反应的斑秃亚组的研究也仍在继续。

其他正在尝试的治疗方法包括使用白介素–2 或辛伐他汀 / 依折麦布[88]。他汀类药物除降脂之外，还具有抑制淋巴细胞功能的作用。在一项针对 29 例斑秃患者的研究中，19 例患者完成了 24 周的治疗，其中 14 例对治疗有反应。患者经过 16～24 周的治疗之后，头发再生显著。另外 10 例患者失去随访。研究中使用药物并没有产生不良反应。

Castela 和同事研究显示，让 5 例广泛性秃发患者接受低剂量 IL–2 治疗，其中 4 例患者的头发再生效果显著[89]。与此同时，皮肤活检标本中调节性 T 细胞（Tregs）、CD4、CD25 和转录因子叉头框蛋白 3（forkhead box protein，Foxp3）的表达数量会增加。据报道，这种治疗方法的不良反应很小。

其他斑秃治疗方法还包括皮损内注射富含有血小板的血浆（PRP），增强对斑秃及其治疗方法的认识。另外一些研究，有助于了解人类微生物组在斑秃发病机制中的作用。

第六节　斑秃治疗方法

一、斑状斑秃

首先获得完整脱发病史并进行良好的身体检查，包括检查全部长有毛发的区域和指甲，特别需要注意患者报告的任何头皮症状，例如因脱发或毛发生长而导致的灼伤感、瘙痒感、疼痛感。据报道，治疗脱发相关症状可能会阻止斑秃病程的发展。通常会建议让斑状斑秃患者使用含类固醇的洗发水。如果患者伴有头皮皮炎，则应使用具有脂溢性皮炎作用的洗发水。

治疗斑状斑秃患者时，在整个头皮上用药是否有益尚不清楚；但是人们已经认识到，对斑状斑秃患者的正常头皮进行活检时，会显示出异常结果。由此，可以假定整个头皮区域都需要接受治疗，再选择洗发剂配方，例如 Clobex 洗发水（0.05% 丙酸氯倍他索）。使用 Clobex 洗发水时，让患者将产品涂抹于干头皮上，停留 10～15 分钟，然后起泡并冲洗干净。请注意，需要进一步采用双盲对照研究，验证该方法在预防和治疗斑状斑秃方面的疗效。

最常见的斑状斑秃治疗方法是在病灶内使用皮质类固醇，尤其是浓度为 10 mg/ml 的曲安奈德（triamcinolone acetonide），该浓度比大多数医生使用的浓度要高。注射曲安奈德时，应在多个部位注射，每个部位大约注入 0.1 ml；一次最多可注射 4 ml 药物，每次间隔平均 6 周。当病灶内注射皮质类固醇与配方洗发水同时使用时，配方洗发水可以每周使用 3 次，隔一天使用一次。建议在其他日子选择使用患者喜欢的具有脂溢性皮炎作用的洗发水。同样浓度的曲安奈德可用于治疗眉毛型斑秃，通常每只眉毛注射 0.3 ml 曲安奈德。

二、广泛性秃发

由于全秃或普秃患者的头皮看起来相似，都没有头发，因此应进行头皮活检以帮助评估毛发生长周期和炎症程度。根据垂直切片和水平切片分析所得的信息，制定针对患者的个性化治疗计划。可量化的信息包括生长期、退行期、休止期毛囊的数量，终毛与毳毛囊的比率，炎症程度、类型以及部位，是否存在毛囊堵塞，以及头皮有无细菌或酵母菌感染。

广泛性秃发治疗药物的选择取决于头皮组织学状况。如果休止期毛囊众多，则建议在局部使用含有 2% 或 5% 米诺地尔的泡沫或溶液制剂。如果发现明显的毛囊周围炎症，则建议使用类固醇激素；而当同时存在进入休止期的毛囊和显著头皮炎症，则建议使用联合治疗。类固醇的选择取决于患者的年龄和个人喜好。类固醇治疗可以从局部应用开始，然后根据需要进行病灶内注射或口服治疗。

上述治疗方法对许多患者效果很好，但是需要经常监测临床疗效和不良反应。当然，也有一些患者对上述治疗方法没有反应，应重新评估病情并采用其他治疗方法。

将患者介绍给美国国家斑秃基金会（National Alopecia Areata Foundation），并告知正在进行的研究。鼓励所有斑秃患者访问网站 clincaltrials.gov，查看正在进行的临床试验，如果可能的话，参与研究，寻求最佳治疗方法并最终治愈这种自身免疫性疾病——斑秃。在斑秃治疗计划中，还包括患者可以佩戴假发以保证形象美观。

相关临床研究完成之前，使用 JAK 抑制剂或其他新方法治疗斑秃的风险和收益、成本和可持续性方面会一直存在争议。尤其是在治疗小儿斑秃时，新疗法的作用就更不清楚了。斑秃患者通常会选择"不治疗"或是整体性疗法。

斑秃会严重影响患者的生活质量[90]。评估成年和儿童患者的社会心理健康状况、自信心情况，外观形象的自我接受度和同伴接受度，尤其应注意儿童患者的心理情况。患者父母的焦虑、沮丧、内疚和期望等情绪也须积极主动地加以管理。

总之，需要进一步研究新颖的治疗方法和成熟的成人治疗方法在儿童中的使用情况，详细评测试验结果，并对治疗的可持续性进行后续研究，便于给儿童患者使用。同时，美国国家斑秃基金会和其他斑秃组织的地方分会将继续提供斑秃研究的重要前沿信息，给予自身免疫性疾病患者及其家属情感支持。

第七节 结 论

2010 年，全球疾病负担研究（Global Burden of Disease Study）估算了 1990—2010 年之间 187 个国家 / 地区中所有年龄段患者的损伤类型、291 种疾病带来的健康损害。其中，在伤残负担方面，斑秃在 176 种疾病中排名第 137 位。斑秃的排名高于银屑病（144/176）、黑素瘤（138/176）以及非黑素瘤皮肤癌（150/176）[91]。斑秃将会以多种方式影响患者及其家庭。斑秃的治疗并不难，但是容易反复发作且难以完全治愈。随着斑秃研究的不断发展，现在人们对全身疗法越来越感兴趣，特别是 JAK 抑制剂的使用；但是相关临床研究完成之前，使用 JAK 抑制剂或其他新方法治疗斑秃的风险和收益、成本和可持续性方面会一直存在争议。还应该认识到，JAK 抑制剂尚不可以在世界范围内使用；目前，在研究取得进展和获得新疗法之前，斑秃的治疗还应该以现用的疗法为主。

参考文献

[1] Alkhalifah A, Alsantali A, Wang E, et al, Shapiro J. Alopecia areata update: part I. Clinical picture, histopathology, and pathogenesis. J Am Acad Dermatol. 2010; 62: 177–788.

[2] Safavi K. Prevalence of alopecia areata in the First National Health and Nutrition Examination Survey. Arch Dermatol.1992; 128: 702.

[3] Madani S, Shapiro J. Alopecia areata update. J Am Acad Dermatol. 2000; 42: 549–66.

[4] Orecchia G, Doubille H, Marelli MA. Nail changes and alopecia areata. Ital Gen Rev Dermatol. 1988; 25: 179–84.

[5] Elieff D, Sundby S, Kennedy W, et al. Decreased sweat–gland number and function in patients with alopecia areata. Br J Dermatol. 1991; 125: 130–5.

[6] de Berker D, Rees JL. Normal sweat secretion rate in patients with alopecia areata. Br J Dermatol. 1995; 132: 402–4.

[7] Muller SA, Winkelmann RK. Alopecia areata. Arch Dermatol.1963; 88: 290–7.

[8] Carter DM, Jegasothy BV. Alopecia areata and Down syndrome. Arch Dermatol. 1976; 112: 1397–9.

[9] Casteels Van Daele. Down's anomaly [21 trisomy] and Turner's syndrome [46 Xxqi] in the same sib ship. Helv Paediatr Acta. 1982; 25: 412–20.

[10] Colon EA. Lifetime prevalence of psychiatric disorders in patients with alopecia areata. Compr Psychiatry.1991; 32: 245–51.

[11] Alfani S, Antinone V, Mozzetta A, et al. Psychological status of patients with alopecia areata. Acta Derm Venereol.2012; 92: 304–6.

[12] Bilgic O. Psychiatric symptomatology and health–related quality of life in children and adolescents with alopecia areata.J Eur Acad Dermatol Venereol. 2014; 28: 1463–8.

[13] Safavi KH, Muller SA, Suman VJ, et al. Incidence of alopecia areata in Olmsted County, Minnesota, 1975 through 1989.Mayo Clin Proc. 1995; 70: 628–33.

[14] Mirzoyev SA, Schrum AG, Davis, MDP, et al. Lifetime incidence risk of alopecia areata estimated at 2.1 percent by Rochester Epidemiology Project, 1990–2009. J Invest Dermatol. 2014; 134: 1141–2.

[15] Ikeda T. A new classifification of alopecia areata. Dermatologica.1968; 131: 421–5.

[16] Walker SA, Rothman S. Alopecia areata: A statistical study and consideration of endocrine influences. J Invest Dermatol.1095; 14: 403–13.

[17] Liu LY, Craiglow BG, Dai F, et al. Tofacitinib for the treatment of severe alopecia areata and variants: A study of 90 patients. J Am Acad Dermatol. 2017; 76: 22–8.

[18] Mackay-Wiggan J, Jabbari A, Nguyen N et al. Oral ruxolitinib induces hair regrowth in

patients with moderate–to–severe alopecia areata. JCI Insight. 2016; 1(15): e89790.

[19] Nanda A, Al–Hasawi F, Alsaleh QA. A prospective survey of pediatric dermatology clinic patients in Kuwait: An analysis of 10000 cases. Pediatr Dermatol. 1999; 16: 6–11.

[20] Sharma VK, Dawn G, Kumar B. Profifile of alopecia areata in Northern India. Int J Dermatol. 1996; 35: 22–7.

[21] Sharma VK, Kumar B, Dawn G. A clinical study of childhood alopecia areata in Chandigarh, India. Pediatr Dermatol.1996; 13: 372–7.

[22] Xiao FL, Yang S, Lui JB, et al. The epidemiology of childhood alopecia areata in China: A study of 226 patients. Pediatr Dermatol. 2006; 23: 13–8.

[23] Tan E, Tay YK, Goh CL, et al. The pattern and profifile of alopecia areata in Singaore–A study of 219 patients. Int J Dermatol. 2002; 41: 748–53.

[24] Ro, BI. Alopecia areata in Korea (1982–1994). J Dermatol.1995; 22: 858–64.

[25] Gilhar A, Ullmann Y, Berkutzki T, et al. Alopecia areata transferred to human scalp explants on SCID mice with Tlymphyocyte injections. J Clin Invest. 1998; 101: 62–7.

[26] Whiting DA. Histopathologic features of alopecia areata: A new look. Arch Dermatol. 2003; 139: 1555–9.

[27] Jabbari A, Cerise JC, Mackay–Wiggan J, et al. Molecular signatures defifine alopecia areata subtypes and transcriptional markers. EBioMedicine. 2016; 7: 240–7.

[28] Ito T, Ito N, Saatoff M. Maintenance of hair follicle immune privilege is linked to prevention of NK cell attack. J Investig Dermatol. 2008; 128: 1196–206.

[29] Kaufman G, d'Ovidio R, Kaldawy A. An unexpected twist in alopecia areata pathogenesis: Are NK cells protective and CD49b+T cells pathogenic？ Exp Dermatol. 2010; 19: e347–9.

[30] Castellana D, Paus R, Perez–Moreno M. Macrophages contribute to the cyclic activation of adult hair follicle stem cells.PLoS Biol. 2014; 12: e1002002.

[31] Bertolini M, Zilio F, Rossi A, et al. Abnormal interactions between perifollicular mast cells and CD8+T–cells may contribute to the pathogenesis of alopecia areata. PLoS One. 2014; 9: e94260.

[32] Elston DM, McCollough ML, Bergfeld WF, et al. Eosinophils in fifibrous tracts and near hair bulbs: A helpful diagnostic feature of alopecia areata. J Am Acad Dermatol.1997; 37: 101–6.

[33] Shin BS, Furuhashi T, Nakamura M, et al. Impaired inhibitory function of circulating CD4+CD25+ regulatory T cells in alopecia areata. J Dermatol Sci. 2013; 70: 141–3.

[34] Valsecchi R, Imberti G, Martino D, et al. Alopecia areata and interleukin–2 receptor. Dermatology. 1992; 184: 126–8.

[35] Betz RC, Petukhova L, Ripke S, Huang H, Menelou A et al.Genome–wide meta–analysis in alopecia areata resolves HLA associations and reveals two new susceptibility loci. Nat Commun. 2015; 6: 5966. Epub January 22, 2015.

[36] Gilhar A, Paus R, Kalish RS. Lymphocyes, neuropeptides, and genes involved in alopecia

areata. J Clin Invest.2007; 117: 2019–27.

[37] Martinez–Mir A, Zlotogorski A, Gordon D, et al. Genome–wide scan for linkage reveals evidence of several susceptibility loci for alopecia areata.Am J Hum Genet. 2007; 80: 316–28.

[38] Paus R, Peters EMJ, Eichmuller S, et al. Neural mechanisms of hair growth control. J Invest Dermatol.1997; 2: 61–8.

[39] Peters EMJ, Ericson M, Hosi J, et al. Neuropeptide control mechanisms in cutaneous biopsy: Physiological mechanisms and clinical signififance. J Invest Dermatol.2006; 126: 1937–47.

[40] Farah RS, Farah RS, Junqueira Bertin AC. Increased cutaneous stimulation is required for C–fifiber sensory perception in alopecia areata.A double: Blind study. J Am Acad Dermatol. 2016; 75: 1265–7.

[41] Willemsen R, Vanderlinden J, Deconinck A, et al.Hypnotherapeutic management of alopecia areata. J Am Acad Dermatol. 2006; 55: 233–7.

[42] Hordinsky M, Donati A. Alopecia areata: An evidence–based treatment update. Am J Clin Dermatol 2014; 15: 231–45.

[43] Olsen E, Hordinsky M, McDonald–Hull S, et al. Alopecia areata investigational guidelines.J Am Acad Dermatol. 1999; 40: 242–6.

[44] Olsen EA, Hordinsky M, Price VH, et al. Alopecia areata investigational guidelines–Part Ⅱ . J Am Acad Dermatol. 2004; 51: 440–7.

[45] Wiseman MC, Shapiro J, MacDonald N, et al. Predictive model for immunotherapy of alopecia areata with diphencyprone.Arch Dermatol. 2002; 138: 112–3.

[46] Hoffmann R, Happle R. Topical immunotherapy in alopecia areata: What; how; and why？ Dermatol Clin. 1996; 14: 739–44.

[47] Olson E. Topical and systemic corticosteroids in alopecia areata. Aust Dermatol. 1997; 38: 20 (abstract).

[48] Tosti A, Piracinni BM, Pazzaglia M, et al. Clobetasol propionate 0.05% under occlusion in the treatment of alopecia totalis/universalis. J Am Acad Dermatol. 2003; 49: 96–8.

[49] Fiedler VC. Alopecia areata. A review of therapy, effifacy, safety, and mechanism. Arch Dermatol. 1992; 128: 1519–929.

[50] Pascher F, Kurtin S, Andrade R. Assay of 0.2 percent fluocinolone acetonide cream for alopecia areata and totalis. Effifacy and side effects including histologic study of the ensuing localized acneiform response. Dermatologica.1970; 141: 193–202.

[51] Montes LF. Topical halcinonide in alopecia areata and in alopecia totalis. J Cutan Pathol. 1977; 4: 47–50.

[52] Lenane P, Macarthur C. Clobetasol propionate, 0.05%, vs hydrocortisone, 1%, for alopecia areata in children: A randomized clinical trial. JAMA Dermatol. 2014; 150: 47–50.

[53] Abell E, Munro DD. Intralesional treatment of alopecia areata with triamcinolone acetonide by jet injector. Br J Dermatol.1973; 88: 55–9.

[54] Chu TW, Al Jasser M, Alharbi A, et al. Benefifit of different concentrations of intralesional triamcinolone acetonide in alopecia areata: An intrasubject pilot study. J Am Acad Dermatol.2015; 73: 338–40.

[55] Olsen EA, Carson SC, Turney EA. Systemic steroids with or without 2% topical minoxidil in the treatment of alopecia areata. Arch Dermatol. 1992; 128: 1467–73.

[56] Seiter S, Ugurel S, Tilgen W, et al. High–dose pulse corticosteroid therapy in the treatment of severe alopecia areata. Dermatology. 2001; 202(3): 230–4.

[57] Friedli A, Labarth MP, Engelhardt E, et al. Pulse methylprednisolone therapy for severe alopecia areata: An open prospective study of 45 patients.J Am Acad Dermatol. 1998; 39: 597–602.

[58] Kiesch N, Stene JJ, Goens J, et al. Pulse steroid therapy for children's severe alopecia areata. Dermatology. 1997; 194: 395–7.

[59] Fiedler–Weiss VC. Topical minoxidil solution (1% and 5%) in the treatment of alopecia areata. J Am Acad Dermatol.1987; 16: 745–8.

[60] Fiedler–Weiss VC, Rumsfifield J, Buys CM, et al. Evaluation of oral minoxidil in the treatment of alopecia areata. Arch Dermatol. 1987; 123: 1488–90.

[61] Schmoeckel C, Weissman, I, Plewig G, et al. Treatment of alopecia areata by anthralin–induced dermatitis.Arch Dermatol. 1979; 115: 1254–5.

[62] Taylor CR, Hawk JL. PUVA treatment of alopecia areata partialis, totalis and universalis: Audit of 10 years' experience at St. John's Institute of Dermatology. Br J Dermatol.1995; 133: 914–8.

[63] Stern R, Nichols K, Vakeva L. Malignant melanoma in patients treated for psoriasis with methoxsalen (psoralen) and ultraviolet A radiation (PUVA). N Engl J Med.1997; 336: 1041–5.

[64] Jury CS, McHenry P, Burden AD, et al. Narrowband ultraviolet B (UVB) phototherapy in children. Clin Exp Dermatol.2006; 31: 196–9.

[65] Bissonnette R, Shapiro J, Zeng H, et al. Topical photodynamic therapy with 5–aminolaevulinic acid does not induce hair growth in patients with extensive alopecia areata.Br J Dermatol. 2000; 143: 1032–5.

[66] Zakaria W, Passeron T, Ostovari N, et al. 308 nm excimer laser therapy in alopecia areata. J Am Acad Dermatol.2004; 51: 837–8.

[67] Al–Mutari N. 308 nm excimer laser for the treatment of alopecia areata in children. Pediatr Dermatol. 2009; 256: 547–50.

[68] Price VH, Hordinsky MK, Olsen E, et al. Subcutaneous efalizumab is not effective in the treatment of alopecia areata. J Am Acad Dermatol. 2004; 58: 395–402.

[69] Strober BE, Menon K, McMichael A, et al. Alefacept for severe alopecia areata: A randomized, double–blind, placebo–controlled study. Arch Dermatol.2009; 145: 1262–6.

[70] Strober BE, Siu K, Alexis AF, et al. Etanercept does not effectively treat moderate to severe alopecia areata: An open–label study. J Am Acad Dermatol.2005; 52: 1082–4.

[71] Ettefagh L, Nedorost S, Mirmirani P. Alopecia areata in a patient using infliximab: New insights into the role of tumor necrosis factor on human hair follicles. Arch Dermatol.2006; 140: 1012.

[72] Bartels G. Development of alopecia areata universalis in a patient receiving adalimumab. Arch Dermatol. 2006; 142: 1654–5.

[73] Ferry JJ, Fiedler VC. Pilot study to evaluate the effect of topical betamethasone dipropionate on the percutaneous absorption of minoxidil from 5% topical solution. J Invest Dermatol. 1990; 94: 524 (abstract).

[74] Fiedler VC, Wendrow A, Szpunar GJ, et al. Treatment–resistant alopecia areata. Response to combination therapy with minoxidil plus anthralin. Arch Dermatol.1990; 126: 756–9.

[75] Joly P. The use of methotrexate alone or in combination with low doses of oral corticosteroids in the treatment of alopecia totalis or universalis. J Am Acad Dermatol. 2006; 55: 632–6.

[76] Price VH, Willey A, Chen BK. Topical tacrolimus in alopecia areata. J Am Acad Dermatol.2005; 52: 138–9.

[77] Bernardo O, Tang L, Lui H, et al. Topical nitrogen mustard in the treatment of alopecia areata: A bilateral comparison study. J Am Acad Dermatol. 2003; 49: 291–4.

[78] Shapiro J, Lui H, Tron V, et al. Systemic cyclosporine and low–dose prednisone in the treatment of chronic severe alopecia areata: A clinical and immunopathologic evaluation.J Am Acad Dermatol. 1997; 36: 114–7.

[79] Ellis CN, Brown MF, Voorhees JJ. Sulfasalazine for alopecia areata. J Am Acad Dermatol. 2002; 46: 541–4.

[80] Sasmaz S, Arican O. Comparison of azelaic acid and anthralin for the therapy of patchy alopecia areata: A pilot study. Am J Clin Dermatol. 2005; 6: 403–6.

[81] Tosti A, Manuzzi P, Gasponi A. Thymopentin in the treatment of severe alopecia areata. Dermatologica. 1988; 177: 170–4.

[82] Goddard CIR, August PJ, Whorwell PJ. Alopecia totalis in a patient with Crohn's disease and its treatment with azathioprine. Postgrad Med. 1989; 65: 188–9.

[83] Namazi MR. The potential effificacy of thalidomide in the treatment of recalcitrant alopecia areata. Med Hypotheses.2003; 60: 513–4.

[84] Farina C, Weber MS, Meinl E, et al. Glatiramer acetate in multiple sclerosis: Update on potential mechanisms of action. Lancet Neurol. 2005; 4: 567–75.

[85] Craiglow BG, Liu LY, King BA. Tofacitinib for the treatment of alopecia areata and variants in adolescents. J Am Acad Dermatol. 2017; 76(1): 29–32.

[86] Xing L. Alopecia areata is driven by cytotoxic T lymphocytes and is reversed by JAK inhibition. Nat Med.2014; 20: 1043–9.

[87] Craiglow BG, Tavares D, King BA. Topical ruxolitinib for the treatment of alopecia universalis. JAMA Dermatol. 2016; 152: 490–1.

[88] Lattoug C, Jimenez JJ, Tosti A, et al. Treatment of alopecia areata with simvastatin/

ezetimibe. J Am Acad Dermatol.2015; 72: 359–61.

[89] Castela E, Le Duff F, Butori C et al. Effects of low–dose recombinant interleukin 2 to promote T–regulatory cells in alopecia arceata. JAMA Dermatol. 2014; 150: 748–51.

[90] Korta DZ, Christiano AM, Bergfeld W, et al. Alopecia arceata is a medical disease. J Am Acad Dermatol. 2018; 4: 832–4.

[91] Hagstom EL, Patel S, KarimKhani C, et al. Comparing cutaneous research funded by the U.S. National Institute of Health (NIH) with the US skin disease burden. J Am Acad Dermatol.2015; 73: 383–91.

第十章 雄激素性脱发

Navid Ezra，Andrew G. Messenger 和 Ken Washenik

> **要点**
> - 男性型脱发主要出现在额部、颞部和顶部。
> - 女性型脱发通常表现为前额部发际线保留，其中个别女性两侧颞部脱发更为明显。
> - 雄激素脱发是一个多基因控制的性状。
> - 在雄激素性脱发的治疗中，咨询应该是首要的。传统疗法例如使用米诺地尔、非那雄胺和外科手术仍然很重要，近来低强度激光疗法越来越受欢迎。
> - 处于研究阶段的新疗法，包括使用前列腺素类似物。

第一节　引　言

雄激素性脱发（androgenetic alopecia）是指一种依赖雄激素作用的斑块状脱发，表现为头发密度进行性减少，最终导致秃顶。雄激素性脱发会影响所有种族，男女均可发病，其中男性的病情严重程度和发生频率较高，并且患病率有种族差异。男性雄激素性脱发是一种常见的遗传性疾病，当患者血清中雄激素含量处于正常值范围内，发病则主要由遗传因素决定。大多数女性雄激素性脱发患者的血清中雄激素含量也常是正常的，发病也主要与遗传基因有关。然而，女性雄激素分泌过多的原因主要是因为内分泌失调引发体内雄激素显著增多导致的。但男性和女性雄激素性脱发患者的病理学表现似乎非常相似，尽管男性和女性的脱发方式存在差异，而且对于男性和女性雄激素性脱发的病因是否相同仍存在争议。本章综述了目前雄激素性脱发的治疗方法，并简要介绍了雄激素性脱发病因和流行病学。

第二节　临床表现

一、男性雄激素性脱发

男性雄激素性脱发，又称为男性秃顶或男性型脱发（MPHL），是一种常见的雄激素依赖性疾病，一般发病年龄是在青春期之后，平均年龄为 25 岁。男性雄激素性脱发症状主要出现在额部、颞部和顶部。头发会变短，直径会变细，称为头发萎缩微型化。最终可能会导致完全脱发，仅枕部及两侧仍有剩余头发。一少部分男性的头顶部和额部弥漫性脱发，并保留额部发际线，症状类似于女性型脱发（FPHL）。Hamilton 首次提出了雄激素性脱发的分类标准[1]，Norwood 对 Hamilton 分类法进行了修正，目前 Norwood-Hamilton 分型法仍然是使用最广泛的分类标准[2]（见图 10.1）。

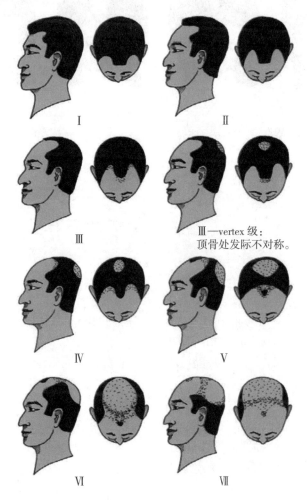

III—vertex 级：
顶骨处发际不对称。

图 10.1 Norwood 修正的 Hamilton 男性雄激素性脱发分型法

二、女性雄激素性脱发

女性雄激素性脱发又称为女性型脱发（FPHL），大多数患者的头发逐渐稀疏，通常持续数年[3]。一般发病年龄是在青春期之后，平均年龄为 30 多岁。有时会有脱发病史，例如严重脱发，临床上可观察到头发密度明显减少。

头皮检查显示典型表现为头顶或前额部头发密度进行性降低，中央分缝逐渐变宽。尽管出现了许多较新的分类方法，最常用的女性雄激素性脱发分类方法依然是 Ludwig 分类法（见图 10.2）[3]。某些女性患者会出现额部脱发，而另外一些女性会表现为全头部区域脱发，包括顶部和枕部。不论女性雄激素性脱发患者是否有弥漫性稀疏，典型症状通常包括保留前额发际线，但是许多患者太阳穴处的头发也会发生轻微脱发，与

Norwood-Hamilton 分类法 II 级中的颞部轻度向后退缩、额部发际线变化相似。女性雄激素性脱发通常表现为头发稀疏，并不会向男性患者那样完全丧失颞部头发；但是也有例外情况，少数女性患者的颞部脱发较为明显。

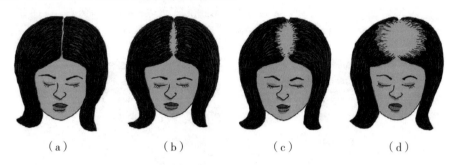

(a)　　　　　　　　(b)　　　　　　　　(c)　　　　　　　　(d)

图 10.2　女性雄激素性脱发 Ludwig 分类法的主要分级：（a）正常头发密度；（b）Ludwig I 级；（c）Ludwig II 级；（d）Ludwig III 级

第三节　病理学

男性和女性雄激素性脱发的毛囊变化包括生长期的持续时间逐渐减少，毛发周期的"潜伏期延长"以及毛囊逐渐微型化[4-6]。潜伏期也称为休止期（kenogen），指终止生长的头发（telogen hair）脱落与重新进入生长期之间的间隔。在休眠期，毛囊生理上处于静止状态，休止期数量和持续时间的增加可能是导致雄激素性脱发的原因[7]。除了经典的毛发生长周期之外，毛发生长可能会遵循另一条途径，毛囊在休止期不伴有新的生长期早期毛囊出现，而休止期结束时的毛囊为空的[7]；常见于老年男性头皮中[8]，并有证据表明也见于女性头皮中[9]。毛囊微型化最终会引起头发脱落[6]。虽然有证据表明，药物治疗能够逆转毛囊微型化，最好在脱发早期阶段就开始治疗，治疗目标是保留终毛发密度。毛囊上部周围有一定程度的慢性炎症，组织病理学的共同特征表现为毛囊周围纤维化[4, 10]。炎症是否会导致脱发还存在争议。

第四节　病因学

一、雄激素

男性型秃发，是一种雄激素依赖性的毛发脱落。解剖学教授 James Hamilton 发现在成年之前就接受阉割手术的男性，在成年以后就不会脱发，除非使用睾丸激素治疗[11]。睾酮是最主要的雄激素。但是，有令人信服的证据表明，双氢睾酮会引发雄激素脱发，双氢睾酮（DHT）由睾酮会转化而成[12]。睾酮会在 5α - 还原酶的作用下转化成双氢睾酮。5α - 还原酶家族包括三个亚型，每一个亚型由不同的基因进行编码[11]。在 5α - 还原酶同工酶中，Ⅰ型和Ⅱ型最常见和最具特征。Ⅰ型和Ⅱ型 5α-还原酶都会催化睾酮转化为双氢睾酮，但是两者酶活性的最适 pH、对底物的亲和力和组织分布差异性很大。Ⅰ型 5α-还原酶广泛分布在皮肤中[13]，Ⅱ型同工酶则在男性前列腺、附睾和毛囊或雄激素敏感的靶组织中表达。

由于患有Ⅱ型 5α-还原酶遗传缺陷（假两性畸形Ⅱ型，假阴道、会阴、阴囊、尿道下裂）的男性不会秃顶，通过观察该类患者首次发现了 DHT 在毛发生长中的作用[14]。观察一种青春期后会出现雄激素依赖性脱发的灵长类动物——猕猴发现，5α-还原酶抑制剂可以防止猕猴脱发的发展[15]或增加头皮毛发的生长[16]。大型临床试验证明 DHT 在人类中的重要性，表明非那雄胺（一种Ⅱ型 5α-还原酶抑制剂）可防止大多数男性脱发的发展，并刺激约 2/3 的受试者恢复头发生长；试验结果与 Hamilton 在接受阉割手术的男性中观察到的结论相反，男性秃顶在一定程度上是可逆的[17]。

与男性雄激素性脱发相比，雄激素在女性雄激素性脱发中的作用不那么明确。头皮脱发无疑是女性高雄激素血症的一个表现，但是比多毛症少见。在 Hamilton 研究雄激素对男性的生理影响之前，有报道称患有分泌雄激素肿瘤的女性会出现脱发[18,19]。一些研究显示，与没有脱发症状的女性相比，女性脱发患者的雄激素水平可能会升高，或是会表现出更多雄激素过多导致的其他特征[19]。

Futterweit 及其同事研究了 109 名女性脱发患者，报告称 38.5% 女性的临床或生化上有雄激素升高表现[20]。Vexiau 等对 187 名女性脱发患者进行了研究，发现 67% 的女性脱发患者和 84% 的女性多毛症患者中存在激素异常，其中大部分为轻度异常[21]。2003 年进行的研究中，实验组为 89 例就诊于头发疾病门诊的女性脱发患者，对照组为 73 名正常女性，其中 67% 实验组女性的超声检查显示有多囊卵巢，27% 的对照组女性有多囊卵巢；21% 的实验组女性有明显的多毛症状，在对照组女性中这一数据为 4%[22]。但是，其他研究未能发现女性型脱发（FPHL）患者中雄激素水平升高的证据[23]；重要的是，在所有研究中，有一部分女性脱发患者的临床或生化上没有出现过雄激素升高表现。抗雄激素的临床试验结果也质疑女性雄激素性脱发是否一定是雄激素依赖性的脱发，因此，许多临床医生更倾向于使用更为灵活的术语——"女性型脱发"[23]。

二、遗传因素

对双胞胎的研究表明，男性型脱发（MPHL）的易患性主要是由于遗传因素引起的[24-26]。研究表明，同卵双胞胎发病的一致率为 80%～90%，而异卵双胞胎的一致率始终较低。多项研究表明，脱发男性的父亲也脱发的频率很高。Ellis 及其同事的研究中实验组为 54 名脱发男性患者、对照组为 50 名男性，32 名（59.3%）实验组男性的父亲脱发程度更高，而在对照组男性的 65 个儿子中，只有 1 个患有Ⅲ型或更高等级的脱发[27]。在一项涉及 572 名 16～91 岁男性的研究中，有秃顶父亲的年轻男性秃顶风险明显高于有非秃顶父亲的年轻男性［比值比（OR）为 5.5，95% 置信区间（CI）为 1.26～23.99］；随年龄的增长，有秃顶父亲的年轻男性秃顶风险会下降，以接近老年人的整体水平[28]。

在非秃顶男性中观察到了相反趋势，如果父亲没有秃顶，那么非秃顶儿子的脱发风险会随着年龄的增长而增加［年龄在 70 岁及以上的受试者中比值比（OR）为 3.2，95% 置信区间（CI）为 1.82～5.58］。

雄激素性脱发是一种多基因遗传病[29]。迄今为止，只在少数候选基因的研究中识别相关易感基因。还没有证据证明，雄激素性脱发与 5α－还原酶基因[27, 30] 或胰岛素基因有关[31]。雄激素性脱发与雄激素受体（AR）基因多态性（SNP rs6152）[32, 33]，AR 基因的 DNA 甲基化增加[34]，鸟氨酸脱羧酶的基因多态性[35]，以及人类无毛基因 HR 的突变[36] 有关。三项独立研究发现，AR 基因中不同的变异区域与雄激素性脱发存在着正相关[37] 或负相关[38] 关系。AR 基因位于 X 染色体上，男性从母亲那里遗传来；证实了母亲秃顶对儿子的遗传影响，但不能解释父亲的遗传贡献。

随后，全基因组关联研究（GWAS）已经确认了雄激素受体基因（andro-genreceptor, AR）/ 外异蛋白 A2 受体（ectodysplasim-A2 receptor, EDA2R）基因是雄激素性脱发最主要易感基因，研究进一步确定了散布在基因组中的另外 11 个与男性雄激素性脱发有关的基因位点[38]。这些基因位点的致病作用尚不清楚，可能与雄激素应答的调节和参与无翅型小鼠乳腺肿瘤病毒（MMTV）整合位点的信号传导有关。

三、患病率

男性和女性雄激素性脱发的发生频率和严重程度均随年龄的增长而增加。几乎所有白种人在青少年时期前额太阳穴处发际线都会出现后退现象。青春期后不久就会开始出现严重的前额发际线后退和（或）秃顶，但是大多数男性发病较晚。50%～60%的男性到 70 岁时会发展为秃顶。一小部分男性（15%～20%）除了青春期后的暂时性前额脱发之外，以后的生活中不会再出现脱发现象，即使在老年时期。

一些脱发专家认为，老年男性和女性的头皮脱发，即老年性脱发（senescent alopecia）可能与雄激素无关，但仍有待进一步研究[39]。

秃顶在亚洲男性中较不常见，但是与一些报道中的患病率差异很大。最近来自泰国和新加坡的两项研究发现，亚洲男性的秃顶患病率与白人男性的相差不远[40, 41]。Takashima 等报道称，日本男性开始秃顶的时间大约比白种人男性晚 10 年，并且在每 10 年的年龄组中患病率均比后者低 1.4 倍[42]。在 40～70 岁年龄组中，韩国男性的秃顶患病率比白种男性低 20%～40%；随着年龄的增长，这种差异变得不那么明显[43]。关于非洲裔男性秃顶患病率的发表资料较少。一项早期研究报告称，非裔美国人的秃顶患病率是白种人的 4 倍[44]。

女性雄激素性脱发的患病率和严重程度远均比男性患者低，但仍会影响到相当大比例的女性。英国和美国的两项针对白种人女性的研究报告称，30 岁以下女性的患病率为 3%～6%，而 70 岁及以上女性的患病率则上升到 29%～42%[45, 46]。与男性一样，亚洲女性的雄激素性脱发患病率也很低，并且基本上都于晚年发病；但是韩国 70 岁以上女性中，有近 25% 的女性有脱发迹象[43]。目前还没有关于非洲女性雄激素性脱发患病率的公开数据，但是临床经验表明，非洲女性雄激素性脱发患病率与其他种族群体相似。在评估非洲女性的雄激素性脱发患病率时，由于容易误诊为中央性离心性瘢痕性脱发（CCCA）而使评估变得困难。CCCA 是非洲血统女性中最常见的脱发类型，其发病模式通常与 FPHL 相似。

第五节　疾病管理

男性秃顶是一个常见的生理过程。在正常情况下，除了会使头皮缺乏保护，增加头皮的慢性光损伤风险之外，并不会对身体健康产生其他不良影响。但是，秃顶仍然会影响人的心理健康；如果可以选择的话，几乎没有男性会愿意秃顶[47]。许多研究表明，男性秃顶会对生活质量产生负面影响[47]，尽管患者会寻求专业人士的帮助，秃顶病情还是会继续发展。虽然有些男人认为脱发是不可避免的，从而选择顺其自然，但是还是会有人使用现有疗法进行治疗。

对大多数女性来说，雄激素性脱发也可能是一种生理特征。然而，与人们对男性脱发的一般看法相反，普遍认为女性脱发是不正常的。因此，秃顶对生活质量的不利影响在女性中比在男性中更为严重。与患有外观看不见的皮肤疾病的对照组群体相比，寻求医疗咨询的脱发女性在身体形象方面会遭受更多负面认知体验，社交焦虑感更强，自尊心和心理社会幸福感更低，更不满意自己的发型[48, 49]。医生不仅需要对患者进行处方治疗，还应该对患者的心理问题保持警觉和敏感，通过心理咨询和心理治疗来照顾患者的心理需求。

第六节　诊　断

男性脱发的严重程度有所不同，但是男性雄激素性脱发的模式容易识别，因此诊断相对简单。如果出现无规律的头发稀疏现象，尤其是脱发短时间内明显增加，则应考虑其他原因造成弥漫性脱发。

女性雄激素性脱发的临床诊断可能更具挑战性，通常可以根据临床原因进行诊断。脱发短时间内进行性增加且伴有"牵拉试验"强阳性，会增加诊断为弥漫性斑秃（diffuse alopecia areata）、急性休止期脱发（acute telogen effluvium）或生长期脱发（anagen effluvium）的可能性。斑块状脱发，伴有或不伴有体毛、眉毛或睫毛的脱落以及指甲改变都可以帮助诊断斑秃。然而，有时有必要进行头皮活检以排除导致脱发的其他原因并获得组织学诊断。导致弥漫性脱发的其他原因包括药物治疗、近期手术、重大疾病或甲状腺疾病，应根据整体临床表现进行相关检查以明确诊断。有时，瘢痕性脱发和炎症性脱发呈弥漫性分布，通常需要活检确诊。最常见的临床难题是诊断出女性慢性过度脱发，因为她们的头发密度常为正常，通常又称为慢性休止期脱发（chronic telogen effluvium）。如果排除已知的休止期脱发病因，女性脱发患者中约有 60% 会在活检中显示出早期雄激素性脱发的组织学证据[50]；剩余 40% 女性脱发患者的病因通常是未知的，有时可能仅是年龄增长引起的头发生长周期缩短导致。

脱发可能是雄激素过多的征兆，雄激素过多还会造成其他临床特征，例如多毛症、月经稀少/闭经和不育。对于患有典型女性型脱发且无其他体内雄激素过多证据的女性，无须进行内分泌检查，但是有些医生建议检查全血细胞计数、血清铁蛋白（以评估体内储存铁的情况）和甲状腺功能。是否对女性高雄激素血症的证据进行调查以及检查程度取决于多种因素，例如疾病持续时间、患者年龄以及是否存在相关特征的存在。需要特别注意的是分泌雄激素的卵巢肿瘤或肾上腺肿瘤，尽管很罕见。体内雄激素过多的女性患者中会迅速发展出男性化特征，包括脱发症状。检测血清睾酮、游离睾酮和硫酸脱氢表雄酮（DHEA–S）是有用的筛选检查。

第七节　心理咨询

由于雄激素性脱发而寻求医疗咨询的男性和女性患者大致分为两类（可能重叠）：一类是希望确保脱发不是潜在的严重疾病的人，另一类是希望得到治疗的人。医生应该对有身体形象问题的患者保持警惕性，这些患者可能对自己的真实的或感知到的脱发症状表现出困扰情绪。对于所有患者组群，做心理咨询时都要解释病情性质及其疾病的自然史。如果想要阻止病情的进一步发展或恢复头发生长，需要跟患者讨论选择治疗方式，以及解释治疗后的真实效果。

第八节　治　疗

一、男性

目前，美国 FDA 仅批准了米诺地尔和非那雄胺两种药物用于治疗男性型脱发。上述两种药物都只能刺激部分男性的头发再生，但可以将其视为最佳的预防性治疗。米诺地尔和非那雄胺不会使完全秃顶的头皮上长出头发，因此需要持续治疗维持药效。米诺地尔和非那雄胺的作用机制是相反的，如下所述；两种药物的安全性均已了解，在治疗头发生长障碍时，最重要的是要考虑到脱发治疗的慢性和选择性。目前治疗秃顶最有效的方法依然是手术植发。具备熟练操作技术的外科医生以及谨慎的患者选择才能保证获得良好的手术结果（见表 10.1）[51]。

表 10.1　雄激素性脱发的治疗

一般要点
• 心理咨询至关重要
• 管理对治疗结果的期望
• 解释出现预期治疗结果的响应时间
• 药物干预的积极反应可能是预防或减缓疾病进展，而不是显著增加头发密度
• 监测治疗反应，例如标准化临床照片
• 如果使用米诺地尔乳液，每天使用一次、每次 2 ml 比每天使用两次、每次 1 ml，对患者来说更方便
• 临床经验表明，每天使用一次、每次 2 ml 的治疗方案同样有效，但是未经许可，也没有临床试验数据支持

（续表）

男性治疗方案
• 轻度 / 中度顶部脱发
2%～5%米诺地尔溶液
非那雄胺每天 1 mg
• 轻度 / 中度额部脱发
非那雄胺每天 1 mg
• 重度额部和（或）顶部脱发
手术
假发

女性治疗方案
• 轻度 / 中度脱发
2%米诺地尔溶液（5%的米诺地尔溶液效果更好，但未经批准）
• 如果存在雄激素过多的临床或生化表现，请考虑：
口服抗雄激素，例如每天 100～200 mg 螺内酯（药品说明书以外）
育龄女性需要同时采取避孕措施
• 严重脱发
以上药物治疗可能有助于预防病情进展
手术
假发

1. 米诺地尔

米诺地尔具有血管舒张的特性，在 20 世纪 70 年代初被批准用作治疗高血压的口服药物。很大一部分患者在口服米诺地尔后会出现明显的多毛症。

有报道称秃顶男性在口服米诺地尔片之后头发生长加快[52]，开发了米诺地尔溶液的临时制剂用于脱发的局部治疗。随后在 1988 年，美国 FDA 批准 2%米诺地尔溶液用于治疗 MPHL，后来批准用于治疗 FPHL。1997 年，美国 FDA 批准了 5% 米诺地尔溶液作为外用治疗药物。最近，批准了不含丙二醇的 5%米诺地尔泡沫剂。5%米诺地尔泡沫的推荐剂量是男性每天两次，女性每天一次，每次 1 ml。

通过米诺地尔促进头发生长的机制尚不清楚。有令人信服的证据表明，米诺地尔是一种血管扩张剂，作用机制是会使血管平滑肌细胞上的 ATP 敏感性钾通道（ATP-sensitive potassium channel，KATP）开放。有间接证据表明，米诺地尔对头发生长的影响也归因于 ATP 敏感性钾通道的开放，但缺乏直接证据，目前尚不完全清楚米诺地尔调节头发生长的机制[53]。然而，米诺地尔的血管舒张作用似乎在与其诱导的毛发生长中不起主要作用。使用米诺地尔后毛发会快速生长的情况表明，米诺地尔触发毛发生长潜伏期毛囊中的卵泡进入毛发生长期。米诺地尔可以调节毛囊生长周期，例如促进毛囊尽快进入生长期并延长生长期。

米诺地尔还可以通过激活细胞外信号调节激酶（ERK）和蛋白激酶 B（PKB/Akt），以及增加 Bcl-2/Bax 比率来防止细胞死亡，从而促进真皮毛乳头细胞（dermal papilla cells，DPCs）的存活[54]。据推测，米诺地尔通过对人毛囊真皮乳头细胞的增殖和抗凋亡作用，促进生长期头发的生长和生长期延长，以刺激人的头发生长[54]。也有人提出米诺地尔通过刺激前列腺素合成酶，发挥其促进毛发生长的作用。

临床试验中会根据毛发数量、头发重量和整体摄影等，证实使用米诺地尔溶液 / 泡沫可改善男性型脱发[55—58]。对于女性患者来说，每天使用一次 5% 米诺地尔局部泡沫和每天局部使用两次 2% 米诺地尔溶液都可以有效缓解脱发，并且刺激头发生长效果相同，后一种方法更具有美学和实用优势[58]。

米诺地尔产生头发数量和重量增加的反应是迅速的，并通常在 16 周达到顶峰，但是想要达到明显的美观效果可能需要更长时间。持续长达 2 年的试验表明，只要保持治疗，改善脱发的效果就可以维持。停止治疗后 4 ～ 6 个月内，对头发生长的任何积极效果都将消失[59]。

米诺地尔的主要不良反应是皮肤病，即刺激性皮炎或过敏性接触性皮炎。赋形剂的成分偶尔会引起头皮刺激，比活性米诺地尔本身导致的刺激更常见。最常见的是，某些局部使用米诺地尔溶液的患者会出现接触性皮炎，常是由于溶剂丙二醇所致，而不是米诺地尔本身。如果患者对局部溶液中丙二醇过敏，建议使用不含丙二醇的米诺地尔泡沫剂。对米诺地尔部分本身的过敏反应很少见，但一旦出现必须停止治疗。另外，一些患者在开始使用米诺地尔治疗 3 ～ 5 周后出现脱发增加；因为米诺地尔对毛囊生长周期具有积极影响，让本来就快要脱落的毛发加速脱落，为毛发新一轮的生长做准备，这种脱发具有自限性、并不会像想象得那么严重。如果发生上述情况，应向患者解释清楚并告知患者不要停止治疗。

2. 非那雄胺

非那雄胺（finasteride）是人类 II 型 5α- 还原酶竞争性抑制剂。口服非那雄胺可将血清和头皮中的 DHT 水平降低多达 70%[60]。使用毛发数量和整体摄影技术进行的大型长期安慰剂对照研究表明，每天口服 1 mg 非那雄胺可预防或延缓 99% 受试者的脱发病程，约 2/3 的受试者在 2 年治疗中有一定程度改善。大概在使用非那雄胺 12 个月时效果达到顶峰，2 年后平均有所下降。但是，上述实验还表明，在服药 5 年时，服用安慰剂的患者比服用非那雄胺的患者脱发速度更快[61]。在一项以头发重量为主要终点来评估治疗反应的试验中，所获结果与上述实验中的相似。

临床试验表明，非那雄胺会让男性产生性功能障碍，勃起功能障碍和性欲低下；在年轻男性[17]中，非那雄胺性功能障碍的发病率大约为 4.2%，安慰剂组的发病率为 2.2%；在老年男性[60]中，非那雄胺性功能障碍的发病率大约为 8.7%，安慰剂组的为 5.1%。据报道，不良反应会在停药后消失。最近，非那雄胺上市后报告的不良事件显示存在停药后持久性不良反应，一些国家已经将这些非研究报告添加到药物的标签上。非那雄胺属于妊娠危险性 X 级，可能怀孕的妇女不应服用非那雄胺。但是，精液中非那雄胺的水平非常低，男性服用非那雄胺期间配偶怀孕，男性胎儿一般不会具有出生缺陷的风险。

一项长期试验数据来自 18 882 名年龄在 54 岁以上的男性，每天服用 5 mg 非那雄胺或安慰剂，服用非那雄胺的男性前列腺癌的发病率总体降低了 25%，但严重型前列腺癌的发生率却有所增加[62]。目前尚不清楚每天服用 1 mg 非那雄胺秃顶男性患者的前列腺癌发病情况，建议告知患者这种前列腺癌发病的不确定性。

3. 米诺地尔与非那雄胺

没有一项盲法对照试验比较 MPHL 对局部米诺地尔和非那雄胺的反应，仅有一项公开研究报告显示，与使用 5% 米诺地尔溶液的男性相比，服用非那雄胺男性患者的脱发病情有更大程度的改善[63]。在实践中，药物的选择往往取决于患者喜好。局部米诺地尔价格便宜，需要考虑长期使用米诺地尔的影响。另一方面，每天服用一次非那雄胺片剂比每天在头皮上涂抹两次米诺地尔溶液/泡沫剂更方便。

据报道，米诺地尔联合非那雄胺使用可以在较短时间内获得更好的头发再生效果，两者具有协同作用。一般认为，米诺地尔和非那雄胺的作用相互补充，作用机制又非常不同。根据经验假设，非那雄胺降低 DHT 对毛发生长的抑制作用时，使米诺地尔能更有效地发挥刺激毛发生长的作用。

4. 度他雄胺

度他雄胺（dutasteride）可以同时抑制 I 型和 II 型 5α-还原酶，对血清和头皮内 DHT 的抑制作用强于非那雄胺。在一项对照试验中，实验组分别使用各种剂量的度他雄胺，对照组每天使用 5 mg 非那雄胺，在治疗 24 周后，比非那雄胺的效果相比，雄激素性脱发男性患者每天使用 0.5 ～ 2.5 mg 的度他雄胺可以更为显著地增加头发数量[64]。度他雄胺耐受性良好，与非那雄胺具有相似的不良反应，度他雄胺导致性欲降低的概率更高。美国和许多其他国家/地区已经批准度他雄胺用于治疗前列腺肿大；迄今为止，只有韩国批准度他雄胺用于治疗 MPHL。

5. 手术治疗

男性脱发的外科治疗包括将未受 MPHL 毛囊微型化影响的头皮区域上的终毛毛囊重新移植到脱发区域；头皮上的终毛毛囊数量保持不变。在大多数情况下，意味着将毛囊从枕部/顶部头皮区域移植到秃顶区域。在美学上来说，MPHL 的手术治疗发展出了毛囊单位移植技术，如今很少使用其他更具侵入性的手术了，包括去除脱发区域皮肤（头皮减缩手术）和旋转皮瓣移植术。选择经验丰富且具备外科和美学技能的头发修复外科医生，以及仔细选择患者后，外科手术治疗可以达到非常令人满意的效果。

二、女性

对一些女性患者来说，脱发并不是某种严重疾病的表现，不太可能发展为秃顶，在一定程度上可以让患者放心。如果女性患者想要减缓和抑制脱发病情发展、恢复毛发生长，有两种药物选择：局部米诺地尔和抗雄激素药物 /5α-还原酶抑制剂[65]。使用前两种药物时，都只能适度增加头发密度，无法完全逆转脱发。此外，对这两种药物有反应的患者，必须持续治疗以维持效果。当脱发症状严重时，与男性治疗方法一样，手术是唯一能够恢复头发浓密的方法，达到外观美容的效果。

1. 米诺地尔

大多数国家/地区批准局部米诺地尔用于治疗女性雄激素性脱发[66—69]。与男性的使用效果一样，局部使用米诺地尔治疗后，头发数量在 8 周内明显增加，至 16 周后达到峰值，表明米诺地尔的主要作用是调节毛发的生长周期，即促进毛囊尽快进入生长期并延长生长期。

局部用米诺地尔是一种安全的治疗方法，自最初获得批准以来已从处方药状态重新分类为非处方药状态。米诺地尔偶尔也会引起头皮刺激，严重到导致头发脱落增加，应警告患者注意到这一点。与泡沫制剂相比，高浓度米诺地尔和溶液制剂更容易引起的刺激性反应。据报道，使用米诺地尔后会出现多毛症，例如面部和其他偏远部位，尤其是使用高浓度米诺地尔的区域和预处理区域[70]。如果停止治疗，多毛症不良反应会缓解，并且通常会随着持续治疗而改善。

2. 抗雄激素

抗雄性素（Antiandrogens）药物，例如醋酸环丙孕酮、螺内酯和氟他胺都用于治疗女性雄激素性脱发；5α–还原酶抑制剂，非那雄胺和度他雄胺也会用于治疗女性雄激素性脱发，目前批准没此类药物用于治疗女性雄激素性脱发，并且几乎没有盲法对照临床试验可以提供 5α–还原酶抑制剂的功效证据。

醋酸环丙孕酮通过阻断雄激素与受体结合，还具有孕激素活性并抑制促性腺激素的产生。在美国不可用，但在美国以外地区广泛使用，通常在周期性方案中与雌激素结合作为口服避孕药。在一项对 66 名女性雄激素性脱发患者的随机对照试验中，比较了口服避孕药（每日服用 52 mg 醋酸环丙孕酮和雌激素）治疗组与 2% 米诺地尔溶液治疗组的治疗效果[71]。治疗 12 个月后，米诺地尔治疗组患者的非毳毛头发的密度显著增加，但醋酸环丙孕酮组患者的头发密度有所下降。但是，亚组分析显示，接受醋酸环丙孕酮治疗的月经不规律女性的头发密度略有改善。研究表明，抗雄激素药物可能对伴有雄激素水平过高表现的女性有益，但对不伴有雄激素水平过高表现的女性则无益，分别是雄激素源性脱发与雄激素性脱发的区别。

螺内酯是醛固酮的竞争性抑制剂，能竞争性抑制雄激素与雄激素受体结合，增加睾酮的清除率。螺内酯已广泛用于治疗多毛症。目前，尚无对照试验能证实螺内酯用于治疗女性雄激素性脱发的效果；Rushton 及其同事报告说，使用螺内酯治疗 12 个月后的女性患者比未使用螺内酯治疗的女性患者脱发要少[72]。在一个开放性、无对照组的试验中，80 名女性接受了为期一年的螺内酯（每日 200 mg）或醋酸环丙孕酮治疗，通过标准化摄影评估发现，其中 35 位患者（44%）的头发生长情况得到了改善[73]。

氟他胺是一种雄激素受体阻滞剂。在一项意大利随机试验中，比较了 48 例高雄激素性血症和雄激素性脱发的女性患者，分别每日服用 250 mg 氟他胺与使用醋酸环丙孕酮或非那雄胺后的效果。氟他胺组患者的头发生长有一定程度改善，而醋酸环丙孕酮或非那雄胺组患者则没有改善[74]。此项研究没有使用盲法，使用 Ludwig 分级评分系统相对不敏感。

在一项针对患有雄激素性脱发的绝经后女性的大型随机对照试验中，证明每天服用 1 mg 非那雄胺在预防脱发方面无效[75]。然而，据报道，患有雄激素过多症女性和 37 例绝经前女性每天使用 2.5 mg 非那雄胺治疗 1 年，前者中的少数病例[76] 和后者中的大多数病例用药后症状有所改善[77]。对上述 37 例绝经前女性研究中，通过整体摄影评估得出，其中 62% 的女性症状在用药后出现一定程度的改善。

抗雄激素药物治疗并非没有弊端。与米诺地尔一样，必须持续治疗以维持疗效；另外，服用抗雄激素药物的女性应该避孕，因为有可能使男性胎儿女性化。醋酸环丙孕酮如果超出合理剂量范围就会出现一些常见的不良反应，包括体重增加、疲劳、性欲减退、乳腺疼痛、恶心、头痛和情绪抑郁。大剂量氟他胺和醋酸环丙孕酮存在明显的肝毒性风险。螺内酯可能会导致乳房胀痛和月经不调。非那雄胺和度他雄胺具有良好的耐受性，可用于治疗绝经后女性和不育女性。所有抗雄激素药物均具有致畸风险，属于妊娠危险性 X 级。

3. 前列腺素类似物

前列腺素类似物（PGA），例如拉坦前列素（latanoprost）、特拉沃前列素（travoprost）和比马前列素（bimatoprost），局部用药用于治疗青光眼和高眼压症。偶然发现，前列腺素类似物治疗青光眼时会诱导睫毛生长和色素沉着[78, 79]。比马前列素是唯一一种 FDA 批准用于治疗睫毛稀少的外用药物[80]。当夜间使用前列腺素类似物时，会刺激生长期毛囊增加，让睫毛变得更浓、更长、更黑亮[81]。前列腺素类似物通过靶向作用于毛囊真皮乳头，诱导毛囊从休止期进入生长期，实现毛发生长[82]。

有文献建议前列腺素类似物可用于治疗斑秃，但尚未得到试验支持。使用雄激素性脱发猕猴模型测试毛发生长情况，每天局部使用拉坦前列素，持续 5 个月，显示使用高剂量（500 μg / ml）拉坦前列素时，可将 5%～10% 的毳毛转化为中毛或终毛[83]。随后，一项随机对照研究评估了 16 名轻型（Hamilton Ⅱ – Ⅲ）脱发女性的药物反应，分为实验组和安慰剂，实验组每天局部涂抹 0.1% 拉坦前列素于头皮的两个小区域上。在 24 周时，与基线和安慰剂组相比，拉坦前列素治疗部位的终毛和毳毛密度均显著增加[84]。

在一名 59 岁 FPHL 女性患者身上尝试了一种新型治疗方法，开始时每周头皮注射一次 0.03% 比马前列素，持续 12 周，然后每两周头皮注射一次 0.03% 比马前列素，持续 4 周，结果显示该治疗方法并不能改善患者病情[85]。上述新型治疗方法强调了以下事实：为了确定疗效，有必要对 PGAs 进一步进行试验。一项 2 期临床试验已经完成，目的是比较三种比马前列素溶液与米诺地尔在女性 FPHL 患者中的疗效，目前结果尚未发表结果[86]。使用 PGAs 治疗其他脱发疾病，例如斑秃，常显示出治疗无效的结果，与用于 FPHL 的结果相反[87]。

已经证明，前列腺素 D_2 抑制头发生长并在雄激素性脱发秃顶男性中增多[88]。PGD2-GPR44 通路是针对雄激素性脱发的潜在治疗靶点[88]。

4. 铁

铁在体内主要以血清铁蛋白的形式存在，铁可以促进头发生长，这一观点存在争议，但在随机对照临床试验中尚未得到证实[89]。在一项公开试验中，分别血清铁蛋白水平高于和低于 40 μg / L（每组 10 名受试者）的受试者使用醋酸环丙孕酮进行周期性治疗，持续治疗 1 年后，高铁蛋白组的头发密度约增加 15%，低铁蛋白组则无变化[90]。未经治疗对照组的头发密度约下降了 7%。但是，目前尚无同行评审试验来测试补铁对头发生长的影响。不幸的是，试验费用昂贵且缺乏商业潜力，此类试验不太可能得到支持。在缺乏更确切数据的情况下，合理建议包括检查血清铁蛋白，并且建议血清铁蛋白水平低于 40 μg / L 的患者通过膳食补充铁。还应告知患者，单独铁治疗不会停止或逆转脱发，但可以改善对特定治疗方法的反应。

5. 手术治疗

毛发移植术在女性中的应用不如男性广泛，但是在某些情况下可以达到显著的美学效果。毛发移植术最适合焦点区域明显脱发的女性，同时应该使供体区域的头发密度还能保持良好且不受影响。毛发移植术不适用于弥漫性脱发患者以及枕部脱发患者。

6. 低能量光疗法

低能量光疗法是一种采用波长为 650 ～ 900nm、低强度单色红光在细胞水平上改变身体组织的方法，例如在前列腺素、细胞因子和肿瘤坏死因子水平上，还可以影响氧化应激的逆转，例如线粒体中的氧化还原反应[91, 92]。低能量光疗法诱导毛发生长的机制尚不清楚，有人提出光可能激活休止期毛囊，增加毛囊的血流量，或通过促进线粒体产生三磷酸腺苷（ATP，毛囊细胞生长的能量单位），刺激休止期毛囊进入生长期或延长生长期[93]。低能量光疗法男女患者均适用。

二极管激光治疗刺激毛发生长的临床证据来源于激光脱毛治疗后邻近区域出现反常的多毛症[94, 95]。治疗的周围区域出现反常的毛发生长意味着周围毛囊接受的少量激光照射，能刺激毛发生长而不会破坏毛囊。

最近，在一项随机、双盲、假装置对照试验中评估了一种头盔形状的低能量光疗法装置，分别发射波长 630nm、650nm 和 660 nm，试验对象包括有脱发症状的男性和女性[96]。受试者每天照射 18 分钟，持续治疗 24 周，与假装置组相比，治疗组的平均头发直径显著增加了。整体评估研究者显示，在整个研究过程中，治疗组的治疗效果均优于假装置组；然而，两组患者的感知都没有改善。

最近的一项研究中，为确定使用手持式梳状低能量激光设备进行治疗是否会增加脱发男性和女性的终毛密度[97]，进行了随机、假装置控制、双盲、多中心临床试验[97]，梳状激光装备治疗组和假装置组中的受试者的终毛密度增加有统计学意义，没有严重不良事件报告[97]。试验结果显示，低能量激光可能是治疗男性和女性脱发的有效选择[97]。关于低能量光疗法装置治疗雄激素性脱发的临床试验很少，结果参差不齐[98]。与现有的替代疗法相比，需要进一步的研究来确定低能量光疗法装置对毛发生长的真正功效。

激光治疗在家就能实现，与持续的医学治疗相比，激光治疗更方便、易用，成本更低，不良反应也更小。报告的不良事件包括头皮刺激征或红斑。对于药物有不良反应的患者，低能量光疗法装置是一种可行的选择；低能量光疗法装置也可以作为其他医疗或手术治疗的有效辅助治疗。

第九节　结　论

雄激素性脱发通常会使患者的生活质量造成重大不利影响。从患者情感方面受到的影响来说，尽管雄激素性脱发并不会危及生命，但是会对患者的情感产生消极影响。由于脱发对患者的心理影响，与其他脱发疾病一样，治疗雄激素性脱发对医生来说是既困难又耗时。虽然雄激素性脱发的治疗还是存在局限性，只要患者了解到可以实现的治疗效果，持续坚持目前的治疗方法便会受益匪浅。综上所述，绝大多数具有男性型脱发和女性型脱发的秃顶患者都可从当前的治疗方案中获得一些益处。

参考文献

[1] Hamilton JB. Patterned loss of hair in man: Types and incidence. Ann N Y Acad Sci.1951; 53: 708–28.

[2] Norwood OT. Male pattern baldness: Classifification and incidence. South Med J. 1975; 68(11): 1359–65.

[3] Ludwig E. Classifification of the types of androgenetic alopecia (common baldness) occurring in the female sex. Br J Dermatol. 1977; 97(3): 247–54.

[4] Whiting DA. Diagnostic and predictive value of horizontal sections of scalp biopsy specimens in male pattern androgenetic alopecia. J Am Acad Dermatol. 1993; 28: 755–63.

[5] Whiting DA, Waldstreicher J, Sanchez M, et al.Measuring reversal of hair miniaturization in androgenetic alopecia by follicular counts in horizontal sections of serial scalp biopsies: Results of fifinasteride 1 mg treatment of men and postmenopausal women. J Investig Dermatol Symp Proc. 1999; 4(3): 282–4.

[6] Messenger AG, Sinclair R. Follicular miniaturization in female pattern hair loss: Clinicopathological correlations. Br J Dermatol. 2006; 155(5): 926–30.

[7] Rebora A, Guarrera M. Kenogen. A new phase of the hair cycle? Dermatology. 2002; 205(2): 108–10.

[8] Courtois M, Loussouarn G, Hourseau C. Aging and hair cycles. Br J Dermatol. 1995; 132: 86–93.

[9] Guarrera M, Rebora A. Kenogen in female androgenetic alopecia. A longitudinal study. Dermatology. 2005; 210(1): 18–20.

[10] Jaworsky C, Kligman AM, Murphy GF. Characterization of inflammatory infiltrates in male pattern alopecia: Implications for pathogenesis. Br J Dermatol. 1992; 127(3): 239–46.

[11] Hamilton JB. Male hormone stimulation is pre-requisite and an incitant in common baldness. Am J Anat. 1942; 71: 451–80.

[12] Jenkins EP, Hsieh CL, Milatovich A, et al. Characterization and chromosomal mapping of a human steroid 5 alphareductase gene and pseudogene and mapping of the mouse homologue. Genomics. 1991; 11(4): 1102–12.

[13] Thigpen AE, Silver RI, Guileyardo JM, et al. Tissue distribution and ontogeny of steroid 5 alpha-reductase isozyme expression. J Clin Invest.1993; 92(2): 903–10.

[14] Imperato-McGinley J. 5 α –reductase-2 defifiency and complete androgen insensitivity: Lessons from nature. Adv Exp Med Biol. 2002; 511: 121–34.

[15] Rittmaster RS, Uno H, Povar ML, et al. The effects of N, N–diethyl-4-methyl-3-oxo-4-aza-5 α –androstane-17b-carboxamide, a 5 α –reductase inhibitor and antiandrogen, on the development of baldness in the stumptail macaque. J Clin Endocrinol Metab. 1987; 65: 188–92.

[16] Diani AR, Mulholland MJ, Shull KL, et al. Hair growth effects of oral administration of

fifinasteride, a steroid 5α-reductase inhibitor, alone and in combination with topical minoxidil in the balding stumptail macaque. J Clin Endocrinol Metab. 1992; 74(2): 345–50.

[17] Kaufman KD, Olsen EA, Whiting D, et al. Finasteride in the treatment of men with androgenetic alopecia. J Am Acad Dermatol. 1998; 39(4 Pt 1): 578–89.

[18] Baldwin LG, Gafford JA. Arrhenoblastoma case report.Endocrinology. 1936; 20: 373–82.

[19] Kantner AE, Ragins AB. Arrhenoblastoma of the ovary. Am J Obstet Gynecol. 1941; 42: 1061–6.

[20] Futterweit W, Dunaif A, Yeh HC, et al. The prevalence of hyperandrogenism in 109 consecutive female patients with diffuse alopecia. J Am Acad Dermatol. 1988; 19: 831–6.

[21] Vexiau P, Chaspoux C, Boudou P, et al. Role of androgens in female–pattern androgenetic alopecia, either alone or associated with other symptoms of hyperandrogenism. Arch Dermatol Res. 2000; 292(12): 598–604.

[22] Cela E, Robertson C, Rush K, et al. Prevalence of polycystic ovaries in women with androgenic alopecia. Eur J Endocrinol.2003; 149(5): 439–42.

[23] Schmidt JB, Lindmaier A, Trenz A, et al. Hormone studies in females with androgenic hair loss.Gynecol Obstet Invest. 1991; 31: 235–9.

[24] Hayakawa K, Shimizu T, Ohba Y, et al. Intrapair differences of physical aging and longevity in identical twins. Acta Genet Med Gemellol (Roma). 1998; 41: 177–85.

[25] Nyholt DR, Gillespie NA, Heath AC, et al. Genetic basis of male pattern balding. J Invest Dermatol. 2003; 121: 1561–4.

[26] Rexbye H, Petersen I, Iachina M, et al. Hair loss among elderly men: Etiology and impact on perceived age. J Gerontol A Biol Sci Med Sci. 2005; 60(8): 1077–82.

[27] Ellis JA, Stebbing M, Harrap SB. Genetic analysis of male pattern baldness and the 5α-reductase genes. J Invest Dermatol. 1998; 110: 849–53.

[28] Birch MP, Messenger AG. Genetic factors predispose to balding and non–balding in men. Eur J Dermatol. 2001; 11: 309–14.

[29] Kuster W, Happle R. The inheritance of common baldness: two B or not two B？J Am Acad Dermatol. 1984; 11: 921–6.

[30] Sreekumar GP, Pardinas J, Wong CQ, et al. Serum androgens and genetic linkage analysis in early onset androgenetic alopecia. J Invest Dermatol. 1999; 113(2): 277–9.

[31] Ellis JA, Stebbing M, Harrap SB. Insulin gene polymorphism and premature male pattern baldness in the general population.Clin Sci. 1999; 96(6): 659–62.

[32] Kucerova R, Bienova M, Kral M, et al. Androgenetic alopecia and polymorphism of the androgen receptor gene (SNP rs6152) in patients with benign prostate hyperplasia or prostate cancer. J Eur Acad Dermatol Venereol. 2014; 25.

[33] Hayes VM, Severi G, Eggleton SA et al. The E211 G>A androgen receptor polymorphism is associated with a decreased risk of metastatic prostate cancer and androgenetic alopecia. Cancer Epidemiol Biomarkers Prev. 2005; 14(4): 993–6.

[34] Cobb JE, Wong NC, Yip LW, et al. Evidence of increased DNA methylation of the androgen receptor gene in occipital hair follicles from men with androgenetic alopecia. Br J Dermatol. 2011; 165(1): 210–3.

[35] Garton RA, McMichael AJ, Sugarman J, et al. Association of a polymorphism in the ornithine decarboxylase gene with male androgenetic alopecia. J Am Acad Dermatol.2005; 52(3 Pt 1): 535–6.

[36] Sprecher E, Shalata A, Dabhah K, et al. Androgenetic alopecia in heterozygous carriers of a mutation in the human hairless gene. J Am Acad Dermatol. 2000; 42(6): 978–82.

[37] Ellis JA, Stebbing M, Harrap SB. Polymorphism of the androgen receptor gene is associated with male pattern baldness. J Invest Dermatol. 2001; 116(3): 452–5.

[38] Hillmer AM, Hanneken S, Ritzmann S, et al. Genetic variation in the human androgen receptor gene is the major determinant of common early–onset androgenetic alopecia. Am J Hum Genet. 2005; 77(1): 140–8.

[39] Kligman AM. The comparative histopathology of malepattern baldness and senescent baldness. Clin Dermatol.1988; 6(4): 108–18.

[40] Pathomvanich D, Pongratananukul S, Thienthaworn P, et al. A random study of Asian male androgenetic alopecia in Bangkok, Thailand. Dermatol Surg. 2002; 28(9): 804–7.

[41] Tang PH, Chia HP, Cheong LL, et al. A community study of male androgenetic alopecia in Bishan, Singapore.Singapore Med J. 2000; 41(5): 202–5.

[42] Takashima I, Iju M, Sudo M. Alopecia androgenetica: Its incidence in Japanese and associated conditions. In: Orfanos CE, Montagna W, Stuttgen G, editors. Hair Research Status and Future Aspects. Berlin: Springer–Verlag. 1981; 287–302.

[43] Paik JH, Yoon JB, Sim WY, et al. The prevalence and types of androgenetic alopecia in Korean men and women. Br J Dermatol. 2001; 145(1): 95–9.

[44] Setty LR. Hair patterns of scalp of white and Negro males. Am J Phys Anthropol. 1970; 33(1): 49–55.

[45] Birch MP, Messenger JF, Messenger AG. Hair density, hair diameter and the prevalence of female pattern hair loss. Br J Dermatol. 2001; 144: 297–304.

[46] Norwood OT. Incidence of female androgenetic alopecia (female pattern alopecia). Dermatol Surg. 2001; 27(1): 53–4.

[47] Cash TF. The psychosocial consequences of androgenetic alopecia: A review of the research literature. Br J Dermatol.1999; 141(3): 398–405.

[48] Cash TF, Price VH, Savin RC. Psychological effects of androgenetic alopecia on women: Comparisons with balding men and with female control subjects. J Am Acad Dermatol. 1993; 29(4): 568–75.

[49] van der Donk J, Passchier J, Knegt–Junk C, et al. Psychological characteristics of women with androgenetic alopecia: A controlled study. Br J Dermatol. 1991; 125(3): 248–52.

[50] Sinclair R, Jolley D, Mallari R, et al. The reliability of horizontally sectioned scalp biopsies in the diagnosis of chronic diffuse telogen hair loss in women. J Am Acad

Dermatol. 2004; 51(2): 189-99.

[51] Moynihan R, Heath I, Henry D. Selling sickness: The pharmaceutical industry and disease mongering. BMJ 2002; 324(7342): 886-91.

[52] Zappacosta AR. Reversal of baldness in patient receiving minoxidil for hypertension. N Engl J Med. 1980; 303(25): 1480-1.

[53] Messenger AG, Rundegren J. Minoxidil: Mechanisms of action on hair growth. Br J Dermatol.2004; 150(2): 186-94.

[54] Han JH, Kwon OS, Chung JH, et al.Effect of minoxidil on proliferation and apoptosis in dermal papilla cells of human hair follicle. J Dermatol Sci. 2004 Apr; 34(2): 91-8.

[55] Price VH, Menefee E, Strauss PC. Changes in hair weight and hair count in men with androgenetic alopecia, after application of 5% and 2% topical minoxidil, placebo or no treatment. J Am Acad Dermatol. 1999; 41: 717-21.

[56] Olsen EA, Dunlap FE, Funicella T, et al. A randomized clinical trial of 5% topical minoxidil versus 2% topical minoxidil and placebo in the treatment of androgenetic alopecia in men. J Am Acad Dermatol. 2002; 47(3): 377-85.

[57] Olsen EA, Whiting D, Bergfeld W, et al. A multicenter, randomized, placebocontrolled, double-blind clinical trial of a novel formulation of 5% minoxiditopical foam versus placebo in the treatment of androgenetic alopecia in men. J Am Acad Dermatol. 2007; 57(5): 767-74.

[58] Blume-Peytavi U, Hillmann K, Dietz E, et al. A randomized, single-blind trial of 5% minoxidil foam once daily versus 2% minoxidil solution twice daily in the treatment of androgenetic alopecia in women. J Am Acad Dermatol. 2011; 65(6): 1126-34.e2.

[59] Olsen EA, Weiner MS, Amara IA, et al. Five-year follow-up of men with androgenetic alopecia treated with topical minoxidil. J Am Acad Dermatol. 1990; 22(4): 643-6.

[60] Drake L, Hordinsky M, Fiedler V, et al. The effects of fifinasteride on scalp skin and serum androgen levels in men with androgenetic alopecia. J Am Acad Dermatol. 1999; 41(4): 550-4.

[61] Shapiro J, Kaufman KD. Use of fifinasteride in the treatment of men with androgenetic alopecia (male pattern hair loss).J Invest Dermatol Sym Proc. 2003; 8(1): 20-3.

[62] Thompson IM, Goodman PJ, Tangen CM, et al. The influence of fifinasteride on the development of prostate cancer. N Engl J Med. 2003; 349(3): 215-24.

[63] Arca E, Acikgoz G, Tastan HB, et al. An open, randomized, comparative study of oral fifinasteride and 5% topical minoxidil in male androgenetic alopecia. Dermatology. 2004; 209(2): 117-25.

[64] Olsen EA, Hordinsky M, Whiting D, et al. The importance of dual 5 α lpha-reductase inhibition in the treatment of male pattern hair loss: results of a randomized placebo-controlled study of dutasteride versus fifinasteride. J Am Acad Dermatol.2006; 55(6): 1014-23.

[65] Olsen EA, Messenger AG, Shapiro J, et al. Evaluation and treatment of male and female

pattern hair loss. J Am Acad Dermatol. 2005; 52(2): 301–11.

[66] Whiting DA, Jacobson C. Treatment of female androgenetic alopecia with minoxidil 2%. Int J Dermatol. 1992; 31(11): 800–4.

[67] Olsen EA. Topical minoxidil in the treatment of androgenetic alopecia in women. Cutis. 1991; 48(3): 243–8.

[68] Jacobs JP, Szpunar CA, Warner ML. Use of topical minoxidil therapy for androgenetic alopecia in women. Int J Dermatol. 1993; 32(10): 758–62.

[69] Price VH, Menefee E. Quantitative estimation of hair growth.1. androgenetic alopecia in women: Effect of minoxidil. J Invest Dermatol. 1990; 95(6): 683–7.

[70] Peluso AM, Misciali C, Vincenzi C, et al. Diffuse hypertrichosis during treatment with 5% topical minoxidil.Br J Dermatol. 1997; 136(1): 118–20.

[71] Vexiau P, Chaspoux C, Boudou P, et al. Effects of minoxidil 2% vs. cyproterone acetate treatment on female androgenetic alopecia: A controlled, 12–month randomized trial. Br J Dermatol. 2002; 146(6): 992–9.

[72] Rushton DH, Futterweit W, Kingsley D, et al. Quantitative assessment of spironolactone treatment in women with diffuse androgen–dependent alopecia. J Soc Cosmet Chem. 1991; 42: 317–25.

[73] Sinclair R, Wewerinke M, Jolley D. Treatment of female pattern hair loss with oral antiandrogens. Br J Dermatol.2005; 152(3): 466–73.

[74] Carmina E, Lobo RA. Treatment of hyperandrogenic alopecia in women. Fertil Steril. 2003; 79(1): 91–5.

[75] Price VH, Roberts JL, Hordinsky M, et al. Lack of efficacy of finasteride in postmenopausal women with androgenetic alopecia. J Am Acad Dermatol. 2000; 43(5): 768–76.

[76] Shum KW, Cullen DR, Messenger AG. Hair loss in women with hyperandrogenism: Four cases responding to fifinasteride.J Am Acad Dermatol. 2002; 47(5): 733–9.

[77] Iorizzo M, Vincenzi C, Voudouris S, et al. Finasteride treatment of female pattern hair loss. Arch Dermatol. 2006; 142(3): 298–302.

[78] Strober BE, Potash S, Grossman ME. Eyelash hypertrichosis in a patient treated with topical latanoprost. Cutis. 2001; 67(2): 109–10.

[79] Demitsu T, Manabe M, Harima N, et al. Hypertrichosis induced by latanoprost. J Am Acad Dermatol. 2001; 44(4): 721–3.

[80] Massaki AB, Fabi SG, Fitzpatrick R. Repigmentation of hypopigmented scars using an erbium–doped 1, 550nm fractionated laser and topical bimatoprost. Dermatol Surg.2012; 38(7 Pt 1): 995–1001.

[81] Cohen JL. Enhancing the growth of natural eyelashes: The mechanism of bimatoprost–induced eyelash growth. Dermatol Surg. 2010; 36(9): 1361–71.

[82] Johnstone MA, Albert DM. Prostaglandin–induced hair growth. Surv Ophthalmol. 2002; 47(Suppl 1): S185–202.

[83] Uno H, Zimbric ML, Albert DM, et al. Effect of latanoprost on hair growth in the bald scalp of the stump-tailed macacque: A pilot study. Acta Derm Venereol. 2002; 82(1): 7–12.

[84] Blume-Peytavi U, et al Hillmann K, Garcia Bartels N. A randomized double-blindplacebo-controlled pilot study to assess the effificacy of a 24-week topical treatment bylatanoprost 0.1% on hair growth and pigmentation in healthy volunteers with androgenetic alopecia. J Am Acad Dermatol. 2012; 66(5): 794–800.

[85] Emer JJ, Stevenson ML, Markowitz O. Novel treatment of female-pattern androgenetic alopecia with injected bimatoprost 0.03% solution. J Drugs Dermatol. 2011; 10(7): 795–8.

[86] Allergan. Safety and Effificacy Study of Bimatoprost in the Treatment of Women With Female Pattern Hair Loss. Available from http: //clinicaltrials.gov/ct2/show/ NCT01325350.NLM identifiier: NCT01325350 (accessed April 9, 2013).

[87] Faghihi G, Andalib F, Asilian A. The effificacy of latanoprost in the treatment of alopecia areata of eyelashes and eyebrows.Eur J Dermatol. 2009; 19(6): 586–7.

[88] Garza LA. Prostaglandin D2 inhibits hair growth and is elevated in bald scalp of men with androgenetic alopecia. Sci Transl Med. March 21, 2012; 4(126): 126ra34.

[89] Trost LB, Bergfeld WF, Calogeras E. The diagnosis and treatment of iron defificiency and its potential relationship to hair loss. J Am Acad Dermatol. 2006; 54(5): 824–44.

[90] Rushton DH, Ramsay ID. The importance of adequate serum ferritin levels during oral cyproterone acetate and ethinyl oestradiol treatment of diffuse androgen-dependent alopecia in women. Clin Endocrinol (Oxf). 1992; 36(4): 421–7.

[91] Tafur J, Mills PJ. Low-intensity light therapy: Exploring the role of redox mechanisms. Photomed Laser Surg. 2008; 26(4): 323–8.

[92] Avram MR, Rogers NE. The use of low-level light for hair growth: Part I. J Cosmet Laser Ther. 2009; 11(2): 110–7.

[93] Oron U, Ilic S, De Taboada L. Ga-As (808 nm) laser irradiation enhances ATP production in human neuronal cells in culture. Photomed Laser Surg. 2007; 25(3): 180–2.

[94] Bernstein EF. Hair growth induced by diode laser treatment.Dermatol Surg. 2005; 31(5): 584–6.

[95] Garg S, Messenger AG. Alopecia areata: Evidence-based treatments. Semin Cutan Med Surg. 2009; 28(1): 15–8.

[96] Kim H, Choi JW, Kim JY, et al. Lowlevel light therapy for androgenetic alopecia: A 24-week, randomized, double-blind, sham device-controlled multicenter trial. Dermatol Surg. Epub April 3, 2013.

[97] Jimenez JJ, Wikramanayake TC, Bergfeld W, et al. Effificacy and safety of a lowlevel laser device in the treatment of male and female pattern hair loss: A multicenter, randomized, sham device-controlled, double-blind study. Am J Clin Dermatol. 2014; 15(2): 115–27.

[98] Gupta AK, Lyons DC, Abramovits W. Low-level laser/light therapy for androgenetic alopecia. Skinmed. 2014; 12(3): 145–7.

第十一章　休止期脱发

Cheryl Bayart 和 Wilma F. Bergfeld

> **要点**
> - 休止期脱发的特征是头发脱落，导致弥漫性头发稀少，临床上可分为急性休止期脱发（ATE，持续时间＜6个月）或慢性休止期脱发（CTE，持续时间＞6个月）。
> - 获得全面药物史、手术史、激素使用史、营养状况和社会心理状况对于诊断和识别休止期脱发的诱因至关重要。
> - 体格检查、头发拉力测试和毛发镜检查有助于诊断。
> - 急性休止期脱发的治疗取决于识别和消除诱发因素。
> - 慢性休止期脱发的治疗需要采取多方面措施，包括消除诱发因素和增加辅助疗法。

第一节　引　言

休止期脱发（telogen effluvium，TE）是一种常见的非瘢痕性脱发，影响不同种族和社会经济背景的成人和儿童。休止期脱发的特征是头发脱落，导致弥漫性头发稀少，临床上可分为急性休止期脱发（ATE，持续时间＜6个月）或慢性休止期脱发（CTE，持续时间＞6个月）。急性疾病和慢性疾病之间是一个连续发展的过程，如果诱发因素持续存在，急性休止期脱发可能会变为慢性休止期脱发（见图11.1）。

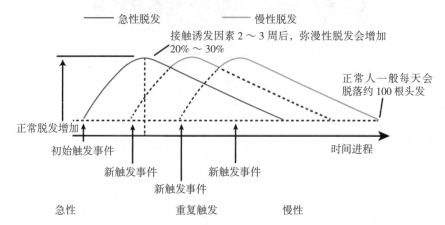

图 11.1　图中红线表示急性休止期脱发模式，蓝线表示慢性休止期脱发模式

（由俄亥俄州克里夫兰市克里夫兰诊所的皮肤科医生 Wilma F. Bergfeld 提供）

休止期脱发的发病机制是生长期毛囊过早地进入休止期。进入休止期时，受影响的毛囊将进入毛发脱落期，从而会出现脱发症状（见图 11.2）。毛囊的转变发生在真皮乳头层。

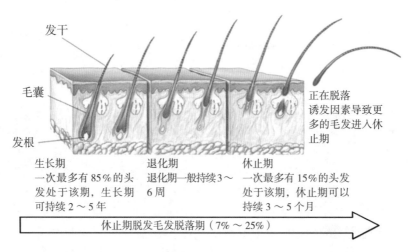

发干

毛囊

发根

正在脱落诱发因素导致更多的毛发进入休止期

生长期
一次最多有85%的头发处于该期，生长期可持续 2 ~ 5 年

退化期
退化期一般持续3 ~ 6 周

休止期
一次最多有15%的头发处于该期，休止期可以持续 3 ~ 5 个月

休止期脱发毛发脱落期（7% ~ 25%）

图 11.2　头发的生长周期和脱落：生长期毛囊会过早地进入休止期（或退化期），处在这个阶段的毛囊占总毛囊的 7% ~ 25%

更准确地说，休止期脱发通常是某些潜在疾病的医学体征，而不是离散性疾病（见图 11.3）。ATE 通常由单一诱因引起，而 CTE 更可能是由多方面诱因混合所致。诱发因素包括急性物理性压力源，例如手术、疾病、体重减轻、激素和心理困扰，或者生理性事件，例如产后休止期脱发、药物、营养缺乏和头皮发炎（见表 11.1）。在一些中，TE 会"掩盖"其他脱发原因，例如衰老性脱发、雄激素性脱发（androgenetic alopecia, AGA）、自身免疫性疾病或营养缺乏，可能会使临床表现复杂化。

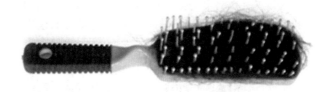

图 11.3　休止期脱发：通常头发脱落多达 7% ~ 25%。休止期脱发是日常生活中发生率最高的脱发类型；生长脱发很少见，头发脱落大于 80%。急性休止期脱发一般持续 6 ~ 12 周，而慢性休止期脱发的持续时间通常大于 4 个月

表 11.1　休止期脱发的诱发因素

激素（雄激素 / 药物）
饮食（营养不足 / 体重下降）
头皮发炎
全身性疾病（内科疾病）
生理性事件（分娩后 / 手术）
心理应激

急性休止期脱发可能在触发后 2 周内发生，并在 6 ～ 8 周后达到峰值。识别并解决诱发因素后，休止期脱发通常会缓解，并且患者在 6 ～ 8 周内脱发现象将减少。在患病 4 ～ 6 个月之后外观上就会观察到头发恢复生长，并会在 12 个月时达到最佳状态。有些患者会同时接触多种诱发因素或连续接触诱发因素，从而延长休止期脱发病程。

慢性休止期脱发的临床上定义为持续超过 6 个月的头发脱落和弥漫性稀疏，通常见于 30 ～ 60 岁的女性。与急性休止期脱发一样，常常起病较急。但是，诱发因素和持续因素并不总是很明显，并且临床病程时好时坏、有起伏[1]。过去，某些人认为女性型脱发或雄激素性脱发（AGA）是慢性休止期脱发的一种形式，上述脱发类型都存在毛囊生长期缩短。但是，研究表明雄激素性脱发与慢性休止期脱发是两个不同的疾病，AGA 中可见毛囊微型化，但是在 CTE 中并未发生[2]。其他研究表明，CTE 是由于生长期缩短所致[3]。CTE 的确切病因仍不清楚，可能与病情复发或诱发因素持续存在有关。

在瘢痕性脱发中，头发炎症和永久性瘢痕常会累及毛囊隆起处，对头发的再生至关重要（见图 11.4）。在非瘢痕性脱发（例如休止期脱发）中，通常不会累及毛囊隆起处。在急性休止期脱发中，患者头发会完全再生。

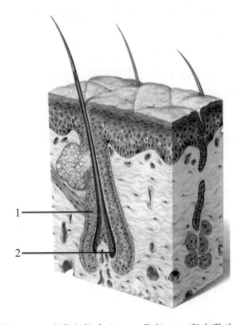

图 11.4　毛囊生长中心：1. 凸起；2. 真皮乳头。

（由俄亥俄州克里夫兰市克里夫兰诊所基金会皮肤科 Wilma F. Bergfeld 提供）

但是，慢性休止期脱发中会出现头发再生减弱（毛囊缺失）。

第二节　休止期脱发的诊断

一、病史

休止期脱发（TE）患者常会抱怨头发的脱落增加，脱落的毛发中休止期毛发计数

> 25%。患者还可能出现体毛减少和体毛生长速率降低。 TE 的诊断是以患者临床表现以及估计休止期脱发的数量为基础，如下所述（见表 11.2）。

表 11.2　休止期脱发的诊断技术

临床检查	诊断技术示范
视觉外观	收集头发
伍德灯检查	头发牵拉试验
皮肤镜检查	剪发
	拔发
	头皮活检

对于疑似休止期脱发的患者，主要目标是确定 TE 的诱发因素和脱发并发症。详细的病史采集应包括以下内容：

- 精确的脱发时间和脱发病程
- 脱发或其他相关疾病的病史
- 既往病史，包括慢性疾病史和最近疾病史以及住院病史
- 手术史，特别是近期手术史或减肥手术史
- 精神病史及心理压力源
- 用药史，包括处方药、非处方药、营养补品和中草药产品
- 脱发疾病或全身性疾病的家族史（特别是自身免疫性疾病）
- 系统回顾
- 饮食习惯，特别注意排除某些食物或食物类别
- 女性的月经史和生育史
- 头发和头皮护理方法

二、体格检查

对于疑似 TE 的患者，身体检查至少包括以下内容：

- 一般外观
- 头皮
- 头发
- 皮肤
- 体毛
- 甲状腺
- 指甲

一般外观可能显示出潜在医疗状况、营养不足或心理困扰（psychological distress）。彻底检查头皮，排除会影响头发生长的头皮皮炎、感染或其他炎症。伍德灯检查可以很容易地评估出马拉色霉菌的过度生长：马拉色菌代谢产生卟啉，在伍德灯下呈橙黄色荧光。应确定脱发模式，尤其注意发际线、太阳穴周围的脱发情况以及脱发宽度。如果病因是孤立的，头发稀少呈弥漫性，脱落的毛发中休止期毛发计数 > 25% 并保留了发际线（见图 11.5）。但是，如果患者还有其他潜在病因，脱发模式则会发生改变。例如，具有潜在 AGA 的男性通常脱发会更严重，最明显的症状为颞部发际线后移和中央头皮

脱发。应评估头皮头发长度、直径、质地和脆性。其他的医院内测试，例如头发牵拉试验和头发固定检查（毛发显微镜检查），有助于诊断 TE，下面将进一步讨论。

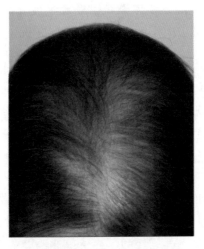

图 11.5　孤立病因休止期脱发的脱发模式

　　检查身体皮肤和体毛，包括终毛和毳毛的分布和密度。弥漫性变薄常见于 TE，而斑块状非瘢痕性脱发最常见于斑秃（alopecia areata，AA）。女性出现多毛症，应检查是否患有高雄激素血症和 AGA。甲状腺肿大或甲状腺结节病需要实验室检查并需要咨询内分泌科。未经诊断或控制不良的甲状腺疾病患者通常伴有 TE，自身免疫性甲状腺疾病与 AA 相关。

　　博氏线（Beau's lines）是甲板表面出现横形凹沟，甲板在急性应力作用下会短暂变薄（见图 11.6）。常见伴随 TE 出现，最常见于手拇指和大脚趾上[4]。在甲状腺疾病中，可以看到指甲增厚、指甲凸出和指甲剥离症。指甲检查也可能是另一种诊断的指标：AA 中可能出现规律性指甲凹陷和远端指甲剥离症。

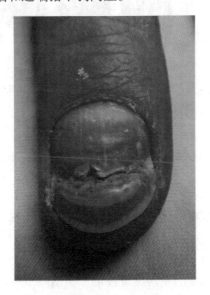

图 11.6　博氏线（Beau's lines）

三、特殊检查

通常，多达 15% 的人类头发处于休止期[5]。如果能证明休止期头发比正常情况下多 7% 以上，就可以诊断为 TE。头发牵拉试验和毛发显微像（trichogram）有助于评估休止期头发比例。其他有用的诊断工具还包括皮肤镜（毛发镜检查）、剪发和头皮活检。

头发牵拉试验，是指用拇指和示指稍用力从接近头皮处捏起一小撮头发（五六十根），轻柔地向上捋。应在头皮的所有四个象限中重复进行测试。头发拉力测试的目的是捋掉休止期头发。如果试验中一次可以捋掉 5 至 6 根以上的毛发，则意味着测试结果呈阳性和头发脱落近期活跃。测试当天洗头或强力梳理可能会导致假阴性结果。患者几天没有洗头或梳理头发（担心脱发而避免洗头或梳头）可能会导致假阳性结果[6, 7]。

毛发显微镜检查可以用于评估毛球和毛干。为了准备毛发显微镜检查，将头发并排放置载玻片上，滴上封片剂，盖上盖玻片。应用 2 倍放大镜进行观察。休止期头发的特征是没有根鞘保护和近端发根呈"杵棒状"、浅色或无色素。相比之下，显微镜下拔出的生长期头发毛囊有完整的根鞘、毛球有着色（见图 11.7）。目前，在研究环境和某些临床实践中使用了计算机毛发显微镜，例如毛发扫描镜（TrichoScan）[6, 7]。

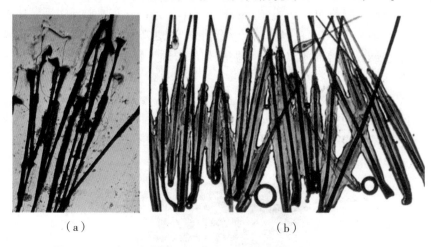

（a） （b）

图 11.7 毛发显微镜检查：（a）生长期头发，（b）休止期头发

头发牵拉试验阳性和过多的休止期头发提示诊断为 TE。大量营养不良的生长期毛发与生长期脱发一致，常见于斑秃、生长期缩短综合征或使用细胞毒性药物治疗时。头发会变短（< 3 cm），远端逐渐变细，称为头发萎缩微型化，大量微型化头发提示存在 AGA[8]。

头发牵拉试验只能提供一个粗略测试结果；头发收集虽然比较麻烦，但是可以提供更准确且随时间变化的脱发程度图像。头发收集还可以为其他疾病诊断提供线索。建议每天早上梳理头发时收集一次头发。将头发放在标有日期的信封中，并注明洗发日期（见图 11.8）。收集头发时间最少 3 天；但是建议收集 14 天头发，提高准确性，尤其是不经常洗头的患者。每天收集的脱落头发数量多于 100 根提示存在脱发[7]。

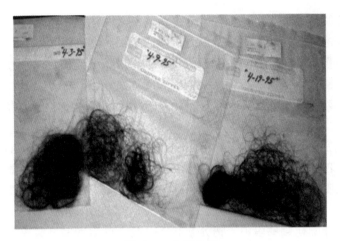

图 11.8　头发收集

　　毛发镜检查（头皮的皮肤镜检查）有助于观察皮肤红斑和鳞片，提示脂溢性皮炎。休止期脱发可能混淆诊断为瘢痕性脱发（毛囊口关闭且消失）、毛囊周围炎症、毛囊堵塞或发干改变。影像皮肤镜（videodermoscopy）和皮肤镜摄影是有用的辅助手段[9]。剪取一小撮头发，显示发干远端或整根头发，为发现发干异常（毛发营养不良）的最佳方法。尽管头发密度正常或接近正常，但抱怨头发生长速度缓慢的患者应进行剪发检查。

四、头皮活检

　　头皮活检可能有助于确定 TE 的诊断并排除其他脱发疾病。垂直切片和水平切片是评估毛囊的密度、生长期/休止期头发比例、微型化、头皮炎症和瘢痕形成的最佳方法。头皮活检工具——钻孔器略微倾斜，以毛囊对角线方向钻入皮下组织。

　　皮肤病理学报告可以显示毛囊和皮脂腺状况以及是否存在任何炎症、纤维束、微型化毛囊或基质改变。在 TE 中，头皮活检显示出退化期毛囊或休止期毛囊的密度增加，生长期毛囊的密度降低，称为生长期同与休止期毛囊比例逆转（见图 11.9）。治疗 TE 将显示生长期毛囊再生。

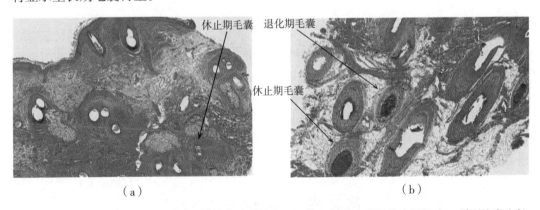

（a）　　　　　　　　　　　　（b）

图 11.9　（a）休止期脱发（H&E 染色，放大倍数为 100 倍）患者头皮活检水平切片。需要注意生长期与休止期比例的增加；（b）休止期脱发（H&E 染色，放大倍数为 100 倍）患者头皮活检垂直切片。需要注意生长期头发与休止期头发比例的增加

五、实验室筛查

实验室筛查标准旨在检测出最常见的休止期脱发病因，包括以下内容：

（1）全血细胞计数（CBC），CBC可作为贫血和全身性疾病（如感染或血液异常）的筛查工具。

（2）全面代谢生化检查（CMP），CMP可筛查出潜在的肝、肾脏功能障碍以及蛋白质营养不良。

（3）甲状腺筛查，检查促甲状腺激素（TSH）、游离甲状腺素（FT4）、抗甲状腺微粒体抗体（TMAB）和抗甲状腺球蛋白抗体（TgAb）；甲状腺功能异常提示可能存在休止期脱发。TMAB和TGAb对诊断自身免疫性甲状腺疾病具有重要意义，该疾病与斑秃（AA）密切相关。

（4）营养筛查，检查铁蛋白、锌元素和25-羟基维生素D；水平下降提示存在休止期脱发。营养推荐水平和补充方案将在下文营养部分进行描述。

（5）激素水平，检查游离睾酮、总睾酮和硫酸脱氢表雄酮（DHEAS），女性雄激素水平升高提示存在雄激素性脱发（AGA）。

可以根据临床病史和实验室筛查结果要求进行附加试验（见表11.3）。

表11.3 休止期脱发的实验室评估

基本指标	附加指标
全血细胞计数	筛查雄激素过多
全面代谢生化检查	其他指标，取决于个人史和家族史
铁蛋白	剪发检查
促甲状腺激素（TSH）+甲状腺素（T4）+抗甲状腺微粒体抗体（TMAB）	
锌元素	

第三节 鉴别诊断

休止期脱发的鉴别诊断包括雄激素性脱发（AGA）、斑秃（AA）、生长期脱发（anagen effluvium）、获得性毛发失养症（acquired trichodystrophy）、炎性脱发（inflammatory alopecias）。

第四节 管理与治疗

鉴于休止期脱发是由特定诱发因素引起的，因此识别和消除诱因在治疗中至关重要（见表11.4）。本节将专门讨论休止期脱发的诱发因素，还将讨论可以进一步促进和保持头发生长的辅助治疗。

表 11.4　休止期脱发的治疗

- 查找、移除诱发因素
- 通常存在多个诱发因素
- 随访很重要

第五节　诱发因素

一、激素

激素会严重毛发的生长周期，并与多种类型的脱发有关。男性型脱发和女性型脱发（AGA）均涉及雄激素水平升高 [10]。值得注意的是，相当比例的休止期脱发患者可能同时患有 AGA。这些患者应考虑使用抗雄激素疗法。

女性雌激素和孕激素变化可能诱发休止期脱发。有报道，雌激素可以延长毛囊的生长期，并减少向休止期的转变；该机制可能是毛乳头细胞可以参与雄激素的代谢，雄激素代谢发生改变就会导致芳香化酶增加。芳香化酶可以促进睾酮向雌激素的转化。最终结果是雌激素局部增加和二氢睾酮（DHT）降低 [11, 12]。

产后脱发属于典型的休止期脱发。发病机理是分娩后激素水平（即雌激素）迅速下降。怀孕期间雌激素增加会导致毛囊数量增加，使毛囊生长期延长；因此，孕期女性的头发密度和长度均会短暂增加。随着产后激素水平的快速下降，大部分（24%～65%）毛囊会迅速转化为休止期毛囊，并迅速进入脱落期。弥漫性脱发通常发生在分娩后 4 个月内。母乳喂养母亲的激素水平仍然相对较高，可能会推迟或延长休止期脱发 [13]。值得注意的是，产后休止期脱发可能会掩盖潜在的 AGA，很多产后女性可能会同时患有休止期脱发和 AGA。

临床上，长期母乳喂养与慢性休止期脱发相关，慢性休止期脱发发病可能与激素和（或）营养有关 [14, 15]。长期母乳喂养会导致雌激素下降、催乳素升高。哺乳期妈妈对营养的需求显著提高，否则容易出现蛋白质和热量的营养不良，以及铁、锌、脂肪酸和生物素的缺乏，所有上述营养物质的缺乏都可能诱发休止期脱发。除了均衡饮食和高热量饮食外，建议所有哺乳期妈妈每天补充多种维生素和铁。如果 TE 持续存在，则可能建议额外补充其他物质或是停止母乳喂养。

据报道，雌激素会影响头发的生长周期，口服避孕药（OCP）或激素替代疗法（HRT）补充的外源性雌激素可以稳定或逆转某些女性患者的休止期脱发。上述疗法未经美国食品和药品监督管理局（FDA）批准用于脱发，突然停药可能诱发休止期脱发。

研究还没有显示选择性雌激素受体调节剂（SERMs），例如他莫昔芬，会影响生长期头发与休止期头发比例或头发净密度 [16]。然而临床经验显示，女性型脱发（雄激素性脱发）患者常会观察到头顶中央头发变薄。实际上，任何急性或慢性的激素变化都能够影响头发的生长周期。因此，对于任何脱发类型的患者，都应仔细检查激素水平。

二、营养

真皮乳头的毛囊角质形成细胞具有高水平的有丝分裂活性，其活跃的新陈代谢需要摄取足够的热量、蛋白质、必需脂肪酸、维生素和矿物质。营养不足可能会导致头发结构或色素异常以及休止期脱发[17]。

营养缺乏症可分类为宏量营养素（包括碳水化合物、蛋白质和脂肪）缺乏或微量营养素缺乏（包括维生素、矿物质）。微量营养素缺乏症可以与宏量营养素缺乏症同时出现，也可以单独出现（见表 11.5）。患者在营养不良的情况下，普遍同时缺乏宏量营养素和微量营养素。休止期脱发也与体重快速下降和负氮平衡（酮症）相关，可见于采用低碳水化合物饮食的患者[17]。

表 11.5　与休止期脱发有关的微量元素缺乏症

营养素	风险因素	体征和症状	补充剂量	维持剂量
铁	失血（月经过多，胃肠道出血）；素食或限制饮食	舌炎，唇炎，匙状形甲，贫血：疲劳，面色苍白，心动过速	口服 50～60mg 铁元素（325mg 硫酸亚铁）一天 2 次，持续 3 个月	18 mg（19～50 岁女性）8 mg（男性）
锌	肠胃外营养，ACE-I 治疗，营养不良；包括胃炎和结肠炎在内的全身性疾病	头发易断，脱色，指甲营养不良，肢端和口周皮炎，唇炎，睑结膜炎，腹泻，神经系统后遗症，发育不良	一天补充 25～50 mg 锌元素（成人）每天补充 0.5～1 mg/kg 锌元素（儿童）	每天补充 11 mg（男性，哺乳期和孕期女性）每天补充 8 mg（女性）
生物素	肠胃外营养，抗生素或抗癫痫药治疗，抗生物素蛋白耗尽	毛发营养不良，指甲失养症，口周皮炎，结膜炎，感染	每天补充 1～5 mg（成人生物素缺乏症）每天补充 3～5 mg（脱发）	每天补充 0.3 mg（成人）每天补充 0.05～0.3 mg（儿童）
维生素 D₃	年龄增加，肥胖，缺乏阳光照射，肤色暗沉，使用防晒霜，炎症性肠病，脂肪吸收不良	佝偻病，软骨病，骨质疏松症；在其他全身性疾病中也会缺乏维生素 D₃	每周补充 50000 IU，持续 12 周	每天补充 1000～2000 IU

注意：ACE-I，血管紧张素转换酶抑制剂；IU，国际单位

在个人无法获得充足食物的环境中，营养缺乏是引起休止期脱发的一个重要原因，资源匮乏地区饱受消瘦之苦的人（热量营养不良）和恶性营养不良的人（蛋白质营养不良）。在发达国家，营养缺乏可表现为摄入不足、吸收不良或营养需求增加[18]。

意图良好的"健康"饮食（会避免许多种食物或食物组）或饮食习惯紊乱者容易导致营养摄入不足。接受肠外营养的患者特别容易出现微量营养素缺乏症。长时间的母乳喂养会导致营养需求的增加。甲状腺功能亢进症等全身性疾病的患者也会出现营养缺乏。

患有吸收不良疾病，例如炎症性肠病或囊性纤维化的患者可能会出现宏量营养素症

或微量营养素缺乏症。小肠切除术和减肥手术是导致吸收不良的另一个重要原因。手术 Roux-en-Y 胃旁路术绕过了小肠一部分，导致营养不良风险特别高，小肠是吸收营养物质的主要器官，包括铁、叶酸、维生素 B_{12}、锌和脂溶性维生素（维生素 A、D、E、K）。胃结扎和胃吻合术患者的营养不良风险较低，但也有可能导致严重的吸收不良[19]。

至关重要的是要获得患者的完整饮食史，包括最近的任何饮食变化，避免食用的特定食物以及体重减轻情况。如前所述营养实验室筛查应进行，并可能根据患者的病史订购其他测试。营养实验室筛查应按前文所述进行，并可根据患者的病史安排额外检查。

1. 热量

长期在膳食中缺乏热量可能会导致消瘦。当机体能量供应缺乏时，氨基酸会经过一系列代谢过程释放能量，因此无法用于蛋白质合成。此时，也会消耗毛囊根鞘中的糖原，为毛囊角质形成细胞的有丝分裂提供较少能量。在限制饮食的人中可能会出现热量缺乏，特别是如果他们每天摄入的热量不足 1000 kcal，而不足以维持基本新陈代谢，还会导致蛋白质摄入不足。热量缺乏常见于尝试减肥的人中。进食障碍如神经性厌食症、恶性肿瘤、精神疾病或药物成瘾的患者中也会观察到缺乏热量[17, 20, 18]。

休止期脱发通常发生在热量缺乏 4～6 个月后。仔细采集饮食史会发现引起习惯改变的时机。如果营养缺乏状况长期存在，则毛囊直径和毛囊密度均会减小，从而导致头发很细、密度很低、并且容易脱落。如果存在负氮平衡，则热量损失可能更为明显，因为瘦人热量缺乏会导致甲状腺活性降低[21]。

2. 蛋白质

由于头发纤维主要由蛋白质（角蛋白）组成，头发生长受损是蛋白质摄入不足的最初迹象之一，甚至可能发生在血清白蛋白水平降低之前。恶性营养不良是一种由于蛋白质严重缺乏而能量供应却尚可维持最低水平的极度营养不良症。恶性营养不良患者通常是儿童，并发展成毛发营养不良、毛干色素异常以及休止期脱发。患者头发较短、颜色黯淡、易断，常呈枯黄浅红，深色头发颜色逐渐变浅。典型症状还包括水肿和贫血[17]。

恶性营养不良在发展中国家很少见，但常见于蛋白质摄入量不足的热量摄入不足者和饮食限制者，包括纯素食者和部分素食者。在采用特殊饮食疗法的代谢紊乱婴儿以及存在胃肠道疾病和失血情况的患者中，也会观察到蛋白质摄入量不足。在这些患者中，补充蛋白质和支持性营养物质可以改善头发质量并促进头发生长[17, 18]。

在美国，19 岁以上女性每日推荐的蛋白质摄入量为 46 g，男性为 56 g[22]。血清白蛋白或蛋白质水平下降、蛋白质摄入减少或蛋白质利用率提高的病史，对于存在蛋白质营养不良证据的休止期脱发患者是有帮助指标。

3. 氨基酸

临床上已经证明，特定氨基酸可逆转休止期脱发并促进头发再生和生长。研究显示，补充 L- 半胱氨酸既可以改善绵羊的羊毛产量，还可以逆转人类的休止期脱发。在一项随机、安慰剂、对照研究中，女性 TE 患者连续 6 个月接受了成分为 L- 半胱氨酸、药用酵母和泛酸的补充剂之后，毛发恢复了正常的生长率；安慰剂组症状未见改善[23]。在另一项随机、双盲、安慰剂、对照的临床试验中，补充从羊毛中提取的富含半胱氨酸的角蛋白可显著减少头发脱落，并促进头发生长，提高头发强度和光泽感[24]。

L- 赖氨酸是必需氨基酸，在铁和锌的摄取和吸收中起作用。同时服用 L- 赖氨酸与铁时可以成功治疗 CTE。一项双盲、安慰剂对照试验中，研究对象为 CTE 患者，对照组患者每天只服用 72 mg 铁元素，治疗组每天服用 72 mg 铁元素以及 1.5 g L– 赖氨酸；与对照组相比，治疗组患者的血清铁蛋白水平的增加有显著统计学意义，休止期头发的数量和占比均会下降[18]。

氨基牛磺酸可以促进滤泡上皮细胞的体外生存[25]；会与茶多酚中的儿茶素和保健品中的其他成分结合起来使用。

4. 必需脂肪酸

人体必需而又无法自己合成的必需脂肪酸，例如亚油酸和 α – 亚油酸。必需脂肪酸是细胞膜和角质层中层状小体的重要构成成分。必需脂肪酸缺乏常见于患有先天性酶缺乏症、胆道闭锁和囊性纤维化病的儿童中。皮肤症状包括皮炎、累及头发和眉毛的休止期脱发以及色素脱失[17]。

成人脂肪酸缺乏症可能是由于饮食不足、慢性病或吸收不良所致。脂肪酸缺乏症出现 2 ～ 4 个月内，常会引起休止期脱发发病，可能与上述的皮炎有关。已经证明，富含脂肪酸和其他营养素的食物和补充剂可以逆转弥漫性脱发。一些研究人员还建议，患有弥漫性头皮屑并且对局部治疗无反应的休止期脱发患者，可以尝试补充必需脂肪酸帮助治疗，特别是当患者饮食中鱼油或红肉含量较低时[18]。

5. 铁

铁缺乏症是世界上最常见的营养缺乏症。铁在人体血液输送过程中起着交换氧的重要作用。即使没有贫血，铁储备不足也会引起皮肤病，例如休止期脱发、舌炎、唇炎和匙状甲。缺铁可能会导致角蛋白生成受损，引发生长期毛发的直径下降。缺铁会引起小细胞性贫血，可表现为疲劳，软弱无力，结膜苍白和心动过速[17]。

绝经期前女性缺铁的危险因素常包括月经过多和妊娠。老年患者应排除胃肠道疾病和功能失调性子宫出血。在摄入量不足或绝经期前女性中，采取纯素食或部分素食饮食常会导致缺铁。铁主要在十二指肠段吸收，疾病（例如克罗恩病或腹腔疾病）累及十二指肠时，使得铁吸收不良，可能会引起铁缺乏症。减肥手术也可能对铁吸收产生不利影响。其他可能导致失血和缺铁的原因是频繁献血和近期手术[17]。

血红蛋白浓度是贫血的筛查指标。但是，血清铁蛋白是提示体内储存铁变化最敏感的指标，可作为初始的实验室筛查指标[26]。在没有铁缺乏性贫血的情况下，也可能出现铁存储不足，从而引起休止期脱发[18]。导致铁蛋白升高的因素包括感染、炎症和肿瘤。如果铁蛋白大于 500，则应进行彻底检查，包括检查血色素沉着症[27]。

美国女性血清铁蛋白的平均值为 43 μg /L[26]。Rushton 等进行了安慰剂对照试验，研究发现 96% 女性休止期脱发患者的血清铁蛋白低于 70 μg /L[18]。让这部分女性休止期脱发患者同时口服铁和补充 L– 赖氨酸，可使生长期毛发向休止期毛发转化的减少有显著统计学意义，从而导致头发脱落减少。鉴于上述发现，建议女性休止期脱发患者的铁蛋白水平至少保持在 70 μg/L（参考范围 9 ～ 300 μg / L）。储存铁降低在男性中很少见：美国男性血清铁蛋白的平均值为 135 μg/ L[26]。

补充铁剂在不伴有贫血 TE 患者中的作用仍存在争议[28—30]。其他研究建议脱发患者的铁蛋白水平应该保持在正常范围（＞ 9 μg / L）的状态。另外有研究不建议不伴有贫血的患者补充铁剂。Rushton 等研究发现了血清铁蛋白推荐水平为 70 μg / L 的理由以及评估了不同水平上补充铁剂的风险受益比[18]。

在铁缺乏症引起的休止期脱发患者中，应确定并解决导致铁缺乏症的原因。月经过多的患者应转诊至妇科接受进一步治疗，例如激素治疗或子宫内膜消融治疗。如果引发患者发病的原因不是饮食或月经，则应转诊肠胃消化科，排除隐匿性失血和吸收不良疾病。

在大多数患者中，添加含铁高的食物和膳食补充剂是有益的辅助治疗。血红素铁（例如红肉、蛤和鱼类）比非血红素铁（例如豆类、豌豆和谷物）更容易吸收。用时服用铁剂与维生素 C 可提高铁剂的吸收率。

铁缺乏症患者应补充乳酸亚铁、葡萄糖酸亚铁或硫酸亚铁。美国疾病控制与预防中心建议铁缺乏症患者每天口服两次、每次 50 mg 至 60 mg 铁剂（相当于 325 mg 硫酸亚铁），持续 3 个月。服用 500 mg 维生素 C 或 1000 mg L− 赖氨酸会增强铁剂的吸收。将剂量分散到每日 3 次服用，也会提高吸收程度，但可能会降低患者对治疗的依从性。应调整药物剂量达到有效治疗目的，随餐饭后使用，另外还应保持高纤维饮食。如果铁缺乏症很严重，则需要由血液科医生经肠道外补铁[17]。

对于补充铁剂的患者，建议每 3 个月实验室检测一次血红蛋白和血清铁蛋白水平，直到血红蛋白恢复正常并且血清铁蛋白水平达到 70 μg / L（血清铁蛋白参考范围为 9～300 μg / L）[18]。恢复正常后，应继续监测，每 6 个月进行一次。

19 至 50 岁人群的每日推荐铁摄入量（RDA）为：男性 8 mg；女性 18 mg。儿童、老年人、孕妇或哺乳期女性的每日推荐铁摄入量各不相同。根据美国国立卫生研究院（NIH）的数据显示，18 岁及以上的健康成年人每天最多摄入 45 mg 的铁。重要的是要避免铁剂的过度补充，因为铁超载可能会导致组织损伤和纤维化[17]。

6. 锌

如果休止期脱发患者体内锌水平较低，就会很容易出现后天性锌缺乏症，但儿童的锌缺乏症也可能是由于遗传性酶缺乏症（肠病性肢端皮炎）引起的。导致后天性锌缺乏的主要原因是不良饮食习惯和肠外营养支持。后天性锌缺乏症也常见于老年人、酗酒者以及神经性厌食症、胃旁路手术、幽门螺杆菌感染和慢性胃炎、慢性结肠炎、肾病、胰腺炎、胸腺瘤、过量铁补充以及长时间母乳喂养而不补充锌的患者中。缺锌也可能发生在服用螯合锌药物的患者中，尤其是血管紧张素转换酶抑制剂（ACE−I）。

锌缺乏症（肠病性肢端皮炎）的症状包括休止期脱发，头发稀疏、脱色和易断，指甲营养不良，肢端及口周皮炎，唇炎，睑结膜炎，感染率增加，腹泻，神经系统后遗症和生长迟缓。

一项针对 300 多位脱发患者（休止期脱发、斑秃和雄激素性脱发）的研究发现，脱发患者的血清锌水平明显低于健康对照组。脱发患者的平均血清锌水平为 84.33 ± 22.88 μg / dL，而健康对照者为 97.94 ± 21.05 μg / dL。两组血清铜水平相似。有趣的是，斑秃组是唯一一个血清锌浓度会低于 70 μg / dL 的脱发亚组，组内人员数量很大[31]。另一项小型研究表明，在 5 例同时患有锌缺乏症和休止期脱发的人群中，补充锌后头发脱落有所改善[32]。

锌对于头发生长周期的调节和生长至关重要，还具有多种其他作用，锌缺乏症也会引起休止期脱发。①锌是参与头发生长的 300 多种金属酶的重要辅助因子。②锌可以抑制与细胞凋亡相关的内切核酸酶，内切核酸酶可以促进毛囊从生长期向退化期转化。③锌是锌指转录因子的组成部分，锌指转录因子可以通过刺猬信号调节头发生长。④锌是一种毛囊免疫调节剂，正因如此锌缺乏可能会导致斑秃。

锌缺乏症可以根据血清锌水平降低做出诊断。碱性磷酸酶是锌依赖性金属酶，碱性磷酸酶水平降低也可以作为锌缺乏症的诊断线索。在极少数情况下，即使患者的血清锌水平在正常范围内，也可能存在锌缺乏症，此时诊断取决于患者对治疗的反应。

补锌为治疗锌缺乏症的首选方法。在没有确诊锌缺乏症时，补锌似乎并不能逆转休止期脱发，过度补锌导致使用了超治疗剂量的话，可能导致脱发以及铜、铁和钙缺乏症，胃肠道不良反应，头痛和嗜睡。男性、哺乳期女性和孕妇每天推荐的锌摄入量为11 mg，其他女性每天需摄入 8 mg。在患有锌缺乏症时，成人每天推荐的锌摄入量为 25 ～ 50 mg，儿童每天推荐量为 0.5 ～ 1 mg/kg。富含锌的食物包括贝类、豆类、坚果、全谷物和绿叶蔬菜。

7. 维生素 A

维生素 A 在细胞成熟、分化和免疫系统中起着至关重要的作用。尽管理论上维生素 A 缺乏可能会影响维生素 D 的代谢，但维生素 A 缺乏并不是脱发的确定原因。过量摄入维生素 A 会引起休止期脱发和干燥症。全身使用维 A 酸（例如异维 A 酸或蓓萨罗丁）治疗的患者可能也会出现休止期脱发和干燥症。

美国国立卫生研究院建议儿童的维生素 A 每日最高耐受量为 2000 IU；成人每日最高耐受量为 10000 IU，包括孕妇和哺乳期妇女。

8. 生物素（维生素 H）

生物素是线粒体羧化酶的重要辅助因子，生物素缺乏导致相关羧化酶活性下降，能够维持人体指甲、毛发的正常生长。生物素缺乏症很罕见，因为生物素的日常需求量低，既可以从饮食中吸收，又可以由肠道细菌产生。但是，生物素缺乏症常见于先天性或获得性生物素酶或羧化酶缺乏症患者、接受肠外营养支持或接受抗生素的患者（损害正常的肠胃菌群）或食用过量未加工蛋白（含有生物素）的患者。某些抗癫痫药可能会干预身体对生物素的吸收并加速其分解代谢。尽管多吃富含生物素的食物有助于预防生物素缺乏症。

生物素缺乏症的症状包括发干异常，例如结节性脆发症、指甲营养不良、口周围皮炎、结膜炎和感染率增加。生物素缺乏症也可能会对头发造成影响，休止期脱发发病并不常见，主要影响是会引发毛发营养不良。

生物素补充剂可以快速代谢和排泄，毒性似乎很低。没有足够的证据表明，血清生物素水平正常的患者补充生物素可以逆转休止期脱发，但是补充生物素可以增强头发和指甲的强度。

美国建议儿童和婴儿的生物素每日摄入量（RDA）为 0.05 ～ 0.3 mg，成人的生物素每日摄入量为 0.3 mg。对于缺乏生物素的成年人，建议补充 1 ～ 5 mg。如果患者伴发脱发疾病，一般治疗建议是每日补充 3 ～ 5 mg 生物素。

9. 维生素 D

维生素 D 是一种类固醇类衍生物，可以从食物摄取，主要包括维生素 D_2（麦角骨化醇）和维生素 D_3（胆骨化醇）两种。维生素 D 具有生物惰性，在肝脏中代谢形成

25- 羟基维生素 D_3，然后在肾脏转换为具有生物活性的代谢物 1，25- 双羟基维生素 D；1，25- 双羟基维生素 D 可以行使激素功能，具有调节钙稳态和维持骨骼健康的重要作用。维生素 D 还参与细胞增殖及免疫调节作用。

研究报告声称，世界上大多数人口都缺乏维生素 D（25- 羟基维生素 D_3 小于 20 ng / ml）。肤色较深，维生素 D 摄入或吸收减少、日光照射减少的患者具有维生素 D 缺乏风险。遗传因素在维生素 D 的吸收中也起着关键作用。维生素 D 严重缺乏会导致佝偻病和骨软化症。维生素 D 轻度至中度缺乏会增加骨折发生风险，还可能会增加恶性肿瘤和感染的风险。维生素 D 缺乏症也可能与心血管疾病的危险因素有关。

在动物模型中，已被证明血清内低水平的 1，25- 二羟基维生素 D_3 会对毛囊生长周期产生不利影响，并且诱发休止期脱发发病。小鼠模型研究显示，补充维生素 D_3 会启动毛囊生长周期、刺激老鼠的毛发生长 [33]。虽然没有数据证实人类也有类似的现象，但从理论上讲，缺乏维生素 D 可能会加剧休止期脱发。人的毛囊在外部根鞘中具有维生素 D 受体（VDR）。毛囊 VDR 与生长期毛球相邻，生长期毛球是毛囊再生的重要结构 [34]。

补充维生素 D 导致体内维生素 D 过量的风险很低，而且对骨骼系统和免疫功能健康有潜在益处。因此，建议监测休止期脱发患者的血清维生素 D_3，如果发现患者缺乏维生素 D_3，则应及时补充维生素 D_3。局部应用钙泊三醇治疗 TE 的疗效不佳。

美国医学研究院（IOM）、美国食品和药品监督管理局（FDA）和欧洲医生常务委员会（CPME）普遍建议每日补充大于 1000 IU 的维生素 D_3 和钙。关于维生素 D 缺乏症的定义存在争议，IOM 认为维生素 D 缺乏定义为 25- 羟维生素 D 水平低于 20ng/ml（50nmol/L），而美国内分泌学则定义为 25- 羟维生素 D 水平低于 30 ng / ml（75 nmol / L）。

如果患者出现维生素 D 缺乏症，应每周补充 50 000 IU 维生素 D_3，持续 12 周。可以使用维生素 D_2 是替代维生素 D_3，但吸收率不如维生素 D_3。补充维生素 D_3 后，应重新检查以确保患者对治疗有反应。如果患者的维生素 D 水平降低或接近临界值时，建议患者每日补充 1000 ～ 2000 IU 的维生素 D_3。由于维生素 D 是一种脂溶性维生素，也可通过服用维生素 D 膳食补充剂来提高体内的维生素 D 水平。

三、系统性疾病

由于休止期脱发可能是全身性疾病的一个征兆，建议采集所有休止期脱发患者的完整病史，包括系统检查、体格检查和常规实验室检查。如果患者存在慢性疾病，则可能在其基础疾病发生急性恶化的期间引发休止期脱发，随着时间的推移也可能会发展成 CTE。全身性疾病对头发周期的影响是复杂的，可能包括：

（1）全身性炎症和细胞因子激活。

（2）营养影响。

（3）加速影响。

（4）药物引起的变化。

据报道，休止期脱发与多种全身性疾病有关，包括自身免疫性疾病、炎症性肠病和其他胃肠道疾病、淋巴增生性疾病以及其他恶性肿瘤和感染 [35—37]。

休止期脱发患者最需要考虑的重要疾病就是甲状腺疾病。因为 18% ～ 50% 的甲亢或甲状腺功能减退患者会出现休止期脱发 [37]。最初，治疗可能会使休止期脱发恶化。通常在甲状腺功能正常和稳定之后，就会观察到头发再生长。

四、手术

手术之后常会出现休止期脱发，可能与多种因素有关。潜在病因如下：

（1）围手术期药物，包括全身麻醉药。

（2）手术并发症，例如低血压和代谢紊乱。

（3）实施手术的原因为潜在疾病，解剖结构异常或外伤。

（4）围手术期营养不足或与康复相关的代谢需求增加。

（5）心理压力[38, 39]。

应当获得完整的手术史，包括较小的手术。

五、心理压力源

心理压力源引起休止期脱发的发病机制很复杂，发病机制已被动物模型实验证实。压力诱导炎症介质产生，可直接影响毛囊生长周期。与抑制毛发生长和诱导毛囊进入退化期有关的关键物质包括 P 物质，促肾上腺皮质激素释放激素和神经生长因子[40]。

询问休止期脱发患者在家庭和工作中的急性压力源和慢性压力源，应对机制和精神病史[41]。治疗精神类疾病的药物也可能诱发休止期脱发。

六、药物和补充剂

药物和补充剂可能会导致生长期停滞、休止期脱发或影响雄激素，从而引起脱发。已知某些药物是诱发 TE 的元凶，即抗精神病药、抗凝血剂、心血管药物、抗微生物药和维 A 酸类药物（见表 11.6）。但是，所有药物和补充剂都有潜在导致脱发的风险[42, 43]。

表 11.6　已知可诱发休止期脱发的药物

抗精神病药物	抗凝血剂（低分子量肝素）	心血管药物	抗微生物药物	维甲酸类药物
最常见	最常见	最常见	抗结核类药物	• 异维 A 酸
• 锂	• 依诺肝素	• β 受体阻滞剂	• 异烟肼	• 阿维 A
• 丙戊酸	• 达肝素	• 美托洛尔		• 贝沙罗汀
• 氟西汀	• 亭扎肝素	• 普萘洛尔		
		ACE—抑制剂		
		• 卡托普利		
		• 依那普利		
不常见	罕见	罕见	抗反转录病毒药	
三环类抗抑郁药	• 华法林	• 胺碘酮	• 茚地那韦	
• 丙咪嗪			• 合并治疗	
• 地西拉明				
其他羟色胺再摄取			抗真菌药物	
抑制剂			• 酮康唑	
• Sentraline			• 氟康唑	
罕见				
• 卡马西平				

在上述药物诱发的休止期脱发中，通常在使用药物 2 ～ 3 个月内出现脱发症状。药

物的剂量变化也可能诱发休止期脱发。应采集完整的用药史，包括开始和停止使用药物的时间以及剂量的变化[42]。停用上述药物后，休止期脱发通常可以治愈。

如果必须继续服用药物，调整剂量有助于缓解脱发。需要注意的是，很难区分休止期脱发的发病是药物诱导的与所患疾病导致的。已有柳氮磺胺吡啶可诱导休止期脱发发病的病例报告，但是不能排除这些潜在的炎症性肠病的影响。

1. 抗精神病药物

最常见的引起休止期脱发的抗精神病药物是锂和丙戊酸钠。锂是一种有效的情绪稳定剂，主要用于治疗双相障碍（BD），12%以上的患者会出现休止期脱发，发病机制尚未可知。通常在开始用药 4～6 个月时出现休止期脱发发作。患者使用锂之后也有报告头发质地会出现变化。锂也可能诱发甲状腺功能亢进或甲状腺功能减退，从而导致休止期脱发。

丙戊酸钠是一种抗惊厥药和情绪稳定剂，据报道丙戊酸钠导致的休止期脱发具有明显的剂量—依赖关系，休止期脱发在儿科患者中往往只会短暂存在。减少剂量通常就会使头发再生。卡马西平也可能会引起休止期脱发。

选择性的 5- 羟色胺再摄取抑制剂（SSRI）抗抑郁药（例如氟西汀和舍曲林）以及三环类抗抑郁药（TCA）（例如丙咪嗪和地昔帕明）也会诱发休止期脱发。氟西汀是最常见的可引起休止期脱发的药物。使用抗抑郁药诱发数月至一年时会出现休止期脱发发作。目前尚未报道单胺氧化酶抑制剂会引起脱发的病例。

2. 抗凝血剂

据报道，低分子量肝素抗凝血剂——依诺肝素在使用几周就会诱发休止期脱发。据报道，另外两种肝素类抗凝血药——达肝素和亭扎肝素可能会引发斑秃。华法林常不会导致脱发。

3. 心血管药物

据报道，两类降压药可引起休止期脱发：

（1）β- 肾上腺素受体拮抗剂（β 受体阻滞剂），例如美托洛尔和普萘洛尔。

（2）ACE 抑制剂，例如卡托普利和依那普利。

在使用 ACE 抑制剂引发休止期脱发的患者中，补锌可能会逆转休止期脱发，使患者能够继续用药。

据报道，抗心律失常药物——胺碘酮也可引起休止期脱发。

4. 抗微生物药物

已有抗结核药物引起休止期脱发的病例报道，尤其是异烟肼。大剂量的抗真菌药物——酮康唑和氟康唑也可能会引起弥漫性脱发。HIV 患者在使用茚地那韦和联合抗反转录病毒治疗时，也常会观察到休止期脱发。

5. 维 A 酸类药物

如上所述，全身用维 A 酸类药物可用于治疗银屑病和寻常痤疮等疾病，可能会导致体内维生素 A 过多以及干燥症和休止期脱发[44]。

6. 其他药物

其他可能诱发休止期脱发的药物包括降胆固醇药（例如他汀类药物）、重金属（例如金）以及非甾体类抗炎药。

如上所述，停用有机氯类农药（OCPs）和其他雌激素后可能会诱发休止期脱发。

七、其他疗法

休止期脱发的附加治疗包括使用抗脂溢性洗发水和抗雄激素洗发水，例如含有酮康唑和吡硫鎓锌成分的洗发水，局部使用皮质类固醇，营养支持以及使用米诺地尔、激素和抗雄激素类药物（见表 11.7）。

表 11.7　休止期脱发的附加治疗

米诺地尔	每日使用两次 5% 米诺地尔溶液或泡沫
抗脂溢类药物和抗炎药物	外用 酮康唑（每周使用 3 次 2% 酮康唑洗发水） 吡硫鎓锌 硫化硒 环吡酮醇胺 皮质类固醇 钙调神经磷酸酶抑制剂 口服 每天 50 mg 氟康唑，持续 2 周 每天 250 mg 特比萘芬，持续 6 周
氨基酸	L- 赖氨酸（每天 1.5 g，含铁） L- 半胱氨酸（含药用酵母，泛酸） 牛磺酸
伪装治疗	假发 接发 有色喷雾 / 粉末 角蛋白纤维假发
手术治疗	植发 微色素着色技术
正在研究中的治疗	富含血小板的血浆 局部使用丙戊酸 干细胞治疗——衍生蛋白质和辅助因子

1. 头皮发炎和休止期脱发

局部头皮发炎可能会诱发休止期脱发，最常见的是脂溢性皮炎，还有银屑病和接触性皮炎[43]。皮炎的严重程度通常与休止期脱发的严重程度相关。患有轻度头皮皮炎的患者，使用抗脂溢性洗发水、乳膏、溶液或凝胶可以进行辅助治疗。抗脂溢性产品中的活性成分包括酮康唑、吡硫鎓锌、硫化硒和环吡酮胺，均具有抗炎和抗脂溢性作用[45, 46]。已经证明，酮康唑和吡硫鎓锌能部分逆转休止期脱发病程[47]。其他有效治疗方法包括局部使用糖皮质激素和钙调神经磷酸酶抑制剂，每日口服 50 mg 氟康唑，持续 2 周，或者每日口服 250 mg 特比萘芬，持续 6 周[48—51]。

2. 米诺地尔

最初，米诺地尔被作为一种口服降压药使用，但偶然发现其具有促进头发生长的作

用。Rogaine（落健）品牌销售的非处方类米诺地尔一般是外用溶液或泡沫，浓度有 2%
和 5%。已经证明，米诺地尔可有效治疗多种类型的脱发，包括休止期脱发和 AGA。

有人提出，米诺地尔直接刺激毛囊上皮细胞增殖和分化，促进血管形成，增加
局部血流量，开放钾离子通道，上调人毛真皮乳头细胞中血管内皮生长因子的表达，
以促进毛发生长。一些研究表明，前列腺素也参与了上述过程：米诺地尔可以通过
刺激前列腺素内的过氧化物合酶（PTGS）1，增加 PGE2 的产生，从而促进毛发的
生长。

女性可以每日一次使用 5% 米诺地尔制品，其效果与每日使用两次 2% 米诺地尔制
品的效果相似，甚至会更好[45]。不良反应包括刺激性皮炎以及面部多毛症，最常见的是
刺激性皮炎，由米诺地尔溶液中的丙二醇所致[52]。局部类固醇可以用于控制皮肤炎。对
于不能耐受米诺地尔溶液的患者，可以使用醇基泡沫制剂，反之亦然。同时使用维 A
酸会进一步促进米诺地尔溶液的吸收，但是可能会增加刺激性皮炎风险。

米诺地尔必须连续使用，以增加终毛密度，突然持续使用可能会导致休止期脱发患
者发病。建议进行 6 个月的试验治疗以评估疗效。

3. 抗雄激素

对于伴有雄性激素性脱发和雄激素过多综合征的休止期脱发患者来说，抗雄激素疗
法是一种有效的辅助治疗。

4. 植物营养素

许多植物性护发产品和促进头发生长的产品均含有多种维生素、抗氧化剂、氨基
酸、蛋白质和脂肪酸。抗氧化成分和维生素声称可以诱导血管扩张和血管生成，同时也
有减少炎症的作用。大豆衍生成分可能对毛囊产生抗炎和雌激素样作用，但还需要进一
步研究。可以局部使用维生素 E、维生素 C、维生素 A、烟酸、氨基酸、脂肪酸和多酚。
表 11.8 中汇总了其他休止期脱发治疗药剂和治疗方法[53]。

表 11.8　休止期脱发的植物性疗法和天然疗法

头发生长促进剂	脂溢性皮炎的治疗
细辛（Asiasari）	鼠尾草（Sage）
原花青素（Proanthocyanidins）	迷迭香（Rosemary）
二叶银杏（Ginkgo biloba）	百里香（Thyme）
芦荟（Aloe）	大蒜（Garlic）
蛋白质（Proteins）	核桃（Walnut）
佛手柑（Bergamot）	茶树油（Tea tree oil）
人参（Ginseng）	
散沫花（Henna）	
木槿精华（Hibiscus extract）	
绣球花（Hydrangea）	
八角属（Illicium）	
白刺花（Sorphora）	

5. 伪装和化妆工具

医用修复毛发、假发、发片和接发等伪装工具已经越来越受休止期脱发患者的接受

和欢迎。潜在的不良反应包括接触性皮炎和牵引性脱发。许多患有轻度至中度休止期脱发的患者可以通过美发技术和伪装产品来制造头发浓密的假象。着色喷雾剂、粉末和角蛋白纤维可用于掩盖脱发头皮[54]。

对于已经用尽其他治疗方法的难治性 CTE 病例，可以考虑微色素着色技术（micro pigmentation）。微色素着色技术是一种使用颜料在头发稀疏区域进行着色的技术。微色素着色技术必须小心操作，以 1～2 mm 的深度和适当间隔将色素导入皮肤。

6. 手术

对于难治性 CTE 患者，毛发移植是另一种治疗选择。必要时可采用先进的联合手术方法，例如毛发移植、头皮切除、皮瓣和组织扩张等。头发移植机器人装置的发展缩短了采收时间，降低了毛囊切断率（transection rate）。新型毛囊增强技术可以在体外培养、增强患者的毛囊，然后再重新移植回患者头皮。多项研究证明生物工程毛囊移植入患者体内后，更容易成活[55]。

7. 富血小板血浆

富血小板血浆（platelet rich plasma，PRP）是自体全血经离心后自体血小板的浓集物，其血小板浓度较高，理论上能够分泌生长因子和细胞因子，可刺激干细胞生长，减少炎症。PRP 可用于整容手术中，包括植发术。PRP 可以用来储存等待移植的头皮，或者注射受体头皮之下。研究表明，PRP 通过抗炎机制促进了 60% 接受治疗的 AA 患者的头发生长，另外 PRP 还能增加 AGA 患者的头发直径。

8. 未来治疗方式

分子技术的进步促进了对毛发生长、毛发疾病和衰老过程的分子和遗传决定因素的研究。随着药理靶点的确定和有效毛囊递送系统的发展，以及可以将不良反应降到最低，局部治疗将成为治疗头发和头皮疾病的主要手段。水凝胶和脂质纳米载体等新型载体可以讲营养素、黑色素、染料、基因、头发促进剂、激素、抗雄激素成分和其他促进生长因子直接递送至毛囊[56, 57]。

对其他类型的无瘢痕性脱发治疗有效的新型局部治疗方法，例如雄激素性脱发（AGA）和斑秃（AA），也被证明可能对慢性 TE 有效。包括作用于毛囊隆起部位的毛囊干细胞（HFSC）、局部丙戊酸和富血小板血浆（PRP）[55]。研究发现，在小鼠和人类毛囊的体外实验中，局部应用丙戊酸通过增加 B-catenin 蛋白，可诱导在小鼠和人体内的毛囊干细胞（HFSCs）分化为毛囊[58]。

最后，低水平激光疗法（光生物调节）在治疗某些形式的非炎性脱发方面显示出了安全性和有效性，并且 FDA 已批准用于治疗 AGA[59]。

第六节　预　后

开始适当治疗后，预期反应如下。

（1）治疗 2 个月：毛发脱落减少。

（2）治疗 4～6 个月：出现头发再生长证据。

（3）治疗 12 个月：完全康复或治疗效果稳定。

ATE 经过治疗后，预计将完全康复。CTE 经过治疗后，头发再生长和脱落减少情况存在可变性。

第七节　结　论

休止期脱发的治疗取决于触发事件的识别和管理。初步评估必须包括全面而准确的病史采集、体格检查和实验室筛查，帮助识别触发因素。随访内容应包括毛发脱落和生长的间隔情况、最新治疗情况以及回顾毛发护理在内的治疗方案。对于想要积极治疗的患者来说，使用个人健康日历可以帮助控制病情，包括监测毛发脱落程度（1～4 分）、医疗事件、用药方案的变化和心理压力源。辅助治疗方法很多，患者应该予以考虑，特别是 CTE 以及因毛发脱落而特别痛苦的。

参考文献

［1］Whiting DA. Chronic telogen effluvium: Increased scalp hair shedding in middle aged women. J Am Acad Dermatol. 1996, 35(6): 899–906.

［2］Bittencourt C, Ferraro DA, Soares TC, et al. Chronic telogen effluvium and female pattern hair loss are separate and distinct forms of alopecia: A histomorphometric and immunohistochemical analysis. Clin Exp Dermatol. 2014; 22.

［3］Gilmore S, Sinclair R. Chronic telogen effluvium is due to a reduction in the variance of anagen duration. Australas J Dermatol. August 2010; 51(3): 163–7.

［4］Burkhart CG. Beau's lines. An association with pustular psoriasis and telogen effluvium. Arch Dermatol. 1980; 116(10): 1190–1.

［5］Kligman AM. Pathologic dynamics of reversible hair loss in human. I. Telogen effluvium. AMA Arch Dermatol. 1961; 83: 175.

［6］Mubki T, Rudnicka L, Olszewska M, et al. Evaluation and diagnosis of the hair loss patient: Part I. History and clinical examination. J Am Acad Dermatol. 2014; 71(3): 415.e1–4, e15.

［7］Grover C, Khurana A. Telogen effluvium. Indian J Dermatol Venereol Leprol. 2013; 79(5): 591–603.

［8］Bittencourt C, Teixeira F, Ferraro DA, et al. Non–invasive method distinguishes chronic telogen effluvium from mild female pattern hair loss: Clinicopathological correlation.Int J Dermatol. 29, 2015.

［9］Mubki T, Rudnicka L, Olszewska M, et al. Evaluation and diagnosis of the hair loss patient: Part Ⅱ. Trichoscopic and laboratory evaluations. J Am Acad Dermatol. 2014; 71(3): 431. e1–4.e11.

［10］Olsen EA, Messenger AG, Shapiro J, et al. Evaluation and treatment of male and female pattern hair loss. J Am Acad Dermatol. 2004; 52: 301–11.

[11] Ohnemus U, Uenalan M, Inzunza J, et al. The hair follicle as an estrogen target and source. Endocr Rev. 2006 ; 27(6): 677–706.

[12] Hoffman R, Niiyama S, Huth A, et al. 17 alpha–estradiol induces aromatase activity in intact human anagen hair follicles ex vivo. Exp Dermatol. 2002; 11(4): 376–80.

[13] Gizlenti S, Ekmekci TR. The changes in the hair cycle during gestation and the post–partum period. J Eur Acad Dermatol Venereol. 2014; 28(7): 878–81.

[14] Foitzik K, Krause K, Nixon AJ, et al. Prolactin and its receptor are expressed in murine hair follicle epithelium, show hair cycle–dependent expression, and induce catagen. Am J Pathol. 2003; 162(5): 1611–21.

[15] Puolakka J, Jänne O, Pakarinen A, et al. Serum ferritin as a measure of iron stores during and after normal pregnancy with and without iron supplements. Acta Obstet Gynecol Scand Suppl. 1980; 95: 43–51.

[16] Kanti V, Nuwayhid R, Lindner J, et al. Analysis of quantitative changes in hair growth during treatment with chemotherapy or tamoxifen in patients with breast cancer: A cohort study. Br J Dermatol. 2014; 170(3): 643–50.

[17] Finner AM. Nutrition and hair: Deficiencies and supplements.Dermatol Clin. 2013; 31(1): 167–72.

[18] Rushton DH. Nutritional factors and hair loss. Clin Exp Dermatol. 2002; 27; 396–404.

[19] Folope V, Coëffifier M, D é chelotte P. Nutritional deficiencies associated with bariatric surgery. Gastroenterol Clin Biol. 2007; 31(4): 369–77.

[20] Strumia R. Dermatologic signs in patients with eating disorders. Am J Clin Dermatol.2005; 6(3): 165–73.

[21] Goette DK, Odom RB. Alopecia and crash dieters. JAMA.1976; 235(24): 2622–3.

[22] World Cancer Research Fund. Food, Nutrition, Physical Activity, and the Prevention of Cancer: A Global Perspective. Washington, DC: American Institute for Cancer Research. 2007.

[23] Lengg N, Heidecker B, Seifert B, et al. Dietary supplement increases anagen hair rate in women with telogen effluvium: Results of a randomized, placebo controlled trail. Therapy.2007; 4(1), 59–65.

[24] Beer C, Wood S, Veghte RH. A clinical trial to investigate the effect of Cynatine HNS on hair and nail parameters. Scientifific World Journal. 2014: 641723.

[25] Collin C, Gautier B, Gaillard O et al. Protective effects of taurine on human hair follicle grown in vitro. Int J Cosmet Sci.2006; 28(4): 289–98.

[26] MMWR. Recommendations to prevent and control iron deficiency in the United States. MMWR Recommendations and Reports. 1998/47(RR–3); 1–36.

[27] Trost LB, Bergfeld WF and Calogeras E. The diagnosis and treatment of iron deficiency and its potential relationship to hair loss. J Am Acad Dermatol. 2006; 54: 824–44.

[28] Olsen EA, Reed KB, Cacchio PB, Caudill L. Iron deficiency in female pattern hair loss,

chronic telogen effluvium, and control groups. J Am Acad Dermatol. 2010; 63(6): 991–9.

[29] Kantor J, Kessler LJ, Brooks DG, et al. Decreased serum ferritin is associated with alopecia in women. J Invest Dermatol. 2003; 121: 985–8.

[30] Sinclair R. There is no clear association between low serum ferritin and chronic diffuse telogen hair loss. Br J Dermatol.2002; 147: 982–4.

[31] Kil MS, Kim CW, Kim SS. Analysis of serum zinc and copper concentrations in hair loss. Ann Dermatol. 2013; 25(4): 405–9.

[32] Karashima T, Tsuruta D, Hamada T, Ono F, Ishii N, Abe T et al. Oral zinc therapy for zinc defificiency–related telogen effluvium. Dermatol Ther. 2012; 25(2): 210–3.

[33] Vegesna V, O'Kelly J, Uskokovic M et al. Vitamin D3 analogs stimulate hair growth in nude mice. Endocrinology.2002; 143(11): 4389–96.

[34] Sutton AL, McDonald PN. Vitamin D more than a "bone–a–fide" hormone. (A review). Molec Endocrinol. 2003; 17(5): 777–91.

[35] Patel KV, Farrant P, Sanderson JD, Irving PM. Hair loss in patients with inflammatory bowel disease. Inflamm Bowel Dis. 2013; 19(8): 1753–63.

[36] Almagro M, del Pozoj, Garcia–Silva J, et al. Telogen effluvium as a clinical presentation of human immunodefifificiency virus infection. Am J Med. 2002; 112(6): 508–9.

[37] Sperling LC. Hair and systemic disease (A review). Dermatol Clin. 2001; 19(4): 711–26.

[38] Knuttrel R, Torabian SZ, Fung M. Hair loss after rhytidectomy. Dermatol Surg. 2004; 30(7): 1041–2.

[39] Desai SP, Roaf ER. Telogen effluvium after anesthesia and surgery. Anesth Analg. 1984; 63(1): 83–4.

[40] Arck PC, Handjiski B, Peters EM, et al. Stress inhibits hair growth in mice by induction of premature catagen development and deleterious perifollicular inflammatory events via neuropeptides substance P–dependent pathways. Am J Pathol. 2003; 162(3); 709–12.

[41] Hadsheiw IM, Foitzik K, Arck PC, et al. Burden of hair loss: stress and the underestimated psychosocial impact of telogen effluvium and androgenetic alopecia. J Invest Dermatol. 2004; 123(3): 455–7.

[42] Patel M, Harrison S, Sinclair R. Drugs and hair loss. Dermatol Clin. 2013; 31(1): 67–73.36.

[43] Tosti, A. Piraccini BM, Van Neste DJ. Telogen effluvium after allergic contact dermatitis of the scalp. Arch Dermatol.2001; 137(2): 187–90.

[44] Kmieć ML, Pajor A, Broniarczyk–Dyła G. Evaluation of biophysical skin parameters and assessment of hair growth in patients with acne treated with isotretinoin. Postepy Dermatol Alergol. 2013; 30(6): 343–9.

[45] Atanaskova Mesinkovska N, Bergfeld WF. Hair: What is new in diagnosis and management？ Female pattern hair loss update: Diagnosis and treatment. Dermatol Clin. 2013; 31(1): 119–27.

[46] Jiang JM, Tsuboi R, Kojima Y, Ogawa H. Topical application of ketoconazole stimulates

hair growth in C2H/HeN mice.J Dermatol. 2005; 32(4): 343–7.

[47] Berger RS, Fu JL, Smiles KA, et al. The effects of minoxidil, 1% pyrithione zinc and a combination of both on hair density: A randomized controlled trial. Br J Dermatol. 2003; 149(2): 354–6.

[48] Inui S, Itami S. Reversal of Androgenetic alopecia by topical ketoconazole: Relevance of anti–androgenic activity. J Dermatol Sci. 2007; 45(1): 66–8.

[49] Firooz A, Solhpour A, Gorouhi F, et al. Pimecrolimus cream 1% vs hydrocortisone acetate cream, 1%, in the treatment of facial seborrheic dermatitis: A randomized, investigator-blind, clinical trial. Arch Dermatol. 2006; 142(8): 1066–7.

[50] Zisova LG. Fluconazole and its place in the treatment of seborrheic dermatitis–New therapeutic possibilities. Folia Med (Plovdiv). 2006; 48(1): 39–45.

[51] Vena GA, Micali G, Santoianni P, et al. Oral terbinafifine in the treatment of multi-site seborrheic dermatitis: A multicenter, double–blind placebo–controlled study. Int J Immunopathol Pharmacol. 2005; 18(4); 745–53.

[52] Kuznetov AV, Erlenkeuser–Uebelhoer I, Thomas P. Contact dermatitis to propylene glycol and dodecyl gallate mimicking seborrheic dermatitis. Contact Dermatitis. 2006; 55(5): 307–8.

[53] Bergfeld W, Anderson A. Natural products for hair care and treatment. In: Blume-Peytavi U, Tosti A, Trüeb RM, editors.Hair Growth and Disorders. Berlin Heidelberg: Springer.2008; ch. 26: 515–24.

[54] Trüeb RM. Dermocosmetic aspects of hair and scalp. J Inv Dermatol. 2005; 10(3): 289–92.

[55] Falto–Aizpurna L, Choudhary S, Tosti A. Emerging treatments in alopecia. Expert Opin Emerging Drugs. 2014; 19(4); 454–556.

[56] Tabbakhian M, Tavakoli N, Jaafari MR, et al. Enhancement of follicular delivery of fifinasteride by liposomes and niosomes 1. In vitro permeation and in vivo deposition studies using hamster flank and ear models. Int J Pharm. 2006; 323(1–2): 1–10.

[57] Hoffman RM. Topical liposome targeting of dyes, melanins, genes, proteins selectively to hair follicles (Review). J Drug Targeting. 1998; 5(2): 67–74.

[58] Jo SJ, Choi SJ, Yoon SY, et al. Valproic acid promotes human hair growth in in vitro culture model. J Dermatol Sci. 2013; 72(1): 16–24.

[59] Zarei M, Wikramanayake TC, Falto–Aizpurua L et al. Low level laser therapy and hair regrowth: An evidence–based review. Lasers Med Sci. 2015.

第十二章　瘢痕性脱发

Paradi Mirmirani

> **要点**
> ·有关瘢痕性脱发的原因、诊断以及治疗在很多方面仍不清楚。
> ·在分子水平上研究各种瘢痕性脱发，有助于阐明病理生理学特征，有助于制定出针对性的治疗方案。

第一节　引　言

瘢痕性脱发是由炎症性疾病导致毛囊皮脂永久破坏，进而引起的一组久性脱发性疾病，人们对该疾病的了解甚少。传统上可以将瘢痕性脱发分为两类：原发性瘢痕性脱发和继发性瘢痕性脱发：原发性瘢痕性脱发中，毛囊皮脂腺是炎症攻击的目标，导致纤维组织代替毛囊组织。在继发性瘢痕性脱发中，非毛囊性原因或外部原因导致了毛囊破坏，但这种毛囊破坏是附带结果。导致继发性瘢痕性脱发的常见原因包括身体伤害（辐射、热烧伤、牵拉以及其他头皮损伤）、浸润（转移性肿瘤、头皮处局部肿瘤以及结节病）和严重感染（脓癣）。本章重点讲述原发性瘢痕性脱发。

尽管我们在头发生物学方面的理解取得了重大进步，但直到最近，瘢痕性脱发一直是头发病变中了解非常少的一种疾病，科研和临床实践中基本上会忽视该疾病。我们面临的其中一个挑战是如何利用头发生物学方面的知识进一步了解这种会导致永久性脱发的疾病。幸运的是，该疾病的临床和组织学分类方面不断取得进展，主要研究内容确定和研究理论转化为治疗实践方面也取得了进步。

第二节　背　景

2001 年，北美头发研究学会（North American Hair Research Society，NAHRS）主办了一次研讨会，对原发性瘢痕性脱发进行了初步分类。这种分类主要是基于组织学炎症浸润情况进行（见表 12.1）[1]。人们希望根据这种分类进一步弄清楚文献中意思模糊或是具有歧义的术语以及诊断分类，促进协作试验，确定致病因素和有效的治疗方案[1]。对该分类的前瞻性研究发现，原发性瘢痕性脱发中，淋巴细胞组和中性粒细胞组在组织学上很容易区分，然而，在临床上区分难度较大，这表明目前对原发性瘢痕性脱发的理解有限[2]。头发研究人员面临的一个挑战就是瘢痕性脱发研究重点的变化，即从 20 世纪的形态研究转移到 21 世纪的细胞生物学研究[2]。2005 年举行的有史以来第一次瘢痕性脱发研究学术讨论会，该会议聚集了各个领域的头发生物学家和研究人员，就当前瘢痕性脱发的研究成果进行讨论分享，并探索和确定未来研究的重要领域[3]。随后，2011 年又举行了一次由美国国家卫生研究院（ National Institutes of Health ）主办的研究专题讨论会《瘢痕性脱发专题讨论会：脂类、炎症和干细胞》，该专题讨论会根据先前的研究成果来确定未来的研究重点[4]。

表 12.1　瘢痕性脱发的分类

A: 原发性瘢痕性脱发：毛囊发生病变
淋巴细胞型
毛发扁平苔癣
前额纤维性脱发
格 – 李二氏综合征（小棘状苔藓及脱发性毛囊炎）
假性斑秃（布罗克病）
中央离心瘢痕性脱发
慢性皮肤红斑性狼疮
脱发性小棘毛囊角化病
嗜中性粒细胞型
毛囊炎性秃发
簇状毛囊炎
混合型
感染蜂窝织炎
瘢痕性毛囊炎
糜烂性脓疱性皮肤病
晚期瘢痕性脱发
B: 继发性瘢痕性脱发：不仅毛囊发生了病变，其他部位也发生了病变
炎症性 / 自身免疫型
毛囊性黏蛋白病（黏蛋白性脱发）
硬皮病 / 硬斑病
感染型
病毒
真菌
细菌
赘生物型
原发性和转移性肿瘤
肉芽肿
物理射线
X 线
烧伤

第三节　机　制

一、皮脂腺萎缩假说

小鼠皮脂腺基因表达突变的小鼠模型，特别是 asebia 小鼠（硬脂酰辅酶 A 去饱和酶基因）和去毛囊（Gasdermin 3α 转录因子）小鼠，与瘢痕性脱发患者的临床和组织学特征类似[3,5-9]。这些研究表明，皮脂腺可能是瘢痕性脱发发病机制的核心。皮脂腺萎缩机制认为，毛发内根鞘的向外与皮脂腺的正常功能有关，皮脂腺异常会导致毛干向外生长时受到阻碍。随后，出现炎症并最终破坏毛囊。

瘢痕性脱发组织病理学相关研究发现，受影响的组织其皮脂腺减少[2,10-12]。另外，未表现出临床症状的扁平苔藓患者，其头皮活检发现有皮脂腺早期萎缩[2]。因此，人类瘢痕性脱发有可能是由皮脂腺功能障碍引起，不同表现类型代表不同的病理机制，不同病理机制通过一个最终的共同途径，引起毛囊皮脂破坏。虽然皮脂腺在瘢痕性脱发中起核心作用，但皮脂腺近端或远端的病变都可能会导致瘢痕性脱发的发生，这会让人想到其他因素也会影响瘢痕性脱发的发生发展，这些影响因素包括遗传、环境、毒素和感染，以及代谢、免疫和饮食变化可能是导致瘢痕性脱发发生的始发原因[3]。

二、干细胞和免疫学

在原发性瘢痕性脱发中，受累毛囊无法再生，人们认为其原因是插入毛囊的竖毛肌发生严重炎症，破坏了毛囊[13-16]。发生炎症的部位正好就是缓慢循环的毛囊干细胞所在部位。毛囊干细胞能够结束头发周期静止阶段，使毛囊得到更新。研究表明，在这些炎症疾病中，毛囊干细胞是作为附带被损伤[3]。

在瘢痕性脱发中，确定炎症与组织改变之间相互作用的不同模式有助于做诊断，同时也为了解脱发免疫学基础提供基础。先前的研究发现，毛囊处 T 细胞和朗格汉斯细胞数量急剧减少、Ⅰ型主要组织相容性复合体（major histocompatibility complex，MHC）表达几乎没有，提示人类似乎毛囊具有免疫赦免[17]。在毛发生长初期的正常毛囊中，毛囊上皮中几乎没有巨噬细胞。有人认为，毛囊减少可能是在病理情况下，巨噬细胞攻击外根鞘处毛囊上皮干细胞导致[17]。活检标本的免疫染色结果显示，与 CD4+T 细胞相比，CD8+T 细胞表达增加，另外还显示毛囊鞘周围巨噬细胞增加[13]。有人最近对有头皮病变和没有头部病变的扁平苔藓患者进行的一项微阵列研究，结果显示，免疫赦免缺失与Ⅰ型和Ⅱ型 MHC 增加、TGFb2 和 CD200 表达下降有关[18]。这种免疫赦免缺失还与Th1 型细胞毒性 T 细胞反应和干扰素诱导性趋化因子表达增加有关[18]。人们认为在没有头皮病变的扁平苔藓患者中，干扰素 - γ 可能是免疫赦免缺失的触发因素[1]。

人们发现在中性粒细胞性瘢痕性脱发患者中，机体对细菌会有异常反应，并认为这种异常反应与短棒菌苗性痤疮患者中的反应类似[19]。另外一种可能性就是潜在的病理生理学可能与淋巴细胞瘢痕性脱发相似；然而，头皮处细菌感染会使炎症持续，进而使毛囊永久性破坏。

三、过氧化物酶体与脂质代谢

最近的一项微阵列研究表明，瘢痕性脱发是一种获得性疾病，可能是过氧化物酶体导致[20]。过氧化物酶体是一种普遍存在由单层膜围绕形成的亚细胞器，催化细胞中多种不可缺少的功能。这些功能包括脂质代谢和过氧化氢这种有害物质的分解。过氧化物酶体增殖物激活受体（peroxisome proliferator-activated receptor，PPAR）γ 是一种转录因子，其功能是对脂质代谢和过氧化物酶体生物合成进行调节。在毛发性扁平苔藓（lichen planopilaris，LPP）中，PPAR-γ 表达水平显著降低。毛发性扁平苔藓是一种典型的瘢痕性脱发，临床表现为斑块性脱发、毛囊周围红色皮疹以及未脱发周围有痂皮[20]。在小鼠中，毛囊干细胞中 PPAR-γ 的靶向性缺失会导致皮肤和头发出现临床表现，这种临床表现与人类瘢痕性脱发相似。微阵列和动物研究共同表明，PPAR-γ 对维持正常的毛囊皮脂腺至关重要，PPAR-γ 功能丧失是 LPP 发病机制中的一个重要因素。有研究对过氧化物酶体异常导致的皮肤表现进行了报道[21, 22]，有些研究发现，过氧化物酶体疾病和 X- 连锁显性或隐性点状软骨发育不全患者会有表皮角化过度、毛囊堵塞以及瘢痕性脱发的表现[22, 23]。这些研究进一步支持了脂质代谢改变可能引发炎症的观点，另外还显示，有些先天免疫反应与 Toll 样受体诱导和干扰素基因表达有关，毛囊细胞内胆固醇相关变化与这类先天免疫反应有关[24]。这些先天性免疫反应会导致巨噬细胞聚集在毛囊周围，启动多种途径来破坏毛囊皮脂腺[24]。

根据这项研究，人们可以得出这样的假设，即环境因素或基因因素可能导致局部发生过氧化物酶体功能障碍，导致脂质稳态异常，脂质积累，通过多种途径发生炎症，进而使毛囊皮脂腺发生组织损伤（脂质毒性）。

四、类视黄醇

有研究表明，类视黄醇精确水平对毛囊皮脂腺的正常发育和维持至关重要[25]。维生素 A 代谢发生异常的 C57BL/6 小鼠会发生皮炎和瘢痕性脱发，这与人类的中央离心性瘢痕性脱发（central centrifugal cicatricial alopecia，CCCA）类似。中央离心性瘢痕性脱发是指从头顶或头顶中央开始脱发，随着疾病的进展，向周围发展[26, 27]。此外，研究还发现，与其他类型的瘢痕性脱发患者和对照组相比，CCCA 患者中，很多维 A 酸代谢蛋白水平均升高[26]。因此，类视黄醇代谢异常可能是毛囊皮脂腺损害的另一种途径，进而导致原发性瘢痕性脱发。

五、线粒体功能障碍

前额纤维性脱发（frontal fibrosing alopecia，FFA）是一种以前额发际线后移和眉毛缺失为主要特征的瘢痕性脱发。细胞代谢的代谢组学分析显示，这种脱发中有线粒体损伤，进而导致能量代谢异常[28]。线粒体这种"能量工厂"异常可能会导致皮脂腺内活性氧（reactive oxygen species，ROS）产生增加，导致氧化应激、炎症和组织破坏。获得性线粒体障碍与先天性线粒体障碍不同，获得性线粒体障碍可能会在多年后或达到某种损伤阈值后表现出来。

第四节 流行病学

原发性瘢痕性脱发的一般人群的流行病学特征尚不清楚，这些特征可能因地理、民族和转诊模式而具有很大差异[29, 30]。原发性瘢痕性脱发几乎完全见于成人，儿童很少见，且与男性相比，女性更容易发生原发性瘢痕性脱发。脱发性毛囊炎、簇状毛囊炎、解剖性蜂窝织炎和顶部瘢痕瘤性毛囊炎是例外，这些疾病年轻男性更容易发生。

两项回顾性研究显示，瘢痕性脱发的患病率为 3.2% ～ 7.3%[31, 32]。美国的四个三级毛发转诊中心对所有脱发转诊患者进行了分析，结果显示，毛发型扁平苔藓的年发病率为 1.15% ～ 7.59%[33]。英国有一项研究对普通皮肤科医生和头发专家进行了分析，结果显示，普通皮肤科医生每年接诊的 1000 名皮肤病患者中有 6.96 名是新发原发性瘢痕性脱发患者，而在头发专家中，每 1000 名头发异常患者中有 9.6 名是新发原发性瘢痕性脱发患者[34]。

CCCA 这种瘢痕性脱发几乎完全见于非裔女性。一项对南非 604 名成年女性进行的队列研究显示，CCCA 的患病率为 2.7%[35]。在美国，CCCA 的患病率为 5.6% ～ 17%[36, 37]。目前虽然还没有 FFA 的流行病学的正式研究，但有人认为，自从 1994 年首次提出这种 FFA 类型的瘢痕性脱发以来，其发病率越来越高[38]。

第五节　临床特征

瘢痕性脱发患者可能会表现为急性发生、持续脱发以及其他症状。其他症状包括瘙痒、烧灼感、疼痛、发红以及头皮有液体流出。应获得完整病史来评估自身免疫性疾病、全身疾病、感染、肿瘤、相关炎症性皮肤病、放射治疗或烧伤。在体格检查中，所有类型的瘢痕性脱发其诊断性特征是毛囊孔数量显著减少。头皮炎症的体征包括红斑、鳞片、脓疱、头皮海绵样肿、复合毛囊（有多根脆弱头发从一个毛囊孔长出）。在瘢痕性脱发的活跃区域，拉力测试可能为阳性，即在头发根部看到成长期毛囊。各种类型瘢痕性脱发的常见临床表现见表 12.2。

表 12.2　瘢痕性脱发常见的临床特征

瘢痕性脱发的类型	临 床 特 征
毛发扁平苔藓	头皮处有瘙痒、烧灼痛等症状 斑秃或头发弥漫性减少，伴有猫挠周围红斑和在秃发边缘出现毛囊周围皮屑
前额纤维性脱发	沿着前额和颞部发际线出血量带状脱发 眉毛也出现脱发
格 – 李二氏综合征（小棘状苔藓及脱发性毛囊炎）	LPP 的一个类型 瘢痕性脱发是一种类似于经典型 LPP 的脱发类型，但是，会伴有其他部位脱发，尤其是腋窝处体毛和阴毛
假性斑秃（布罗克病）	脱发边缘不规则、皮肤着色、合并斑秃以及毛囊萎缩以及毛囊特征消失"雪中脚印" 临床上炎症特征少 与斑秃形态比较像

瘢痕性脱发的类型	临 床 特 征
中央离心瘢痕性脱发	主要见于非裔女性 瘢痕性脱发一般开始于头顶处，然后向外扩展，形成的脱发形状一般为椭圆形或泪滴形
慢性皮肤红斑性狼疮	典型的头皮病变在外观上呈圆形或"盘状"、炎症、色素改变、毛孔堵塞以及在脱发斑块中心附着皮屑
脱发性小棘毛囊角化病	是一种 X 连锁型或散发性疾病，其特点是广泛性毛发角化、瘢痕性脱发、眉毛脱毛和畏光症
毛囊炎性脱发	斑块性瘢痕性脱发伴有反复性毛囊脓疱、痂皮、簇状脱发以及脱发活动性边缘有复合毛囊
簇状毛囊炎	局部毛囊炎性脱发，伴有大量的复合毛囊
切割性蜂窝织炎	皮下有结节，里面充满了无菌脓液，通常形成相互连接的窦道，窦道上方为脱发区域。可能与面部痤疮以及腋窝、腹股沟汗腺炎有关（毛囊闭锁三联征）
瘢痕性毛囊炎	一般发生在毛发粗糙、卷曲的患者 颈后部的小丘疹或脓疱可发展为较大的瘢痕疙瘩样斑块，伴有窦道、脓液和瘢痕性脱发
糜烂性脓疱性皮肤病	老人患者在光化损伤内有脱发斑块，头发减少 斑块发展为无症状的沼泽样大斑块，上面附有痂皮，通常在创伤或手术后，沼泽样大斑块会有脓液流出

一、淋巴细胞性瘢痕性脱发

毛发扁平苔藓（lichen planopilaris，LPP）是一种瘢痕性脱发，多见于中年女性。该病往往表现为头皮瘙痒、灼热和疼痛。检查显示斑片性脱发或头皮的弥漫性变薄（见图 12.1），在脱发区域边缘有特征性的毛囊周围红斑和鳞屑（见图 12.2）[39]。该疾病进展缓慢，且很少会累及整个头皮。50% 的 LPP 患者在头皮以外的其他部位不会有扁平苔藓[40]。目前 LPP 可分为两类：前额纤维性脱发（FFA）和 Graham Little 综合征。

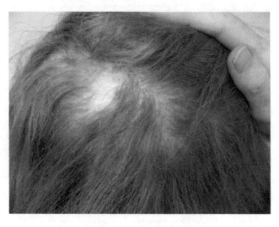

图 12.1 毛发弥散性扁平苔藓

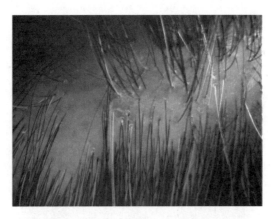

图 12.2 毛发扁平苔藓——毛囊周围红斑、皮屑以及秃发边界在扩大

　　FFA 是最近提出的一类瘢痕性脱发，是 LPP 脱发中的一种[38, 41]。虽然一开始的女性研究对象都是沿前额发际线和颞发线带状脱发的绝经后女性[38]（见图 12.3），但是有这些临床症状的人群却包括绝经后女性以及男性[42-45]。FFA 中，除了前额带状脱发外，脱发还会发展到颞顶部和枕部头皮（见图 12.4）。脱发部位的头皮有硬化和光滑的外观特征，这会与前额下方晒伤会形成对比，这有助于发现 FFA 这种 LPP 脱发性疾病。眉毛脱落是 FFA 是另一个临床发现，如果有眉毛脱落，会使 FFA 的诊断更加确定。眉毛脱落可能先于头皮脱发，也有可能晚于头皮脱发。此外，FFA 还会有睫毛、胡须（鬓角）和体毛脱落[46, 47]。有些 FFA 还会有面部丘疹[48]以及地衣样色素改变（扁平苔藓色素）（见图 12.5）[49, 50]。一个大型队列研究发现，睫毛脱落和面部丘疹与更大程度的脱发有关[44]。

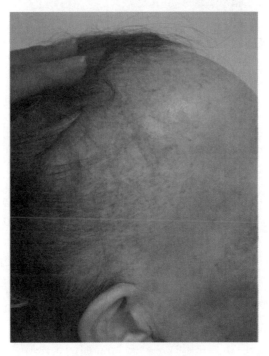

图 12.3 前额纤维性脱发

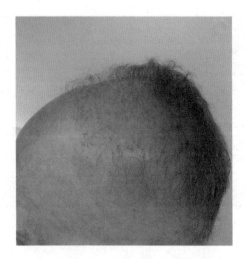

图 12.4　晚期阶段的前额纤维化脱发

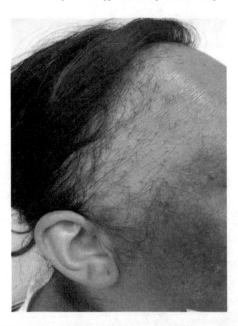

图 12.5　前额纤维化脱发皮肤扁平苔藓和色素沉着

　　LPP 脱发中 Graham Little 型的特点是头皮处瘢痕性脱发模式类似于典型性 LPP，其不同之处在于同时失去体毛，特别是腋毛和耻骨毛。活检发现，体毛脱落过程呈现瘢痕性脱发模式[51]。

　　假性斑秃（pseudopelade）由 Brocq 提出，其特征是边缘不规则，斑秃部位呈肤色，斑秃合并融合后的大斑秃处毛囊特征减少或消失（见图 12.6）[52, 53]。这种类型的斑秃特征被称为"雪地里的脚印"。假性斑秃通常没有毛囊过度角化和炎症，患者通常无症状。假性斑秃其临床表现往往类似于斑秃（因此使用"pseudopelade"这个术语来描述这种斑秃，pseudopelade 是法语，其意思就是斑秃）；然而，在仔细检查后发现假性斑秃的毛囊特征与上述两种类型的脱发不同。

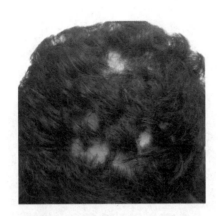

图 12.6　假性斑秃（布罗克病）

（已经获得斯普林格的许可，来源：Cicatricial Alopecia: An Approach to Diagnosis and Management, 2011, Price V, Mirmirani P, editors.）

中央离心性瘢痕性脱发（central centrifugal cicatricial alopecia）主要见于非洲裔女性，文献中提到这种脱发时，会使用到其他术语，例如：毛囊退化综合征（follicular degeneration syndrome）和热烫性脱发（hot comb alopecia）等[1,54,55]。这种脱发的病因尚未明确，因此，人们达成的共识是使用描述性术语来说明这种脱发，即中央离心性瘢痕性脱发，因为这种脱发是从周围开始，然后向顶部发展[1]。患者可能有头皮瘙痒或压痛，或根本没有症状，但需要注意的是脱发面积会随着时间的推移而扩大（见图 12.7）。这种脱发为椭圆或泪滴状性脱发，在脱发部位，毛囊特征缺失。

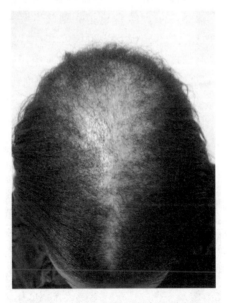

图 12.7　中央离心瘢痕性脱发

慢性皮肤型红斑狼疮（chronic cutaneous lupus erythematosus），又称盘状红斑狼疮（discoid lupus erythematosus，DLE），是导致瘢痕性脱发的常见原因。该病女性比男子更容易累及，儿童不常见[56]，常见症状为头皮压痛和瘙痒。这种脱发中红斑、鳞片和色素变化比其他类型的瘢痕性脱发更明显，且这些特征见于斑秃中央处，而在其他类型的脱发中，炎症通常见于斑秃周边（见图 12.8）。典型的头皮病变特征为圆形或"盘状"斑秃、毛囊堵塞和贴皮鳞片。去掉鳞片后会出现"地毯钉"特征，显示出角化尖峰，其下方就是表皮下毛囊开口[57]。头皮处出现色素沉着异常（色素沉着不足或色素沉着过度），往往提示疾病晚期。在头皮以外的部位存在这种疾病可以使诊断更加确定。

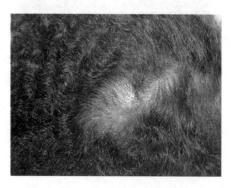

图 12.8　盘状红斑狼疮

棘状秃发性毛囊炎角化病（keratosis follicularis spinulosa decalvans，KFSD）是一种X-连锁性的散发性疾病，其特征是广泛性角化毛发、头皮和眉毛处有瘢痕性脱发以及畏光[58]。某些人根据一组相关疾病的异质性将萎缩性毛周角化病分为几类：萎缩性毛发角化病、面部脓性瘢痕性红斑病、虫蚀状皮肤萎缩以及棘状秃发性毛囊炎[59]。KFSD 的症状通常始于婴儿期或儿童期，毛囊过度角化早于瘢痕性脱发。

二、中性粒细胞性瘢痕性脱发（neutrophilic cicatricial alopecias）

秃发性毛囊炎和簇状毛囊炎在一类伴有化脓的瘢痕性脱发疾病。这两种脱发性疾病从年轻人到中年人这个年龄段的人群，男女均可累及。在临床上，头皮的任何区域都可能发生秃发性毛囊炎和簇状毛囊炎，其特征是头皮处有斑片状脱发且脱发处有毛囊特征消失、毛囊脓反复出现、毛囊周围结痂、在脱发活动边缘有簇状或复合毛囊（见图 12.9）[60]。虽然复合毛囊可见于所有类型的瘢痕性脱发中，且人们认为毛囊处炎症导致了复合毛囊的形成，但是在中性粒细胞性瘢痕性脱发中，复合毛囊的数量非常多，且大小不一[61]。有时人们认为簇状毛囊炎是秃发性毛囊炎的一种局部病变类型，其特点是具有大簇的复合毛囊，但进展极其缓慢，脱发进程很小，即使有持续性炎症时，进展也极其缓慢。

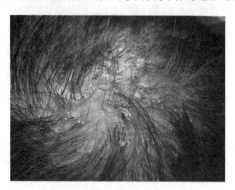

图 12.9　毛囊炎性脱发

（已经获得斯普林格的许可，来源：Cicatricial Alopecia: An Approach to Diagnosis and Management,

2011, Price V, Mirmirani P, editors）

三、混合性瘢痕性脱发（mixed cicatricial alopecias）

解剖性蜂窝织炎，也称为头部脓肿性穿掘性毛囊周围炎（perifolliculitis capitis absedens et suffodiens）常见于深色皮肤的年轻男性。皮下有半球状结节，结节充满无菌脓液，结节破溃后形成瘘孔，瘘孔与瘘孔之间互相沟通形成窦道，其上方皮肤为脱发状态（见图 12.10）。在早期阶段，可能保留有毛囊特征，经治疗后，头发可能再生。然而，这种疾病通常是慢性的和渐进的，导致毛囊特征减少和广泛性脱发。病变可能与面部痤疮和腋窝或腹股沟处的汗腺炎——毛囊堵塞三联征有关。该病变可能是毛囊角化缺陷导致毛囊堵塞，最终引起强烈的炎症反应导致。

瘢痕疙瘩性毛囊炎（痤疮）是一种主要发生于有色人种的疾病，其特征是这类人肤色为黑色，头发卷曲，颈后部一开始出现小丘疹或脓疱，然后进展到较大的瘢痕疙瘩样斑块，伴有窦道、脓液和瘢痕性脱发（见图 12.11）。人们认为机械刺激、剪发时的损伤以及剪发卷、发引起的炎症可能是瘢痕疙瘩性毛囊炎的触发因素。然而，最近有人认为根据早期病变的组织病理学表现，瘢痕疙瘩性毛囊炎是一种原发性瘢痕性脱发 [62]。脓疱糜烂性皮肤病是一种罕见的疾病，其特征是患者头皮上有较大的脱发斑块，无症状，脱发部位有脓疱，其上方有结痂（见图 12.12）。该病变最常见于具有广泛光化反应或创伤性皮肤损伤的老年人 [63]。

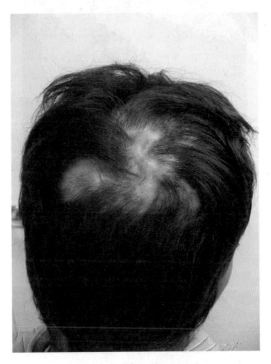

图 12.10 切割性蜂窝织炎

（已经获得斯普林格的许可，来源：Cicatricial Alopecia: An Approach to Diagnosis and Management, 2011, Price V, Mirmirani P, editors.）

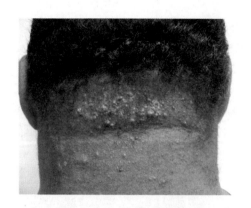

图 12.11　瘢痕疙瘩性痤疮

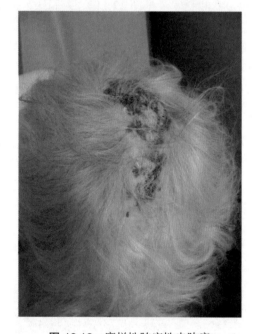

图 12.12　糜烂性脓疱性皮肤病

第六节　组织病理学

为确定主要浸润、病变位置和范围，所有瘢痕性脱发均有必要进行活检。这些信息也有助于确认临床诊断，并有助于指导医生选择合适的治疗方法[2, 64]。脱发边缘处会有一些头发存在，这些部位也需要进行活检。活检取组织时，直径为 4 mm 的穿孔足够，获取的活检组织必须包括皮下脂肪，确保取样到整个毛囊皮脂腺和成长期毛囊。活检组织可以进行水平和垂直切片，垂直切片能够提供有关表皮的信息，水平切片能够同时提供大量毛囊信息，确定头发密度、静止期/毫毛比值、成长期/静止期比值以及炎症浸润位置，因此，在评价毛囊信息时，应选择水平切片[10, 65, 66]。切片的常规染色方法为苏木精和伊红（hematoxylin and eosin，H&E）染色。对于无法得出结论的切片，在组织病理学上可使用直接免疫荧光法，该方法对于慢性皮肤红斑狼疮具有较高的特异性和敏感性，对于扁平苔藓特异性高，但敏感性低[67]。Verhoeff–Van Gieson 弹性纤维染色能够区分不同的纤维，因此，该染色有助于鉴别终末期瘢痕性脱发。具体来说，皮肤表面楔形毛囊周围纤维化与扁平苔藓相关，但这种相关不具有特异性，宽树干样毛囊周围纤维化与 CCCA 具有特异性，但在很多 CCCA 并没有。树干样毛囊周围纤维化[68, 69]。低倍显微镜病理线索可用于瘢痕性脱发诊断。当有毛囊密度降低和毛囊瘢痕时，毛囊复合结构可能类似于猫头鹰的眼睛或护目镜，这些是 LPP/FFA 和 CCCA 的特征性表现[70]。如果在复合毛囊内观察到 3 个以上的毛干，提示原发性中性粒细胞性瘢痕性脱发[67]。

第七节　分　类

尽管许多人对各种类型的瘢痕性脱发进行了分类，但尚未出现明确的组织病理学分类，因此，北美头发研究协会（North American Hair Research Society）提出一种组织病理学临时分类方法。淋巴细胞和中性粒细胞性瘢痕性脱发患者活检标本中的典型组织病理学特征见表 12.3。鉴于各种形式的瘢痕性脱发在组织学和临床上分类有很多重叠的地方，建议对毛囊的结构、类型、位置、炎症浸润程度、皮脂腺的存在与否以及纤维化等进行描述性的标准化的组织病理学说明[2, 71]。未来可能会发现特异性的免疫分型和分子标记物，用于鉴别和阐明瘢痕性脱发的各种临床类型。

表 12.3　原发性瘢痕性脱发组织病理学发现

淋巴细胞型
·毛囊密度下降
·毛囊周围淋巴细胞浸润严重（在漏斗管和峡部）
·皮脂腺上皮细胞消失或是皮脂腺细胞数量减少，体积变小，皮脂腺发生萎缩
·毛囊周围层状纤维化病变
·毛囊融合（复合毛囊）
·内根鞘退化
·"眼镜"或"护目镜"样外观

嗜中性粒细胞型
·毛囊密度下降
·早期：漏斗管周围有嗜中性粒细胞浸润
·晚期：漏斗管周围和血管周围有炎症，有淋巴细胞、中性粒细胞、浆细胞等浸润，毛干裸露，且周围有毛囊周围肉芽肿
·皮脂腺上皮细胞消失或是皮脂腺细胞数量减少，体积变小，皮脂腺发生萎缩
·毛囊周围层状纤维化病变
·网状真皮瘢痕
·毛囊融合明显（复合毛囊——3 个以上的毛囊融合）
·内根鞘退化

第八节 治 疗

在向患者提供治疗方案之前，必须了解患者的治疗目标：①减轻症状；②阻止病情进展。但是让脱发的部位重新长出头发几乎不可能。目标一致后，患者和临床医生可以合作确定最佳的治疗方案，并每隔一段时间评估其疗效。治疗策略一般是在活检检查结果中的炎症浸润程度（稀疏、中度、密集）以及疾病的临床评估结果基础上进行制定。临床评估包括：

- 症状（瘙痒、疼痛、烧灼痛）
- 临床体征（毛囊周围鳞片、毛囊周围红斑、脓疱、结痂、拉力试验、成长期/全部毛囊比值）
- 脱发程度（根据患者的自我报告、照片检查和临床检查确定）[72]

LPP 活动指数是一个数值评分系统，可以对上述症状和体征进行量化和统计比较分析[73]。

尽管使用了具体的结果指标，但是由于疾病的自然过程不明确，某种治疗手法有效很难确定，无法确定经治疗后是处于"缓解"状态，还是处于"加重"状态。文献中治疗瘢痕性脱发的方法有很多，需要在此背景下进行评估。下面列出的治疗指南没有涵盖全部，仅仅是指作者自己采用的治疗方法。

一、药物

（一）局部/病灶内药物治疗

人们认为局部抗炎药物是治疗淋巴细胞性瘢痕性脱发的主要药物，可专门用于治疗某些疾病，可稳定病情或缓解疾病。人们认为强效外用类固醇可长期安全地用于头皮处治疗。外用畸形可根据患者需要和发型进行选择，许多白种人喜欢用溶液或泡沫型，许多黑种人喜欢用软膏或油性软膏。可将非甾体类外用抗炎霜或软膏（他克莫司和匹克莫司）做成洗剂，提供替代治疗。笔者曾使用的一种制剂是他克莫司 0.1%Cetaphil 洗剂，受累部位每天涂抹一次。病变部位使用曲安奈德 10mg/ml 这种皮质类固醇激素来显著缓解症状，往往是一种过度治疗，一般使用几个月，其他治疗完全有效后，就停药。

（二）全身治疗

1. 羟氯喹

羟氯喹是一种抗疟药物，在全世界范围内广泛应用，是一种非类固醇性抗淋巴细胞药物。羟氯喹其安全性较高、不良反应较低，因此，羟氯喹是治疗淋巴细胞性瘢痕性脱发一线全身药物。通常起始剂量为 200 mg，每日 2 次，给药 8～10 周后开始有效果，持续使用 6～12 个月[64]。建议进行基线眼部检查、全部的血细胞计数检查以及肝功能检测，是否需要检查 6- 磷酸葡萄糖脱氢酶水平具有争议性。

2. 抗生素

低剂量抗生素具有抗炎作用。有些患者不能耐受羟氯喹，因此，可用多西环素来替代，每日剂量为 50～100 mg。

3. 噻唑烷二酮类（又称为格列酮类）

在美国，吡格列酮和罗格列酮是 FDA 批准用于治疗 2 型糖尿病的 PPAR-γ 激动剂。一开始有一个病例研究表明低剂量吡格列酮治疗 LPP 后，症状得到改善，且脱发不再进展，之后又有 74 例其他小型研究进行了相关研究，相关论文已发表。在这些病例中，治疗有效性定义为症状减少、炎症缓解和脱发得到抑制，这些病例经治疗后的有效性为 20%～70%[75-77]。这些药物可以安全地用于非糖尿病患者。这些药物常见的不良反应为液体潴留、继发性外周水肿和体重增加。液体潴留可能会使充血性心力衰竭心血管疾病发生的风险增加。患者使用这些药物后，在治疗的前几周内其症状得到改善。

4. 5α-还原酶抑制剂

最近研究显示，5α-还原酶抑制剂，特别是非那雄胺和度他雄胺，在 FFA 的治疗中可能会起作用[44]。这些药物改善瘢痕性脱发症状的机制尚不清楚，因为没有证据证明瘢痕性脱发与激素有关。此外，众所周知，5α-还原酶的活性会随着年龄的增长而减弱。可能机制是 5α-还原酶抑制剂通过对皮脂腺的生理功能的直接作用而发挥效应。

5. 吗替麦考酚酯

吗替麦考酚酯（mycophenolate mofetil，MMF）是一种免疫调节剂，可抑制活化的 T 细胞。吗替麦考酚酯治疗效果较好、耐受性较强以及安全性较高，建议在使用 3～6 个月的羟氯喹后，用于缓解持续症状和脱发，是一种二线药物[64]。在 16 名患者中，12 名活动性 LPP 先前经过至少 6 个月的多种方法治疗失败后，其中 10 名经 MMF 治疗后症状体征缓解，有效率为 83%[78]。如果患者能够耐受起始剂量（每日剂量 0.5g，每日两次，持续 1 个月），之后可增加剂量，使剂量增加到每日 1 g，每日两次，持续 5～6 个月。需要测定的基线数据以及每月需要做的实验室检查包括肝功能检测和全血细胞计数。

6. 环孢素

环孢素（cyclosporine，CsA）是一种钙调神经磷酸酶抑制剂，通过抑制 T 细胞的活化和增殖而发挥作用，同时能够抑制 T 细胞分泌促炎细胞因子（例如：能够活化巨噬细胞的干扰素-γ）[79]。环孢素会引起多毛症。多毛症可能是有头发角质细胞分化和退行期延迟导致。LPP 患者使用环孢素［给药剂量 5 mg/（kg·d），持续时间 2～5 个月］后，在短期内会取得疗效[72]。根据环孢素使用指南，对患者进行监测。环孢素指南内容包括血压基线值测定、血清肌酐 ×2、全血计数、肝功能检测、血尿素氮以及尿检，每 2 周随访 1 次，持续 1 个月，然后每个月随访 1 次[80]。

7. 泼尼松

口服泼尼松可迅速缓解患者的炎症症状和体征；然而，因其不良反应，泼尼松不宜长期使用，只能短期使用，或作为过渡疗法。口服泼尼松建议给药剂量为 1 mg/kg，持续时间为 2～4 周。

8. 类维生素 A 口服制剂

根据一项双盲安慰剂对照研究结果，阿维 A 可以作为治疗皮肤扁平苔藓的一线治疗[81, 82]。因此，提倡 LPP 患者使用类维生素 A 口服制剂（包括低剂量阿维 A 10 mg 和低剂量异维 A 酸），然而，对于该治疗的疗效研究几乎没有。一项回顾性综述结果表明，口服类维生素 A 是治疗耐药病例的有效的辅助疗法，21 名患者使用该药物后，5 名有效，有效率为 24%[83]。类维生素 A 口服制剂可用于治疗合并皮肤扁平苔藓和 LPP 的患者。阿维 A 也得到了很好的研究。结果显示阿维 A 在治疗盘状狼疮方面有效[84]。

9. 甲氨蝶呤

每周低剂量使用甲氨蝶呤可抑制淋巴组织的增殖[85]，因此，甲氨蝶呤已广泛用于各种炎症性皮肤疾病。已有研究显示甲氨蝶呤在治疗盘状狼疮方面疗效良好[84]，但治疗其他淋巴细胞介导的瘢痕性脱发方面的疗效研究非常少。

10. 中性粒细胞

认识到金黄色葡萄球菌在脱发中的核心作用，治疗方案旨在通过根除细菌显著改善疗效。然而，必须注意的是，可能需要重复培养来确定导致脱发的细菌，因为导致脱发的细菌可能会随着时间的推移而变化。培养材料需要从完整脓疱或提取毛球或活检标本中获取。克林霉素 300 mg（每日两次）和利福平 300 mg（每日两次），持续 10 周，这种治疗方案已被证明在持续缓解病情方面有效，尽管可能需要进一步的疗程[19, 86]。建议为了根除葡萄球菌或是为了使缓解时间延长，可增加使用外用莫匹罗星。

11. 综合疗法

解剖性蜂窝织炎的治疗往往不尽如人意。虽然培养结果通常为阴性，但往往需要进行培养，除了真菌培养。如果确定出主要微生物，应该进行针对性治疗。可长期抗生素进行抗炎，疗效不同。抗生素可以结合其他疗法，例如，在头皮病变部位在使用抗生素的同时，注射皮质类固醇，注射总剂量为 20 mg，注射浓度为 10 mg/ml，暂时缓解炎症窦道。如果解剖性蜂窝织炎患者还具有毛囊堵塞三联征的其他特征，可使用 异维 A 酸。起始剂量要低，增加剂量时要缓慢，避免疾病迅速恶化，目标治疗剂量为 1 mg/（kg·d），持续时间至少 5 个月[64]。抗肿瘤坏死因子的疗效也非常好[87]。瘢痕疙瘩性毛囊炎的主要治疗方法是使用局部涂抹或口服抗生素，以及局部涂抹和（或）注射皮质类固醇药物。糜烂性脓疱性皮肤病使用强效局部类固醇和（或）局部抗生素进行治疗，目前也有研究显示他克莫司疗效也非常好[88]。用手清创结痂斑块可能暂时解决炎症。

二、外科手术

在文献中，瘢痕性脱发的外科治疗不太常见，且外科治疗的疗效有限。目前的外科手术疗法包括头皮皮瓣移植、简化方案（之前进行过组织增殖或没有）和自体头发移植。这些手术过程可以同时进行，也可以先后进行[89]。人们认为创伤性脱发患者通常最适合做手术，因为脱发进展的可能性很小。然而，对于因治疗或烧伤导致的炎症性瘢痕性脱发，使毛囊进入静止期的患者来讲，越来越多的医生建议采用手术使头发得到恢复。目前尚未有研究确定手术前静止的最佳时期——有些人主张 6～9 个月，而另一些人主张等待 3 年[89,90]。头发外科修复的其他局限性因素包括缺乏适当供体部位和受体区域萎缩。为了解决这些问题，建议对头发移植方式进行改进，包括测试移植手术过程，等待 3 个月，使用较大的植发改善移植物血供和生存率，使用 Er：YAG 激光对自体毛发移植的孔进行烧蚀，尽量减少供体部位的创伤[89, 90]。外科头发修复的未来可能在于"克隆"毛囊细胞，提供无限的供体移植物。技术进步很可能在未来十年使这种可能性成为现实。

推荐网站

- North American Hair Research Society (www.nahrs.org)
- Cicatricial Alopecia Research Foundation (www.car fintl.org)

参考文献

[1] Olsen EA, Bergfeld WF, Cotsarelis G, et al. Summary of North American Hair Research Society (NAHRS)–sponsored Workshop on Cicatricial Alopecia, Duke University Medical Center, February 10 and 11, 2001. J Am Acad Dermatol. 2003; 48(1): 103–10.

[2] Mirmirani P, Willey A, Headington JT, et al, Price VH. Primary cicatricial alopecia: Histopathologic findings do not distinguish clinical variants. J Am Acad Dermatol. 2005; 52(4): 637–43.

[3] Stenn KS, Cotsarelis G, Price VH. Report from the cicatricial alopecia colloquium. J Invest Dermatol. 2006; 126(3): 539–41.

[4] Karnik P, Stenn K. Cicatricial Alopecia Symposium 2011: Lipids, inflammation and stem cells. J Invest Dermatol. 2012; 132(6): 1529–31.

[5] Stenn KS, Sundberg JP, Sperling LC. Hair follicle biology, the sebaceous gland, and scarring alopecias. Arch Dermatol. 1999; 135(8): 973–4.

[6] Stenn KS. Insights from the asebia mouse: A molecular sebaceous gland defect leading to cicatricial alopecia. J Cutan Pathol. 2001; 28(9): 445–7.

[7] Zheng Y, Eilertsen KJ, Ge L, et al. Scd1 is expressed in sebaceous glands and is disrupted in the asebia mouse. Nat Genet. 1999; 23(3): 268–70.

[8] Sundberg JP, Boggess D, Sundberg BA, et al. Asebia–2J (Scd1(ab2J)): A new allele and a model for scarring alopecia. Am J Pathol. 2000; 156(6): 2067–75.

[9] Lu Y, Bu L, Zhou S, Jin M, et al. Scd1ab–Xyk: A new asebia allele characterized by a CCC trinucleotide insertion in exon 5 of the stearoyl–CoA desaturase 1 gene in mouse. Mol Genet Genomics. 2004; 272(2): 129–37.

[10] Headington JT. Cicatricial alopecia. Dermatol Clin. 1996; 14 (4): 773–82.

[11] Sperling LC, Cowper SE. The histopathology of primary cicatricial alopecia. Semin Cutan Med Surg. 2006; 25(1): 41–50.

[12] Al–Zaid T, Vanderweil S, Zembowicz A, et al. Sebaceous gland loss and inflammation in scarring alopecia: A potential role in pathogenesis. J Am Acad Dermatol. 2011; 65(3): 597– 603.

[13] Mobini N, Tam S, Kamino H. Possible role of the bulge region in the pathogenesis of inflammatory scarring alopecia: Lichen planopilaris as the prototype. J Cutan Pathol. 2005; 32(10): 675–9.

[14] Wiedemeyer K, Schill WB, Loser C. Diseases on hair follicles leading to hair loss Part II: Scarring alopecias. Skinmed. 2004; 3(5): 266–9.

[15] Stenn KS, Paus R. Controls of hair follicle cycling. Physiol Rev. 2001; 81(1): 449–94.

[16] Cotsarelis G, Millar SE. Towards a molecular understanding of hair loss and its treatment. Trends Mol Med. 2001; 7 (7): 293–301.

[17] Christoph T, Muller–Rover S, Audring H, et al. The human hair follicle immune system:

Cellular composition and immune privilege. Br J Dermatol. 2000; 142(5): 862–73.

［18］Harries MJ, Meyer K, Chaudhry I, et al. Lichen planopilaris is characterized by immune privilege collapse of the hair follicle's epithelial stem cell niche. J Pathol. 2013; 231(2): 236–47.

［19］Powell JJ, Dawber RP, Gatter K. Folliculitis decalvans including tufted folliculitis: Clinical, histological and therapeutic findings. Br J Dermatol. 1999; 140(2): 328–33.

［20］Karnik P, Tekeste Z, McCormick TS, et al. Hair follicle stem cell–specific PPARgamma deletion causes scarring alopecia. J Invest Dermatol. 2009; 129 (5): 1243–57.

［21］Smith KJ, Dipreta E, Skelton H. Peroxisomes in dermatology. Part II. J Cutan Med Surg. 2001; 5(4): 315–22.

［22］Smith KJ, Dipreta E, Skelton H. Peroxisomes in dermatology. Part I. J Cutan Med Surg. 2001; 5(3): 231–43.

［23］DiPreta EA, Smith KJ, Skelton H. Cholesterol metabolism defect associated with Conradi–Hunerman–Happle syndrome. Int J Dermatol. 2000; 39(11): 846–50.

［24］Panicker SP, Ganguly T, Consolo M, et al. Sterol intermediates of cholesterol biosynthesis inhibit hair growth and trigger an innate immune response in cicatricial alopecia. PloS One. 2012; 7(6): e38449.

［25］Everts HB. Endogenous retinoids in the hair follicle and sebaceous gland. Biochim Biophys Acta. 2012; 1821(1): 222–9.

［26］Everts HB, Silva KA, Montgomery S, et al. Retinoid metabolism is altered in human and mouse cicatricial alopecia. J Invest Dermatol. 2013; 133 (2): 325–33.

［27］Sundberg JP, Taylor D, Lorch G, et al. Primary follicular dystrophy with scarring dermatitis in C57BL/6 mouse substrains resembles central centrifugal cicatricial alopecia in humans. Vet Pathol. 2011; 48(2): 513–24.

［28］Subbaiah R, Panicker S, Consolo M, et al. Mitochondrial dysfunction present early and trigger the pathogenic sequelae in cicatricial alopecia. J Invest Dermatol. 2013; 133: S260–302

［29］Shapiro J. Cicatricial (scarring) alopecias. In: Shapiro J, editor. Hair Loss: Principles of Diagnosis and Treament of Alopecia. London: Martin Dunitz Ltd. 2002; 155–74.

［30］Price V, Mirmirani P. What are the demographics of patients with cicatricial alopecia? In: Price V, Mirmirani P, editors. Cicatricial Alopecia: An Approach to Diagnosis and Management. New York: Springer. 2011; 1–5.

［31］Tan E, Martinka M, Ball N, et al. Primary cicatricial alopecias: Clinicopathology of 112 cases. J Am Acad Dermatol. 2004; (50): 25–32.

［32］Whiting D. Cicatricial clopecia: Clinico–pathological findings and treatment. Clin Dermatol. 2001; 19: 211–25.

［33］Ochoa BE, King LE, Jr., Price VH. Lichen planopilaris: Annual incidence in four hair referral centers in the United States. J Am Acad Dermatol. 2008; 58(2): 352–3.

［34］Griffin LL, Michaelides C, Griffiths CE, et al. Primary cicatricial alopecias: A U.K.

survey. Br J Dermatol. 2012; 167(3): 694–7.

[35] Khumalo NP, Jessop S, Gumedze F, Ehrlich R. Hairdressing and the prevalence of scalp disease in African adults. Br J Dermatol. 2007; 157(5): 981–8.

[36] Olsen EA, Callender V, McMichael A, et al. Central hair loss in African American women: Incidence and potential risk factors. J Am Acad Dermatol. 2011; 64(2): 245–52.

[37] Kyei A, Bergfeld WF, Piliang M, et al. Medical and environmental risk factors for the development of central centrifugal cicatricial alopecia: A population study. Arch Dermatol. 2011; 147(8): 909–14.

[38] Kossard S. Postmenopausal frontal fibrosing alopecia. Scarring alopecia in a pattern distribution. Arch Dermatol. 1994; 130(6): 770–4.

[39] Annessi G, Lombardo F, Gobello T, et al. A clinicopathologic study of scarring alopecia due to lichen planus. Am J Dermatopathol. 1999; 21: 324–31.

[40] Mehregan D, Van Hale H, Muller S. Lichen planopilaris: Clinical and pathologic study of forty-five patients. J Am Acad Dermatol. 1992; 27: 935–42.

[41] Kossard S, Lee M, Wilkinson B. Postmenopausalfrontal fibrosing alopecia: A frontal variant of lichen planopilaris. J Am Acad Dermatol. 1997; 36: 59–66.

[42] Chen W, Kigitsidou E, Prucha H, et al. Male frontal fibrosing alopecia with generalised hair loss. Australas J Dermatol. 2014; 55(2): e37–9.

[43] Tan KT, Messenger AG. Frontal fibrosing alopecia: Clinical presentations and prognosis. Br J Dermatol. 2009; 160 (1): 75–9.

[44] Vano-Galvan S, Molina-Ruiz AM, Serrano-Falcon C, et al. Frontal fibrosing alopecia: A multicenter review of 355 patients. J Am Acad Dermatol. 2014; 70(4): 670–8.

[45] Samrao A, Chew AL, Price V. Frontal fibrosing alopecia: A clinical review of 36 patients. Br J Dermatol. 2010; 163 (6): 1296–300.

[46] Ramaswamy P, Mendese G, Goldberg LJ. Scarring alopecia of the sideburns: A unique presentation of frontal fibrosing alopecia in men. Arch Dermatol. 2012; 148(9): 1095–6.

[47] MacDonald A, Clark C, Holmes S. Frontal fibrosing alopecia: A review of 60 cases. J Am Acad Dermatol. 2012; 67 (5): 955–61.

[48] Donati A, Molina L, Doche I, et al. Facial papules in frontal fibrosing alopecia: Evidence of vellus follicle involvement. Arch Dermatol. 2011; 147(12): 1424–7.

[49] Rao R, Sarda A, Khanna R, et al. Coexistence of frontal fibrosing alopecia with lichen planus pigmentosus. Int J Dermatol. 2014; 53(5): 622–4.

[50] Dlova NC, Jordaan HF, Skenjane A, et al. Frontal fibrosing alopecia: A clinical review of 20 black patients from South Africa. Br J Dermatol. 2013; 169 (4): 939–41.

[51] Horn RT, Jr., Goette DK, Odom RB, et al. Immunofluorescent findings and clinical overlap in two cases of follicular lichen planus. J Am Acad Dermatol. 1982; 7 (2): 203–7.

[52] Dawber R. What is pseudopelade? Clin Exp Dermatol. 1992; 17: 305–6.

[53] Braun-Falco O, Imai S, Schmoeckel C, et al. Pseudopelade of Brocq. Dermatologica. 1986; 172(1): 18–23.

［54］LoPresti P, Papa CM, Kligman AM. Hot comb alopecia. Arch Dermatol. 1968; 98(3): 234–8.

［55］Sperling LC, Sau P. The follicular degeneration syndrome in black patients. 'Hot comb alopecia' revisited and revised. Arch Dermatol. 1992; 128(1): 68–74.

［56］Headington J. Cicatricial alopecia. Dermatol Clin. 1996; 14: 773–82.

［57］Ross E, Tan E, Shapiro J. Update on primary cicatricial alopecias. J Am Acad Dermatol. 2005; 53: 1–37.

［58］Porteous ME, Strain L, Logie LJ, et al. Keratosis follicularis spinulosa decalvans: Confirmation of linkage to Xp22.13–p22.2. J Med Genet. 1998; 35(4): 336–7.

［59］Ross EK, Tan E, Shapiro J. Update on primary cicatricial alopecias. J Am Acad Dermatol. 2005; 53(1): 1–37; quiz 8–40.

［60］Sullivan J, Kossard S. Acquired scalp alopecia. Part II: A review. Australas J Dermatol. 1999; 40: 61–72.

［61］Pincus LB, Price VH, McCalmont TH. The amount counts: distinguishing neutrophil-mediated and lymphocyte-mediated cicatricial alopecia by compound follicles. J Cutan Pathol. 2011; 38(1): 1–4.

［62］Sperling LC, Homoky C, Pratt L, et al. Acne keloidalis is a form of primary scarring alopecia. Arch Dermatol. 2000; 136 (4): 479–84.

［63］Pye RJ, Peachey RD, Burton JL. Erosive pustular dermatosis of the scalp. Br J Dermatol. 1979; 100(5): 559–66.

［64］Price VH. The medical treatment of cicatricial alopecia. Semin Cutan Med Surg. 2006; 25(1): 56–9.

［65］Whiting D. The value of horizontal sections of scalp biopsies. J Cutan Aging Cosmetic Dermatol. 1990; 1: 165–73.

［66］Templeton SF, Santa Cruz DJ, Solomon AR. Alopecia: Histologic diagnosis by transverse sections. Semin Diagn Pathol. 1996; 13(1): 2–18.

［67］Trachsler S, Trueb RM. Value of direct immunofluorescence for differential diagnosis of cicatricial alopecia. Dermatology. 2005; 211(2): 98–102.

［68］Elston DM, McCollough ML, Warschaw KE, et al. Elastic tissue in scars and alopecia. J Cutan Pathol. 2000; 27 (3): 147–52.

［69］Fung MA, Sharon VR, Ratnarathorn M, et al. Elastin staining patterns in primary cicatricial alopecia. J Am Acad Dermatol. 2013; 69(5): 776–82.

［70］Miteva M, Torres F, Tosti A. The 'eyes' or 'goggles' as a clue to the histopathological diagnosis of primary lymphocytic cicatricial alopecia. Br J Dermatol. 2012; 166(2): 454–5.

［71］Sperling LC. Scarring alopecia and the dermatopathologist. J Cutan Pathol. 2001; 28(7): 333 – 42.

［72］Mirmirani P, Willey A, Price VH. Short course of oral cyclosporine in lichen planopilaris. J Am Acad Dermatol. 2003; 49(4): 667–71.

［73］Chiang C, Sah D, Cho BK, et al. Hydroxychloroquine and lichen planopilaris: Efficacy and introduction of Lichen Planopilaris Activity Index scoring system. J Am Acad Dermatol. 2010; 62(3): 387–92.

[74] Mirmirani P, Karnik P. Lichen planopilaris treated with a peroxisome proliferator-activated receptor gamma agonist. Arch Dermatol. 2009; 145(12): 1363–6.

[75] Baibergenova A, Walsh S. Use of pioglitazone in patients with lichen planopilaris. J Cutan Med Surg. 2012; 16(2): 97–100.

[76] Mesinkovska NA, Tellez A, Dawes D, et al. The use of oral pioglitazone in the treatment of lichen planopilaris. J Am Acad Dermatol. 2015; 72(2): 355–6.

[77] Spring P, Spanou Z, de Viragh PA. Lichen planopilaris treated by the peroxisome proliferator activated receptor–gamma agonist pioglitazone: Lack of lasting improvement or cure in the majority of patients. J Am Acad Dermatol. 2013; 69 (5): 830–2.

[78] Cho BK, Sah D, Chwalek J, et al. Efficacy and safety of mycophenolate mofetil for lichen planopilaris. J Am Acad Dermatol. 2010; 62(3): 393–7.

[79] Gafter–Gvili A, Sredni B, Gal R, et al. Cyclosporin A–induced hair growth in mice is associated with inhibition of calcineurin–dependent activation of NFAT in follicular keratinocytes. Am J Physiol Cell Physiol. 2003; 284 (6): C1593–603.

[80] Menter A, Korman NJ, Elmets CA, et al. Guidelines of care for the management of psoriasis and psoriatic arthritis. Section 3. Guidelines of care for the management and treatment of psoriasis with topical therapies. J Am Acad Dermatol. 2009; 60(4): 643–59.

[81] Cribier B, Frances C, Chosidow O. Treatment of lichen planus. An evidence–based medicine analysis of efficacy. Arch Dermatol. 1998; 134(12): 1521–30.

[82] Laurberg G, Geiger JM, Hjorth N, Holm P, et al. Treatment of lichen planus with acitretin. A double–blind, placebo–controlled study in 65 patients. J Am Acad Dermatol. 1991; 24(3): 434–7.

[83] Spano F, Donovan JC. Efficacy of oral retinoids in treatmentresistant lichen planopilaris. J Am Acad Dermatol. 2014; 71 (5): 1016–8.

[84] Jessop S, Whitelaw DA, Delamere FM. Drugs for discoid lupus erythematosus. Cochrane Database Sys Rev. 2009; 4: CD002954.

[85] Menter A, Korman NJ, Elmets CA, et al. Guidelines of care for the management of psoriasis and psoriatic arthritis: Section 4. Guidelines of care for the management and treatment of psoriasis with traditional systemic agents. J Am Acad Dermatol. 2009; 61(3): 451–85.

[86] Powell J, Dawber RP. Successful treatment regime for folliculitis decalvans despite uncertainty of all aetiological factors. Br J Dermatol. 2001; 144(2): 428–9.

[87] Navarini AA, Trueb RM. 3 cases of dissecting cellulitis of the scalp treated with adalimumab: Control of inflammation within residual structural disease. Arch Dermatol. 2010; 146 (5): 517–20.

[88] Tardio NB, Daly TJ. Erosive pustular dermatosis and associated alopecia successfully treated with topical tacrolimus. J Am Acad Dermatol. 2011; 65(3): e93–4.

［89］Podda M, Spieth K, Kaufmann R. Er: YAG laser-assisted hair transplantation in cicatricial alopecia. Dermatol Surg. 2000; 26 (11): 1010-4.

［90］Callender VD, McMichael AJ, Cohen GF. Medical and surgical therapies for alopecias in black women. Dermatol Ther. 2004; 17(2): 164-76.

第十三章 头发结构异常

Vijaya Chitreddy, Leslie N. Jones 和 Rodney D. Sinclair

> **要点**
> - 正常头发在形状、直径、色素沉着和髓质方面差异很大。
> - 并不是所有的毛发都有髓质。如果毛发中有髓质,在光学显微镜下可看到纤维中心有一个清晰带,清晰带可以是连续的,也可以是不连续的。皮质是纤维的主要成分,在光学显微镜下表现为围绕髓质的黑暗的区域。
> - 用油或水浸润头发后可以更好地观察角质层。角质层是包绕皮质层的暗色带。头发浸润于油中后,髓质显得比皮质更暗。
> - 在扫描电子显微镜下可以观察到表面鳞片,这是角质层细胞重叠所致。

第一节 引 言

　　了解毛干的正常差异很重要,因为了解这些内容有助于发现毛干异常。正常毛干通常整个直径大小一致,截面最常见的是椭圆形(见图 13.1)。角质层鳞片为扁平状,大小规则(见图 13.2a)。毛干除了直径差异外,还有其他方面的显著差异,包括直发和羊毛样头发。毛干中往往会有髓质,表现为一个中央暗带,如果毛干具有完整髓质,暗带为连续性,如果毛干内髓质不完全,暗带为非连续性。黑暗外观是由于空气空间,皮质围绕着髓质,没有空气空间。

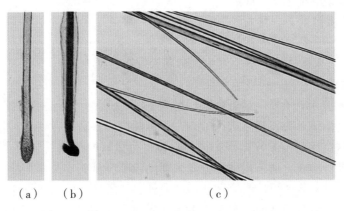

（a） （b） （c）

图 13.1 正常头发。光学显微镜下观察到正常头发,其静止期毛球(a);生长初期毛球(b);各种直径、颜色的头发,还可看到髓质(c)

一、老化

关键特征

·远端损伤通常是由环境因素（例如：漂白、烫染、着色和梳理）导致。

·近端损伤通常是毛干异常的一个特征。

头发纤维通常每月生长约1cm。因此，大约3年后，头发长度会达到36 cm，且暴露于环境中。漂白、着色、染色、烫染、梳理和干燥等这些常见因素均会对毛发纤维造成损伤，导致毛发纤维发生特征性老化（见图13.2b），尤其是头发的远端往往更严重。毛干远端表面角质层和所谓的原纤维或皮质细胞往往会发生损伤。这类损伤中的皮质层磨损称为发端分叉。老化的其他特征包括纵向分裂和沿纤维轴发生肿胀或脆发结节形成。如果毛干近端（特别是在距头皮2 cm以内的毛干）发生老化，可以认为这种老化是病理性的，可能具有非特异性的，也可能与典型的毛干异常有关。

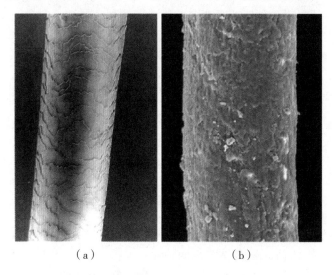

（a） （b）

图13.2 电子显微镜下的头发对比，（a）正常头发；（b）老化头发

二、毛干检查

关键特征

·考虑对头皮多处进行检查。

·光学显微镜检查——对大多数疾病有用

·偏振检查——毛发低硫营养不良

·将头发拔下来做检查——毛发生长初期松发综合征

·电子显微镜检查——蓬发综合征

用光学显微镜和电子显微镜可观察到至少17个头发纤维形态变化（见图13.3）。

通过光学显微镜对头发样本进行检查，可诊断出大多数毛发疾病（除了导致蓬发综合征的疾病，这类疾病需要用电子扫描显微镜进行更好的诊断）。将毛发样本放置在两个玻璃片之间进行检查，通常借助偏振光来辅助诊断。从头皮的多个部位采集头发样本很重要，因为严重的病变可能具有间歇性，另外，注意哪一端是头发近端也有助于判断异常是由于老化导致还是疾病导致。收集头发样本的合适方法是在头皮表面附近剪发。当怀疑是毛发生长初期松发综合征这类疾病时，才需要将头发拔下来作为头发样本。

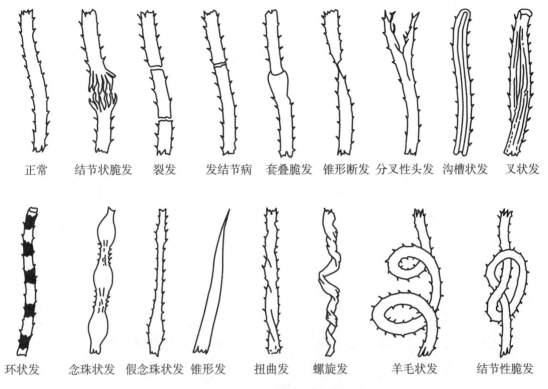

| 正常 | 结节状脆发 | 裂发 | 发结节病 | 套叠脆发 | 锥形断发 | 分叉性头发 | 沟槽状发 | 叉状发 |

| 环状发 | 念珠状发 | 假念珠状发 | 锥形发 | 扭曲发 | 螺旋发 | 羊毛状发 | 结节性脆发 |

图 13.3　显微镜下观察到毛干断裂

（来源：Sinclair R et al., Handbook of Diseases of the Hair and Scalp, Oxford, Blackwell Science, 1999. 已经获得许可同意）

三、毛干异常分类

　　毛干异常可分为先天性和获得性这两类。先天性毛干异常又可分为与毛发脆性相关性疾病和与毛发脆性无关的疾病（见表 13.1）。每一类型的毛干异常中，需要考虑毛干异常是一个孤立现象，还是与皮肤异常、非皮肤异常或综合征相关。

表 13.1　先天性毛干疾病

与毛发脆性有关
念珠状发
毛发低硫营养不良
Netherton 综合征
扭曲发
门克斯综合征
与毛发脆性无关
环状发
蓬发综合征
头发松动综合征

　　重要的是要注意到，毛干紊乱严重程度可分为几个级别，包括几乎注意不到、亚临床异常到严重（特别是与毛发脆性相关的疾病）。同一个家庭中具有同种基因的患者之间甚至也会有这种严重性差异。这种差异性也可能存在于整个头皮，或片状脱发内，甚

至是局部。许多毛干异常疾病，例如：念珠状发和环状发，随着年龄增加，严重程度会下降。

脆性疾病患者通常会出现头发折断，头发为短发。该疾病在分布和严重程度上有所不同。需要给这类患者提供护发建议，以尽量减少美容习惯对头发的不良影响（见表13.2）。

表 13.2 为头发较脆或严重老化头发的患者提供的建议

- 在淋浴或泡澡时，不要将头发弄湿
- 一周洗头发次数不要超过一次
- 洗头发时，在使用洗发水的同时，一般都要使用护发素，至少让护发素在头发处浸润 5 分钟后，再用水冲洗
- 如果头发比较干净，直接用护发素清洗头发即可
- 头发弄湿后，要用毛巾轻轻地将其拍干，不要使用毛巾使劲揉搓头发
- 不要用吹风机将头发吹干，也不要用电热梳
- 用宽齿梳子梳头，一天梳头次数最多一次
- 禁止做任何美发行为。尤其是不要进行头发漂白、染色、拉直、永久性卷发（电烫发）、波浪发
- 剪头发时，选择锋利的剪刀，不要用剃刀
- 出门时，要戴宽松合适的帽子或围巾，避免阳光照射头发
- 不要用太紧的帽子或浴帽
- 梳马尾辫或其他发辫时，不要太紧
- 考虑用绸缎枕套，减少睡觉时头发的摩擦

第二节　结节性脆发病

关键特征
- 结节性脆发病是头发纤维中最常见的病变。
- 其特征是皮质处断裂磨损使头发直径局部增大，与一个结节类似。
- 结节性脆发病可分为先天性、后天性和综合征这三类。
- 可在光学显微镜下观察到毛干直径局部增大，与一个结节类似，横向断裂后，与小画笔类似。

结节性脆发病是毛干的最常见病变，会导致头发断裂[1]。其特征是皮质处断裂磨损使头发直径局部增大，与一个结节类似（见图 13.4）。导致这种异常的可能原因是毛干上的角质细胞受损[2]。

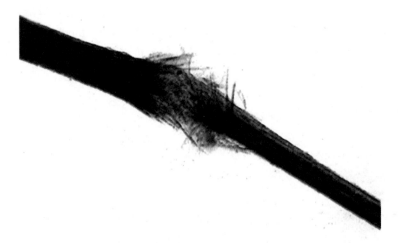

图 13.4　结节性脆发病

一、先天性结节性脆发病

先天性结节性脆发病是一种原发性结节性脆发病，是一种常染色体显性遗传病。该疾病可能是一种孤立现象，可能是外胚层轻微异常导致。该疾病可能会随着年龄的增长而改善[3]。

二、后天性结节性脆发病

后天性结节性脆发病可分为三类：近端、远端和局部。

1. 近端结节性脆发病

结节性脆发病如果发生在发干近端的几厘米内，一般认为是疾病导致，如果没有发现其他头发异常，这种疾病称为近端结节性脆发病。如果结节在横向上发生断裂，头发末端类似于一个小画笔，这种情况称为发结节病，在临床上称为分叉。然而，评估该疾病需要考虑患者的种族背景。非洲人的头发通常经受过严酷的对待，发生结节性脆发病的风险更高，尤其是长头发者。非洲人将卷曲拉直时，头发处理力度往往剧烈，这可能会导致结节发生更早，更接近根部。严重时，这种情况称为后天性近端结节性脆发病。

2. 远端结节性脆发病

白种人和亚洲人的头发通常比非洲人的头发更直，机械强度更大。白种人和亚洲人处理头发往往会导致远端头发发生结节性脆发病，而非近端。

3. 局部结节性脆发病

局部结节性脆发病局限于头发、胡须部位。

三、与其他综合征有关的结节性脆发病

精氨基琥珀酸尿症是一种常染色体隐性遗传性疾病，其特征是患者体内缺乏精氨酸琥珀酸酶。该酶的作用是在尿素循环将精氨酸琥珀酸分解为精氨酸和富马酸。根据重量计算，头发中精氨酸的量为全身的 10.5%。精氨基琥珀酸尿症会导致头发中精氨酸缺乏，引起头发变弱，使头发易断[4]。然而，Potter 等（1974）研究发现一个研究对象，其头发内精氨酸水平正常但半胱氨酸水平为正常的 50%[5]。在出生时，头发可能是正常的，但在 1～2 岁时可能变得脆弱，这种情况与智力低下和肝大有关。

结节性脆发病也有可能会发生在其他毛干综合征中，例如：毛发低硫营养不良、内瑟顿综合征（Netherton syndrome）、念珠状发和门克斯综合征（Menkes syndrome）。结节性脆发病（先天性或后天性）治疗包括避免头发发生机械和化学损伤。需要严格保护头发，免受加重伤害（见表 13.2）。

第三节　念珠状发

一、关键特征
· 念珠状发的特征是头发脆弱，呈串珠样，与头发角化和头发光泽不良有关。
· 头发在出生时通常是正常的，但在几周到几个月内就会发生念珠状发。
· 念珠状发发生的常见部位为头皮，但眉毛、眼睫毛和身体毛发也会受累。
· 不同程度的脱发。
· 相关特征：毛发角化，几乎不伴有身体和精神发育迟缓、牙列异常、白内障、并指、并趾和凹甲。
· 常染色体显性遗传病：Ⅱ 型毛发皮质层角蛋白突变基因包括 KRT81、KRT83 和 KRT86，位于染色体 12q13。
· 常染色体隐性遗传病：Desmoglein4（DSG4）基因发生突变。
· 光学显微镜检查：念珠状发的发生周期缩短。
· 皮肤镜检查：结节切面为椭圆形且均匀，伴有间断性异常缩窄。
· 治疗：避免创伤，维 A 酸，局部米诺地尔。

Monilethrix（念珠状发）这个词来源于拉丁文的 monile（意思是项链）和希腊文的 thrix（意思是头发），因此，monilethrix 是指发干出现间断性缩窄，呈现串珠状外观。念珠状发是一种罕见的常染色体显性遗传性头发疾病，具有高度外显性和表达可变性。

二、临床特征
念珠状发的特征是头发呈现串珠状、脆性增加、头发发生角化以及缺乏光泽（见图 13.5）。

念珠状发患者在出生时，头发通常正常，但在几周和几个月后，就会出现念珠状发。眉毛、眼睫毛、眼睑、阴毛和腿部汗毛也有可能发生念珠状发，但很少会有头皮病变。严重程度差异很大，患者几乎无法察觉到很严重的脆弱性。严重时，整个头皮都会受到影响，患者头部会发生全秃，更常见的是头部头发稀疏、较短、扭曲、易断以及缺乏光泽。这种情况可能会导致诊断难度增加，易与先天性少毛症混淆。有时会有毛囊周围红斑。这也可能与指甲的脆弱和断裂有关。颈部体毛和枕骨处头发最常出现毛囊角化病和毛发异常，但也有可能会累及整个头皮。有时会没有体毛角化，提示毛囊过度角化对于念珠状毛纤维的发生并不重要。

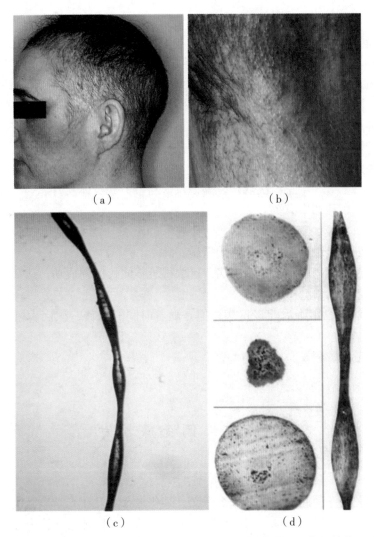

（a）　　　　　　　　　　　　（b）

（c）　　　　　　　　　　　　（d）

图 13.5　（a，b）严重的念珠状发。（c，d）光学显微镜下观察发现：周期性结节，两个结节中间的头发部位缺乏髓质，头发变脆与头发缺乏髓质有关

（a，b）来源：Sinclair R, Banfield C, Dawber R. Handbook of Diseases of the Hair and Scalp, Oxford: Blackwell Science, 1999. 已经获得许可同意

三、遗传学

Ⅱ型硬 α - 角蛋白中间丝（keratin intermediate filaments，KIF）突变基因包括 viz、KRT81、KRT83 和 KRT86，位于染色体 12q13。KRT86 中最致病的突变会影响螺旋起始部位杆状区的开始部位，以及螺旋终止部位杆状区的开始部位[6]。这两个杆状区部位都包含一个极易发生点突变的序列。然而，并不是所有的患者都携带这些Ⅱ型毛发角蛋白突变基因。与局限性常染色体隐性少毛症重叠的常染色体隐性遗传临床类型与desmoglein4（DSG4）基因突变有关[7]，后者属于桥粒钙黏蛋白质超级家庭。事实上，常染色体隐性念珠状发患者的疾病严重程度比常染色体显性患者更为严重，并具有更广泛的脱发和丘疹。近来在 KRT86K IF 螺旋 2A 区发现了一种新的 A280V（c.839C 替代 > c.839T）基因突变。该基因突变是发现的首个位于螺旋起始区和终止区以外部位的

突变[8]。

四、诊断

可通过显微镜对该病做出诊断。间断性结节形成部位和结节间部位往往是毛发容易横向断裂的部位（见图 13.5c，d）。通常情况下，椭圆形结节之间的距离为 0.7～1.0mm，但结节间距离也会有差异，结节直径大小也会有差异。结节间毛发的过度老化和角质层破坏最为明显。皮肤镜检查是诊断该疾病的一种快速有效工具，在皮肤镜下发现结节为椭圆形且均匀，直径正常，结节间具有间断性异常缩窄。

五、相关症状

有研究报告了一种罕见情况病理，即该疾病与智力和身体发育迟缓、牙列异常、白内障、并指、并趾和凹甲有关。

六、治疗

（1）避免创伤是最重要和最有效的措施。

（2）维 A 酸[9]已经用于治疗该疾病，且取得了不同程度的成功，病情改善可能与角化症解决有关。

（3）米诺地尔也用于治疗该疾病，但是随着时间的推移，该疾病可能会自发得到改善。

（4）可以考虑戴假发。

第四节　假念珠状发

关键特征

假念珠状发是一种假象，没有什么意义。某些患者毛发在光学显微镜下发现有毛干异常，头发上有不规则的串珠，与念珠状发类似，因此，这种疾病称为假念珠状发。珠状形态是玻片上毛发形成的假象。在电子扫描显微镜上，可以观察到念珠直径增加的光学错觉，只有在横截面上观察到毛干的这种人工压痕。

第五节　扭曲发

一、关键特征

·扭曲发是一种罕见的毛干异常，其特征是毛干轴上发生了扭曲。

·该病可分为早发型、晚发型、与综合征有关的扭曲发以及获得性扭曲发。

·头皮是扭曲常见部位，其他部位也会发生扭曲发，这些部位包括眉毛、睫毛和身体体毛。

·该病没有针对性的疗法，但青春期过后，病情往往会有所改善。

Pilitorti 这个词来源于拉丁文 pili（意思是头发）和 tort（意思是扭曲）。其特征是头发不规则间隔间发生毛发扁平，沿其轴发生 180° 扭曲，每个扭曲的宽度为 0.4～0.9 mm，每 3～10 组发生一次（见图 13.6）[10]。

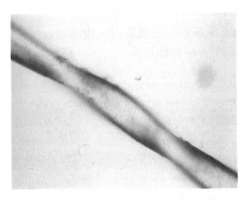

图 13.6　沿发干旋转 180°

二、临床特征

头发通常为金发，比较稀疏，头发扭曲导致反射光不均匀，发生闪烁现象（见图 13.7）。头皮通常受斑秃和粗茬的影响，也有可能会累及眉毛和眼睫毛。在观察到一个相当大面积的扭曲头发时，应该考虑扭曲发。应该注意的是，正常健康头皮、其他头皮疾病和发干疾病中通常也会有扭曲发。

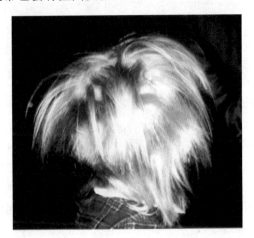

图 13.7　光打在扭曲发上会出现闪亮外观

1. 孤立性扭曲发

（1）早发型扭曲发（Ronchese 型）

Ronchese 于 1932 年 11 月首次描述了扭曲发的病例，这是个孤立型扭曲发。在其他患者中发现，该疾病与外胚层轻度异常有关。常染色体显性和不常见常染色体隐性遗传病类型都已得到描述。该疾病在女性中更为常见，在出生时头发可能是异常的，也有可能在出生后发育早期出现异常。头发通常比较干燥、易脆、弯曲，以不同的长度从头皮上脱落，眉毛和睫毛可能会受累。该疾病随着年龄的增长会得到改善，尤其是在青春期之后。

（2）晚发型扭曲发（Beare 型）

Beare 于 1952 提出了一种常染色体显性遗传病，在该疾病中，患者受累毛发为乌黑，比较粗糙和僵硬[12]。在儿童期，眉毛和睫毛也会受累，但头发比较脆弱，青春期之后往往发生斑秃。智力发育迟缓可能具有家族聚集性。

2. 扭曲发可能是某些综合征的一部分（见表 13.3）

获得性扭曲发可能会发生在瘢痕性脱发内或边缘处，可能是毛囊周围纤维化导致毛囊扭曲导致[1]，也可与口服维 A 酸药物有关[13]。

表 13.3 与扭曲发有关的综合征

综合征	特 征
门克斯毛发综合征	一种 X 连锁隐性遗传病，铜在肠道运输出现问题，患者表现为皮肤苍白、毛发颜色浅，进行性精神运动发育迟缓
Bjornstad 综合征	一种常染色体显性或隐性遗传病，会出现感音性神经性耳聋
Basex 综合征	基底细胞癌和毛囊萎缩性皮病
Conradi - Hunermann 综合征	点状软骨发育不良、肢体不对称、特征性面相、可自行缓解的先天性鱼鳞状红皮病、少毛症、瘢痕性脱发、毛囊萎缩性硬皮病、四肢不对称、指甲异常和白内障
Crandall 综合征	性连锁性遗传病，伴感音性神经性耳聋和性腺功能减退
瓜氨酸血症	遗传性精氨琥珀酸合成酶缺陷
毛发低硫营养不良	鱼鳞癣、对光敏感、缺硫脆性发、智力和身体发育迟缓、中性粒细胞减少和生育能力下降
Salti - Salem 综合征	促性腺激素分泌不足导致的性腺功能减退症
一些外胚层发育不良	特征性面相、指甲、出汗和牙齿均有异常

三、病理生理学特征

与扭曲发有关的各种疾病提示多种病理生理机制会导致一个共同结局通路，导致毛发不规则[14]。扭曲头发是由内根鞘扭曲导致。内根鞘扭曲会导致毛干扭曲[15]。Bjornstad 综合征患者会发生 BCSI L 突变，影响线粒体呼吸小体，进而产生活性氧。Bjornstad 综合征似乎表明耳部和头发组织对线粒体功能比较敏感，对活性氧产生也比较敏感[16]。

门克斯卷发综合征是一种 X- 连锁隐性综合征。缺陷基因 MKN 或 ATP7A 是一种编码铜转移膜蛋白 ATP 酶的基因，阻止铜的转运，导致某些组织中细胞内铜的积累。受累患儿通常表现为皮肤苍白松弛以及大脑、小脑和结缔组织退化导致的智力或神经受损。男性患儿会表现为扭曲发、生长发育迟缓和进行性精神运动迟缓。女性携带者可能会因为 X 随机失活，导致特征较少。女性患儿会表现为沿头皮上 Blaschko 线有斑秃，斑秃内有较短的、断裂的扭曲发。铜是酪氨酸酶的辅助因子，受累头发颜色较浅。铜代谢受损导致线粒体功能障碍和活性氧的产生[17]，导致该综合征中的扭曲发，这与 Bjornstad 综合征中的扭曲发类似[14]。

湿片法发现扭曲发后，需要进一步评估神经缺陷，外胚层疾病和听力损失。

四、治疗

该病尚没有针对性的治疗方法，青春期之后病情往往会有所改善。

与扭曲发有关的其他外胚层异常包括毛发角化病、指甲营养不良、牙齿缺陷、角膜混浊和智力发育迟缓。扭曲发是某些综合征的其中一个表现，这些综合征见于表 13.3 和表 13.4。扭曲发营养不良是另外一种疾病，预后具有可变性。可以告知患者真正扭曲发，在青春期之后，大多数情况病情可得到改善。如果没有经过治疗，门克综合征患者病情会逐渐恶化并在出生后几年内死亡。男性经部分治疗后，会生长出较长的与蓬发类似的杂乱头发。

表 13.4　扭曲发有关的外胚层增生不良症

Salamon 综合征
关节弯曲和外胚层发育不良
伴有并指（并趾）的外胚层发育不良
毛发—牙—指甲发育不良伴并指（并趾）
扭曲发和釉质发育不全
扭曲发和指甲发育不全
Rapp‑Hodgkin 综合征
睑缘粘连 – 外胚层发育不良性唇裂和腭裂综合征

第六节　Netherton 综合征

一、关键特征
· Netherton 综合征是一种常染色体隐性遗传疾病。
· 5 型丝氨酸蛋白酶抑制剂 Kazal 基因（SPINK5）发生突变。
· 其特征是回旋形线状鱼鳞病、套叠脆发和特异反应性。
· 毛干异常通常在婴儿期和儿童期发生，会随着年龄的增长而改善。
· 头发、眉毛、睫毛和青春期发育出的与性有关的体毛都会受累。
· 在光学显微镜下可观察到特征性的套叠脆发，其特征是远端毛干向近端处缩短。
· 产前诊断：取样绒毛膜绒毛或羊膜穿刺获取样本。
· 皮肤免疫染色：缺乏 LEKT1 蛋白。

Netherton 综合征是一种罕见的常染色体隐性综合征，世界范围内均有发病，近亲交配者中患病率较高。发病率可高达 1/ 50 000[18]。该病的特征是具有特殊的鱼鳞癣样红皮病、回旋形线状鱼鳞病（Ichthyosis linearis circumfiexa，ILC）、合并一种称之为套叠脆发的发干缺陷以及往往有特应性反应（这可能与多种过敏有关）。

二、发病机制
Netherton 综合征是 5 型丝氨酸蛋白酶抑制剂 Kazal 基因（SPINK5）双等位基因突变引起[19, 20]。该疾病是 SPINK5 基因突变导致，引起丝氨酸蛋白酶抑制因子 LEKTI 缺乏，导致表皮蛋白分解失调和屏障功能不当[21]。LEKT1 缺乏也会导致皮肤的抗菌和抗炎功能丧失[2]。

三、临床特征
套叠脆发（又称"竹样发"）是由毛干远端部分（已经完全角化和变硬）插入近端

部分（已完全角化）导致（见图 13.8）[22]。Netherton 综合征通常在出生后的头几天就可以得到诊断，通过广泛的红斑和鳞片而得到诊断。面部往往受累。在随后的数月或数年中，躯干和四肢逐渐出现迁移性的、匐行的、红斑性的鳞片性病变，病变边界会出现双刃鳞片（见图 13.9a，c）。四分之三的报告病例中可见到这些特征性病变，但严重程度和持续性不一。病变可能合并进展为红皮病。患者可能主要表现为皮肤改变以及头发稀疏和脆弱。新生儿皮肤在婴儿期发生变化，其严重程度会有所不同。在出生后一年内，红皮病和表皮脱落可能会导致继发性感染、脱水以及发育受阻。在儿童晚期，鱼鳞病样红皮通常会得到改善。热会使瘙痒加重是一个突出症状。

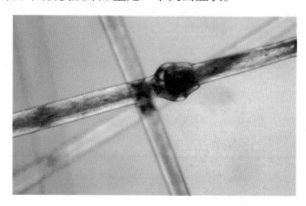

图 13.8　套叠脆发

（来源：Sinclair R. Handbook of Diseases of the Hair and Scalp, Oxford, Blackwell Science, 1999. 已经获得许可同意）

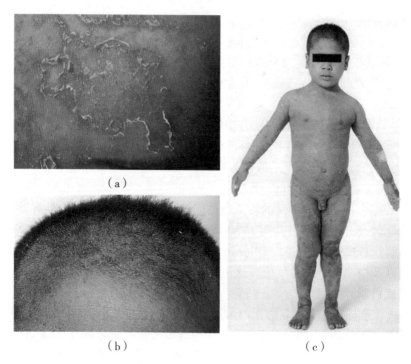

（a）

（b）　　　　　（c）

图 13.9　（a）ILC 伴有双侧鱼鳞癣样红皮病，（b，c）头发无光泽且较脆

（来源：Sinclair R. Handbook of Diseases of the Hair and Scalp, Oxford, Blackwell Science, 1999. 已经获得许可同意）

头发缺陷在显微镜检查可能会非常明显，病变头发可能会非常少，需要检查数百根头发才能作出诊断。如果毛干检查结果为阴性，但临床怀疑仍然存在，以后可以对发干再次做检查。除了套叠脆发外，"高尔夫球钉"是 Netherton 综合征的另外一个特征。"高尔夫球钉"特征是指竹状发远端断裂后在近端形成凹形粗糙末端。头发干燥、缺乏光泽、脆弱（见图 13.9b）。头发无法生长到正常长度，特别是在最容易摩擦的地区。在成年人，头发可能会缓慢得到改善，竹状发这种缺陷可能只出现在眉毛和四肢体毛。

特应性反应出现频率较高，但并不是总是存在。患者及其亲属身上可能会发生屈侧湿疹、哮喘、过敏性鼻炎、血管神经性水肿、荨麻疹以及过敏样反应。由于这种特应性素质，这类病例可能与特应性皮炎混淆。

该疾病中可观察到的其他可变特征包括发育迟缓、氨基酸尿、智力发育迟缓、反复感染和非特异性免疫缺陷。

四、诊断

基因分子测试（SPINK5）有助于诊断该疾病。具有家族性 SPINK5 突变基因的人需要做产前检测，所需样本为绒毛膜样本或羊膜穿刺样本均可[20]。对 Netherton 综合征患者的表皮进行了检测，发现标普内有异常的 LEKT1 蛋白，并对针对 LEKTI 的多克隆抗体的功能进行了研究，检测方法是对含有 LEKT1 抗体的皮肤活检样本进行免疫染色，然后使用 LEKT1 抗体检测异常的 LEKT1 蛋白[23]。该检测方法在早期诊断阶段有用，因为在婴儿这个早期阶段可能没有足够多的毛发用于显微镜检查分析。

第七节　毛发低硫营养不良

一、关键特征

· 毛发低硫营养不良是种常染色体隐性遗传疾病，其特征是头发易脆、缺硫。

· 与神经外胚层有关异常：身材矮小、鱼鳞癣、智力发育迟缓、指甲营养不良、白内障和神经缺陷。

· 光学显微镜检查：可观察到头发老化分裂。

· 偏光显微镜：可观察到特征性虎尾带发。

毛发低硫营养不良（trichothiodystrophy，TTD）是一组异质性的常染色体隐性遗传疾病，其特征是毛发缺硫，脆性增加。特征发现是显微镜下可观察在明暗交替带（虎尾带）。该疾病中还会有裂发症（包括角质层在内的发干横向断裂），正常头发中也有裂发症。高硫蛋白向角质层细胞的外角质部分失败会导致头发脆性增加，且头发中半胱氨酸含量通常是正常头发的一半。其他相关的神经外胚层异常包括身材矮小、鱼鳞癣、智力低下、指甲营养不良、白内障、光敏性和神经缺陷。

二、临床特征

特征多样，包括光敏性、鱼鳞癣、脆性头发、智力障碍、生育能力下降和身材矮小（PIBIDS）（见图 13.10），有些仅表现出头发变化。可以看到不同长度的稀疏、脆性头发，而头发以外的毛发也会受累。指甲脆且营养不良，有时会有弥漫性毛囊角化病伴或不伴有鱼鳞癣样红皮病。

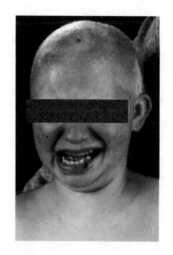

图 13.10 毛发低硫营养不良，表现有 PIBIDS

（来源：Sinclair R. Handbook of Diseases of the Hair and Scalp, Oxford, Blackwell Science, 1999. 已经获得许可同意）

三、诊断

头发显微镜下可观察到示脆性较大的老化头发，具有裂发症的特征（见图 13.11a）。也可以观察到扁平且扭曲的丝带样头发，偏振光显微镜检查发现可发现头发具有明暗交替对角带特征的"虎尾带"（见图 13.11b）。是什么导致了条带状图案目前尚不清楚，但是，研究者认为沿毛干硫含量交替变化可能是导致头发条带特征的原因[24, 25]。真正的 TTD，所有头发都具有条带状特征，"伪 TTD"只有部分头发具有条带状特征。然而，头发的这种条带状特征并不是 TTD 所独有，人年老后，会出现蛋氨酸缺乏症、环纹发[26]、精氨基琥珀酸尿以及肠病性肢端皮炎[27]。因此，TTD 患者确诊出来条带状特征外，还需要半胱氨酸水平较低。半胱氨酸水平与总硫水平成正比。该疾病可进行产前诊断[28]，最近研究人员发现，非光敏感性 TTD 的缺陷基因位于 7 号染色体[29]。

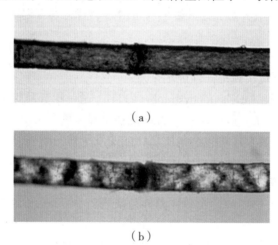

（a）

（b）

图 13.11 （a）裂发；（b）偏光显微镜下观察到的特征性虎尾带发

（来源：Sinclair R. Handbook of Diseases of the Hair and Scalp, Oxford, Blackwell Science, 1999. 已经获得许可同意）

四、治疗

目前 TTD 尚未有针对性疗法，且该病不会自发缓解。相关异常需要注意，特别是尽量减少与太阳有关的皮肤损伤。

第八节　环状发（花斑毛发病）

一、关键特征

· 该病是一种罕见的常染色体显性遗传病，具有可变的表达，该病也有散发形式。

· 其特征是头发闪烁，脆性不会增加。

· 2 岁时临床特征明显。

· 病变基因位点是 12q24.32–24.33。

· 光学显微镜检查：由于存在间断性的空气间隙，病理性条带比正常皮层的颜色要深。

· 偏光显微镜和皮肤镜检查：条带可以看得更清楚。

环状发或花斑毛发病是一种罕见的常染色体毛干显性遗传疾病，其特征是带状头发（见图 13.12）。该病也有散发形式，该病中头发脆性不会增加，不会造成美容缺陷，因为头发可以生长到正常长度。

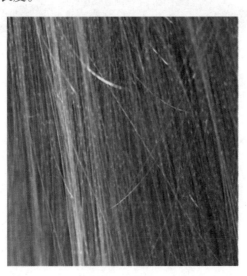

图 13.12　环状发

（来源：Courtesy of Rebecca Davies, Melbourne, Australia.）

二、临床特征

头发往往会闪烁，这使得头发非常漂亮（见图 13.12）。出生时头发没有带状特征，新生儿头发剃掉后，新长出的头发就会有带状特征。通常情况下，2 岁时临床特征会变得比较明显。此后，在 20 岁之前表型最为明显，之后往往变得不那么明显。然而，情况并非总是如此。带状程度也会受到其他头发疾病的影响。例如，有研究发现，斑秃后再生长出的头发环状发减少[30]。不同个体之间表达存在广泛的表达谱，即使在同一个家庭中也存在这种情况。很多人只有在光学显微镜下才能监测到这种异常。

三、病理生理学

环状发的基因位点位于染色体 12q24 端粒区域[32-24.33, 31]。有趣的是，该区域并不含有头发角蛋白基因。Green 等 2004 年发现该病与染色体 12q 上 D12S367 和 D12S1723 之间的 9.2–cM 区域显著相关（在 D12S1723 中 LOD 最大合并评分为 4.78）。分子分析可排除该病是 FZD10 基因（606147）编码区和 5– 区的致病突变导致[32]。

四、实验室检查

光学显微镜检查发现，带状特征是 0.1 和 2 mm 宽之间的皮质内有空气填充导致。对未固定的毛发做检查，结果发现病理性头发上的条带比正常头发颜色要浅；对固定好的毛发做检查，结果发现病理性头发上的条带比正常头发颜色要深。用偏振光显微镜对头发进行检查，可观察到更清楚的条带（见图 13.13）。

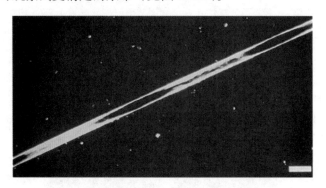

图 13.13 偏光显微镜下观察到明暗交替的条带

五、假环状发

有时正常头发中会有假环状发。假环状发有一个明显的条带，这与环状发中的条带比较类似。通常在假环状发病例中，用光学显微镜检查扭曲头发，似乎可以观察到明暗交替的条带。但在临床特征上头发是正常的，电子显微镜下的头发也是正常的。

第九节　羊毛状发和羊毛状发痣

一、关键特征

· 以紧密卷曲的头发为特征。

· 目前已经发现局限型、广泛型、先天型及后天型这几种类型的羊毛状发。

· 光学显微镜检查发现头发为波浪形和扭曲形。

羊毛状发是指非裔者的头发为紧密卷曲状。羊毛状发与绵羊羊毛有类似之处，因此，这种头发就称之为羊毛状发。羊毛状发可以是局限型的，也可以是广泛型、先天型或后天型的。

先天弥漫型羊毛状发通常是一种常染色体显性遗传问题，尽管发现这类头发也有隐性遗传的。先天局限型毛状发痣具有散发性。后天型羊毛状发或获得性进行性扭曲发可能是雄激素性脱发的前兆，也有可能是药物的一种不良反应。弥漫型羊毛状发（见图13.14）患者会在出生时或2岁内就会出现过度卷曲的头发。虽然头发卷曲致密，但这并不是严格意义上的非洲头发，这种头发更类似于阴毛。羊毛状发的脆性并没有增加，但往往会有色素沉着不足的问题。部分弥漫性羊毛状发是一种常染色体显性遗传疾病[33]，该疾病在年轻人群中出现——一个是直发人群，另一个是非常卷曲头发人群（见图13.15）。卷曲头发比正常头发要细，因此，卷曲头发看起来密度要低。在这种情况下，头发脆性增加，头发近端会有脆发结节以及发生断裂。头发往往长不到3 cm。

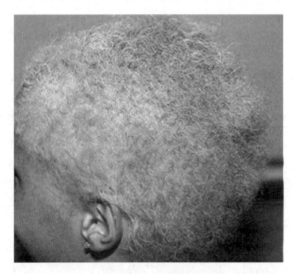

图 13.14　羊毛状发

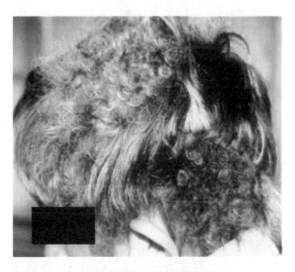

图 13.15　部分弥漫性羊毛状发

（来源：Sinclair R. Hand– book of Diseases of the Hair and Scalp, Oxford, Blackwell Science, 1999. 已经获得许可同意）

　　羊毛状发痣也会出现上述的表型特征，不同的特征是具有紧密卷曲发的区域内，其头发颜色比正常头发要浅。羊毛状发痣会在出生时或2岁内出现。

获得性羊毛状发具有多个名称，包括获得性渐进性扭曲发、胡须样发或对称性局限性卷发。这些疾病名称是同一个疾病的不同称呼。该疾病首先出现在青春期，在耳部上方在枕部这个部位会出现一个不规则的带状区域，该区域内头发比较粗糙、杂乱、卷曲、干燥、缺乏光泽，类似于胡须发质。患者会注意到该区域的头发几乎不用剪。

头发显微镜检查发现头发一般呈现波浪状和半扭曲状。该疾病在临床上可能会与普通卷发混淆。然而，正常卷发在显微镜检查下呈现椭圆形横截面，没有扭曲和其他特征。患者头发可能经常出现杂乱，可能会与扭曲、蓬发综合征、毛发生长初期松发综合征相混淆。

二、病理生理学

非综合征型羊毛状发可能是常染色体显性遗传疾病，也有可能是常染色体隐性遗传疾病。

已经证实常染色体隐性型羊毛状发是溶酶体磷脂酸受体-6（lysophosphatidic acid receptor 6，LPAR6）或脂肪酶 H（lipase H，LIP H）基因突变引起。最近有研究发现角蛋白 K74（KRT74）和 K71（KRT71）基因突变导致羊毛状发为常染色体显性型[34]。

三、相关症状

有些研究发现，在患者中，羊毛状发育表皮疣状或线状痣有关，这些疣通常见于颈部或手臂。还有研究发现羊毛状发痣之下也会有表皮痣，这种表皮痣与多种外胚层缺陷有关，这称之为羊毛状发痣综合征。在超过一半的报告病例中有色素痣或表皮痣存在，但不在同一部位[35]。有时还会有其他相关症状，包括萎缩性毛发角化病、扭曲发、环状发以及各种眼部、骨骼和发育缺陷。Naxos 病与盘状球蛋白功能受损有关，导致角化细胞黏附能力下降，该疾病与羊毛状发、角化病、心肌病有关。桥粒斑蛋白突变会导致 Carvajal 综合征，其特征包括羊毛状发、条纹状 PPK、致命性心肌病[2]。

研究发现，使用某些药物也会导致羊毛状发，例如：口服维 A 酸。

第十节　蓬发综合征

一、关键特征

·蓬发综合征可以是常染色体显性异常病，也可以是常染色体隐性遗传病，具有散发性。

·其特征是头发很杂乱，很难打理。

·出生时头发可能正常，但出生后 3～4 年内，头发就会出现异常。

·受累头皮通常具有弥漫性，但有时可能是局部性的。

·光学显微镜检查发现三角形轮廓且具有纵向沟槽，但是通过电子显微镜结果更为明显。

·组织学检查用于确诊。

蓬头综合征又可称为玻璃丝发和毛状金属丝发。目前已发现常染色体显性型和常染色体隐性型这两类蓬头综合征。另外，还发现了散发型蓬头综合征。

除了头发轴横截面由圆形或椭圆形（这是正常的头发轴横截面）变化为肾形或三角形外，头发还会出现边界明显的纵向凹陷（但该发现并不是该疾病所独有）。该头发可能发生扭曲，但抗老化能力较强。这提示头发的这种横截面形状使刚性非常强。再加上角质风化最小，头发往往会竖起来。

出生时没有异常毛发，但在出生后 3～4 年内会出现异常头发。然而，也有可能在孩子 12 岁之后，才会出现异常头发。临床检查发现头发会竖起来，很难做头发造型或梳平（见图 13.16 和图 13.17）。有时，头发造型或梳平会导致头发断裂，但这种断裂不是头发本身的脆弱性导致，头发往往为毛茸茸的银金色卷发。这种独特性的银金色是光在三角形头发轴平表面的不同角度反射形成，虽然经过反射，头发有时可能为红色。该头发颜色与洋娃娃的合成头发类似。眉毛和睫毛是正常的。在大多数情况下会累及整个头皮，但是某些患者只有部分头皮发生病变。

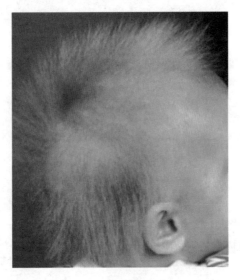

图 13.16　幼儿蓬发综合征

（来源：Sinclair R. Handbook of Diseases of the Hair and Scalp, Oxford, Blackwell Science, 1999. 已经获得许可同意）

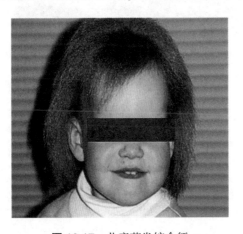

图 13.17　儿童蓬发综合征

（来源：Sinclair R. Handbook of Diseases of the Hair and Scalp, Oxford, Blackwell Science, 1999. 已经获得许可同意）

二、实验室检查

光学显微镜检查发现头发可能正常，也可能显示头发有扭曲，一侧有均质的纵向阴影，提示头发轴上有一个凹槽。该病通过电子显微镜可显著提高诊断效果，是极少数几种可通过电子显微镜显著提高诊断效果的发干疾病之一。在电子显微镜下，不仅可以看到纵向凹槽（见图 13.18a，b），还可能清晰地观察到三角形或肾形的发干横截面（见图 13.18c，d），而在光学显微镜下却无法清晰观察到横截面这种特征。横截面这种缺陷可能是内根鞘（inner root sheath，IRS）形态异常导致。IRS 角化早于发干，在决定头发形状方面起重要作用[35]。电子显微镜下还会观察到螺旋压痕、脆发结节和毛发纵裂。

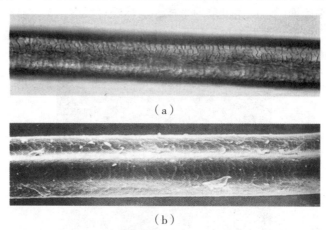

（a）

（b）

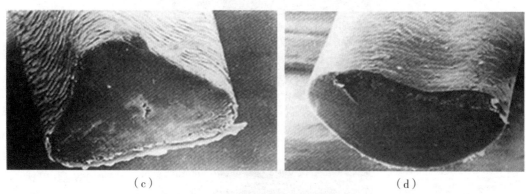

（c）   （d）

图 13.18 （a）蓬发综合征；（b，c，d）毛发横切面呈现三角形外观，头发纵向有凹陷

（来源：Sinclair R. Handbook of Diseases of the Hair and Scalp, Oxford, Blackwell Science, 1999. 已经获得许可同意）

头皮组织学水平切面结果显示有些毛囊形态不规则，这可用于确诊诊断难度较大的病例或电子显微镜无法诊断的病例。

头发横截面为三角形的头发有时见于正常人群、各种外胚层发育不良，另外，Marie Unna 少毛症患者也会出现纵向凹槽头发。只有在超过一半的头发（头发样本通过拔毛方式获得）有纵向凹槽，显微镜诊断才具有意义，否则还需要进行临床病理相关检查才能确诊。该疾病可能易与获得性渐进扭曲发相混淆。有研究发现生物素有助于缓解该疾病[36]，但还没有广泛应用。长发患者将发护理得更好。

第十一节 直发痣

一、关键特征

· 明显的临床特征是非洲人卷发中有局部为直发。

· 相关疾病：艾滋病、干扰素和利巴韦林治疗和表皮痣。

直毛痣是指非洲人卷发中有局部为直发的疾病。这与羊毛状痣相反，该病比较罕见。头发横截面为圆形，头发横截面性状是决定头发是直的还是卷曲的重要因素。

二、临床特征

直发痣在出生时一般会出现，但不是一定会出现。在一个案例中报道，在孩子6个月大时，直发痣从明显正常的头发中发展出来。光学和电子扫描电镜均有助于诊断。直发痣除了头发横截面为圆形这个特征外，其他特征包括角质鳞屑往往很小以及角质层细胞排列混乱。有人认为，直发痣可能是蓬发综合征的一种局部表现形式，然而，在电子显微镜下尚未观察到这种头发有纵向凹槽或三角形横截面的特征。

三、相关症状

最近有研究发现有些获得性免疫缺陷综合征（acquired immunedeficiency syndrome，AIDS）患者的头发为局部型或弥漫型直发痣。这些患者的头皮活检显示上部和中部的毛囊有淋巴组织细胞浸润以及纤维化变化。还有研究发现有两名接受 α 干扰素和利巴韦林治疗丙型肝炎病毒的患者其头发有弥漫性直发痣病变[37]。一旦治疗停止，直发痣就会复发。

这种头发异常可能与潜在的表皮痣有关，但这种情况很罕见，更常见的情况是，发生直发痣时，患者的头皮是正常的。

第十二节 毛发生长初期松发综合征

一、关键特征

· 毛发生长初期松发综合征（loos anagen syndrome，LAS）是一种生长初期头发固定异常的良性疾病，具有自限性，其特征是很容易地会从头上无痛性拔下大量生长初期头发。该病的发病率为（2～2.25）/100万人[38]。

· 目前已经发现常染色体显性遗传病型（表观特征表现不一）和散发性型。

· 有些家庭成员中会有基因突变（K6HF）。

· 通常会在2～9岁这个年龄段表现出症状体征。

· 头皮通常会受累，头发干燥，缺乏光泽。

· 头皮表现不同的地方：弥漫性变薄或有局灶性脱发。

· 相关症状：努南综合征、外胚层发育不良和指甲髌骨综合征。

二、实验室检查

· 毛发图检查——优势型生长初期毛发 ≥ 70%，角质层有特征性褶皱，有松弛袜样外观。

· 组织学检查——内根鞘与外根鞘之间断裂、内根鞘同质、无毛囊周围炎症。

· 光学显微镜检查——头发畸形，生长初期毛发无外根鞘，角质层褶皱。

· 电子显微镜检查——毛发形态异常，有纵向凹槽、发轴轻度扭曲以及角质层褶皱。

三、病理生理学

毛发生长初期松发综合征是一种常染色体显性遗传病，往往具有家族性，表观特征表现不一，已发现散发性病例。通常情况下，可以很容易地从显然正常的父母中一个或两个身上拔取生长初期头发。在某些 LAS 家族成员中已经观察到编码特定伴层角蛋白（K6HF）的基因突变[39]。这一发现表明 LAS 的遗传基础可能涉及多个内根鞘角质蛋白表达基因。

细胞黏附普遍受到干扰，内根鞘与毛角层之间锚固不良。内根鞘角化过早与这一机制有关。拔取头发时，会导致头发与内根鞘分离，但内根鞘仍然与毛囊其他部分连接。

四、临床特征

女性的发病率往往高于男性，但这种趋势可能是由于男性报告不足，因为男性往往会留短发。

该病在 2 ~ 9 岁后才会出现症状体征，此时父母抱怨孩子的头发很容易脱落，因此，孩子很少需要剪发（见图 13.19）。可能会有头发弥漫性稀疏，呈天鹅绒样，且头发长度不一，或有局部性脱发。头发杂乱，患者可能给人以粗鲁俗气的感觉。典型患者为金发女孩，头发干燥，缺乏光泽。已经有研究发现头发颜色较深的人也会患 LAS，但是这类患者头发较深用光学显微镜检查时可能会掩盖病变特征。该疾病通常累及头发，但眉毛和体毛有时也会受累。孩子通常是健康的，然而，LAS 与遗传疾病或发育障碍有关。遗传疾病或发育障碍包括眼组织残缺[40]、努南综合征、少汗性外胚层发育不良、缺指（趾）畸形–外胚层发育不良–竖缝（ectrodactyly-ectodermal dysplasia-cleft，EEC）综合征、毛发–鼻–指（趾）综合征、指甲–髌骨综合征和 FG 综合征[41]。有报道称有患有 LAS 和斑秃的患者。还有研究发现，有些人每天脱落约 300 根头发。需要注意的是正常人群也有生长初期头发松动问题，因此，生长初期头发松动不是 LAS 独有的病理状态。

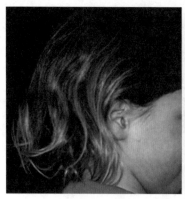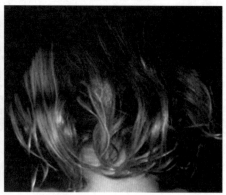

图 13.19　毛发生长初期松发综合征

目前已经发现 LAS 的三个表型[42]。A 型 LAS 的特征是头发稀疏，且比较短，有片状头发不规则，缺乏光泽。B 型 LAS 的特征是不规则头发为弥漫性或局限性斑块状；C 型 LAS 的特征是头发脱落比较多。A 型和 B 型 LAS 见于儿童，在孩子 8 岁左右时，可能会发展为 C 型 LAS[43]。

五、实验室检查

毛发显微镜下（见图 13.20）显示无内根鞘和外根鞘的优势型生长初期毛发＞ 70%，这与拔掉正常毛发会使头发重新生长有关。靠近根部的头发近端部分其角质层有褶皱扭曲，呈现松弛袜样外观。头皮组织学检查显示内外根鞘之间有裂缝。IRS 层角化过早是导致内根鞘出现均质化的原因。光学显微镜对毛球进行检查发现毛囊周围没有炎症，部分毛发正常，通常这些足以做出诊断。观察结果显示头发没有外根鞘，且具有独特的形态异常（见图 13.21）。另外，毛根附近角质层细胞有褶皱，发干有轻度扭曲和纵向凹槽。生长初期的头发缺乏外根鞘，毛球远端会缺乏内根鞘和角质层。发干远端检查发现有类似羊毛状发的扭结。有时会观察到脆发结节和纵向凹槽。扫描电子显微镜检查发现毛发形状异常，有纵向凹槽，且轴线上有轻微扭曲，这与蓬发综合征、扭曲发和羊毛状发。毛根远端可以发现角质鳞片向后发展，形成波纹样外观（见图 13.22）。发射电子显微镜检查发现髓质正常，皮质处有向上发展的角质层鳞片（见图 13.23）。

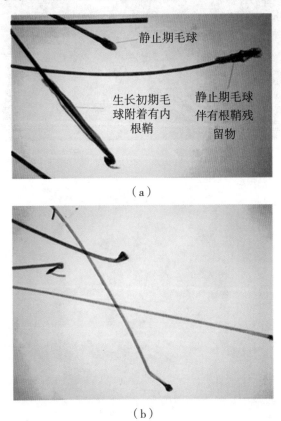

（a）

（b）

图 13.20 （a）拔发后，正常毛发在显微镜下的正常表现。（b）LAS 病变毛发拔下后，在显微镜下的观察结果，生长初期毛球没有附着内根鞘，处于裸露状态

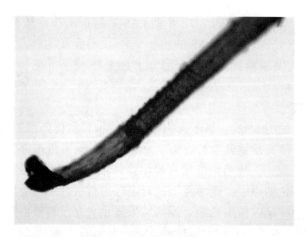

图 13.21　毛发生长初期松发综合征头发在光学显微镜下观察到的生长初期毛球

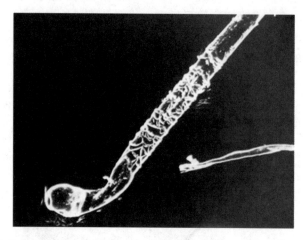

图 13.22　毛发生长初期松发综合征头发在扫描电子显微镜下观察到的生长初期毛球

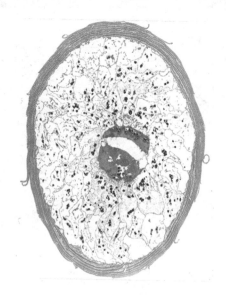

图 13.23　毛发生长初期松发综合征头发在透射电镜下可观察到髓正常，角质层外层有向外翻起鳞屑

LAS 应该与斑秃（斑秃中有感叹号样发）和休止期脱发（拔取的头发为棍状发）相鉴别。

目前已有成人 LAS 病例，但是在通常情况下，在 15 ～ 19 岁这个年龄段，病情会自发改善，头发长度、密度和色素沉着都会得到改善。目前该病尚无针对性的疗法。很容易拔取头发这种情况往往会持续一段时间。病情严重时，局部使用米诺地尔有效[44]。

第十三节　Pohl - Pinkus 线

关键特征
· Pohl - Pinkus 线的特征是发干直径减少。
· 相关因素：严重疾病、大型手术或化疗。
· 光学显微镜和电子显微镜检查发现：毛干直径减少，重量下降。

Pohl-Pinkus 线是指毛干直径中相对整体性缩窄，一般不会发现，可能在严重疾病、大型手术或化疗后出现。直径缩窄的原因是生产初期的早期毛发对某些事件会非常敏感，导致毛发基质中蛋白质合成暂时受阻，事件的几个月后就会肉眼可以看到这种现象。伤害持续或是化疗剂量更大就会导致更长的头发其直降更加缩窄，生长初期头发会脱落，受累头发范围会有所差异。头发显微镜和电子显微镜检查显示头发直径发生变化，毛干重量减轻。在疾病发展过程中可能头发会发生纵向扭曲和凹槽。Pohl - Pinkus 线累及的是头发，Beau 线累及的是手指甲和脚指甲。Pohl - Pinkus 线和 Beau 线这两种情况经常共同存在。

第十四节　毛发周围角质套

关键特征
· 毛发周围角质套是指有一个袖状的角化管状结构包围在毛干周围。
· 常见于银屑病、脂溢性皮炎、扁平苔藓和牵引性脱发。毛发周围角质套是由内根鞘产物组成。
· 毛发周围非角质型套产生与护发产品和微生物有关。

毛发套（也称为毛发周围角质套）是指有袖状的角化管状结构包围在毛干周围，套的大小不一，见于儿童和成人。角化疾病和毛囊孔的炎症性疾病会导致套样结构的产生。毛发周围角质套更常见于产生鳞屑的头皮疾病，例如：银屑病和脂溢性皮炎，也会见于扁平苔藓或牵引脱发中。毛发套主要由附着在新生毛干上的内根鞘内残留物质和毛囊口处毛球产生的物质组成。当套从毛囊口向外凸出时，类似粉刺。这种套也可以是非角蛋白型，这种类型的套来源于附着在头发上的化学物质（例如护发产品）或微生物

（细菌或真菌）[45]。这与虱病有类似的特征，易于虱病混淆，发生诊断错误。该病可以很容易从发干刮下黄白色鳞屑，而虱病没有，这可以作为鉴别点。毛发套也有可能被误诊为脆发结节和结毛症。可以用细齿梳子将毛发套手动梳理下来，也可以治疗导致头皮过度角化得到疾病来缓解。

第十五节　多生毛

关键特征

· 多生毛（pili multigemini）是一种发育障碍。
· 其特征是单个扩张的毛囊皮脂腺管长出一束毛发。
· 通常发生在胡须部位（成人）和头皮（儿童）。
· 可见一片瘢痕性脱发，与锁骨颅异常有关，但这种情况罕见。

多生毛通常是一个发育缺陷，单个扩张的毛囊皮脂腺管长出一大束浓密毛发。主要发生在成人胡须区和儿童头皮上。最近有研究报道也可发生在后背[45]。有人认为多生毛可能会遵循 Blaschko 线的规律进行分布[46]。

多个基质和毛发乳头会产生多根毛发，使单个漏斗管内生长处多根毛发。在多生发中，异常毛囊与一个共同外根鞘有关，但每个头发有一个对应的内根鞘。毛发会发生扭曲，包括扁形、卵形和三角形这三种形状。相邻毛发可能会彼此附着或先分开后再附着在一起。这称之为叉状发。它也可以是正常毛囊的一种孤立缺陷。开放性粉刺和小棘毛壅病通常含有多个细毛，这两种疾病与多生发的区别在于从毛囊处长出毛发的数量。在瘢痕性脱发斑块内，往往可能看到多生发。有研究报道多生发与颅锁骨发育不全有关，但这种情况罕见。

第十六节　结节性脆发病

关键特征

· 结节性脆发病是一种后天性疾病，其特征是发干上有一个结节或多个结节。
· 可以自发发生，特别是非裔短卷发患者，可能是因摩擦和抓挠导致。
· 本病是一种意外发现，没有临床意义。

结节性脆发病是一种相对常见的后天疾病，其特征是发干上有一个结节或多个结节，可能是自发产生，也有可能是摩擦和抓挠导致。常见于非裔短发患者，以及有卷曲短发的其他种族人群。有可能是摩擦和抓挠导致卷曲短发上产生结节。

结节性脆发病通常是偶然发现，没有临床意义。有些患者会误认为是虱等的幼虫，特别是当耻骨毛或辅助毛发上有结节时。用肉眼近距离观察可看到这些结节，用手持毛发发光显微镜或光学显微镜检查能够很容易观察到结节。只有部分发干内有结节时才是异常现象，剩余发干不会受累。刷或梳通常会使结节更紧，会使毛发经根部拔出，也会使毛发在结节部位断裂。这种情况往往是暂时的，但具有复发性。

第十七节　泡　发

关键特征
- 泡发是一种以头发内有气泡为特征的后天的、局部的、可逆的发干缺陷。
- 该情况是化妆品损害导致。
- 可表现为头皮某些部位的头发变脆或发质发生变化。
- 避免化妆品损害后，这种情况会得到缓解。

泡发是一种以头发内有气泡为特征的后天的、局部的、可逆的发干缺陷，与热烫卷等美容损害行为有关。人们认为用卷发钳加热给头发烫卷时，水会渗入头发皮层并沸腾。卷发钳产生的温度可能会超过180℃。产生的热蒸汽导致局部性的或弥散性的气泡，这些部位的头发脆性会增加。患者局部头发的脆性会增加，头发会断裂或脱落。头发的发质也会发生变化，变得僵硬和变直。泡发在临床上可能类似于获得性结节性脆发病；然而，用光学显微镜检查可以很容易地将这两种疾病鉴别开来，因为泡发会有发质变化，在显微镜下很容易发现这一点。头发因过度处理而导致的其他并存的老化特征可能很明显。该疾病具有自限性，患者应避免诱发因素。避免使用卷发钳/拉直钳，特别是在湿发上，可能足够让该病得到缓解。易感者不应使用吹风机吹干头发。

第十八节　小棘毛壅病

关键特征
- 人们认为小棘毛壅病是粉刺的一种变异类型。
- 在角质化干酪样毛囊孔内有很多细毛发。
- 病理检查发现小棘毛壅病与痤疮丙酸杆菌和大孢子虫有关。
- 目前已发现两种类型：一种是位于鼻部和脸部的大型非痒性毛囊皮脂型，另一种是位于躯干和手臂上的大量瘙痒性角化丘疹型。
- 目前有尝试使用局部维A酸和染料激光来治疗该疾病。

小棘毛壅病是一种常见的疾病，是粉刺的一种变异类型，以在角质化干酪样毛囊孔内有很多细毛发为特征。该病与年龄有关，是一个正常过程。小棘毛壅病是毛囊过度角化抑制大量皮脂腺排出导致。人们认为该疾病与痤疮丙酸杆菌有关，但这一点尚未得到证实[47]。

典型的小棘毛壅病是位于鼻部和脸部的大型非痒性毛囊皮脂型，与粉刺类似。有研究报道另一种小棘毛壅病见于年轻人，其特征是大量瘙痒性角化针头大小的毛囊丘疹位于躯干和手臂上。在毛囊丘疹上往往有毛发。一般是从青春期开始发生，不同患者之间毛囊丘疹数量会有很大差异。

一个毛囊上可能会有 5 ~ 50 根毛发，类似于角栓。人们认为大量角化性物质导致了这些毛发滞留在毛囊处。在该疾病中可能会有轻度毛囊周围炎症，会累及多个毛囊。组织学检查发现具有多个细毛发的毛囊和充满角质蛋白的皮脂腺。

小棘毛壅病与粉刺的区别可能只是学术上的。该病需要与多生毛相鉴别，因为在多生毛中同一个皮质腺中也会长出多根毛发，且拥有一个共同的外根鞘。该病可能类似于毛发角化病，尤其是病变部位在躯干时，往往可以挤压病灶，但新病灶往往重新出现。局部维 A 酸可用作角质分离剂，使皮脂腺缩小。可以使用脱毛蜡；然而，研究认为使用脱毛蜡脱毛很不方便。最近已经尝试用脉冲二极管激光来治疗该病，可能具有较好的疗效 [48]。

第十九节　Bird's-Nest 发和长发绺

关键特征

· 这两种疾病的特征是毛发不可逆地纠缠在一起。

· 常见于波浪状长头皮、头发风化严重且卫生习惯差的患者。

· 羊毛毡样发是指头发不可逆地缠结在一起的疾病，但这种疾病罕见。

· 局部纠缠发可通过剪掉或解开来处理。

该疾病是指当用洗发水洗头发时，头发会纠缠在一起。

洗老化的头发时，对头发进行揉搓，会产生较大的摩擦力，进而产生强大的静电力，使头发纠缠在一起。头发严重纠缠见于较长的波浪发。诱发因素包括长发多年未剪、头发严重风化以及头皮卫生不良。这一过程类似于制毡工艺。纺织工业在制毡时，会让纤维在液体介质下进行摩擦和压实，这些纤维会融合在一起，用相当大的力才能将这些纤维分离开。在家中也可见到这种情况，当羊毛制品清洗不当时，就会缩水，融合在一起。Bird's-Nest 发比较常见，但是严重的是理发师在处理头发时，局部头发发生纠缠。

长发绺可能是一种宗教信仰问题，但更常见的情况是，长发绺是非洲文化遗产风格。长发绺也可以是粗糙卷发的自然风格形式，且可能首选这种形式。

在电子显微镜下可以观察到洗发水沉积物与头发结合在一起以及几个头发纤维缠绕在一起。实际上，头发并不是打结在一起，而是融合在一起，并缠绕形成环。可看到头发随机编织或缠结在一起。通常可以见到风化的其他证据。

羊毛毡样发是指头发极度纠缠的一种情况，在这种情况下，头发形成许多不规则扭曲的不可逆转地纠缠在一起的辫子，这种情况比较罕见。局部头发纠缠可能是一种常见现象，通过剪掉或解开很容易解决。

第二十节 结 论

毛干的健康与多种因素有关，这些因素包括遗传因素、头皮局部环境因素以及个人的整体健康情况。发干是从毛囊中长出，因此，毛干异常可以是先天性的，也可以是后天性的，头发脆性可能增加，也可能不增加。了解发干成分（角质层、皮质和髓质）是治疗相关疾病的必要条件。

参考文献

［1］Whiting DA. Hair shaft defects. In: Olsen ED, editor. Disorders of Hair Growth: Diagnosis and Treatment. New York: McGraw–Hill, 2003; 123–75.

［2］Bolongia JL, Jorizzo JL, Schaffer JV. Dermatology. 3rd ed. Volume 1. 2012; 1109–12.

［3］Rogers M. Hair shaft abnormalities: Part I. Australas J Dermatol. 1995 ; 36(4): 179–85.

［4］Fichtel JC, Richards JA, Davis LS. Trichorrhexis nodosa secondary to argininosuccinicaciduria. Pediatr Dermatol. 2007; 24(1): 25–7. [Medline].

［5］Potter JL, Timmons GD, West R, et al. Arginosuccinic aciduria. Am J Dis Child. 1974; 127: 724–7.

［6］Djabali K, Panteleyev AA, Lalin T, et al. Recurrent missense mutations in the hair keratin gene hHb6 inmonilethrix. Clin Exp Dermatol. 2003; 28: 206–10.

［7］Zlotogorski A, Marek D, Horev L, et al. An autosomal recessive form of monilethrix is caused by mutations in DSG4: Clinical overlap with localized autosomal recessive hypotrichosis. J Invest Dermatol. 2006; 126: 1292–6.

［8］De Cruz R1, Horev L, Green J, et al. A novel monilethrix mutation in coil 2A of KRT86 causing autosomal dominant monilethrix with incomplete penetrance. Br J Dermatol. June 2012; 166(Suppl 2): 20–6.

［9］De Berker D, Dawber RP. Monilethrix treated with oral retinoids. Clin Exp Dermatol. 1991; 16: 226–8.

［10］Price V. Structural anomalies of the hair shaft: Pili torti. In: Orfanos CE, Happle R, editors. Hair and Hair Diseases. Heidelberg, Berlin: Springer–Verlag. 1990; 384–90.

［11］Ronchese F. Twisted hairs. Arch Derm Syphilol. 1932; 26: 98–100.

［12］Beare JM. Congenital pilar defect showing features of pilli torti. J Dermatol. 1952; 65: 366–72.

［13］Mirmirani P, Samimi SS, Mostow E. Pili torti: Clinical findings, associated disorders, and new insights into mechanism of hair twisting. Cont Med Educ. September 2009; 84: 143–7.

［14］Maruyama T, Toyoda M, Kanei A, et al. Pathogenesisin pili torti: Morphological study. J Dermatol Sci. 1994; (suppl 7): S5–12.

[15] Hinson JT, Fantin VR, Schönberger J, et al. Missense mutations in the BCS1L gene as a cause of the Björnstad syndrome. N Engl J Med. 2007; 356: 809–19.

[16] Rossi L, Lombardo MF, Ciriolo MR, et al. Mitochondrial dysfunction in neurodegenerative diseases associated with copper imbalance. Neurochem Res. 2004; 29: 493–504.

[17] Sinclair R, Banfield C, Dawber R. Handbook of Diseases of the Hair and Scalp. Oxford: Blackwell Science. 1999.

[18] Traupe H. Ichthyosis. A Guide to Clinical Diagnosis, Genetic Counselling and Therapy. Berlin: Springer Verlag. 1989.

[19] Chavanas S, Bodemer C, Rochat A, et al. Mutations in SPINK5, encoding a serine protease inhibitor, cause Netherton syndrome. Nat Genet. 2000; 25: 141–2.

[20] Sprecher E, Chavanas S, DiGiovanna JJ, et al. Mutations in SPINK5 in 19 families in Netherton syndrome: Implications for mutation detection and first case of prenatal diagnosis. J Invest Dermatol. 2001; 117: 179–87.

[21] Ishida–Yamamoto A, Deraison c, Bonnart C, et al. LEK1 is localized in lamellar granules, separated from KLK5 and KLK7, and is secreted in extracellular space of the superficial stratum granulosum. J Invest Dermatol. 2005; 124: 360–6.

[22] Ito M, Ito K, Hashimoto K. Pathogenesis in trichorrhexis invaginata (bamboo hair). J Invest Dermatol. 1984; 83: 1–6.

[23] Bitoun E, Micheloni A, Lamant L, et al. LEKT1 proteolytic processing in human primary keratinocytes, tissue distribution and defective expression in Netherton syndrome. Hum Mol Genet. 2003; 12: 2417–30.

[24] Calvieri S, Zampetti M, Corbo A, et al. Preliminary results of the use of a microanalysis system of the hair in patients with trichothiodystrophy. G Ital Dermatol Venereol. 1988; 123: 583–5.

[25] Rossi A, Daniele L, Bonaccorsi P, et al. Microanalysis: Applications in hair study. In: Van Neste D, Randall VA, eds. Hair Research for the Next Millenium. Amsterdam: Elsevier. 1996; 87–9.

[26] Lee SS, Lee YS, Giam YC. Pseudopili annulati in a darkhaired individual: A light and electron microscopic study. Pediatr Dermatol. 2001; 18: 27–30.

[27] Itin PH, Sarasin A, Pittelkow MR. Trichothiodystrophy: Update on the sulfur–deficient brittle hair syndromes. J Am Acad Dermatol. 2001; 44: 891–920.

[28] Quintero RA, Morales WJ, Gilbert–Barness E, et al. In utero diagnosis of trichothiodystrophy by endoscopically–guided fetal eyebrow biopsy. Fetal Diagn Ther. 2000; 15: 152–5.

[29] Nakabayashi K, Amann D, Ren Y, et al. Identification of C7orf11 (TTDN1) gene mutations and genetic heterogeneity in nonphotosensitive trichothiodystrophy. Am J Hum Genet. 2005; 76: 510–6.

[30] Green J, Sinclair RD, de Berker D, et al. Disappearance of pili annulati following an episode of alopecia areata. Clin Exp Dermatol. 2002; 27: 458–60.

[31] Giehl KA, Eckstein GN, Benet–Pages A et al. A, gene locus responsible for the familial hair shaft abnormality pili annulati maps to chromosome 12q24.32–24.33. J Invest Dermatol. 2004; 123: 1073–7.

[32] Green J, Fitzpatrick E, de Berker D, et al. A gene for pili annulati maps to the telomeric region of chromosome 12q. J Invest Dermatol. 2004; 123: 1070–2.

[33] Guidetti MS, Fanti PA, Piraccini BM, et al. Diffuse partial woolly hair. Acta Derm Venereol. 1995; 75: 141–2.

[34] Fujimoto A1, Farooq M, Fujikawa H, et al. A missense mutation within the helix initiation motif of the keratin K71 gene underlies autosomal dominant woolly hair/hypotrichosis. J Invest Dermatol. 2012; 132(10): 2342–9.

[35] Mallon E, Dawber RP, De, Berker D et al. Cheveux incoiffables–Diagnostic, clinical and hair microscopic findings, and pathogenic studies. Br J Dermatol. 1994; 131: 608–14.

[36] Shelley WB, Shelley ED. Uncombable hair syndrome: Observations on response to biotin and occurrence in siblings with ectodermal dysplasia. J Am Acad Dermatol. 1985; 13: 97–102.

[37] Bessis D, Luong MS, Blanc P, et al. Straight hair associated with interferon–alfa plus ribavirin in hepatitis C infection. Br J Dermatol. 2002; 147: 392–3.

[38] Sinclair R, Cargnello J, Chow CW. Loose anagen syndrome. Exp Dermatol. 1999; 8: 297–8.

[39] Chapalain V, Winter H, Langbein L, et al. Is the loose anagen hair syndrome a keratin disorder? A clinical and molecular study. Arch Dermatol. 2002; 138: 501–6.

[40] Hansen LK, Brandrup F, Clemmensen O. Loose anagen hair syndrome associated with colobomas and dysmorphic features. Clin Dysmorphol. 2004; 3: 31–2.

[41] Tosti A, Piraccini BM. Loose anagen hair syndrome and loose anagen hair. Arch Dermatol. 2002; 138: 521–2.

[42] Olsen EA, Bettencourt MS, Cote NL. The presence of loose anagen hairs obtained by hair pull in the normal population. J Investig Dermatol Symp Proc. 1999; 4: 258–60.

[43] Shieh X, Yi X. Hair casts: A clinical and morphologic control study. Arch Dermatol. 1992; 128: 1553–4.

[44] Cantatore–Francis JL, Orlow SJ. Practical guidelines for evaluation of loose anagen hair syndrome. Arch Dermatol. 2009; 145: 1123–8.

[45] Lee JS, Kim YC, Kang HY. The nevoid pili multigemini over the back. Eur J Dermatol. 2005; 15: 99–101.

[46] Schoenlaub P, Hacquin P, Roguedas A, et al. Pili multigemini: A pilar dysplasia with linear disposition. Ann Dermatol Venereol. 2000; 127: 205–7.

[47] Chung TA, Lee JB, Jang HS, et al. A clinical, microbiological, and histopathologic study of trichostasis spinulosa. J Dermatol. 1998; 25: 697–702.

[48] Manuskiatti W, Tantikun N. Treatment of trichostasis spinulosa in skin phototypes III, IV, and V with an 800–nm pulsed diode laser. Dermatol Surg. 2003; 29: 85–8.

第十四章 头皮假体：发套、发片、接发及掩盖头皮的化妆品

Ingrid E. Roseborough

> **要点**
> · 医疗工作人员在让脱发患者使用假发产品方面发挥着重要作用。
> · 假发所使用的材料有多种，头发附着方法很多，头皮覆盖范围也不一致。
> · 目前已有针对性较强的假发，男性、女性以及儿童可以根据自己需要选择合适的假发。
> · 覆盖头皮的美容产品可用于遮盖头发轻度稀疏或局部稀疏问题。
> · 在使用头发假体时，患者要去进行相关的皮肤评估，查看导致脱发的原因，如外力导致的脱发和过敏性接触性皮炎导致的脱发。

第一节 引 言

　　人们使用假发的时间已经有几个世纪了，戴假发文化会随着社会习俗和时尚潮流的变化而变化。古埃及人头发剃光后，戴假发是为了保护其头皮不受阳光照射。17 世纪的英国贵族戴假发是为了展示其社会等级。在现代，人们使用发套、发片、接发和遮盖头皮的化妆品是为了改变发型或是为了遮盖脱发问题。身体状况不良导致脱发，定制的假发也称为头发假体。这些头发假体能够使脱发患者在进行治疗的同时，维持正常的头发外观特征。另外，有很多患者选择戴假发来代替药物或手术治疗。头皮假体的选择与多种因素有关，这些因素包括头皮假体类型、持续时间、脱发程度、个人经济能力和生活方式因素等。

　　医疗工作人员在让脱发患者使用假发产品方面发挥着重要作用。在合适时机与患者讨论假发产品有助于解决患者的各种脱发问题。医疗工作人员必须仔细考虑讨论脱发的语调和时机，理想情况是在与患者有了深入的讨论后再提出了假发的选择问题。对患者进行彻底完整的病史采集和体格检查后，再就诊断进行详细讨论。患者可能对病情严重程度、可能的持续时间、缓解的可能性有疑问，因此专业人员应就这些问题准备好答案，且这些答案尽可能有依据。在讨论治疗或罗列各种药物和手术疗法时，可以介绍各

种头发假体。头发假体的选择不应该作为最后一种处理手段。它应该是一种合理的、实用有效的应对脱发的手段。

本章的目的是让医学专业人士熟悉应对脱发的各种头发替代产品和假体。医生能够认识可供患者使用的各种头套、发片、接发，以及每种假体的优势和不足。本章虽然没有对各种头发假体详细讨论，但就发套和发片结构的基本知识进行了讨论。了解这些知识后，医生可与患者很好地合作，做出明智的选择，为患者选择合适的头发假体。

第二节　用于假体的头发类型

发套和发片所使用的头发类型有两大类：人类头发和人工合成头发。头发类型选择一般取决于具体的发型和预期使用的时间。

一、人类头发

人类头发制作的假发最为昂贵，且最为耐用，可以用于各种头发假体的制作。适当护理后，人类头发制作的假发能够耐受住热性造型、染发、化学处理让其永久性波浪或变直。

制作假发的人类头发来自世界各地。中国、印度、印度尼西亚和一些欧洲国家是假发的主要生产地。从不同地区收集的头发都有其各自的特点。在发展中国家，出售头发是一个重要的收入来源。妇女和儿童出售头发是为了赚钱或是用作仪式祭品。工厂可以与社区签订可控条件合同从而获得将来可能长成的头发。必须用东西遮盖处头发，以免受环境因素的影响，建议头发捐赠者摄入营养丰富的食物，以产生健康的头发。可供收集的头发可分为两类：顺发型和非顺发型头发。雷米型头发是最好的头发，价格最高。这种头发是从头皮上直接剃下来的，所有头发一侧为发根，另一侧为发梢。这种收集方法可确保发干角质层指向方向相同，且不会发生缠绕。在非顺发型头发中，头发根和头发梢都会捆绑住，但无法确保是同一方向。非顺发型头发可能是剪发后，从地上收集的。头发一旦收集和捆绑后，就要进行消毒、去角质并进行染色。头发的进一步加工程序可以包括漂白使头发颜色变浅改变头发颜色、使用化学试剂使头发变直使其质地更丝滑、进行卷发形成永久性的大卷或小卷。最好的顺发型头发可以不经过去角质，只要进行适当护理保持头发纤维的自然特性。

来自中国的头发在力量、丰富程度以及具有竞争力的成本方面都非常合适。发干是直的，其横截面为圆形，可以承受多种化学处理。印度头发具有多种质地，可以模仿很多民族的卷发模式。欧洲国家的头发以细腻、柔软的特性和颜色自然而闻名。

一般来讲，非洲人的头发不会用于制作假发，虽然非洲人、白种人和亚洲人之间的头发在生化方面没有明显差异，但非洲人更容易受到机械伤害[2]。要制作出合适假发，就要对头发进行深度化学处理，非洲人的头发无法承受住深度化学处理。为了制作出适合各种族类型的头发发质，需要对亚洲人和印度人的头发纤维进行加工，形成各种卷。用于形容发质的术语包括卷曲、雅基和丝滑。

二、人工合成头发

人造头发纤维的优势包括无限供应、成本低、质地和颜色多样等。人工合成头发制作的假发要比人类头发制作的假发其价格要低。对人工合成的头发制作的假发进行轻柔清洗后，还会保持原有形态和颜色，且护理费用要比较低。近年来人工合成头发技术取得了重大进展。最近的人工合成头发重量轻、持久性更好、不会褪色、卷发的保持性非常好。然而，大多数人工合成头发的持久性没有人类头发好。人工合成头发很快会失去光泽、会磨损以及多次使用后会缠绕在一起。

人工合成头发使用的材料有多种，包括尼龙、聚酯和塑料。人工合成纤维颜色可使用各种颜色和材质进行各种组合，最大限度地接近人类头发。人工合成头发一旦生产出来，就不需要进行染色或化学处理。大多数人工合成头发没有进行高温造型处理，因为高温处理后，这种纤维会改变性质并融化掉。灰色或白色的发套和发片中所使用的头发是合成的，因为用人类头发产生浅灰色的难度非常大。

为了获得想要的头发效果，同一个假发内可能会使用多种材料。可以将人类头发和合成头发进行混合处理，生产出成本低、数量较多、耐用性强的各种类型的假发。为了达到某些头发质地效果，在假发制作中还使用了羊毛等动物毛发。

第三节　发套和发片

发套和发片可用于多种目的。对于某些人来讲，发套是必需品，因为可以随时改变发型，以符合当前的流行趋势。对于其他人来讲，戴假发是由于疾病导致了脱发，戴假发是每天穿着打扮的需要。对发套和发片的结构有个整体的了解有助于医疗工作者为脱发患者提高证据较强的建议，让患者做出明智选择。

前文已经讲述过，假发可以由人类头发制作，也可以由合成头发制作。由人类头发制作的假发非常像人类头发，会非常自然，适合护理后，可持续使用数月数年。由人类头发制作的假发最便宜的也需要 300 美元，而定制的且颜色合适的则需要数千美元。另外，由人类头发制作的假发还要考虑护理和保养问题。人类头发制作的假发一旦湿了，就会失去原有造型，为了保持原有形态，需要再次做造型。考虑到这些因素，用人类头发制作的假发对于大量脱发且持续脱发的人来讲可能是最合适的，这些人需要每天戴同一种假发，以达到看上去自然的效果。

合成头发制作的假发，对于只是偶尔戴假发的人或是需要经常变换发型的人来讲，是一个良好选择。另外，这种假发对于那些头发一段时间茂密一段时间稀疏的人或是头发会再次茂密起来的人来讲，也是一个良好选择。合成头发制作的假发重量轻，且与真发非常类似，但没有人类头发制作的假发贵。且合成头发制作的假发颜色选择更多，包括黑色、金色以及不太常见的粉色和绿色。但是缺点在于合成头发制作的假发没有人类头发制作的假发持续使用时间长。虽然合成头发制作的假发经最初清洗后，会恢复到原有状态，但是多次清洗和长期使用会使假发发生纠缠和缠绕。大多数合成头发制作的假发价格在 100 美元以下，持续使用时间为几个月到一年。最新型的、制作工艺更好的，价格更高的可能会持续更长的时间。

在购买发套时，除了考虑假发材质，还需要考虑需要覆盖的头发面积。应该告知患者假发的材质、基本构造以及佩戴方法。全秃或永久性脱发的患者，需要为其提供定制的发套。那些轻度脱发的人可使用发片。

在选择发套或发片方面，专业的假发设计师、造型师和零售商可以提供有益的帮助。这些专业人士除了为患者提供假发选择和佩戴方面的建议外，还能够为患者提供护理保养方面的建议，让假发使用效果达到最好。发套和发片的零售商包括从超级高档发廊到廉价方便的美容用品商店。假发有各种各样的，消费者也可以从网上购买。建议发套消费者在购买之间先去实体店试用后，再决定从网上购买。可以购买发套和发片的网站见表14.1。

表 14.1 购买假发网络资源

国家斑秃基金会：斑秃市场	www.naaf.org
爱之锁：帮助因疾病脱发的儿童	www.locksoflove.org
头发造型工作室 ® 假发国际公司	www.studiosf.com

一、发套结构

定制发套的制作方法是将数缕头发用手粘到基底处。手工制作的发套工作是劳动密集型工作，成本高，但制作出来的假发看起来很自然。成品可以从不同角度进行分类。假发也可以通过头发纬线来构造：在一端机器可以将多根线一起缝制，形成长长的头发幕。机器缝制的发套比手绑的便宜，但成品不会变形（见图 14.1）。

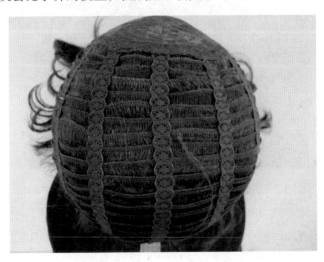

图 14.1 机器将人工合成头发缝制到基底形成的假发

将数缕通过纬线的方式将头发缝制到帽子上形成发套。假发帽标准大小的和专业测量定制的。标准大小的帽子使用范围最广，其框架是一个弹性网。弹性网上往往有弹力蕾丝，使发套成形。机器将纬线型头发缝在弹性网上，因此，假发上的头发纬线方向只能有一个且是预先计划好的。纬线覆盖基底部后就可去另外一个方向。无帽型发套与标准帽相似，但结构更开放。封闭型蕾丝只覆盖基底的关键部分，给予基底支撑。这种假发更轻、通透性更好，戴起来更舒适。最好的假发基底是由较薄凉爽的单丝材料制作，与头部形状相符。然后，头发往基底处手工缝制时，可以只将重要部分用手工缝制，也可以是全手工缝制，以提供最大的风格通用性（见图14.2）。有些假发的基底为单纤维丝，会非常薄，戴上假发后，自然头皮颜色会显露出来（见图14.3）。

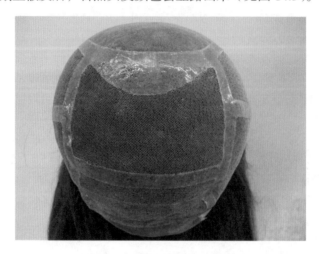

图14.2 带有防滑硅胶垫的手工缝制的蕾丝帽

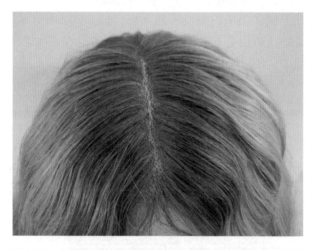

图14.3 假发前部帽部比较薄，可显露出头皮的自然颜色

大小合适的假发应该会牢牢地附着在头部，头部正常运动以及在一定风吹强度下不会掉下来。假发附着头皮的选择方法需考虑多种因素，这些因素包括舒适程度、风格和假发下面的头发数量。可以用夹子和梳子将可拆卸式发套夹到头皮上的头发（见图14.4）。其他附件方法包括黏合剂、双面胶带、硅胶条、纽扣和尼龙搭扣。发套可以每天在家拆卸下来或是使用特殊黏接材料与头皮形成半永久性黏着。黏接材料部分在使用时要十分小心，因为使用不当可能会对底层皮肤和头皮头发造成损害。将假发附着于头皮上，建议咨询专业人士。理想情况下，发型师能够安全地将发套和发片粘到头皮，以及安全地从头皮上拆卸下来，另外，还能够发现可能出现的各种问题，包括头发断裂和接触过敏，必要时，建议患者去咨询皮肤科医生解决头皮相关问题。

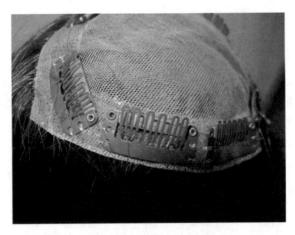

图 14.4 假发帽上的金属发夹

对于完全脱发患者来讲，可以考虑真空附着假发。只有在头皮处完全没有头发（全秃）时，这种假发才能附着于头皮。首先要根据患者头部做出模型，然后根据头部模型做出硅胶基底。为了匹配患者头发的天然颜色，需要仔细挑选优质的人类头发，然后将挑选好的人类头发附着到硅胶基底上。当假发放置在头部时，硅胶基底与头皮匹配程度非常高，且很舒适，不需要其他附件来帮助附着。真空假发制造商称，患者戴上这种假发后，可以从事各种运动和活动，包括游泳和坐过山车。一个全真空假发需要数月才能制作完成，且价格非常昂贵。

如果患者因疾病而导致脱发，在购买假发时，可能会有获得经济补助的资格。经济补助范围很广，包括免税和报销假发的全部费用。保险公司可能会要求医生详细说明脱发诊断的具体情况。对于斑秃来讲，需要将临床数据提交同行评审，这样患者有可能获得经济补助。当开具发套处方时，医生应该就"发套"做具体说明。在开具假发时，医生应该为"全发假体"开具处方。

二、发片

一般来说，发片不同于发套，因为发片只覆盖部分头皮。发片定义广泛，不同的人理解不同，这与个人理解有关。发片包括发批、头顶假发、长发和马尾辫。像发套一样，发片的制作材料可以是人类头发，也可以是人工合成头发，虽然人工合成头发制作的发片目前最常见。患者可以从高档假发沙龙、美容用品商店、购物中心头发配件商铺和网站购买发片。许多发片与发套的结构类似——数缕头发或是纬线头发附着在不同尺寸的编织型基底处。发片固定于头发的方法包括发夹、用针别住、胶带和胶水固定。将发片固定于头发后，需要对发片周围的头发进行造型处理。头发整合帽上纬线之间的距离比较大，这样自然头皮就可以从较宽的间隙中伸出来，与自然头发相混合。这样头发看起来会非常稠密。马尾辫和发批等其他发片可以用香蕉型夹、装饰发夹、头巾，甚至棒球和游泳帽等固定在头皮上。这些发片会使头发看起茂密，头发长度会增加，可随时拆卸下来。

发片对于那些局部头发变稀疏但仍然有一定头发密度的患者来说是一个合适的选择。例如，雄激素性脱发患者其颞部、额部或头顶处头发会比较稀疏，但颞部和枕部的头发密度可能足够。覆盖头发比较稀疏的发片颜色需要与自然头发颜色匹配，这样就可以与头发上的自然头发融合在一起，给人以无缝、自然的效果。可能需要专业的设计师来设计发片来达到这一效果。

三、男性假发

现代男性可以选择合适自己的发片来遮盖脱发，让头发看起来很自然。男性发片的制作方法与女性的制作方法相同——人工或机械将头发缝制到框架网或基底处。许多男性发片边缘材料为聚氨基甲酸酯，这样戴上假发后会感觉非常舒适。男性发片需要进行颜色出来并进行修剪，这样可覆盖住额部和头顶头发，枕部不覆盖。如果男性头发全部都掉光，可以使用发套。

男性发片可以通过夹子、梳子、黏合剂或双面胶固定到头皮上。很多黏合剂持续时间可达几天到几周。患者戴上假发后，可以游泳、用洗发水洗发以及像自己的头发一样做造型。然而，使用黏合剂时要谨慎，因为黏合剂可能会引起刺激、瘙痒或接触性过敏。很多黏合剂生产商建议在使用黏合剂之前在耳后做24～48小时的"皮肤贴片试验"，评价患者是否会有皮肤过敏反应。目前已有不同各种强度和宽度双面胶，可以根据预期使用时间和男性发片的类型进行选择。男性首次戴发片时，要向专业人士就修剪、头发造型以及固定方法进行咨询。

四、儿童假发

儿童并不是大人的缩小版。成人的发套和发片并不适合于儿童。另外，成人假发发型对于儿童来讲也不合适。为了解决这个问题，很多好的假发生产商会设计出适合儿童的假发，重量更轻，尺寸更小，基底结构更柔软。对于因斑秃、癌症、毛发生长初期松发综合征、烧伤等导致的脱发儿童，在购买假发时，可以申请经济补助。非营利性组织，例如：爱之所（Locks of Love）和美国国家斑秃基金会（National Alopecia Areata Foundation）会为18岁以下的儿童免费提供假发。

五、接发

接发是指在已有的发型基础上增加长度或数量，使接发后的头发与原来的头发完全不同。接发是将头发接到头皮上已有的自然发上。接发需要头皮上的自然发数量要足够且稳定性要强。有些患者病情发展无法预测（例如：斑秃），对于这类患者来讲，接发并不是理想的选择。

接发适合于所有种族和社会经济阶层的人。近年来，名人普遍通过接发，以跟上当前的时尚趋势。过去，发套会完全改变发型，但是接发可以在数小时内改变发型，且这种改变比较持久，看起来很自然。接发合适的话，在进行洗头、修剪染色、热处理的同时，还不会损害自然头发。很多女性选择暂时接发进行化学试剂造型和热烫，这样可避免对其天然头发造成损害。接发可以在不破坏发型的基础上进行处理。

像发片一样，接发的材料可以是人类头发，也可以是人工合成头发。接发是通过延长发的方式来出售。人类头发做的接发具有耐久性和弹性方面的优势。人类头发制作的接发可以与头皮上的自然头发一起进行清洗和做造型，这与假发与自然发连接方法有关。合成假发制作的接发比较便宜，颜色有多样，但是无法进行热烫造型和经常清洗。另外，合成假发制作的接发也没有人类头发制作的接发看起来自然。

接发成本差异很大。接发成本与使用的头发类型、固定方法以及达到理想效果所需要的时间。暂时接发可以用夹子将接发接到自然发上，价格会非常低，低至10美元，而由专业人士精心制作的，将一缕一缕延长发接到自然发上，价格会高达数千美元。流行媒体中接发的流行程度在增加，接发生产商正在不断研发出新的、更便宜的接发方法。

六、固定方法

接发最简单的固定方法是将延长发用塑料或金属夹固定到自然发上。接发价格低廉，易于使用，很少会对自然头发造成长期损害。接发时，头皮上的自然头发要分成整齐的几排，在头皮附近将头发绑好，在头皮上形成同心圆或玉米形状。一般来讲，未绑起来的头发与接发混合在一起，头顶的头发会自然垂落盖住扣子。扣子然后连接丁绑好的头发列，用颜色合适的线进行固定。这种固定方法可保持数月，当自然发的生长长度超过数厘米后，编织进去的假头发需要加固或是更换。另外，连接发可以用黏胶连接到捆绑好的自然发上。目前市场上已经有用于接发的黏胶，取下接发时，用药水清洗就可以。黏合接发不像缝制上去的那么牢固，保持时间不会太长。

接发的另一种方法是一小缕一小缕地连接。接发的方法有多种，但是目前最常用的方法是用合成聚合物、发蜡、胶水或塑料管将延长发与患者的真发连接到一起。类似于胶枪的一种加热仪器，将延长发熔化后，与患者的真发融合到一起。一些角蛋白基聚合物不需要熔化，因此对患者真发的损害较小。连接到一起的头发可保持数月，可常规地进行清洗和做造型。可以用加热仪器或药水将接出来的头发取下来。这种接发法需要咨询专业人士，且价格往往会非常高。

七、编织法

虽然从传统上来讲，人们认为许多头发编织法不是一种接发方法，但是编织法可以将人类头发或人工合成头发与患者的直发连接到一起（见图 14.5）。编织接发法能够确保所有的辫子宽度和长度一致。目前有多种编织法，且有多种材料使编织接发的效果很自然。"盒型"－编织接发可以用人工合成头发，延长发的发干某端为编织部位。编织好后，为了防止解开，编织部位末端可以用火焰或开水将其融合到一起。微小辫通常比较细，末端为松弛状态，微小辫末端是人类头发或人工 / 人类混合头发制作的混合发。在一些编织类型中，为了达到理想的发质效果，棉纱等材料也会被编织进去。

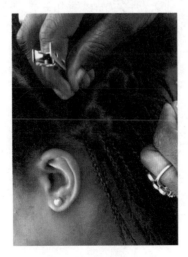

图 14.5 编织接发法

第四节　套发和接发相关问题

虽然脱发患者可选择头套和接发来解决问题，但是使用头套和接发也会带来一些问题。在做皮肤病全面检查时，必须把头套取下来，仔细检查头皮。有报道称头套使用时间达到 30 年，患者头皮会发生鳞状细胞癌[3]。另外，有研究报道称将假发固定到头皮上时使用的黏胶、胶带和黏合剂会引起过敏性接触性皮炎，需要做这些物质的皮肤过敏性试验[4-6]。接发中假头发与患者真发需要直接连接，如果连接或取下时不恰当，就会对患者真发的发干带来损害。应该向熟悉接发的专业人士咨询如何正确护理保养接发。编织接发时，如果太紧，可能导致患者真发断裂[7]，拉扯性毛囊炎[8]以及不可逆的拉扯性脱发[9]。接发应整洁牢固，但编织接发时不要太紧，以免头皮之后发生疼痛。编织方向应经常改变或释放，以避免长时间的单向张力。为了保持发型的完整性，许多人减少了洗发频率。如果患者头皮容易发生脂溢性皮炎，头套或接发下方的头皮清洗不足可能会加重脂溢性皮炎。患者应该经常洗头，必要时使用棉签或软刚毛牙刷清洗头皮。如果因头套使用或接发导致头皮出现了异常或是异常情况延长，需要咨询皮肤科医生。

第五节　头发化妆品

对于脱发轻微或的局部脱发的患者来讲，脱发最严重的部位往往是额部和头顶处。随着头发密度下降，头发之间的空隙会增加，头皮会更加明显。目前市场上已经有销售的头发化妆品用来遮盖头发稀疏部位。头发化妆品会降低头皮颜色和头发颜色之间的对比度，使头发稀疏部位不那么明显。使用头发化妆品的合适情况是头发密度下降，但仍有足够的头发遮盖头皮。目前头发化妆品已有几种，根据需要头皮的遮盖程度进行选择。很多生产商生产出了头发颜色的角蛋白纤维，可以喷洒到头发稀疏部位。其他方法是用眼线笔给裸露头皮着色，涂抹带有颜色的乳液或黏土型化妆品。头发化妆品容易使用，要看起来比较自然，需要多练习。头发化妆品弄湿后可洗干净，需要每天使用。大多数头发化妆品都比较安全，一般不会引起刺激反应。

眉毛和眼睫毛可以保护眼睛免受空气中颗粒、汗水和环境光的影响。对于斑秃来说，眉毛和眼睫毛脱落可能会给身体带来不适的同时，还会让人看起来比较难看。大多数人会选择化妆品来掩盖眉毛和眼睫毛损失的问题。可以使用眉笔、文身和模板装饰眉毛，使眉毛看起来很真实自然。目前市场上还有一种背衬网面有黏胶的假眉毛。目前有由人类毛发或人工合成毛发制作的假眼睫毛，用皮肤黏合剂粘贴即可。也可以在眼睑上进行文身，但这需要专业人士来操作，且需要谨慎小心。

第六节　结　论

　　头套、发片和遮盖头皮的化妆品能够对脱发患者提供帮助，且非常重要，但尚未得到充分应用。医疗专业人士需要对各种头发替代品了解熟悉，在合适时机为患者介绍相关产品及其获得途径。

参考文献

［1］Dekio S, Jidoi J. Hair low-sulfur protein composition does not differ electrophoretically among different races. J Dermatol. 1988;15:393-6.

［2］Kamath YK, Hornby SB, Weigmann HD. Mechanical and fractographic behaviours of Negroid hair. J Soc Cosmet Chem. 1984;35:21-43.

［3］Ergun O, Sahin C, Karabacak E, et al. Squamous cell carcinoma on the scalp after use of a wig for 30 years. J Cutan Aesthet Surg. 2013;6:237-8.

［4］Torchia D, Giorgini S, Gola M, et al. Allergic contact dermatitis from 2-ethylhexyl acrylate contained in a wig-fixing adhesive tape and its 'incidental' therapeutic effect on alopecia areata. Contact Dermatitis. 2008;58:170-1.

［5］Wakelin, SH. Contact anaphylaxis from natural rubber latex used as an adhesive for hair extensions. Br J Dermatol. 2002;146:340-1.

［6］Cogen FC, Beezhold DH. Hair glue anaphylaxis: A hidden latex allergy. Ann Allergy Asthma Immunol. 2002;88:61-3.

［7］Grimes PE. Skin and hair cosmetic issues in women of color. Dermatol Clin. 2000;18:659-65.

［8］Fox GN, Stausmire JM, Mehregan DR. Traction folliculitis: An underreported entity. Cutis. 2007;79:26-30.

［9］Mirmirani P, Khumalo NP. Traction alopecia: How to translate study data for public education—closing the KAP gap? Dermatol Clin. 2014;32:153-61.

第十五章 皮肤科医生进行的头发移植

Ronald Shapiro, Valerie D. Callender 和 David S. Josephitis

> **要点**
> · 美国每年头发移植病例超过 110 000。
> · 医生观察发现 1 ～ 3 个毛囊上会有头发在自然生长，因此，出现了毛囊移植。毛囊单位移植是一个革命性的进展。
> · 医生需要了解脱发的各种类型以及通过移植来解决各种脱发。
> · 在炎症性瘢痕性脱发部位进行移植存在争议。

第一节 脱发的社会影响

虽然脱发者会欣然接受脱发的事实，但对于很多人来讲，脱发是严重的社会和心理压力导致。历史上也有脱发治疗的相关记录。古埃及的一份纸莎草纸卷轴记录到鳄鱼和河马脂肪组成的药膏是治疗脱发的方法之一。我们都非常熟悉萨姆森和黛利拉的故事，其中最著名的是"头发等于男子气概"这个故事[1]。

在现代社会，有超过 50% 的男性和超过 30% 的女性都有不同程度的脱发问题[2-4]。治疗各种脱发每年花费超过 20 亿美元。脱发会使人的美貌程度下降，其他任何一个美学特征在改变一个人的外表方面没有脱发强。

皮肤科医生和其他医生往往需要对脱发情况进行评估。除了为了发现导致脱发的原因外，患者想要了解如何来解决脱发问题。头发移植已经成为治疗脱发的重要工具。国际毛发修复外科学会（International Society of Hair Restoration，ISHRS）估计仅仅美国每年头发移植病例超过 110 000。头发移植病例是美国男性美容手术中的第二个手术[5]。

第二节 头发移植有效的原因

男性型脱发（male pattern baldness，MPB）又称为雄激素性脱发（androgenetic alopecia，AGA）是毛囊内雄激素二氢睾酮（androgen dihydrotestosterone，DHT）导致。

雄激素二氢睾酮是睾酮在 5α–还原酶作用系下代谢而来。易感头皮毛囊内有 DHT 时，生长出的头发就会变细变短，经过几个头发生长周期后，就会导致脱发。MPB 严重程度的差异很大，包括从发际线的轻度后移到完全秃顶。毛囊对 DHT 敏感性是由基因决定的，这就解释了易感个体之间脱发严重程度的差异性。然而，即使在最严重的脱发中，脱发也不会发生在马蹄形发圈（枕部和颞部外侧边缘），因为这些部位的毛囊对 DHT 不明感，DHT 对毛囊没有效果。

Norman Orientreich 于 1950 年首次在美国为多名 MPB 患者进行了头发移植[7, 8]。他证实，从马蹄形发圈供发区提取毛囊后，将其移植至头顶脱发区后，移植的毛囊会继续生长，且不会脱落。从供发区提取毛囊即使移植到受发区仍然对 DHT 不敏感，Orientreich 认为这可能就是"供发区头发主导优势"，能够让移植后的头发继续生长，但受发区头发不具备这种特征。

需要指出的是只有特定区域的供发区头发在移植后继续生长，这种头发数量是有限的。供发区头发数量有限这个概念在头发移植中很重要，因为这限制了受发区所能达到的头发密度。

Orientreich 虽然证明将头发从供发区移植到受发区后，头发仍然能够生长，但是最初头发移植手术后，头发看起来不是很自然，因此，开始时，头发移植手术进行得比较少。为了让移植后生长出来的头发看起来比较自然，头发移植手术不断得到改善，移植手术后的头发越来越自然，头发移植手术进行得也越来越多。

第三节　头发移植术史

一、最初技术：标准环钻冲压毛发提取方式移植术

从 1950 年到 1980 年初，公众唯一了解的头发移植手术就是 Orientreich 推广的移植手术，该手术称为"标准环钻冲压毛发提取方式移植术"（见图 15.1a）。该手术方法是用 4 mm 的圆形活检环式钻刀在供发区切取直径较大的圆形毛发移植物。每个移植物的大小与铅笔橡皮差不多，包含 20～30 个毛囊。在需要移植头发的部位用圆形活检环式钻刀切出圆形受发区。每次可以安全地移植 50～100 个移植物。该移植技术会导致"洋娃娃头样"外观，看起来很不自然，这通常与过去的移植技术有关。这种直径较大的圆形毛发移植物的切取会给供发区带来不良后果，枕部会呈现出伤痕累累的棋盘图案特征。这种标准环钻冲压毛发提取方式移植术已经淘汰了，不再用于治疗 MPB。不幸的是，我们周围仍然可以看到做过这种移植手术的患者，而人们误认为这些患者采用的手术方式是当代的头发移植手术。

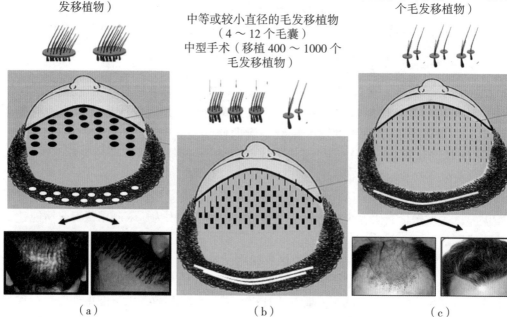

较大直径的毛发移植物（15～24 个毛囊）
小型手术（移植 50～100 个毛发移植物）

中等或较小直径的毛发移植物（4～12 个毛囊）
中型手术（移植 400～1000 个毛发移植物）

微型 FU 毛发移植物（1～4 个毛囊）
大型手术（移植 1500～2500 个毛发移植物）

（a）　　　　　　　　（b）　　　　　　　　（c）

图 15.1　头发移植手术发展史

（a）标准环钻冲压毛发提取方式切取较大直径的毛发移植物（15～24 个毛囊），然后进行小型移植手术（移植 50～100 个毛发移植物），这种手术方式会让供发区和受发区看起来非常不自然。（b）小型 - 微型移植术是切取中等或较小直径的毛发移植物（4～12 个毛囊），然后进行中型移植手术（移植 400～1000 个毛发移植物），供发区头发切取后呈现线性外观。（c）在显微镜下切取微型 Fu 毛发移植物（1～4 个毛囊），然后进行大型手术（移植 1500～2500 个毛发移植物），结果更自然

二、小型 - 微型联合移植术

为了使头发移植手术效果更自然，切取的移植物直径更小。从 20 世纪 80 年代末到 90 年代初这段时间，称之为小型 - 微型移植术的术式已经成为当时标准的头发移植术（见图 15.1b）。毛发移植物的每个移植物只有 4～12 个毛囊，受发区是狭缝样小型切口，而不是圆形切口。狭缝样小型切口标志着血管创伤减少，这样，在一次手术中可以移植更多的移植物，并把这些移植物更加紧密地放置在一起。每次手术需要移植的移植物数量增加至 400～800 个。移植物获取技术也得到了改进。头发移植物切取不再采用圆形切取方式，而是采用条状切取方式。这种手术方式会使供发区留有的瘢痕较少，留下的瘢痕为线型，而不是棋盘型。

三、毛囊单位移植术

毛囊单位移植术（follicular unit transplantation，FUT）（见图 15.1c）是一个革命性的进步。医生观察发现 1～3 个毛囊可以形成一个小型自然单位，在这个单位上会有头发在自然生长，这个单位成为毛囊单位（follicular units，FU）（见图 15.2）。在这个观察结果上，医生就开始利用显微镜来获取含有 1～3 个毛囊的移植物，这样不会让毛发自然生长组受损[9, 10]。在需要移植头发的地方用微型刀片做微型受发区为移植做好准备，微

型受发区造成的血管创伤比以前的手术要小得多。训练有素的外科医生每次手术移植毛发移植物的数量会较多，且能够将这些移植物较紧密地放置在一起。FU 移植物的数量应在 1000 ～ 4000，具体数量根据需求以及需要治疗的面积大小来确定。这是首次在移植过程中，将移植物紧密地放置在一起，模仿毛囊自然的排列方式，这样，手术效果会完全自然，不会检测到不自然的地方。FUT 成为最先进的头发移植方式，也是目前最先进的手术方式，直到今天仍然在应用。

FUT 手术主要有两种方法：①传统的"条状 FUT 法"，在供发区初步获取条状头皮组织，然后再将条状头皮组织经过处理，形成头发移植物；②使用毛囊单位提取（follicular unit extraction，FUE）法获取 FU。操作方法是用微穿孔机一个一个得获取 FU。这两种方法的主要差别在于获取供体移植物的方法不同，其他大体相同。

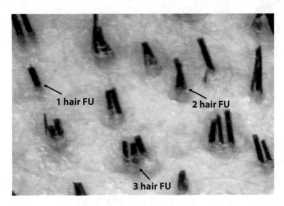

图 15.2　在放大条件下，可以观察到头发的自然生长单位，这个单位称为毛囊单位，一个毛囊单位内包含 1 ～ 4 个毛囊

四、传统条状 FUT 法

传统条状 FUT 法主要分为四步：①供体获取；②移植物准备；③受发区制作；④移植物放置。

步骤 1：供体获取

获取供体的目标是在供发区切取头皮组织，在切取时，一定要注意要限制横切，否则会浪费有限的毛囊组织。另外，供发区遗留的瘢痕要尽可能的小，尽可能无法观察到。用刀片切取一个条状头皮（见图 15.3 α）。要注意入刀角度，入刀角度要与毛干平行，尽量减少横切以及对毛囊单位的损害。目前已经研制出促进毛发生长闭合法，这种方法会使瘢痕减小[11]。使用这种闭合法后，一侧伤口边缘上的上皮就会被去除，会将毛干的一个末端暴露出来。希望伤口在缝合后，发干会从瘢痕处生长出来，掩盖住瘢痕。

需要注意的是要在供发区，也就是马蹄形发圈（永久性边缘区）内切取条状头皮组织，这是因为在该区以外的地方获取移植物后，随着时间推移，移植物会逐渐减少。有些患者头皮面积较小，供发区的宽度会较窄，安全获取移植物的面积会较小。一般来讲，如果患者供发区头发密度低，头皮面积较小，不建议采用条状法获取 FU，因为这样获取的 FU 较少。

步骤 2：移植物准备

通过两部将切取的条状头皮组织做成移植物。第一步也是最为重要的一步称为"切片法"，也就是将条状头皮组织切成薄片，每个薄片的宽度为一个 FU（见图 15.3b）。切薄片的过程就像将一个长条面包切成薄片。在这一步中要使用解剖显微镜，以避免横切。再对这些薄片进行切割，形成含有 1～4 个头发的 FUs（见图 15.3c）.

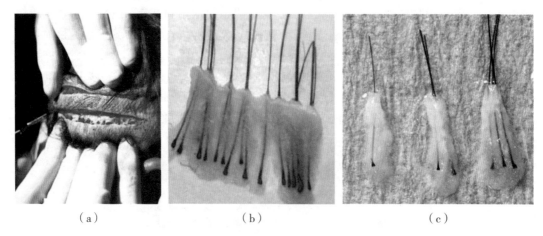

（a） （b） （c）

图 15.3 供体获取和移植物准备。（a）用刀片切取一个条状头皮组织。（b）在显微镜下，把条状头皮组织切成薄片。（c）对薄片继续加工，作成含有 1～3 根头发的 FU

步骤 3：受发区制作

受发区切口宽度为 0.65～1.2mm 不等，较小的切口放置 1～2 个 FUs，较大的切口放置 3～4 个 FUs 或卷发（见图 15.4a）。在做受发区时，医生要尽可能模仿毛囊自然的方式。这就意味着入刀角度和方向要与头皮上毛囊相同。如果需要移植的部位有毛囊，只是头发稀疏而已，医生制作受发区时要谨慎，避免横切以及损害原有的毛囊。

步骤 4：移植物放置

移植物的成功放置是头发移植手术中的关键一步。这个步骤中，移植物会受到损伤，进而引起头发生长不良，发生这种问题的风险较高。将大量微型移植物放置到小切口处，且不会损伤移植物，技术难度较大。使用细尖端的微型珠宝钳来夹取 FU 移植物，然后轻轻将其放置到切口处（见图 15.4b）。在这个步骤中要使用手术放大镜，避免损伤移植物。

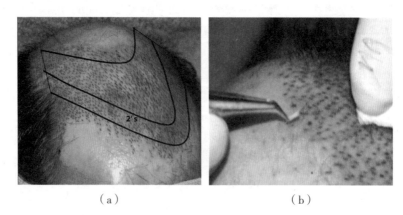

（a） （b）

图 15.4 受发区切口。（a）用小针作受发区切口，切口排列方式要自然，周围的切口要放置含有 1 根头发的移植物，中央的切口要放置较大的移植物。（b）用珠宝钳将移植物放置到受发区切口内

术后过程

一般来讲，这个手术非常安全，几乎不会有术后问题。约 20% 的患者会有前额水肿问题，通常会持续 3 天。某些患者会发生术后毛囊炎，也可能会出现少量出血、感染和供发区不适问题，但这些问题较罕见。通常情况下，这些问题都比较轻微，容易治疗。

约 20% 的患者会出现所谓的"冲击脱发"，也就是休止期脱发。这里所指的休止期脱发是指在受发区在移植手术前会有低密度头发，移植手术时，会有一部分头发受到损伤，发生休止期。这种脱发是一种暂时性脱发，之后会再次生长。然而，有时会出现冲击头发不再生长的问题。如果患者只是发生提前脱发，头发稀疏部位的头发数量仍然客观，发生冲击脱发的风险更高。冲击脱发女性更为常见。如果患者在需要移植的部位仍然存在头发，要告知其发生冲击脱发的可能性。

手术时间轴如下。在手术后 2 ～ 3 周，受发区移植毛囊会褪去，在这个阶段，患者头发特征与手术前类似。大约 3 个月的时候，毛囊会长出来，3 ～ 6 个月时，会看到明显改善。此时大部分患者会看到 60% 的效果。到 1 年时，效果会持续改善，之后，改善效果通常会减弱。

五、毛囊单位提取法

FUE 与上述传统的条状 FUT 法的主要区别在于从供发区获取移植物的方法（见图 15.5）。在 FUE 中是使用较小的微型环切机获取单个的 FU 移植物。使用直径为 0.8 ～ 1.0 mm 的环切刀在毛囊上半部分做环形切口，然后直接向上提，在头皮上留下微型孔。然后重复这个过程直至获取到做一次移植手术足够的移植物[12]。一旦得到移植物，两种方法的其他步骤（受发区制作和移植物放置）基本上一样。这两种方法的区别在于供发区的外观和获得的移植物数量和脆弱性（见图 15.6）。

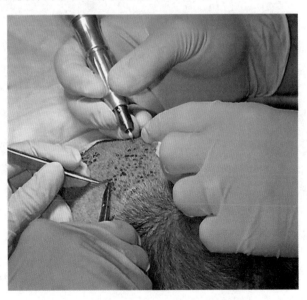

图 15.5　使用具有机动装置的 FUE 来提取移植物

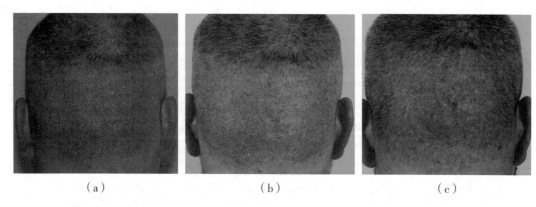

（a） （b） （c）

图 15.6 （a）移植物刚提取后的供发区；（b、c）移植物提取 10 天后的供发区

1.FUE 的优势

FUE 的主要优势在于不需要在供发区做线状切口，因此，不会留下线性瘢痕。一般来讲，传统条状 FUT 法导致的线性瘢痕非常细，供发区剩余的头发很容易会将瘢痕隐藏处，尤其是当线性瘢痕小于 1 cm 时。然而，有时线性瘢痕可能会比较宽，隐藏难度会比较大。因此，想要或是需要将头发保持非常短时（例如：军人、警察、演员和青少年），就需要采用 FUE 法来获取移植物。另外，出现明显瘢痕风险较高的患者，例如，头皮比较紧，比较僵化或是先前有手术瘢痕史的患者，采用 FUE 法对这类患者有益处（见图 15.7）。采用 FUE 法最常见的情况之一就是采用 FUE 法获取移植物，将其直径放置在旧的受发区切口瘢痕处，可掩盖旧的条状瘢痕。

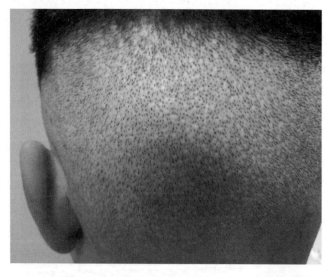

图 15.7 有时可看到 FUE 法提取移植物后留下的白色圆形瘢痕

可以使用 FUE 法从供发区以外其他身体部位获取毛囊移植物，例如：胡须部位、躯干和四肢，该手术称为体毛移植术（body hair transplant，BHT）。BHT 的使用具有争议性，因为毛发生长不一致（除了胡须部位外），且往往移植后毛发生长效果差，无法达到理想效果。因此，一般情况下，当头皮处的毛囊供体耗尽，且头发稀疏部位需要移植头发时，才会考虑使用 BHT 法。

2.FUE 的不足

大多数医生认为通过传统 FUT 法获得的移植物数量和质量都优于通过 FUE 法获得移植物。FUE 法获取移植物的质量较差，主要是因为横切率较高。然而，多年来，随着技术的进步，FUE 法的横切率得到了极大改善，目前可低至2% ~ 3%，这与传统 FUT 法类似。然而，FUE 法获取的移植物比 FUT 法获取的移植物的脆性要大，因为，FUE 法在获取移植物的过程中，会将一些保护组织剥离掉。因此，这种方法获取的移植物更容易脱水、受伤以及头发生长效果差（见图15.8）。

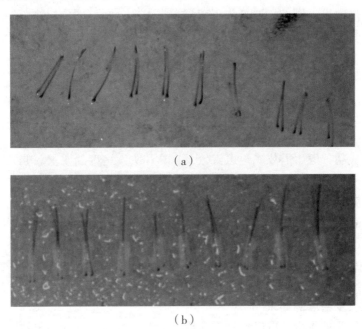

图 15.8　FUT 移植物和 FUE 移植物上保护组织的对照

（a）FUT 移植物；（b）FUE 移植物中根部暴露

FUE 法获取移植物的数量要少于传统 FUT 法获取的移植物数量，这是因为传统 FUT 法可以从整个供发区上获取移植物，而 FUE 法中，至少 50% 的移植物不能提取，避免形成脱发斑块。有些患者需要大量的移植物，以使稀发区或秃发区头发的密度增加，FUE 法获得的质量和数量方面都有所不足，因此很多人不太愿意选择 FUE 法。随着技术的进步，FUE 和 FUT 之间的差异逐渐在缩小，总有一天，FUE 和 FUT 两者不再会有差异。

人们有时认为 FUE 是一种非侵入性留瘢较少的一种手术方式，如果想要的话，可以将头发剃光，其实这是一种误解。FUE 法虽然不会导致线性瘢痕，但会导致数千个微型圆形瘢痕，某些患者在供发区会出现明显的白色圆点或被虫蛀的外观，医生要告知患者这一点。

FUE 的最后一个不足之处是在提取 FUs 移植物之前要将这个供发区剃光。对于很多患者来讲，头发剃光会带来美观问题。

六、头皮减缩术、皮瓣术和组织扩张术

头皮减缩术、皮瓣术和组织扩张术是用于治疗秃发的其他手术方法。这些手术侵略性更大，引发疾病的风险更高，手术效果往往不自然。随着 FUT 技术的出现，因为外貌原因，且由于引发疾病的原因，这些手术已经不受欢迎了。然而，这些手术在重建和治疗严重创伤性脱发方面仍然占有一席之地，不应被遗忘。严重创伤性（烧伤、事故、先天性异常等）脱发会使人的颜值严重下降，影响社会交往，会使生活质量下降。严重创伤也会导致患者身体机能下降。在头发移植术中，往往会联合头皮减缩术和皮瓣术，达到最佳的治疗效果。例如，通过头皮减缩术将大部分瘢痕部位切除，移植术会使留下的部位最终看起来比较自然。

第四节　决定手术成功的因素

为了手术成功，医生需要满足患者效果自然和头发密度的要求。如果达成了这些目标，意味着手术成功了，患者也会满意。

一、满足效果自然的要求

大部分患者希望在做完手术后，其他人近距离观察不会发现手术痕迹。他们不希望其他人知道自己做过手术。目前，训练有素经验丰富的外科医生将含有 1～3 个头发的 FU 移植物移植到受发区后，大部分患者就会达成这个目标。医生需要具备自然脱发的类型方面以及治疗脱发的头发移植手术方面的知识和技能。

二、满足头发密度的要求

头发密度的要求是指秃发区经过手术后有头发，且需要达到一定的密度。因为移植物供体数量有限，所以要达到患者的头发密度要求，难度较大。移植物供体数量往往要比秃发区最初的头发数量要少，尤其是那些广泛性脱发患者。因此，即使医生的移植技术完美且移植后的头发会 100% 生长，秃发区经治疗后的最终密度也会有最高限值，且不同患者之间，这个值有所不同。能达到的头发密度与下列因素有关：

（1）能从供发区获取到的 FU 移植物数量。如果患者头发密度低，FU 移植物数量可低至 4000；如果头发密度高，FU 移植物数量可低至 8000。

（2）脱发的严重程度。脱发的严重程度包括发际线轻度后移（2 型 Hamilton 脱发）这种轻度脱发一直到前额和顶部的完全脱发（7 型 Hamilton 脱发）。

（3）将来脱发的可能性。患者越年轻，将来脱发的风险就越高。制定手术计划时，一定要将将来脱发的可能性考虑在内。

（4）头发特征，例如：直径、弯曲度和颜色。通常情况下，对于浅肤色患者来讲，直径较大、卷曲且颜色较浅的头发更容易达到头发密度要求，而头发纤细、笔直的黑发不容易达到头发密度要求。

大部分患者有足够的头发移植物，能够将保留有发际线的额部其 2/3 的头皮上移植上头发。有大量头发移植物的其他人能够不同程度地恢复头顶部头发密度。移植物供体数量有限者根本做不到这一点。不幸的是，要做头发移植的大多数男性患者一开始的要

求就是手术后整个头皮上都要覆盖上浓密的头发，且发际线要恢复到青少年那样。如果供发区可提供的头发移植物较少，而想要达到这种目标，治疗结果与目标之间的差距就会非常大。

第五节　确定切合实际的目标

像其他美容手术一样，确定切合实际的目标和良好的手术技能一样重要，这样能够确保患者满意，以及手术成功。在头发移植术中，预测并告知患者术后可能会达到的头发密度以及头发覆盖部位的相关情况是最难以习得的技能之一。即使手术完全成功，如果手术结果与所预期的有差距，患者还是会不满意的。为了确保患者的期望切合实际，需要采取以下措施：

（1）检查患者供发区头发移植物供给情况、需要移植区、头发特征以及将来脱发的可能。

（2）根据上述信息，确定患者术后实际可能达成的头发密度和覆盖目标。

（3）要告知患者这些信息并确定的期望。

（4）如果患者的期望切合实际且可以达成，可以安排手术。

（5）如果患者的期望不切合实际且无法达成，不要安排手术。

头发移植外科医生一定要了解身体畸形恐惧症（body dysmorphic disorder，BDD）并能够识别出该疾病。BDD是一种精神疾病，患者对其外表的轻微缺陷或幻想出的缺陷过度关注。这种过度关注会显著影响患者的人际能力和工作能力。如果能通过美容手术纠正这种"缺陷"，就能够发现另外一种幻想出来的"缺陷"。BDD患者会来咨询美容科医生，包括头发移植术外科医生，这种情况常见，因此，医生能够识别出这些患者，因为他们不适合做头发移植术。

第六节　毛发移植术的实际应用

一开始只能用直径较大的移植物，毛发移植术大多数是用于治疗MPB。然而，FU移植术的出现，适应证范围扩大了。目前，毛发移植术可用于治疗面部小面积脱毛的地方，例如：眉毛、眼睫毛、胡须。其他适应证包括事故、烧伤或手术后头皮上留下的瘢痕。毛发移植术甚至还可以用于治疗某些类型的原发性瘢痕性秃发和炎症性秃发，尽管目前仍存在争议。本部分我们将会讨论毛发移植常见的应用以及不太常见的应用。

一、男性型秃发

男性型秃发（male pattern baldness，MPB）（见图15.9）又称为AGA，是导致男性脱发的常见原因，是进行FUT术最常见的适应证。只要患者预期切合实际，且供发区能够提供足够的移植物，大部分男性患者术后都会取得良好效果。

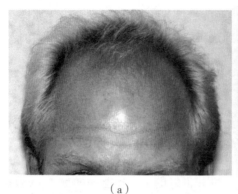
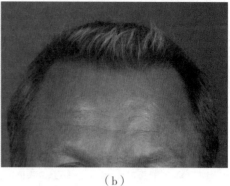

（a） （b）

图 15.9 典型的男性型脱发：（a）术前；（b）术后

二、女性型秃发

女性型秃发（female pattern hair loss，FPHL）（见图 15.10）是发生率比人们认为的要高。Norwood 研究发现在年龄超过 30 岁的女性人群中，女性型秃发的患病率高达 30%[13,14]。其中一个原因就是人们没有意识女性在掩盖秃发方面很擅长，方法包括使用各种发型、产品和发片。在我们社会中，男性秃发接受程度较高，认为男性秃发是一种"正常"现象，而女性秃发社会接受程度低。女性患有 FPHL 时，会认为是"不正常"，且会感到不适，进行毛发移植术的女性数量在不断上升。

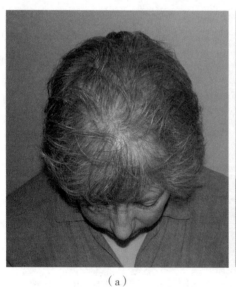
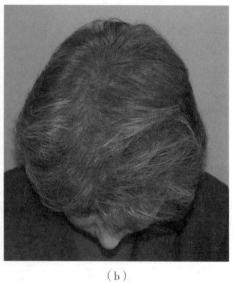

（a） （b）

图 15.10 典型的女性型脱发：（a）术前；（b）术后

FPHL 与 MPB 的不同之处在于 FPHL 中发际线通常不会后移，是整体头皮上头发弥散性变得稀疏。Ludwig 制作一个量表，通过该量表可以将 FPB 分为三型：Ⅰ型、Ⅱ型和Ⅲ型，从Ⅰ型到Ⅲ型逐渐加重。Olsen 用"圣诞树"来描述这种脱发模式，脱发是从"较宽部分"开始，之后是前额发际线处最宽的部分，随后逐渐变窄，边缘形成锯齿样外观，更靠后[15]。

女性患者是否适合做毛发移植术，还需要解决女性所特有的问题。首先，女性脱发更有可能是其他原因导致。如果有症状体征提示脱发是内分泌、代谢或皮肤疾病导致，要查明病因，进行针对性治疗。另外，需要注意的是，情绪或身体上严重压力会引起休止期脱发，导致暂时性脱发，要排除这种可能性，有时可能需要通过实验室检查和头皮活检来确定导致脱发的原因。然而，选择进行头发移植的大多数女性患者一般是因为FPHL，很少是因为其他原因。

女性比男性更容易发生术后冲击性脱发。在毛发移植手术中，头发上原有头发在局部应力下会进入静止期，发生休止期脱发，这种脱发就叫术后冲击性脱发。男性发生术后冲击性脱发的风险为 10% ~ 20%，女性发生术后冲击性脱发的风险更高为30% ~ 50%。通常来讲，术后冲击性脱发是一种暂时性脱发，一般发生在术后 2 ~ 3 个月，4 ~ 6 个月后就会得到缓解。然而，有时这种脱发不会完全缓解，会导致头发密度下降。在术前，要告知女性患者这种情况。

与 MPB 一样，女性 FPHL 患者也可以做毛发移植术，术前，要确保女性患者的期望要切合实际，且有足够的头发供体。严重脱发的女性患者（Ⅲ型 Ludwig 脱发）其整个头皮（包括供发区）上的头发上都非常稀疏。如果是这种情况的话，患者就没有足够的头发供体来做毛发移植术。另外一种极端情况是，女性脱发非常轻微（Ⅰ型 Ludwig脱发），这类患者也不适合做毛发移植术。这是因为将毛发移植到轻度脱发部位会导致头发更加稀疏，其原因是手术本身会导致受发区原有头发减少，且减少量会大于移植后长出来的头发数量。中度脱发的患者（Ⅱ型 Ludwig 脱发）最适合做毛发移植手术，这是因为中度脱发时，头皮会明显暴露出来。这些女性患者的治疗目标比较切合实际。所有脱发患者都希望自己的头发能够尽可能茂密，脱发区的头发密度能够适度增加，从而更好地染色。

三、女性异常高的发际线

通常情况下，女性发际线异常高会导致另外一种情况，那就是前额看起来会比较大（见图 15.11）。这可能是遗传因素导致，也有可能是提眉术导致。炎症性疾病，例如：前额纤维化脱发（frontal fibrosing alopecia，FFA），导致的脱发会在后文进行讲述。女性患有炎症性疾病时，如果向上梳头发或是梳马尾辫时，患者会感到不适，且往往会留有刘海。毛发移植术是使发际线降低的良好方法。在设计发际线时，发现女性发际线与男性的发际线差异很大。女性的发际线更低，且更圆，而男性额部和颞部的发际线更靠后。降低发际线的另一种方法是发际线皮瓣术，操作方法是将一块秃发头皮切除掉，发际线就会降下来[16]。

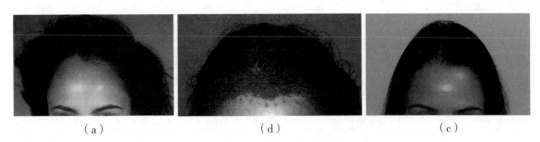

|（a）|（d）|（c）|

图 15.11 使女性较高的发际线降低。很多女性脱发后都希望异常高的发际线能够降低，可通过毛发移植或发际线手术做到这一点。（a）术前；（b）术后；（c）最终外观

四、眉毛

眉毛在面部容貌方面发挥重要作用（见图 15.12）。很多女性以及某些男性会因为眉毛变稀或全部脱落来就诊。随着 FUT 技术的进步，可以将眉毛恢复，使其看起来比较正常[17]。外伤（如烧伤、撕裂等）、疾病（如甲状腺功能减退、遗传疾病和前额纤维化脱发）都会导致眉毛脱落。如果患有强迫性拔发障碍，长期进行拔毛，也会导致眉毛变秃。需要注意的是，患者在进行毛发移植前，一定要治疗导致脱发的疾病。确保治疗疾病后，眉毛上原有毛发有足够的时间来生长。术前进行永久性文眉并不是毛发移植术的禁忌证，因为眉毛生长起来后要遮盖住文身。如果想去除文身，要在毛发移植术之前进行。如果文身位于正常眉毛范围外，需要通过手术手段将其去除，这样会留下一个较细的瘢痕线，移植后的头发生长出来后会将其掩盖。要告知患者，移植后的眉毛会长得比较长，就像正常头发一样生长，因此，需要对眉毛进行修剪，使其保持正常的长度。如果术后，眉毛的性状不是患者所要的，可以用电刀做造型。大部分患者术后效果非常好，患者也非常满意。

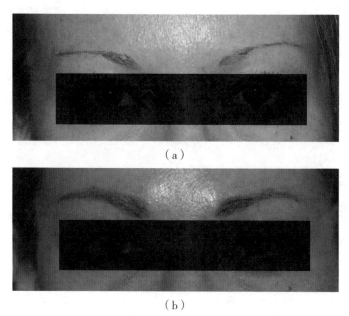

（a）

（b）

图 15.12　眉毛修复，长期拔眉毛会导致眉毛脱落。（a）术前；（b）术后

五、眼睫毛

眼睫毛（见图 15.13）是一个重要的解剖结构，具有重要功能，保护眼睛免受伤害（例如：防止灰尘和沙砾进入眼睛）。疾病或外伤或导致眼睫毛全部脱落，通常情况下，眼睫毛移植术就会为了让眼睫毛重新长出来，恢复原有的功能。另外，有些人眼睫毛稀疏并不是疾病或外伤，这些人做眼睫毛移植术是为了提高颜值。眼睫毛移植术可能会引发一些问题，例如：眼睑感染、眼睑扭曲、睑板损害、倒睫使角膜受到损害，这些损害使得眼睫毛移植术的适合性受到质疑。然而，随着眼睫毛移植术的进步，医生提高了对眼睫毛方向的控制，且向眼睑边缘移动移植物时更轻柔。医生在新技术方面经验越来越丰富，人们对眼睫毛移植术提高颜值这种做法的接受程度越来越高，争议越来越小[18]。

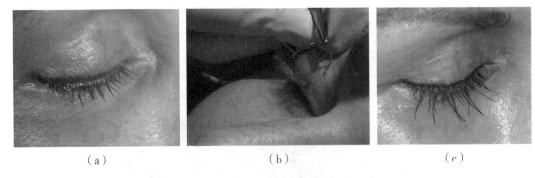

（a） （b） （c）

图 15.13 眼睫毛移植术

目前，眼睫毛移植术可用于治疗外伤或疾病导致的眼睫毛脱落性功能缺陷，这种手术将来可用于提高颜值。

（a）术前；（b）术中；（c）术后

（图片来自 Bauman Medical）

比马前列素是一种用于治疗青光眼的局部类前列腺素眼液，已有研究证实，该药物能够能刺激睫毛的生长，在治疗少毛症方面安全有效。

六、胡须

很多男性面部胡须上有秃发或胡须稀疏（见图 15.14）。FUT 是改善这种情况的理想方法。正常情况下，胡须处，一个毛囊单位内含有 1 根毛发，且该毛发比较粗，且粗糙。在枕部供发区处的头发也不会像胡须那样粗。因此，为了匹配较粗的胡须，需要移植含有 2 根毛发的移植物而不是含有 1 根毛发的移植物。人们常使用该移植术来掩盖兔唇手术留下的瘢痕或是外伤留下的瘢痕。

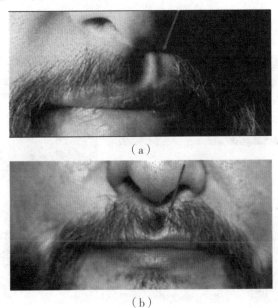

（a）

（b）

图 15.14 络腮须和唇颏须

有很多天生面部胡须就有斑秃或全秃，需要使用移植术来进行治疗，也可以选择毛发移植术来掩盖兔唇修复瘢痕。

（a）术前；（b）术后

七、外伤导致的瘢痕

头发移植术可用于掩盖各种外伤（包括烧伤、爆炸和事故）导致的瘢痕（见图 15.15～图 15.17）。有时瘢痕是医源性的，是外科手术（例如：面部拉皮术、提眉术、供发区切取移植物、放射治疗和头皮肿瘤切除）导致的。向瘢痕部位移植毛发时，需要考虑一些特殊情况[19]。

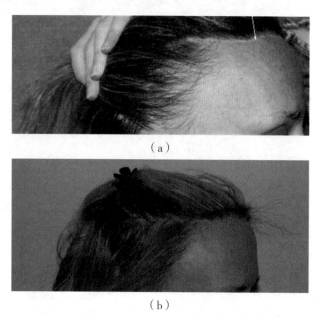

图 15.15　提眉术后留下的瘢痕

很多会选择毛发移植术来遮盖面部整容手术（如提眉术或面部拉皮术）留下的瘢痕。（a）术前；（b）术后

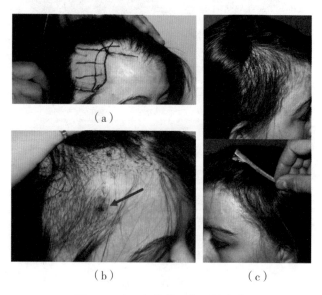

图 15.16　三级烧伤后留下的瘢痕

烧伤部位一般需要移植毛发来重建该部分的毛发。移植时一定要谨慎，避免超过组织的血供能力，引起坏死。（a）术前；

（b）术后，箭头指向小的坏死区域；（c）结果

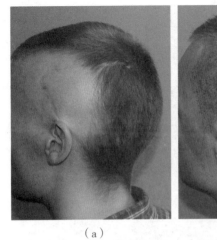
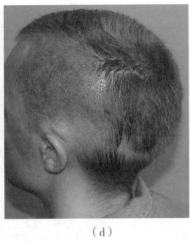
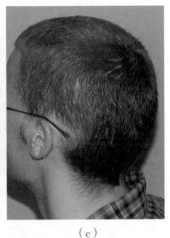

(a)　　　　　　　　　　　（d）　　　　　　　　　　　（c）

图 15.17　放射导致的脱发

有时，头颈部肿瘤放射会导致永久性脱发。该头皮肿瘤经切除和放射治疗后导致治疗部位 7 年后发生了永久性脱发。

（a）之前；（b）术后；（c）术后 3 个月

　　瘢痕组织处往往会出现血供不足问题。血供不足不仅会导致移植物存活率低，还会导致受发区发生感染、进一步缺血以及坏死的风险增加。虽然这些是合理的担忧，但经验表明瘢痕组织处的血供往往足够供应 FU 移植物的生长。然而，建议采取相关预防措施和补救措施。有些医生建议将 18 号针刺入瘢痕组织内，等待一段时间后，通过查看血液流出情况来判断瘢痕组织处血供情况。如果几分钟后，没有血液流出，此时就要十分谨慎了，考虑在进行大面积移植前，先做移植试验。

　　一般来讲，首次进行毛发移植术时，所要移植的移植物数量要少，且放置时，移植物之间的距离要大一些，这样会减少对血供需求的压力。在瘢痕组织处做毛发移植时，最好是小面积多次移植，成功率较高，而不是大面积的一次移植，因为这种移植方法失败的风险高。还建议两次小面积移植之间的间隔时间要长一些。我们还发现在萎缩瘢痕部位进行首次较为保守的移植后，瘢痕组织得到了改善，组织变得更厚、更软，血管更丰富，对第二次移植更有利。可能的原因是将 FU 移植物是一个多功能皮肤组织，将移植到瘢痕组织处后，会刺激瘢痕组织处的血管形成。

　　医生意识到头皮上局部秃发除了可以使用毛发移植术外，还可以用头皮外科切除术，该切除术也可以作为毛发移植术的辅助疗法。如果瘢痕组织的面积相对较小，外科医生有信心只需一个切除术就去掉瘢痕，可以考虑采用该手术。如果瘢痕组织的面积非常大，可以先将部分瘢痕组织切除，剩下瘢痕组织再行毛发移植术。

八、原发性瘢痕性脱发

　　原发性瘢痕性脱发主要是指中央离心性瘢痕性脱发（central centrifugal cicatricial alopecia，CCCA；见图 15.18）、假性巴氏颗粒、毛发扁平苔藓（lichen planopilaris，LPP；见图 15.19）、FFA 以及盘状红斑狼疮等炎症性过程导致的瘢痕性脱发。向炎症导致的瘢痕性脱发部位进行毛发移植目前具有争议性[18]。

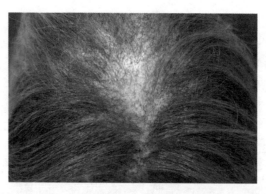

图 15.18 一位 42 岁的中央型脱发非裔美国女性，活检发现是 CCCA

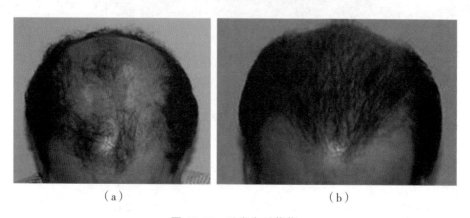

（a） （b）

图 15.19 毛发扁平苔藓

毛发移植术目前用于治疗瘢痕性脱发，虽然仍然存在争议。该因毛发扁平苔藓（4 年没有发生变化）进行过一次毛发移植术。

（a）术前；（b）第 2 年随访的结果

目前毛发移植医生的治疗理念是，在进行毛发移植手术之前，疾病过程已经完全结束。金标准是等待疾病结束，不再有症状体征，至少要等待 1 ～ 2 年。需要进行移植的部位做活检，确定该部位已经没有炎症。

手术的风险是移植部位的疾病过程可能会复发，破坏移植后的 FUs，更糟的是，这种破坏作用会扩展开。目前这种类型的毛发移植病例不够多，无法得出具有统计学意义的数据。有报道称此类手术有成功的，也有失败的，多年来的数据表明，不同医生的成功率也不同。患者对能够改善外貌表示很感激，且往往愿意接受疾病过程中存在破坏移植物的这种风险。这可能是因为是我们在不断改善不太自然的手术效果，而不是逆转自然的脱发过程。然而，在术前一定要告知患者疾病复发和（或）毛发移植物存活可能性降低的风险。

过去 10 年，进行毛发移植术更多的是 LPP 和 FFA 性脱发患者，且 LPP 和 FFA 发病率在增加。尚未解决的一个疑问是发病率是真正增加了，还是由于人们对 LPP 和 FFA 病因型脱发更了解，发现了更多的 LPP 和 FFA 患者。诊断发现最初的毛发移植术成功后，几年后移植的毛发会变得稀疏，未发现明显原因，但活检发现是 LPP，这种情况也不罕见。这不禁让人提出一个问题，究竟是毛发移植引发了新的 LPP，还是之前未发现 LPP。

第七节 种族因素

一、非裔患者

非裔患者的头发特征在毛发移植术方面既具有优势，也有劣势[20-22]。其中一个主要挑战就是头发极度弯曲（见图15.20）。这使得在不横切或破坏毛囊的条件下获得头皮供体组织和准备移植物的难度非常大。但相对应的优势就是与直发相比，曲发比直发覆盖的头皮面积要大。头发的卷曲特征加上其他有利特征（黑发与黑色皮肤对比度低）会使毛发移植效果比其他种族更有效。条状头皮组织切取技术得到了改进，会减少横切的发生，医生很熟练时，横切的发生率会很低。大部分患者都可以做FUE，但要谨慎，进行大面积移植前，要进行试验性小面积FUE手术，确定移植物获取的难易程度、放置以及留下瘢痕的类型。

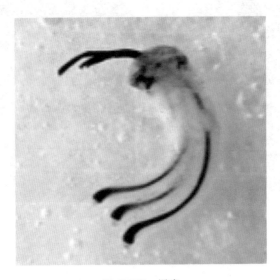

图15.20 黑发

不同种族头发形态不同，黑发为紧密盘绕，螺旋状或螺旋状，毛囊弯曲状

非裔患者面临的另一个挑战就是供发区的头发密度显著低于白种人（60 FU/cm² 和 100 FU/cm²）[23,24]。如果只考虑每平方厘米上毛囊的数量，所有非裔的患者都不适合做毛发移植术。然而，受发区的头发密度又非常低。因此，为脱发区植发时，移植后没有必要像白种人头发密度那么高。

与白种人相比，非裔患者在外伤后，更容易留下瘢痕。检查高度活动的部位（肘部、腕部、肩部、膝部）、肩胛区、胸骨处是否有瘢痕。对于容易形成瘢痕的，通过获取少量活组织进行瘢痕形式试验。瘢痕形成虽然在理论是一个问题，但这方面的报道却非常少[22]。非裔患者更需要担忧的其他问题包括受发区头皮鹅卵石样形态、色素缺失和色素沉着过度问题。

非洲人除了典型的MPB和FPB，导致脱发的其他原因也比较常见。在非裔女性中，牵引性脱发是一种常见的脱发类型，长期采用某些发型，例如：紧密编织、马尾辫和接发，就是拉扯头发，导致牵引性脱发。在锡克人中，这种类型的脱发也比较常见，因为这些人使用较紧的头巾会拉扯头发。经过较长时间后，脱发就会变成永久性的。长期接触使头发变直的美容产品造成的化学损害是导致秃发的另一个原因，时间过长，会引起永久性脱发。只要将损害性发型、拉扯头发以及其他损害头发的原因去除掉，这类脱发可以做毛发移植术（见图 15.21）。CCCA 是一种瘢痕性脱发，所有种族都会发生，男性女性均可患上该病，但是大部分为黑种人女性。毛发移植外科医生目前认为只要疾病不再复发，就可以进行毛发移植术，虽然这种想法仍然存在争议[25]。

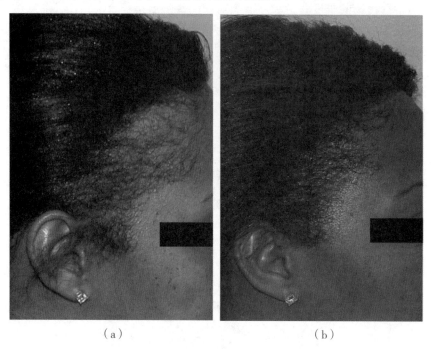

（a）　　　　　　　　　　　　　　（b）

图 15.21　牵引性脱发，永久性脱发可以选择毛发移植术来治疗脱发。（a）术前；（b）术后

二、亚裔患者

像非裔患者一样，亚裔患者的头发也具有其独有的特征，在做毛发移植术时，需要考虑毛发的特征[26]。通常情况下，亚洲人供发区的头发密度也低于白种人，且含有 1 ～ 2 根毛发的 FUs 比例较高。另外，在亚洲人中，黑色头发会与较浅的肤色形成较强的对比。这两个因素很难让头发密度看起来很高。但是，从另外一个角度来讲，亚洲人毛干直径通常大于白种人，这样，在同样数量下，亚洲人毛发的密度看起来会较高。这会缓解供发区头发密度低和发色和肤色对比度强导致看起来头发密度低的问题，但是，这种缓解程度比不上非裔头发极度卷曲以及发色和肤色对比度低对头发密度低改善的程度。

亚洲人头发具有黑直特征，且肤色较浅，因此，要想让术后头发效果比较自然，难度会非常大。尤其在过去，使用的移植物直径较大，术后头发结果更不自然。然而，FU 移植术的使用，术后头发效果会比较自然。对于亚洲人来讲，发际线处单发 FU 移植物的放置要谨慎，这是因为亚洲人的头发在自然方面不如颜色较浅的较细卷发。同时，亚洲人头发移植时，往往需要多一步，需要选择出最好的单发移植物，移植于发际线处。

亚洲人头发移植时遇到的另外的一个问题是供发区留下的瘢痕比白种人要明显，其原因是黑色头发与浅肤色对比度较高。另外，与白种人相比，亚洲人更容易形成瘢痕和发生色素过度沉着，但非洲人最容易[27]。对患者进行严格筛选以及头发供体的良好处理有助于解决上述问题。

最后，亚洲人和非洲人都存在的问题是这两类人群的前额比白种人宽。在为非白人患者评估治疗期望是否切合实际时，要考虑到前额宽和对低宽发际线的喜好。

第七节　辅助治疗和新疗法

为了使头发密度达到最大，尤其是供发区能够提供的头发移植物有限时，可以采用辅助疗法让原有的头发长出来，或是采取措施放缓或停止脱发过程。

目前已有两个 FDA 批准的药物，即米诺地尔（Rogaine®）和非那雄胺（Propecia®）以及一个 FDA 批准的医疗仪器，即低剂量激光治疗法（low-level laser therapy，LLLT），来治疗脱发。这些疗法的主要临床作用是使原有的细小头发变粗，而不是促进新发生长。因此，头发早期变稀且仍然有细小发的脱发患者最适合采用这些疗法。

另外，最近还出现了很多新的具有争议性的辅助疗法，例如：富血小板血浆（platelet-rich plasma，PRP）和 ACell 基质[28]。另外，有关干细胞治疗和克隆治疗对脱发的作用仍然在研究中。

一、非那雄胺

非那雄胺是一个强效 2 型 5α- 还原酶抑制剂，可通过口服非那雄胺片来缓解秃发，服用剂量是 1 mg/d。非那雄胺会抑制睾酮转化为 DHT，使 DHT 水平降低 65%。在所有药物中，该药物是治疗 MPB 最有效的药物，在减少进一步脱发和促进头发重新生长方面都具有良好的效果。头顶部的效果最好，然而，该药物在额部也有效果。使用 5 年后的结果表明超过 85% 的男性脱发病情会稳定下来或得到改善[29, 30]。

非那雄胺尚未被 FDA 批准用于治疗女性脱发，育龄期女性禁止使用该药物，因为非那雄胺会使男胎出现出生缺陷。然而，一些研究表明绝经前女性和绝经后使用非那雄胺，具有一定的疗效[31]。基于这些研究结果，非那雄胺用于治疗女性脱发，是适应证外用药。然而，当该药物用于育龄期女性时，医生需要承担医疗/法律风险，以及使用该药前，要至少确保育龄期女性采取了避孕措施。

男性患者使用该药后，会有一些不良反应，最常见的是性功能方面的不良反应、男子女性型乳房以及精子数量下降。双盲研究表明性不良反应总发生率为比较低，低于 4.5%，当停药后，性功能会恢复[32]。然而，有报道称非那雄胺引起性功能障碍和症状的持续时间更长，这称为非那雄胺后综合征。这引起了人们对非那雄胺的关注。但是这是否是真的，目前还具有争议。然而，医生必须认识到这个问题，且要与患者就这个问题进行讨论[32]。

二、度他雄胺

度他雄胺是另外一个 5α- 还原酶抑制剂，能够抑制 1 型和 2 型 5α- 还原酶。度他雄胺除了能够抑制 2 型 5α-还原酶，能够抑制 1 型 5α-还原酶，这会使 DHT 水平下降超过 90%，比非那雄胺的效果更强[33]。然而，该药的半衰期非常长，不良反应比非那雄胺严重。不建议使用度他雄胺来治疗 MPB，然而，有些患者使用非那雄胺没有效果，有些毛发移植诊所会让这些患者使用度他雄胺（说明书外用药），并告知其不良反应。

三、米诺地尔

外用米诺地尔可用于治疗脱发，男女均可用。目前，外用米诺地尔有三种：2% 溶液型、5% 溶液型和 5% 泡沫型，认为是通过直接使生长初期延长来发挥作用。外用米诺地尔对男女患者都有效，虽然效果不弱非那雄安[34-36]。虽然该药物主要用于改善头顶处脱发，但是额部和顶部的脱发情况均可得到改善。

研究经验表明，使用米诺地尔后，约 50% 的男性患者脱发减缓或停止，20% 的头发重新生长，30% 的仍然在脱发（也就是没有效果）。

该药最常见的不良反应是女性患者出现头皮刺激（可能是丙二醇导致）和多毛症。另外，除了刺激外，原有产品非常油腻。新出现的 5% 泡沫型米诺地尔不含有丙二醇，发生头皮刺激的风险降低。患者更容易接受 5% 泡沫型米诺地尔。这种米诺地尔已被 FDA 批准用于女性患者，且一天一次[37]。

四、低剂量激光疗法

LLLT 是用来治疗脱发的另一种辅助疗法。多年来，毛发移植术的研究数量较少，疗效具有争议性。然而，最近有更多的研究表明低剂量激光疗法会使患者头发密度增加，且具有统计学意义[37]。该疗法在促进头发再生方面没有其他疗法强，但是该疗法可作为无法耐受其他疗法时的一个选择，也看作为预防脱发的辅助疗法。低剂量激光疗法治疗脱发的具体机制不明，但有一个假说认为可见红光波段（630～660nm）会促进线粒体发生光学化学反应，促进线粒体产生 ATP。该疗法对于早期稀疏头发和仍然有细小头发的患者最有效。LLLT 对于女性患者是一个非常好的选择，因为女性可选择的疗法比较有限。有些医生为移植术后患者选择 LLLT 来促进头皮愈合和恢复。最近 Jiminez 等的一项研究结果表明患者使用 LLLT 疗法 26 周后，毛发密度增加，具有统计学意义[39]。

五、富血小板血浆

富血小板血浆（platelet-rich plasma，PRP）是一种自体血浆，其内血小板浓度为生理的 1～8 倍。获取 PRP 的过程为首先对患者的全血进行离心处理，然后将红细胞和白细胞分离出去。此时获得的血浆富含生长因子、细胞因子和趋化因子，这些因子是组织修复和血管生成所必需的。已经证实 PRP 能够促进其他疾病（例如：牙科、骨科疾病等）的愈合。PRP 是最近用于脱发和头发移植中，且相关研究非常有限，疗效具有争议性。目前，毛发移植术外科医生使用富血小板血浆的方式有两种，一种是在手术过程中使用，另一种是非手术性。

在手术过程中，可以将 PRP 注射到受发区，促进愈合和毛发再生，同样也可用于供发区。

非手术性方式是仅使用 PRP 来促使细小发生长变粗。使用美索疗法技术对头发稀疏的头皮多个部位进行注射。该疗法的相关研究有限，其疗效目前仍具有争议性。

六、ACell 基质

ACell 是来自猪膀胱的一种细胞外基质，目前在市场上可购买到。ACell 基质内包含各种胶原和蛋白质，目前已用于其他医学领域，用于促进伤口愈合[39]。该基质含有生长因子，可募集祖细胞，可能有助于头发组织再生和毛囊再生[40]。像 PRP 一样，该基质的使用方式也有两种，一种是手术过程中，另一种是非手术性。在手术过程中，可以该基质注射到供发区和受发区，促进伤口愈合和刺激毛发生长。

最近，毛发移植医生称将 ACell 和 PRP 联合使用，可取得更好的效果，不管是手术过程中使用，还是单独使用。ACell 和 PRP 要成为这个领域的标准疗法，还需要进一步的研究。

七、干细胞疗法和克隆法

供发区毛囊数量有限一直是毛发移植术促进毛发密度增加的主要限制性因素。即使移植技术完美，且头发全部生长，供体毛囊有限会使大量患者无法获得自己所期望的茂密头发。多年来，人们对通过毛发扩增，也就是克隆使有限的供体毛囊增加的可能性一直很感兴趣。人们尝试了很多方法让毛囊中的多能干细胞增殖，并促使新发生长。

人们发现某些部位的毛囊（也就是真皮乳头和真皮鞘）含有促进毛囊再生的干细胞。通过体外培养这些干细胞，通过不同方法来促进这些细胞分化，新头发长出来，取得了不同程度的成功[41]。不幸的是，最成功的结果见于大鼠/小鼠模型。

目前，研究中使用的模型有多种，重点研究要发现培养和分化干细胞的最佳方法。有些研究小组对真皮乳头中的干细胞进行培养，将培养好的含有或是不含有角化细胞的真皮乳头细胞注射到秃发部位或是注射到拥有细毛的头皮处。人们认为培养的细胞是通过激发细小毛发的活力，而不是通过让毛发重新生长来治疗脱发。目前尚未有研究表明在全秃部位能够长出新发[42]。

人体中的研究效果不是很好，只能中度改善毛发数量，使已有的细发变粗。干细胞疗法是通过让头发重新生长，还是通过让原有的细胞变粗来改善脱发，目前尚不清楚[43]。

目前研究的方向是改善毛囊干细胞的培养方式和控制注射技术。希望在未来能够发现一种安全有效的方式，提供无限的毛囊供体。

参考文献

［1］Rassman W. A Brief History of Hair. A Comprehensive Guide to Hair Restoration. New Hair Institute. 1997; 11–3.

［2］Norwood OT. Male pattern baldness: Classification and incidence. South Me. J. 1975; 68: 1359–65.

［3］Hamilton JB. Patterned loss of hair in man: Types and incidence. Ann NY Acad Sci. 1951; 53: 708–28.

［4］Venning VA, Dawber, RPR. Patterned androgenetic alopecia in women. J Am Acad Dermatol. 1988; 18(1): 73–7.

［5］International Society of Hair Restoration (ISHRS). 2015 Practice Census Results. Available from www.ishrs.org/statistics −research.htm (accessed January 30, 2016).

[6] Sawaya M, Price VH. Different levels of 5 α −reductase Types 1 and 2, aromatase and androgen receptor in hair follicles in women and men with androgenetic alopecia. J Invest Dermatol. 1997; 109: 269–300.

[7] Orentreich N. Autografts in alopecias and other selected dermatological conditions. Ann NY Acad Sci. 1959; 83: 463–79.

[8] Orentreich N. Pathogenesis of alopecia. J Soc Cosmet Chem. 1960; 11: 479–99.

[9] Bernstein RM, Rassman WR, Szaniawski W, et al. Follicular transplantation. Int J Aesthet Restor Surg. 1995; 3: 119–32.

[10] Limmer BL. Elliptical donor stereoscopically assisted micrografting as an approach to further refinement in hair transplantation. Dermatol Surg. 1994; 20: 789–93.

[11] Marzola M. Trichophytic closure of the donor area. Hair Transpl Forum Int. 2005; 15(4): 113–6.

[12] Harris J. Follicular unit extraction. Facial Plast Surg Clin North Am. 2013; 21(3): 375 − 384.

[13] Ludwig, E. Classification of the types of androgenetic alopecia (common baldness) occurring in the female sex. Br J Dermatol. 1977; 97: 247–54.

[14] Unger R. Transplanting in women. In: Unger W, Shapiro R (editors). Hair Transplantation. 4th ed. New York: Marcel Decker. 2004; 516–4.

[15] Oisen EA. The midline part: An important physical clue to the clinical diagnosis of androgenetic alopecia in women. J Am Acad Dermatol 1999; 40(1): 106 − 9.

[16] Kabaker S. Female hairline advancement flap. International Society of Hair Restoration Surgery Annual Meeting. San Diego, CA; September 2006.

[17] Epstein J. Eyebrow transplantation. Hair Transplant Forum. 2006; 16(4): 121–3.

[18] International Society of Hair Restoration Surgery (ISHRS). Website reference for eyelash. Available from ISHRS.org.

[19] Shapiro R, Rose P. Transplanting into scar tissue and other areas of cicatricial alopecia. Unger W, Shapiro R (editors). Hair Transplantation. 4th ed. New York: Marcel Decker. 2004; 606–9.

[20] Meyer M. Hair restoration in patients of African descent. Hair Transplantation. 4th ed. New York: Marcel Decker. 2004; 595–602.

[21] Cooley J. Hair transplantation in blacks. Haber B, Stough D (editors). Procedures in Cosmetic Dermatology Series. Hair Transplantation. Philadelphia: Elsevier Saunders. 2006; 143–7.

[22] Callender VD. Hair transplantation for pigmented skins. In: Halder RM (editor). Dermatology and Dermatological Therapy of Pigmented Skins. Boca Raton, FL: Taylor and Francis. 2006; 245–57.

[23] Bernstein RM, Rassman WR. The aesthetics of follicular transplantation. Dermatol Surg. 1997; 23(9): 785–99.

［24］Sperling LC. Hair density in African–Americans. Arch Dermatol. 1999; 135: 656–8.

［25］Callender VD, Lawson CN, Onwudiwe OC. Hair Transplantation in The surgical treatment of central centrifugal cicatricial alopecia. Dermatol Surg 2014; 5: 1–7.

［26］Pathomavanich D. Hair transplantation in Asians. Haber B, Stough D (editors). Procedures in Cosmetic Surgery Series, Hair Transplantation. Philadelphia: Elsevier Saunders. 2006; 149–52.

［27］Brown MD, Johnson T, Swanson NA. Extensive keloids following hair transplantation. J Dermatol Surg Oncol. 1990; 16: 867–9.

［28］Cooley J. Bio–enhanced hair restoration. Hair Transplant Forum Int. 2014; 24(4): 128–30.

［29］Whiting DA. Advances in the treatment of male androgenetic alopecia: A brief review of finasteride studies. Eur J Dermatol. 2001; 11: 332–4.

［30］Whiting DA, Waldstreicher J, Sanchez M, et al. Measuring reversal of hair miniaturization in androgenetic alopecia by follicular counts in horizontal sections of serial scalp biopsies: Results of finasteride 1 mg treatment of men and post–menopausal women. Symposium Proceedings. J Invest Dermatol. 1999; 4: 282–3.

［31］Iorizzo M. Finasteride treatment of female pattern hair loss. Arch Dermatol. 2006; 142(3): 298–302.

［32］Kaufman KD, Oisen EA, Whiting D, et al. Finasteride in the treatment of men with androgenetic alopecia. J Am Acad Dermatol. 1998; 39: 578－89.

［33］Boyapeti A, Sinclair R. Combination treatment with finasteride and low dose dutasteride in treatment of androgenetic alopecia. Australas J Derm. 2013; 54(1): 49–51.

［34］Whiting DA, Jacobson C. Treatment of female androgenetic alopecia with monoxide 2%. Int J Dermatol. 1992; 31: 800–4.

［35］Olsen E. A randomized clinical trial of 5% topical minoxidil vs. 2% topical minoxidil and placebo in the treatment of androgenetic alopecia in men. J Am Acad Dermatol. 2002; 47(3): 377－85

［36］Price VH, Menefee E, Strauss PC. Changes in hair weight and hair count in men with androgenetic alopecia, after application of 5 percent and 2 percent topical solution, placebo and no treatment. J Am Acad Dermatol. 1999: 41(5, pt 1): 717–21.

［37］Gupta AK, Foley KA. 5% Minoxidil treatment for female pattern hair loss. Skin Therapy Lett. 2014; 19(16): 5－7.

［38］Jimenez JJ, Wikramanayake TC, Bergfeld W, et al. Efficacy and safety of a low–level laser device in the treatment of male and female pattern hair loss: A multicenter, randomized, sham device–controlled, double–blind study. Am J Clin Dermatol. 2014; 15: 115–27.

［39］Brown B, Lindberg K, Reing J, et al. The basement membrane component of biologic scaffolds derived from extracellular matrix. Tissue Eng. March 2006; 12(3): 519–26.

［40］Gilbert TW, Nieponice A, Spievak AR, et al. Repair of the thoracic wall with an extracellular matrix scaffold in a canine model. J Surg Res. 2008; 147(1): 61－7.

［41］Shimizu R, Okabe K, Kubota, et al. Sphere formation restores and confers hair-inducing capacity in cultured mesenchymal cells. Exp Dermatol. 2011; 20(8): 679-81.

［42］Marshall BT, Ingraham CA, Wu X, et al. Future horizons in hair restoration. Clinics. Facial Plast Surg Clin North Am. August 2013; 21(3): 521－8

［43］Cooley J. Cell-based treatments for hair loss: Research update on hair cloning. Hair Transplant Forum. 2013;6(5) 23.

第十六章　脱发的其他疗法

Andreas M. Finner 和 Christine Jaworsky

> **要点**
> ·治疗脱发的方法有各种天然药物、外用药物、口服补充剂和理疗法。
> ·大部分疗法其适应证不明，证据有限，或是根据传统经验进行。
> ·在某些病例中这些疗法可作为补充疗法或辅助疗法。
> ·应该告知患者这些疗法的疗效不确定。
> ·应该对疗效进行客观评价。

第一节　引　言

　　本章主要介绍科学证据有限的治疗脱发的方法，包括天然药物、口服补充剂、理疗和其他手术。秃头和脱发往往是慢性的，标准疗法花费时间很长，且往往无法取得令人满意的效果。他们往往忽略疾病的某个方面。因此，很多患者或寻求其他疗法来进行治疗。有些人喜欢用自然或有机疗法。很多脱发疗法是根据传统经验进行的，而有些在头发生理机制和头发老化的基础上进行的。问题在于对头发生长的效果往往不明确，尚未得到科学炎症。部分原因是临床试验研究的较高的监管标准和费用问题。因此，将这些疗法作为美容产品或营养补充剂更容易通过监管，进行推广。缺乏生产标准以及浓度上差异进一步增加这种不确定性。在毛发诊所，患者往往会询问有关治疗的问题，因此，医生应该对各种疗法非常熟悉。其他疗法见表 16.1。

表 16.1　治疗脱发的其他疗法

	口服	外用
天然药物		
锯棕榈	X	
非洲刺李	X	
刺荨麻根	X	
银杏叶	X	
何首乌		X

	口服	外用
迷迭香		X
花椒树皮		X
马尾草		X
接骨木		X
牛油树脂		X
膳食补充剂		
铁、锌、L- 赖氨酸、生物素、L- 胱氨酸	X	
泛酸、维生素、铜、锌	X	
大豆	X	
洗发水、酮康唑、咖啡因		X

第二节　天然药物

一、锯棕榈（塞润榈）

锯棕榈（见图 16.1）是生长在美国的一种较矮的棕榈树，其浆果内含有 5α – 还原酶抑制剂（5α –reductase inhibitors，5α RI）β – 谷甾醇和脂甾醇。5α – 还原酶能够将睾酮转化为二氢睾酮。在敏感患者中，二氢睾酮会作用于毛发受体，使对雄激素敏感的毛囊产生细发。非那雄胺及其类似物能够阻断这一途径，可用于治疗良性前列腺增生和雄激素性脱发。在治疗良性前列腺增生中，锯棕榈只能缓解与良性前列腺增生相关的症状，并不能使肥大缩小[1]。目前仅有一篇锯棕榈治疗疾病的相关文献。

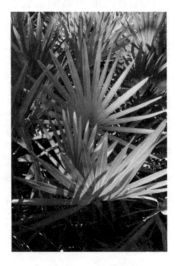

图 16.1　锯棕榈

有一项双盲对照试验研究对锯棕榈的提取物 β－谷甾醇和脂甾醇进行了研究，研究对象是年龄段在 23 ～ 64 岁的 10 名男性雄激素性秃发患者，结果发现，β－谷甾醇和脂甾醇有效[2]。虽然这两种提取物在治疗脱发可能有效，但需要做更大的类似系列研究，使用标准化有效成分来确定锯棕榈的有效程度以及治疗雄激素性脱发的有效剂量。锯棕榈提取液也可以用于多毛症，有文献建议使用方法为口服，每天剂量 200 mg，一天 2 ～ 3 次[3]。另一文献认为每天使用锯棕榈提取液 320 mg 用于治疗男性脱发[4]。目前尚无有效成分的标准，因此，不同制剂推荐的使用剂量差异很大。

二、非洲刺李（非洲臀果木）

非洲刺李（见图 16.2）是一种常青树，生长于非洲海拔较高的地方，内含脂肪酸，其效果类似于锯棕榈提取液。非洲刺李提取物的相关作用机制尚未得到阐明，但有研究显示非洲刺李能够通过协同方式使睾酮水平下降，或是与睾酮竞争性结合相关受体[5]。建议 4% 非洲刺李提取物的使用剂量为 250 mg/d，虽然目前尚无有效成分的标准。

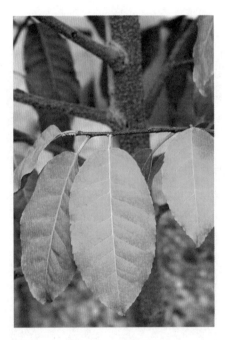

图 16.2 非洲刺李

三、刺荨麻根（异株荨麻）

在一些制剂中，刺荨麻根（异株荨麻）（见图 16.3）[6]经常与锯棕榈联合使用来治疗良性前列腺增生。虽然有研究表明这种制剂能够预防脱发，但尚无证据表明单独使用刺荨麻根也能够预防脱发。有些地方刺荨麻根提取物的使用剂量为每天 200 mg，口服，可作为一种植物固醇来使用。刺荨麻根对脱发的疗效尚未得到证实。

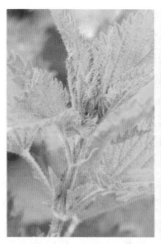
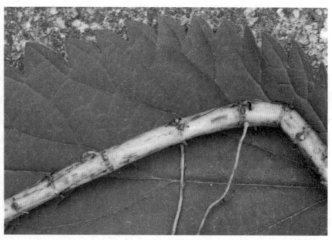

图 16.3   刺荨麻根

四、银杏叶

银杏叶（见图 16.4）的提取物常用来治疗疾病，人们认为银杏叶提取物能够改善血流，尤其是微循环，可用于改善记忆缺陷、注意力集中障碍、间歇性跛行、眩晕和耳鸣[7]。银杏叶是一种抗氧化剂，通过清除自由基来治疗疾病，类似于绿茶。有些人认为多种组织的循环，这些组织包括皮肤、毛囊，从而促进毛发生长。干银杏叶提取物的推荐使用剂量为 120 ～ 160 mg 或 240 mg，口服，一天 2 ～ 3 次。尚未有研究表明银杏叶提取物会促进毛发生长[8]。

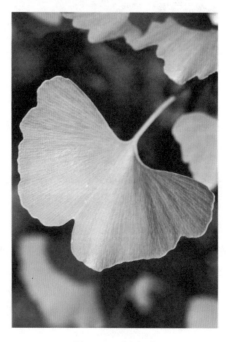

图 16.4   银杏叶

五、何首乌（火炭母）

何首乌又称为火炭母（见图 16.5），其内包含蒽醌类物质，尤其是大黄素[9]。该草药口服时，是一种泻药，通过刺激下胃肠道来发挥作用。传统在局部涂抹何首乌来改善白发，缓解脱发，目前有些出售的制剂中含有何首乌成分，但尚未有该草药在治疗秃发的对照性研究。

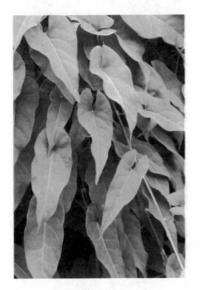

图 16.5　何首乌

六、迷迭香

迷迭香叶（见图 16.6）香精油是一种刺激性物质，可促进皮肤处的血液循环。有一个随机双盲对照的试验对迷迭香叶、雪松木、薰衣草和百里香油（外用）对斑秃的治疗进行了分析（见下文芳香疗法）。目前尚无口服法来治疗脱发。

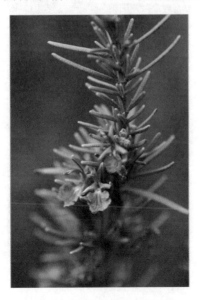

图 16.6　迷迭香叶

七、花椒树皮

花椒树皮（见图 16.7）中含有的主要化学成分包括香精油、脂肪、糖类、树胶、单宁、木质素、香豆素和苯酚。花椒树皮制作成乳液型试剂用于刺激循环，但在治疗脱发方面尚未正式进行试验。

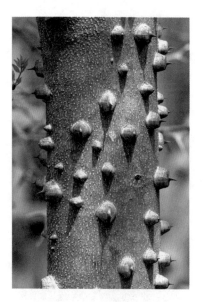

图 16.7　花椒树皮

八、马尾草（问荆）

有研究发现马尾草（见图 16.8）制成的乳液型试剂在治疗头皮屑（每天使用一次）方面有效 [10]。该药物在治疗脱发方面是否有效尚未得到证实。

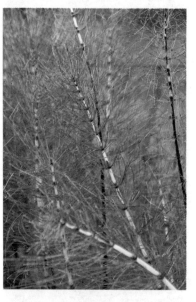

图 16.8　马尾草

九、接骨木（西洋接骨木）

接骨木（见图 16.9）是一种会结果实的落叶灌木，几个世纪以来一直用来治疗疾病，也用于美容。在罗马时代，接骨木用来染发。接骨木的果实、花、内树皮、叶子和根内含有的物质有很多，包括花青素、钙、单宁酸、维生素 B、维生素 A 和维生素 D。使用接骨木的根、茎、叶时，应该谨慎，因为根茎叶中含有氰化合物，会释放出氰化物，有毒。该药可做成膏状药物来局部消肿，也可以用于除斑点和雀斑，护肤和软化皮肤[7]。尚未证实该药物可促进毛发生长。

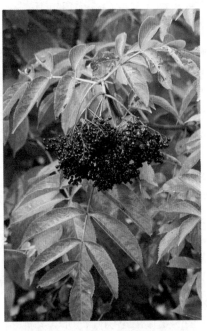

图 16.9　接骨木

<h2 style="text-align:center">第三节　膳食补充剂</h2>

一、铁

目前文献中有很多关于血清铁蛋白水平与脱发关系的讨论。多个研究对不同年龄的患者进行了铁蛋白水平测定，结果发现，血清铁蛋白平均水平与脱发无关。一项研究表明，女性斑秃患者血清铁蛋白水平明显低于对照组[12]。然而，其他研究表明，在脱发患者中，男性和女性的铁储备不足率没有显著差异[13,14]。多位研究人员发现，血清铁蛋白水平较低的静止期脱发患者每天口服铁和（或）L-赖氨酸后，脱发会得到改善[11,15,16]。与对照组相比，干预组头发脱落量显著减少。慢性静止期脱发、女性弥漫性脱发和女性雄激素脱发数据混在一起，使结果解释难度增加。一项前瞻性研究对静止期脱发患者进行了研究，结果发现，6% 的患者（12/194）血红蛋白水平正常时，其血清铁蛋白水平低于或等于 20 ng/ml（mg/L）[17]。非雄激素性脱发患者口服铁补充剂后，脱发症状并无改善，而雄激素性脱发患者口服铁剂和使用螺内酯治疗后，7 例中有 4 例有效果，脱发量减少，头发量增加。

大多数研究人员认为血清铁蛋白水平为 40 ng/ml（mg/L）时，体内铁量是足够的，女性也是如此。缺铁进行补铁时，可选择富马酸亚铁、乳酸亚铁、葡萄糖酸铁和硫酸铁，每天 100 mg，一天一次，或一天两次，服用数周。服用剂量不要太高，因为较高时，铁吸收率会下降。葡萄糖酸铁和硫酸铁这两种铁补充剂耐受性更好。3 个月后再次检测铁蛋白水平。

对于缺铁风险较高的人群，摄入足够的红肉很重要，其他血红素铁来源包括蛤蜊和鱼。非血红素铁来源包括豆类和谷类，应与含维生素 C 的丰富的食物或补充剂一起食用。应避免过量食用咖啡和茶，因为这些物质会抑制铁的吸收。

二、牛磺酸和儿茶素

目前有人建议通过服用一种含有牛磺酸、锌和儿茶素的口服补充剂来抑制脱发。虽然牛磺酸在体外对毛囊有影响，且一些观察性研究表明这类补充剂在改善梳理头发性脱发和拉毛试验结果方面有效，但尚无独立证据表明这类补充剂在改善头发密度和数量方面有实际效果 [18]。

三、海洋蛋白 (marine proteins)

鲨鱼和软体动物粉末混合物已经用于促进毛发生长。一项早期研究表明病例组使用这些物质后，95% 的雄激素性脱发年轻男性患者得到了改善。

一项双盲随机对照研究对 60 名女性脱发患者进行了研究，患者脱发是因为膳食差、压力大、激素波动或月经周期异常导致，患者摄入海洋蛋白补充剂、二氧化硅、维生素 C、生物素和锌后，会使头发数量增加，头发脱落减少。研究者称研究对象中排除了雄激素性秃发、休止期脱发和斑秃女性患者。该研究持续时间较短，仅为 3 个月，且目标部位头部数量差异大，更重要的是诊断不明确，所以该研究价值有限 [20]。

另一项研究对 40 名女性患者进行了为期 6 个月的研究，发现海洋蛋白与维生素 C、原花青素 B-2、L- 胱氨酸、L- 蛋氨酸共同使用后，会使患者头发数量增加，直径也增加 [21]。

需要更多的独立研究来评价海洋蛋白对脱发的疗效。

四、L- 胱氨酸

L- 胱氨酸是一种抗氧化剂，而且也是头发的重要组成部分，构成角蛋白纤维中的强二硫键。联合使用 L- 胱氨酸、泛酸、其他 B 族维生素和药用酵母后，可改善女性弥散性静止期脱发 [22]，且在几个国家作为药物已经审批通过。

最近一项研究也表明，与单独使用米诺地尔外用液相比，L- 胱氨酸与米诺地尔外用液联用会让生长初期 / 静止期比率更快地正常 [23]。

五、L- 赖氨酸

在胶原蛋白中，有些赖氨酸分子会羟基化，其他的会氧化为醛类物质。Menkes 钢毛综合征部分原因就是这个通路发生了缺陷 [24]。然而，目前尚未有文献证明 L- 赖氨酸补充剂可改善脱发。

六、生物素

在正常成年人中，自然情况下不会发生生物素缺乏。有研究对脱发、眼睑炎、神经症状、酸中毒以及对各种抗原免疫反应低下的 10 ～ 21 月的患儿进行了分析，结果发现，患儿口服生物素会纠正多种羧化酶缺陷，使上述疾病得到迅速缓解 [25, 26]。另外，婴儿的特殊膳食，例如：含有氨基酸的膳食，也会导致婴儿生物素不足 [27]。有 3 个患儿也曾使用生物素治疗过蓬发综合征[28]。其中一个孩子的服用方法是使用剂量为 0.3 mg，一天三次，使用一段时间后，促进了头发生长，头发的强度和可梳理性也得到了改善，虽然三角性状仍然存在。另外 2 个孩子也患有外胚层发育不良。在使用生物素后，头发的可梳理性也缓慢地得到了改善。然而，尚未有研究发现成人使用生物素后，脱发能得到改善。

七、泛酸

泛酸（维生素 B_5）是一种存在于豆类、豌豆、肉类、家禽、鱼和全麦谷类食品中的一种自然维生素。虽然泛酸是正常代谢所必须，但是，目前还没有每天推荐使用剂量，尚未发现泛酸缺乏会引起疾病。泛酸缺乏较罕见，可能与其他维生素缺乏、肠道吸收不良和严重到威胁生命的营养不良有关。目前尚无泛酸用于促进毛发生长方面的文献。局部可使用包括泛醇（泛酸的异名）在内的化合物，但没有显示出疗效。然而，却有使用后，导致接触性荨麻疹和接触性皮疹的报道[29, 30]。

八、吡哆醇

吡哆醇（维生素 B_6）是营养素的能量利用所必须，在红细胞生产，神经系统正常功能的维持中发挥重要作用。维生素 B_6 用于治疗和预防因膳食不良、某些药物和某些疾病导致的维生素 B_6 缺乏症。目前尚无研究表明维生素 B_6 补充剂会改善或逆转脱发。

九、铜

铜是一种痕量元素，与头发生长或脱发无关。一个非专业性文献认为铜具有抗氧化作用，可能会通过清除体内自由基，产生抗癌效果。也有研究表明，铜水平较高可能与肝脏肿瘤和脑肿瘤有关。另外，血清铜水平并不能准确代表组织内铜水平。虽然锌摄入过量可能会导致铜缺乏和脱发，但摄入铜是否能促进头发生长尚不明确。

十、锌

正常的健康人群一般不会发生锌缺乏。但是，常染色体隐性肠病性肢端皮炎、一些可以与锌形成螯合物的药物（例如：ACE 抑制剂）、喝酒、胰腺炎、吸收不良、血液透析、镰状细胞血症、肠外营养或胃肠道旁路手术后患者可能会发生锌缺乏。一项研究对 16 名休止期脱发患者和 16 名年龄匹配的正常对照组进行了研究，结果发现，两组研究对象在血清锌水平方面没有显著差异[31]。有一项表明斑秃组锌水平下降，且铜 / 锌比率可能会反映基础疾病的严重程度[32]。一项最近研究证实了这些结果[33]。

成人男性和怀孕期女性锌每天推荐摄入量为 11 mg，女性为 8 mg。锌缺乏者每天推荐摄入量为 25～50 mg，儿童为 0.5～1 mg/kg。有意思的是，如果锌每日摄入量在 30 mg 以上，就会发生铜缺乏。铜缺乏会进而导致脱发。有一研究对硫氧吡啶锌洗发水和 5% 米诺地尔溶液对男性患者的雄激素性脱发的效果进行了分析，结果发现，硫氧吡啶锌洗发水的效果名义上优于 5% 米诺地尔[34]。

十一、硒和其他微量元素

硒是一种必需矿物质，是硒蛋白形成所必需的，另外，还具有抗氧化等其他身体功能。一些植物、土壤、采矿行为或原油（硒中毒）等环境因素会导致人体过量摄入硒，导致严重中毒和脱发；生活在低硒地区人或肠外营养者容易发生硒缺乏，导致秃发和白化病[35]。有一项研究对芬兰脱发患者的血清、红细胞、头发和尿液中的多种痕量元素进行了分析，结果发现，斑秃患者中血清铜水平较低，其他痕量元素与正常人没有显著差异。一些患者血清中硒水平比较低，可能是人群膳食内硒含量低导致[36]。

锌和其他痕量元素（例如：铜和硒）是甲状腺激素合成和激活所必需，这些元素缺乏会导致甲状腺功能减退。另外，甲状腺激素对于锌吸收很重要。因此，甲状腺功能减退会导致获得性锌缺乏，经治疗可得到纠正[37]。

硒缺乏和中毒剂量之间的剂量差距很小，硒补充有风险，其使用具有争议性。硒成人每日推荐摄入量为 55 μg。

十二、大豆

大豆（见图 16.10）这种营养物质能够提供非动物蛋白和氨基酸。大豆还含有其他许多成分，包括异黄酮、染料木黄酮、大豆苷元和雌马酚，还含有纤维素、铜、锌、皂苷、B 族维生素、钙、镁、铁和 ω−3 脂肪酸。大豆中还有植物雌激素。植物雌激素可代替绝经后女性的内源性雌激素，也会促进胸部和前列腺健康。但大豆在老年性脱发或雄激素性脱发中的尚不清楚。大豆的很多抗雄激素性作用与染料木黄酮有关，该发现是基于对日本农村人群的观察。人群中乳腺癌和前列腺癌的发生率比较低，且几乎没有雄激素性脱发患者。日本农村地区的膳食中，染料木黄酮每天摄入 20 ～ 80 mg。同时，该研究发现，大豆植物雌激素大豆苷元的代谢产物雌马酚具有抗雄激素作用[38]。虽然这些观察性研究结果很有意义，但尚未有对照试验研究证实上述观察结果。

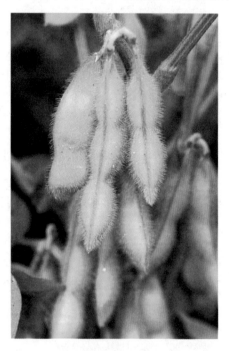

图 16.10　大豆

第四节　局部治疗

一、洗发水和护发素

很对非处方洗发水具有促进头发生长和头发变粗。其中一个产品就是丽康丝牌（Nioxin®）洗发水，该洗发水声称"能够创造一个非常好的头皮环境"，维持已有头发继续生长以及促进头发再生。该产品含有生物素、维生素 B 辅酶、锯棕榈、芦荟、人参和氨基酸。

其他产品包含表面护发素，例如：二甲聚硅氧烷和聚季铵盐。水解角蛋白和蛋白质等其他成分能够真正地进入毛干，增加发量。这些产品被归类为美容产品[39]。

二、酮康唑

一些研究表明含有酮康唑的洗发水能够轻度增加头发直径，可能原因是通过头皮微生物群，以及通过缓解毛囊炎症，甚至是通过抗雄激素机制来发挥作用[40]。

三、咖啡因

含有咖啡因的洗发水和头皮药膏在促进毛发生长方面效果显著。2 分钟后，咖啡因可渗透到毛囊中。咖啡因也是一种强效抗氧化剂。体外试验表明咖啡因通过作用于睾酮刺激毛发的角质细胞，并对毛发产生保护作用。然而，目前尚无相关方面的发表的临床研究。

含有烟酰胺、咖啡因、泛醇、二甲聚硅氧烷和丙烯酸酯聚合物的复合物能够使毛发的横截面积增加 10%[42]。

四、褪黑色素

褪黑色素是一种抗氧化剂，能够调整毛发生长。一些观察性研究发现，外用型褪黑色素会使毛发直径增加[43]。

第五节　设备和其他手术

一、低剂量激光

有几种设备能够通过光生物刺激促进毛发生长。这些设备使用不同波段的"低强度激光"来达到这个目的。美国食品和药品监督管理局（Food and Drug Administration，FDA）已批准 510K 强度用于促进毛发生长，某些脱发者也接受了该治疗。批准的设备比较安全，与市场上的已经出售的设备相媲美。有趣的是，有一些研究发现，用激光去毛发后，会导致毛发生长，这看起比较矛盾。

设备 HairMAX LaserComb® 使用的激光二极管所发射的可见光为红光，其波长为 655 nm。其优势是可以在家使用，且能够将头发分开，到达头皮。有些研究显示该设备对轻度雄激素性脱发有效。该作用的可能机制是作用于线粒体内的细胞色素 C 氧化酶，使 ATP 产生增加，对活性氧产生调节作用，诱导转录因子。

低剂量激光治疗各种脱发的基本机制仍不明确[44]。

二、美索疗法

人们往往会通过将维生素、植物提取物、非那雄胺或米诺地尔等成分注射到真皮和皮下组织。然而，关于这种治疗方法的安全性和有效性尚未有相关研究。

三、富血小板血浆

可以通过注射同体同源的富血小板血浆（platelet-enriched plasma，PRP）来促进牙齿和骨科相关疾病的伤口愈合。血小板中的 α 颗粒内含有一些生长因子（例如：血小板源性生长因子、转化生长因子 –b、血管内皮生长因子）和其他蛋白。

血小板促进伤口愈合的可能机制包括使抗凋亡蛋白 Bcl–2 水平升高，保护细胞不发生凋亡，上调 b– 连环蛋白，使头发上皮细胞形成，促进干细胞分化为毛囊细胞，使毛发周期中的生长初期延长，促进成纤维细胞生长因子 –7 表达增加[45]。

虽然富血小板血浆可促进毛发生长，但有关最佳制剂、治疗方案和有效性方面的数据有限[46, 47]。

有两个双盲对照半头研究发现，富血小板血浆会促进脱发患者的头发生长[48, 49]。

一项双盲随机对照半头研究发现，富血小板血浆在斑秃方面效果显著[50]，最近一项研究发现，富血小板血浆在治疗雄激素性脱发方面效果也显著[51]。

四、显微镜下针刺法

有时可使用显微镜下针刺法来治疗脱发，针刺时，可以带有米诺地尔，也可不带有米诺地尔。虽然有些研究显示该疗法效果良好，但需要牢记该疗法会导致头发断裂和瘢痕形成[52]。有研究显示米诺地尔会通过毛囊口渗入头皮内发挥作用。

五、掩饰法和头皮纹色法

可以使用有色小角蛋白纤维（粉末、喷雾器）来掩盖头发稀疏的问题，且效果良好，而头皮处（半）永久性文身效果会看起来不自然，还会导致进一步脱发。关于颜色变化，尚无长期经验。

人们认为这个方法，除了用于头发移植，或女性进行性脱发外，还可用于掩盖瘢痕。不可用于斑秃，以及男性进行性雄激素性脱发。

六、改变思维方式

皮肤病患者中往往会存在神经皮通路。湿疹、银屑病、慢性单纯性苔藓、痤疮和斑秃等这些疾病的发生常常与生活压力增加有关。在显微镜水平可观察都这种相关性。Egan 等发现肥大细胞的轴突与表皮朗格汉斯细胞密切有关，这个相关性支出这个理论，即外周神经系统在调节皮肤炎症反应和免疫方面发挥重要作用[53]。因此，毫无疑问，可以通过调整压力或是调整患者对压力的反应可改善皮肤疾病。

目前应对压力的方法有多种，包括生物反馈法、行为调整法以及放松技术（包括肌肉放松法、芳香疗法、瑜伽和意象导引）。这些方法可用于拔毛发癖患者，效果非常好，而行为调整法是解决问题的关键。Kohen 报道称，应用自我监督、催眠、放松 / 想象法为 5 名拔毛发癖患者进行了治疗[54]。另外 3 个孩子经过催眠疗法后，病情得到缓解。其中 2 个在 8 周后完全缓解，另外 1 个 16 周后完全缓解[55]。也可用催眠法来改善斑秃[56]。

芳香疗法是一种改变想法的方法，aromatherapy（芳香疗法）这个术语是法国化学家 René Maurice Gattefossé 于 20 世纪 20 年代发明的，使用来自植物的香精油来治疗疾病。

大多数文献主要是趣闻轶事和传闻。心理、情绪、精神等方面的很多传闻都没有得到证实。然而，一个双盲对照试验研究对芳香疗法在治疗斑秃方面的有效性进行了分析，68 名斑秃患者随机分为两组，一组接受香精油［由百里香（见图 16.11）、迷迭香、薰衣草（见图 16.12）、雪松木（见图 16.13）混合而成］治疗，用介质油（葡萄籽和荷荷巴油）将其涂抹到头皮，进行按摩，每天一次；另一组只接受介质油按摩治疗。治疗组 43 名患者中有 9 名病情得到缓解，而对照组 41 名患者中只有 6 名病情得到缓解。虽然治疗组中得到缓解的人数不到一半，但是，缓解率高于对照组，且具有统计学意义[57]。

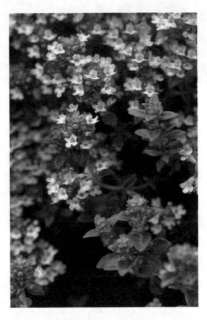

图 16.11　百里香

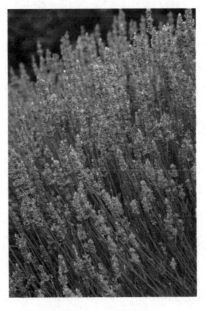

图 16.12　薰衣草

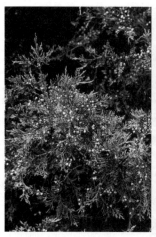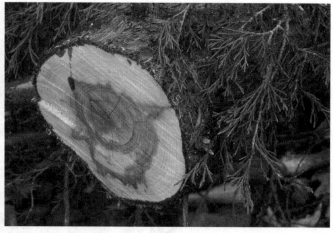

图 16.13 雪松木

很多研究表明改变思维的治疗方法会对实际结局产生影响，这些方法可用于皮肤疾病的治疗[58]。

第六节　总　结

目前虽然治疗脱发和抑制脱发的其他疗法和美容手段有很多，但是，这些方法的有效性尚不清楚。营养素缺乏应该得到纠正，但是，通过使用相关补充剂使脱发得到改善的证据有限[59]。目前还有一些手术和物理疗法，例如：注射 PRP、低水平激光治疗和显微镜下针刺法等，但这些疗法的效果还需要进一步评估。

患者除了使用有证据支持的疗法外，会有使用一些其他疗法，使用其他疗法时，最好咨询皮肤科医生，需要对治疗前后的头发情况进行拍摄，或使用其他头发参数来判断治疗效果。

参考文献

［1］Ishani A, MacDonald R, Nelson D, et al. Pygeum africanum for the treatment of patients with benign prostatic hyperplasia: A systematic review and quantitative metaanalysis. Amer J Med. 2000; 109(8): 654–64.

［2］Prager N, Bickett K, French N, et al. A randomized, double–blind, placebo–controlled trial to determine the effectiveness of botanically derived inhibitors of 5–alpha–reductase in the treatment of androgenetic alopecia. J Altern Complement Med. 2002; 8(2): 143–52.

［3］University of Maryland Medical Center. Complementary and alternative medicine guide. Available from http: //www.umm .edu/altmed. University of Maryland Medical Center, Center for Integrative Medicine.

［4］Rossi A, Mari E, Scarno M, et al. Comparitive effectiveness of finasteride vs Serenoa repens in male androgenetic alopecia: A two-year study. Int J Immunopathol Pharmacol. 2012; 25(4): 1167-73.

[5] Roell D, Baniahmad A. The natural compounds atraric acid and N-butylbenzene-sulfonamide as antagonists of the human androgen receptor and inhibitors of prostate cancer cell growth. Mol Cell Endocrinol. 2011; 332(1-2): 1-8.

[6] Koch E. Extracts from fruits of saw palmetto (Sabal serrulata) and roots of stinging nettle (Urtica dioica): Viable alternatives in the medical treatment of benign prostatic hyperplasia and associated lower urinary tracts symptoms. Planta Med. 2001; 67(6): 489-500.

[7] University of Iowa Hospitals & Clinics. Available from http: // www.uihealthcare.com.

[8] Blumenthal M, Busse WR, Goldberg A, et al. The Complete German Commission E Monographs: Therapeutic Guide to Herbal Medicines. Austin, Texas: American Botanical Council. 1998.

[9] Bounda GA, Feng YU. Review of clinical studies of Polygonum multiflorum Thunb. and its isolated bioactive compounds. Pharmacognosy Res. 2015; 7(3): 225-36.

[10] Treben M. Health From God's Garden, Herbal Remedies and Glowing Health for Well-Being. Rochester VT: Inner Traditions International. 1987.

[11] 24 Karite Gold Shea Butter. Available from www.sheabutter .com.

[12] Kantor J, Kessler LJ, Brooks DG. Decreased serum ferritin is associated with alopecia in women. J Invest Dermatol. 2003; 121(5): 985-8.

[13] Aydingoz I, Ferhanoglu B, Guney O. Does tissue iron status have a role in female alopecia? J Eur Acad Dermatol Venereol. 1999; 13(1): 65-7.

[14] Boffa MJ, Wood P, Griffiths CE. Iron status of patients with alopecia areata. Br J Dermatol. 1995; 132(4): 662-4.

[15] Rushton DH, Ramsey ID. Nutritional factors and hair loss. Clin Exp Dermatol. 2002; 27(5): 396-404

[16] Rushton DH. Management of hair loss in women. Dermatol Clin. 1993; 11(1): 47-53.

[17] Sinclair R. There is no clear association between low serum ferritin and chronic diffuse telogen hair loss. Br J Dermatol. 2002; 147(5): 982-4.

[18] Collin C, Gautier B, Gaillard O, et al. Protective effects of taurine on human hair follicle grown in vitro. Int J Cosmet Sci. August 2006; 28 (4): 289-98.

[19] Lassus A, Eskelinen E. A comparative study of a new food supplement, ViviScal, with fish extract for the treatment of hereditary androgenic alopecia in young males. J Int Med Res. 1992; 20(6): 445-53.

[20] Ablon G. A 3-month, randomized, double-blind, placebocontrolled study evaluating the ability of an extra-strength marine protein supplement to promote hair growth and decrease shedding in women with self-perceived thinning hair. Dermatol Res Pract. 2015: 8 dx.doi.org/10.1155/2015/841570.

[21] Ablon G, Dayan S. A randomized, double-blind, placebocontrolled, multi center, extension trial evaluating the efficacy of a new oral supplement in women with self-

perceived thinning hair. J Clin Aesthet Dermatol. 2015: 8(12): 15–21.

[22] Lengg N, Heidecker B, Seifert B, Tr ü eb RM. Dietary supplement increases anagen rate in women with telogen effluvium: Results of a randomized, placebo–controlled study. Therapy. 2007 (7).

[23] Tr ü eb R. Superiority of combination treatment over monotherapy for female alopecia. Poster. 8th World Congress of Hair Research Jeju, Korea. 2014.

[24] Frey J, Raby N. Lysine and collagen. Ann Biol Clin (Paris). 1991; 49(1): 36–9.

[25] Charles BM, Hosking G, Green A, et al. Biotin–responsive alopecia and developmental regression. Lancet. 1979; 2(8134): 118–20.

[26] Williams ML, Packman S, Cowan MJ. Alopecia and periorificial dermatitis in biotin-responsive multiple carboxylase deficiency. J Am Acad Dermatol. 1983; 9(1): 97–103.

[27] Fujimoto W, Inaoki M, Fukui T, et al. Biotin deficiency in an infant fed with amino acid formula. J Dermatol. 2005; 32(4): 256–61.

[28] Shelley WB, Shelley ED. Uncombable hair syndrome: Observations on response to biotin and occurrence in siblings with ectodermal dysplasia. J Am Acad Dermatol. 1985; 13 (1): 97–102.

[29] Schalock PC, Storrs F, Morrison L. Contact urticaria from panthenol in hair conditioner. Contact Dermatitis. 2000; 43 (4): 223.

[30] Roberts H, Williams J, Tate B. Allergic contact dermatitis to panthenol and cocamidopropyl PG dimonium chloride phosphate in a facial hydrating lotion. Contact Dermatitis. 2006; 55 (6): 369–70.

[31] Arnaud J, Beani JC, Favier AE, et al. Zinc status in patients with telogen effluvium. Acta Derm Venereol. 1995; 75 (3): 248–9.

[32] Tasaki M, Hanada K, Hashimoto I. Analyses of serum copper and zinc levels and copper/zinc ratios in skin disease. J Dermatol. 1993; 20(1): 21–4.

[33] Abdel Fattah NS, Atef MM, Al–Qaradaghi SM. Evaluation of serum zinc level in patients with newly diagnosed and resistant alopecia areata. Int J Dermatol. 2016; 55(1): 24–9.

[34] Berger RS, Fu JL, Smiles KA, et al. The effects of minoxidil, 1% pyrithione zinc and a combination of both on hair density: A randomized controlled trial. Br J Dermatol. 2003; 149 (2): 354–62.

[35] Masumoto K, Nagata K, Higashi M, et al. Clinical features of selenium deficiency in infants receiving long–term nutritional support. Nutrition. November–December 2017; 23(11–12): 782–7.

[36] Mussalo–Rauhamaa H, Lakomaa EL, Kianto U, et al. Elemental concentrations in serum, erythrocytes, hair and urine of alopecia patients. Acta Derm Venereol. 1986; 66(2): 103–9.

[37] Betsy A, Binitha M, Sarita S. Zinc deficiency associated with hypothyroidism: An overlooked cause of severe alopecia. Int J Trichology. 2013; 5(1): 40–2.

[38] Lund TD, Munson DJ, Haldy ME, et al. Equol is a novel anti–androgen that inhibits

prostate growth and hormone feedback. Biol Reprod. April 2004; 70 (4): 1188–95.

[39] Bandaranayake I, Mirmirani P. Hair loss remedies–separating fact from fiction. Cutis. 2004; 73: 107–14.

[40] Pierard–Franchimont C, De Doncker P, Cauwenbergh G, et al. Ketoconazole shampoo: Effect of long–term use in androgenic alopecia. Dermatology. 1998; 196(4): 474–7.

[41] Fischer TW, Herczeg–Lisztes E, Funk W, et al. Differential effects of caffeine on hair shaft elongation,matrix and outer root sheath keratinocyte proliferation, and transforming growth factor–b2/insulin–like growth factor–1– mediated regulation of the hair cycle in male and female human hair follicles in vitro. Br J Dermatol. 2014; 171(5): 1031–43.

[42] Davis MG, Thomas JH, van de Velde S, et al. A novel cosmetic approach to treat thinning hair. Br J Dermatol. December 2011; 165 Suppl 3: 24–30.

[43] Fischer TW, Tr ü eb RM, Hänggi G, et al. Topical melatonin for treatment of androgenetic alopecia. Int J Trichology. 2012; 4(4): 236–45.

[44] Munck A, Gavazzoni MF, Tr ü eb RM. Use of low–level laser therapy as monotherapy or concomitant therapy for male and female androgenetic alopecia. Int J Trichology. 2014; 6 (2): 45–9.

[45] Li ZJ, Choi HI, Choi DK, et al. Autologous platelet–rich plasma: A potential therapeutic tool for promoting hair growth. Dermatol Surg. 2012; 38: 1040–6

[46] Arshdeep, Kumaran MS. Platelet–rich plasma in dermatology: Boon or a bane? Indian J Dermatol Venereol Leprol. 2014; 80(1): 5–14.

[47] Gkini MA, Kouskoukis AE, Rigopoulos D, et al. Platelet–rich plasma as a potentiel treatment for Non–cicatricial alopecias. J Trichology. 2015; 7(2): 54–63.

[48] Cervelli V, Garcovich S, Bielli A, et al. The effect of autologous activated platelet rich plasma (AA–PRP) injection on pattern hair loss: Clinical and histomorphometric evaluation. Biomed Res Int. 2014; 2014: 9. http: //dx.doi.org/10.1155/2014/760709.

[49] Gentile P, Garcovich S, Bielli A, et al. The effect of platelet–rich plasma in hair regrowth: A randomized placebo–controlled trial. Stem Cells Transl Med. 2015; 4(11): 1317–23.

[50] Trink A, Sorbellini E, Bezzola P, et al. A randomized, double–blind, placebo– and active–controlled, half–head study to evaluate the effects of platelet–rich plasma on alopecia areata. Br J Dermatol. 2013; 169: 690–4.

[51] Alves R Grimalt R. Randomized placebo–controlled, doubleblind, half–head study to assess the efficacy of platelet–rich plasma on the treatment of androgenetic alopecia. Dermatol Surg. 2016; 42(4): 491–7

[52] Dhurat R, Sukesh M, Avhad G, et al. A randomized evaluator blinded study of effect of microneedling in androgenetic alopecia: a pilot study. Int J Trichology. January 2013; 5(1): 6–11.

[53] Egan CL, Viglione–Schneck MJ, Walsh LJ, et al. Characterization of unmyelinated axons uniting epidermal and dermal immune cells in primate and murine skin. J Cutan Pathol. 1998; 25(1): 20–9.

[54] Kohen DP. Hypnotherapeutic management of pediatric and adolescent trichotillomania. J Dev Behav Pediatr. 1996; 17 (5): 328–34.

[55] Cohen HA, Barzilai A, Lahat E. Hypnotherapy: An effective treatment modality for trichotillomania. Acta Paediatr. 1999; 88(4): 407–10.

[56] Shenefelt PD. Biofeedback, cognitive behavioral methods and hypnosis in dermatology: Is it all in your mind? Dermatol Ther. 2003; 16(2): 114–22.

[57] Hay IC, Jamieson M, Ormerod AD. Randomized trial of aromatherapy. Successful treatment for alopecia areata. Arch Dermatol. 1998; 134(11): 1349–52.

[58] Shenefelt PD. Complementary psychocutaneous therapies in dermatology. Dermatol Clin. 2005; 23(4): 723–34.

[59] Finner AM. Nutrition and hair: deficiencies and supplements. Dermatol Clin. 2013; 31(1): 167–72.

第十七章　雄激素性多毛症和非雄激素性多毛症

Jacqueline DeLuca 和 Amy McMichael

要点

· 雄激素性多毛症是指对雄激素敏感的部位毛发过度生长，体毛出现"男性型"分布；非雄激素性多毛症是指身体部位毛发（汗毛、毫毛）数量过多。

· 雄激素性多毛症的表型与种族、民族和基因易感性有关。

· Ferriman-Gallwey 截点为 8，提示体毛异常增多，这与第 95 个百分位数有关。然而，可以将截点下移，这与患者的种族有关。

· 多囊卵巢综合征是导致雄激素性多毛症的最常见原因，因此，所有雄激素性多毛症患者都需进行完整的病史采集、体格检查、血清雄激素水平检测。

· 非雄激素性多毛症可分为全身性的和局部性的，也可分为先天性的和获得性的。病因的多样性也导致了疾病类型的多样性。

第一节　引　言

　　雄激素性多毛症是指女性身体的体毛过度生长，尤其是雄激素敏感部位。非雄激素性多毛症是指身体体毛（汗毛、体毛）过多，与人的年龄、性别和种族有关，可分为全身性的和局部性的。几种疾病都是导致毛发分布异常，如果未诊断出来，可能会给患者带来严重损害[1]。这两种类型的多毛症会使患者的外表难看。雄激素性多毛症还会使患者的生活质量下降，甚至导致抑郁症和焦虑症[2]。

第二节　雄激素性多毛症

一、引言

　　雄激素性多毛症是雄激素作用于毛囊导致，可能是产生的雄激素过多，导致循环中的雄激素水平升高，也可能是毛囊处雄激素受体的敏感性增加。另外，也有可能是 5α-还原酶活性增强导致。5α-还原酶是睾酮转化为二氢睾酮所需要的酶。二氢睾酮是睾酮的活性形式 [3, 4]。在雄激素性多毛症女性患者中，面部和下腹部的最常见的受累部位 [5]。

女性男性化是指女性患者除了有雄激素性多毛症外，还有与雄激素过多的症状和体征，包括痤疮、额颞部发际线处脱发、声音变得深沉、乳房减小、阴蒂增大、肌肉增加、闭经或月经量减少。女性男性化会出现产雄激素肿瘤或酶异常的症状体征，所以，雄激素性多毛症的多个原因可能是女性男性化的早期体征 [4, 6]。

二、流行病学

在美国，雄激素性多毛症的患病率为 2% ～ 8% [7, 8]。但真正的患病率尚不清楚，因为对于毛发"正常"还是"过多"的判断具有主观性。尤其是在家庭内，由于种族、民族和基因易感性的不同，不同部位，体毛的密度也不同。虽然黑种人和白种人在雄激素性多毛症的患病率和面部毛发和体毛生长方面类似 [9]，东亚人（中国人、日本人、泰国人）体毛少，且雄激素性多毛症的患病率也比较低 [10-13]。中东 [14] 和地中海地区 [15] 的种族发生雄激素性多毛症的风险更高。

一项研究对北美、意大利、日本的雄激素过多性持续无排卵女性患者进行了分析，结果发现虽然这些女性 LH 和血清雄激素水平类似，但日本女性不容易发生雄激素性多毛症。其可能机制是：多囊卵巢综合征（PCOS）相关性雄激素性多毛症继发于皮肤的 5α- 还原酶活性增强。血清 3α- 葡萄糖醛酸是皮肤 5α- 还原酶活性的标志物，日本女性血清 3α- 葡萄糖醛酸明显低于意大利和北美女性 [12]。但是，其他研究发现，特发性多毛症和 PCOS 相关性多毛症患者之间 3α- 葡萄糖醛酸水平没有显著差异 [16]。

在诊断雄激素性多毛症时，需要有客观量表，对雄激素性多毛症做出客观评价。评价雄激素性多毛症最常用的量表是修订后 Ferriman - Gallwey 评分系统（见图 17.1）[17]。需要评价的部位共有 9 个，包括唇部、下颌、胸部、上背部、下背部、上腹部、下腹部、上肢和大腿部，评分为 0 ～ 4，0 为没有毛发，4 为完全男性化，然后，计算出雄激素性多毛症的总评分。评分 8 ～ 15 时，评价为轻度雄激素性多毛症；评分大于 15 时，评价为中重度雄激素性多毛症。截点为 8 说明体毛异常过多，这个截点数值与 Ferriman 和 Gallwey 原始数据第 95 个百分位数有关。然而，后来，Ferriman 本人选择的截点数值是 5，而其他人选择 3 作为截点。对于某些中国人群，截点值可以是 2 [18]。虽然该评分系统看起来比较客观，但是在研究者之间尚未达成共识 [19]。

Housman、Feldman 和 McMichael 等制定了 Ferriman - Gallwey 量表修订版，该量表是用于评价是否体毛过多，以及体毛过多程度的自我评估工具。

患者在去看医生之前可以使用该自我评价工具，评价是否有必要去看医生。另外，医生也可以使用该评价工具判断患者所认为的毛发过多是否为真正的毛发过多 [9]。在评价连鬓胡子、唇须、会阴处毛发时，需要对该量表做进一步修订 [20, 21]。目前已经制定出可以自我评价的调查问卷，有研究显示，调查问卷敏感性强、特异性强、准确度高 [22]。

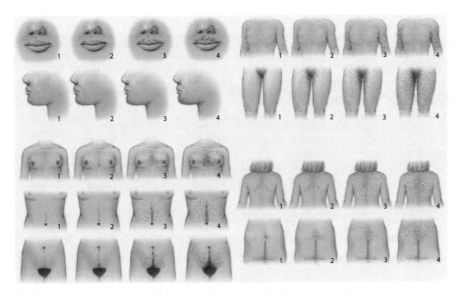

图 17.1　激素性多毛症 Ferriman‐Gallwey 评分系统

对雄激素最为敏感的部位的有 9 处，每处的评分为 0（无毛）到 4（与男性类似的毛发），然后将这 9 处的评分加起来就是激素性多毛症的评分

（来源：Ekbäck MP, Lindberg M, Benzein E, et al. Dermatology. 2013;227 (3):278–84. 已经获得许可）

三、病因

不同人群，雄激素性多毛症的原因不同。雄激素性多毛症会导致体毛生长（见表 17.1），但是，只有对雄激素过敏的部位才有体毛过度生长。这些部位包括面部、颈部、腹部、腋下、上肢、大腿内侧和耻骨区。有些部位体毛生长不需要雄激素，这些部位包括头皮、眉毛和眼睫毛，而有些部位体毛生长需要雄激素，但对雄激素不是很敏感，这些部位包括前臂、手部和下肢[4, 6]。

表 17.1　导致激素性多毛症的原因以及在激素性多毛症成人女性中的发生率

Adrenal 肾上腺性	发生率
先天性肾上腺皮质增生症	1%
21- 羟化酶缺乏症（非典型性）	< 1%
11- 羟化酶缺乏症	< 1%
3β- 羟基类固醇脱氢酶缺乏症	< 1%
21- 羟化酶缺乏症（非典型性）	< 1%
11- 羟化酶缺乏症	< 1%
3β- 羟基类固醇脱氢酶缺乏症	< 1%
库欣综合征	< 1%
雄激素分泌型肾上腺瘤	< 1%
卵巢性	**发生率**
严重的胰岛素抵抗	1%

Adrenal 肾上腺性	发生率
雄激素分泌型肾上腺 – 卵巢瘤	< 1%
肾上腺 – 卵巢性	发生率
多囊卵巢综合征	72% – 82%
特发性激素性多毛症（包括皮肤对雄激素的敏感性增加）	< 20%
外源性雄激素	发生率
合成代谢类固醇	< 1%
绝经后雄激素治疗	1%

来源：Carmina E, Rosato F, Jannì A, Rizzo M, Longo RA. J Clin Endocrinol Metab. 2006;91(1):2–6; Azziz R, Sanchez LA, Knochenhauer ES et al. J Clin Endocrinol Metab. 2004;89(2):453–62.

在青春期之前，雄激素性毛发就是毫毛，其特征是较小、较直，且着色较浅。到了青春期后，对雄激素敏感的毫毛会变粗、变卷曲，着色变深。大约从 8 岁开始，开始产生雄激素，与肾上腺功能初现有关。肾上腺功能初现是指肾上腺皮质开始大量产生肾上腺皮质激素——尤其是雄激素。从肾上腺功能初现开始，以及整个青春期过程中，雄激素产生逐渐增加，在 30 岁到达峰值，之后会逐渐下降[1, 6]。

在毛囊处发挥作用的雄激素包括类固醇激素、睾酮和二氢睾酮（dihydrotestosterone，DHT）。

游离睾酮是睾酮的主要存在形式，且是在体内有活性。在毛囊处，睾酮在 5α – 还原酶的作用下，转化为二氢睾酮，在毛囊处发挥作用，促进体毛生长（见图 17.2）。毛囊对二氢睾酮的敏感性由皮肤处 5α – 还原酶水平决定。因此，雄激素水平相似的女性之间，毛发量以及毛发分布可能会完全不同。需要记住的是，雄激素水平正常的人，可能会有雄激素性多毛症；雄激素水平较高的人，可能不会有雄激素性多毛症，或是女性男性化，这是因为不同女性毛囊对雄激素的敏感性不同[4, 6]。

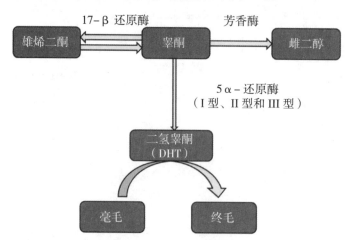

图 17.2　毛囊处睾酮转化为二氢睾酮（dihydrotestosterone，DHT）

（来源：Rittmaster, RS. Lancet. 1997;349:191–5.）

1. 雄激素产生过量和循环雄激素水平

雄激素过多症往往是由 PCOS 导致[1]。2013 年，在一个国际共识会议上就 PCOS 的诊断标准达成了共识，符合下列三个 Rotterdam 标准中的两个，就判断为符合诊断标准：①雄激素过多症的临床证据或生化证据；②排除继发性原因外有慢性月经量过少或停止排卵证据；③超声发现多囊卵巢证据。另外，诊断 PCOS 之前，必须先排除甲状腺疾病、催乳素过多、非典型性先天性肾上腺皮质增生[23]。临床症状通常为雄激素性多毛症、月经不调和不孕之[24, 25]。与 PCOS 的其他发现应该让医生怀疑患者可能患有肥胖、代谢综合征、女性早发型脱发和胰岛素抵抗。医生应该查看黑棘皮病的症状，询问 2 型糖尿病的家庭史情况[1]。

导致雄激素过多症的其他原因不常见。导致雄激素过多症有三个主要酶缺陷，包括① 21α–羟化酶缺乏；② 11α–羟化酶缺乏；③ 3β–脱氢酶缺乏。典型性雄激素过多症往往见于两性生殖器患者的新生儿阶段，非典型性雄激素过多症见于雄激素性多毛症。分泌雄激素的肿瘤（例如：卵巢肿瘤）会少见，但会是导致雄激素过多症的原因，因此，需要知道这种可能性。库欣综合征和疾病、高泌乳素血症，肢端肥大症和甲状腺功能异常也还会引起雄激素性多毛症，当这种情况很少见[1, 4]。

最后影响性激素结合球蛋白（sex hormone–binding globulin, SHBG）水平的因素会影响游离睾酮的数量，导致循环中雄激素的水平过量，最终引起雄激素性多毛症[1, 4]。只有一小部分睾酮(约 3%)在游离在循环中。剩余的睾酮会与 SHBG 结合在一起。药物、神经性厌食症、营养不良和怀孕会影响 SHBG 的数量。

2. 毛囊对雄激素的敏感性增加

5α–还原酶有两个类型：1 型和 2 型。最近研发现 1 型 5α–还原酶与雄激素性多毛症的发生有关[26]。雄激素受体多变区发生基因突变与受体对雄激素的敏感性增加有关[4]。有多个研究发现，受体体积的变化会导致受体功能的变化，因为密码子重复次数的变化，会导致多聚谷氨酰胺残留基数量的变化。这会导致受体体积和功能的变化，理论上导致表型变化，进而导致雄激素性多毛症的产生[27]。

特发性雄激素性多毛症是指雄激素性多毛症女性患者其卵巢功能症状，且循环中雄激素水平正常[28]。一项研究对 588 名雄激素性多毛症女性患者进行了分析，结果发现，6%（36 名）为特发性雄激素性多毛症患者，特发性雄激素性多毛症是第二大常见的雄激素性多毛症[29]。其机制尚不清楚，但是有假说认为特发性雄激素性多毛症与外周 5α–还原酶活性增加、雄激素瘦腿基因多态性或雄激素代谢变化有关[28, 30, 31]。

四、评价

1. 病史

诊断时，采取系统性方法很重要，从采集病史开始。要获取雄激素性多毛症起始情况、进展速度情况、累及的部位、家族毛发生长模式以及患者之前的治疗情况。询问患者月经情况和是否规律。还要询问详细的药物使用史，尤其是雄激素药物使用情况(例如：合成类固醇药物和雄激素类固醇药物)。首先要排除严重的基础性疾病。如雄激素性多毛症或女性男性化起病急，怀疑患者患有雄激素分泌性肿瘤。雄激素性多毛症发展缓慢是良性疾病的特征，虽然某些肿瘤只产生少量雄激素，导致的症状体征比较轻微。询问患者有关不孕的个人史、家族史、月经不调、肥胖、胰岛素抵抗、糖尿病、代谢综合征、子宫内膜癌、情绪失调、阻塞性睡眠呼吸暂停综合征以及心血管问题方面的问题 [1, 4, 6, 23]。

2. 体格检查

体格检查旨在发现毛发过多的发生部位和严重程度（见图 17.3 和图 17.4）。有时候，很多女性已经经过治疗，这些就很难发现。另外，应检查女性男性化的特征，包括雄激素性脱发、痤疮、声音变得深沉、阴蒂变大（外生殖器视检足够，没有必要对骨盆进行全面检查）、乳房减小以及肌肉增加。黑棘皮病往往与高胰岛素血症有关，并不是雄激素过多症的特征。然而，高胰岛素血症和肥胖与 PCOS 有关，这会为进一步检查提供方向 [4, 6]。库欣综合征的症状体征包括中央型肥胖、水牛背、条纹和黑棘皮病。最后，评分系统是对雄激素性多发症进行量化客观评估的唯一工具。修订后 Ferriman - Gallwey 评价工具易于评价基线数据，之后与随访数据进行比较，最后可判断出雄激素性多毛症是得到了改善，还是病情继续在恶化。另外，患者可使用个性化的评价工具来评价临床进展情况或是使用一系列照片来监测进展情况 [3, 4, 9, 17]。

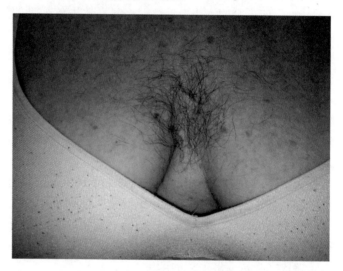

图 17.3 激素性多毛症，该女性胸中部出现了男性体毛分布特征

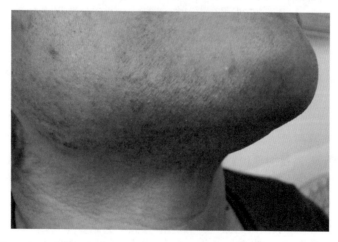

图 17.4 面部多毛症伴有假性胡须癣性毛囊炎和炎症后色素多度沉着

328 | 毛发与毛发疾病——药物、手术和头皮管理（第二版）

3. 实验室检查

建议实验室检查项目包括血清游离睾酮水平、血清总睾酮水平以及血清硫酸脱氢异雄酮（dehydroepiandrosterone sulfate，DHEAS）水平。这有助于发现常见的基础性疾病，且成本效率高。雄激素过多与多囊卵巢综合征学会（Androgen Excess and Polycystic Ovary Syndrome Society）支持所有雄激素性多毛症患者均需进行雄激素这种初筛，因为雄激素性多毛症的严重程度与雄激素过量的严重程度关联性较差[32]。

卵巢是睾酮的主要产生部位，DHEAS 几乎是由肾上腺产生。睾丸水平高于 200 μg/dl，DHEAS 水平高于 260 μg/dl，分别提示卵巢肿瘤和肾上腺肿瘤。如果患者没有绝经，没有排卵停止，需要检查患者是否怀孕。还需要做气体检查，包括盆腔超声（评价卵巢情况）、肾上腺影像检查（例如：CT）[1, 3, 4, 6]。

根据病史和上述检查发现，需要做进一步检查，查看雄激素性多毛症是否由于继发性原因导致，这些检查包括甲状腺功能检测、血清催乳素水平、促卵泡激素（folliclestimulating hormone，FSH）、促黄体激素（luteinizing hormone，LH）、雄烯二酮以及空腹血清 17- 羟孕酮水平。PCOS 检查会发现，FSH 下降的同时，LH、睾酮、雄烯二酮以及 DHEAS 水平升高。17- 羟孕酮升高往往与先天性肾上腺皮质增生症（congenital adrenal hyperplasia）有关，最常见原因是 21- 羟化酶缺乏症。如果怀疑是库欣综合征，需要做地塞米松抑制试验，具体做法是让患者服用地塞米松后，第二天早晨检测皮质醇水平，这有助于确定雄激素来源[1, 4, 6]。

五、治疗

治疗的首要目标是诊断病因。只有当原因未诊断出来，且卵巢功能正常、雄激素分泌正常，才可以怀疑是特发性雄激素性多毛症。事实上，该诊断法为排除法[28]。因为肥胖往往与排卵停止、胰岛素抵抗和循环雄激素水平较高有关，因此，应该将体重控制在最佳范围内，这有助于控制雄激素性多毛症[4]。雄激素性多毛症可通过美容手段和医学治疗进行控制。这些治疗方法见表 17.2。在某些情况下，通过锻炼，会使雄激素性多毛症得到控制，且控制时间较久[1]。一般来讲，综合应用这些治疗手段，可预防毛发生长（长期目标），同时，会改善患者外表（中期目标）[33]。

表 17.2　脱发方法

拔毛法
镊子拔毛法
上蜡拔毛法
加糖拔毛法
绞线拔毛法
脱毛术
化学法
脱发手套或石头
漂白法
电解法

依洛尼塞膏
卵巢抑制法
肾上腺抑制法
雄激素阻断法
激光去毛法

1. 物理去除 / 美容疗法

当毛囊中生长初期延长后，就可能会发生雄激素性多毛症。去除毛发的暂时性手段包括脱毛和拔毛。脱毛是指在毛囊未受损的情况下，将部分毛发去除。脱毛方法包括使用脱毛膏和剃毛[34]。脱毛膏可能对皮肤有刺激作用，导致炎症后反应；然而，脱毛膏脱毛效果的持续时间可达 2 周[35]。拔毛是指将毛干全部去除，毛囊不会受损，且新毛发还有继续生长的能力。拔毛方法包括拔和上蜡法[34]。拔毛法对毛发的生长初期没有影响，但会导致静止期缩短，这些新毛发会更快重新长出来[36]。对于男性，将下颌须拔掉后，持续 92 天不会有胡须长出[37]。要想让毛发永久性减少，就需要对毛囊进行处理，使毛囊不再长出毛发。使毛发永久性减少的方法包括电蚀法、热解法和其他方法联用，例如：激光毛发去除。

2. 漂白法

轻度雄激素性多毛症可使用漂白法来缓解。这种方法不会对毛囊、毛干造成损害，只是将毛发的颜色去除一部分，这样毛发颜色会变浅，毛发看起来就不那么明显了。目前可用的毛发漂白剂包括自然油漂白剂、颜色油漂白剂、霜漂白剂和粉末漂白剂。一般来讲，可用刷子、棉棒和瓶子将漂白剂涂抹于需要漂白的毛发上。毛发漂白剂的有效成分是过氧化氢，漂白剂的最佳浓度为 6%。还可以添加过硫酸盐增强过氧化氢的漂白效果，但是，添加过硫酸盐会导致全身性荨麻疹、哮喘、晕厥和休克[34]。

（1）剪除或剃除法。

剪除或剃除法是使毛发去除的一种比较持久且常用的方法。这种方法快速、简单且不需要经验。研究发现剪除或剃除毛发并不会使毛发增长的速度增加，虽然有人感觉将毛发剔除后，再生长出来的毛发主观感觉会变粗。因此，由于剔除毛发后，会有茬口、剃须肿块、伤口、皮肤刺激产生，女性去除毛发时，剔毛发一般不是最优选择，尤其是女性面部有多毛症时[34, 38, 39]。

（2）除毛手套 / 磨砂石。

美国女性不太用该方法来去除毛发。一般是用该方法来去除与雄激素性多毛症相关的过多毛发和茬子。可用细砂打磨纸制成的手套来摩擦过多毛发，摩擦时采用转圈的动作。另外，也可用磨砂石将多余毛发去除掉。当然，如果用力过大的话，会导致皮肤刺激反应[34]。

（3）钳子拔毛法 / 上蜡拔毛法 / 黏稠膏状糖拔毛法 / 细线除毛法。

这些拔毛方法都会让患者感到不适，基于此，这些方法不是最佳方法。钳子拔毛法通常用于拔除小面积毛发，因为这种方法比较单调费时。很多人拔毛后，不会出现问题，但有些人会出现炎症、着色过度、留下瘢痕、向内生毛或毛囊扭曲。

上蜡拔毛法是指将可重复利用的融化的，固体蜡或冷的半固体蜡涂抹于需要去除毛发的部位。蜡一旦变硬，毛发就会嵌在蜡里，快速将蜡从皮肤上剥离下来，有时使用吸水布或增强纸将多余的毛发去除掉。这种方法不仅会让患者不适，还会导致皮肤明显刺激征、毛囊炎、过敏性接触性皮炎和热灼伤[34,39]。有病例报告显示，局部使用维A酸后，或是口服异维A酸后，用上蜡拔毛法去除毛发，会导致皮肤受损。不仅是局部使用维A酸或口服异维A酸要小心，在使用具有刺激性的药物时，也要小心，例如：乙醇酸药物[40,41]。

黏稠膏状糖拔毛法类似于上蜡拔毛法。黏稠膏状物是由糖、蜂蜜、柠檬组成，这种黏稠膏状物非常黏稠，这样，膏状物变硬时，会与毛发粘在一起。

细线除毛法是指通过绷紧缝纫线，去除毛发的方法。该方法起源于古印度，目前在美国流行起来，很受欢迎。该方法通过扭动线将毛发剪掉，可将毛发一根一根地去除或一次去掉多根毛发[39]。虽然这种方法与上蜡拔毛法和黏稠膏状糖拔毛法相比，对皮肤的刺激性小，但还会出现不良反应，这些不良反应包括毛囊炎、假毛囊炎、传染性软疣、扁平疣、着色过度和白癜风[42-45]。

（4）化学脱毛剂。

化学脱毛剂是由巯基硫乙醇酸与碱混合而成。脱毛剂的机制是通过分解和水解二硫键来破坏头发结构来发挥脱毛作用[34,39]。毛发内含二硫氨基酸半胱氨酸的量高于表皮角蛋白中的要多，因此，脱毛剂对毛发的影响远远大于对于周围皮肤的影响。可以将化学脱毛剂做成糊状、膏状或霜剂涂抹于多余毛发部位，过一段时间，毛发就会变软，然后断裂，就很容易去除掉。这种方法的去毛效果持续时间更长，因为脱毛剂往往会渗入皮肤下的毛囊，将皮下的毛干也去除掉[39]。用完化学脱毛剂后，使用润肤霜或局部涂抹皮质类固醇药物，有助于预防刺激性皮炎的发生[34]。另外，化学脱毛剂中含有的芳香剂或巯基乙酸盐可能会导致接触性皮炎。

（5）依洛尼塞霜。

依洛尼塞一开始是用来治疗非洲睡眠病（布氏冈比亚锥虫病），其中一个不良反应就是脱发[46]。一项随机双盲对照试验研究表明13.9%盐酸依洛尼塞（盐酸依氟鸟氨酸中间体）霜能显著减少毛发数量；使用依洛尼塞霜的研究对象，脱毛改善率为58%，使用安慰剂的研究对象，脱毛改善率为34%[47]。一项为期4个月的研究中使用TrichoScan这种客观性测量方法可用于量化毛发减少量。依洛尼塞使用一个月后开始起作用，毛发生长速度减慢，毛发密度下降、毛发长度下降，但是，毛发的直径没有变化[48]。依洛尼塞的作用机制是依洛尼塞是鸟氨酸脱羧酶不可逆的抑制剂。鸟氨酸脱羧酶是聚胺合成的限速酶。聚胺是毛囊基质细胞增殖所必须，因此，聚胺对于毛发生长很重要。依洛尼塞使用4～8周（每天2次）后，毛发生长变化明显。目前发现不良反应轻微，不良反应包括使用部位的暂时性烧灼痛、针刺痛或是麻刺感[47]。另外，还有研究对依洛尼塞和激光的联合疗法进行了分析，结果发现，这种疗法安全，且毛发去除会更快[47,49,50]。

（6）电解法、热解法和混合法。

电解法、热解法和混合法是永久性去除多余毛发的三大方法，可统称为电灼法。电解法是指使用电流通过电化学方式破坏毛囊。将电解针插入毛囊，使直流电通过，电解毛囊内的氯化钠溶液形成氢氧化钠。氢氧化钠会破坏毛囊周围的组织，但是，不会破坏漏斗管，这是因为这个部位的水和氯化钠较少，且漏斗管内皮脂会对电流起到绝缘的作用。毛囊破坏后，电蚀医师可以用镊子将毛发取掉。一次治疗可处理多个毛囊，但是处理一个毛囊花费的时间超过一分钟。热解法是在电解针内使用高频率交流电产热，直接进入毛囊，与毛囊周围组织接触，破坏毛囊。该方法处理毛囊速度快于电解法，一个毛囊只需几秒钟就可以处理好，但不足之处是会留有瘢痕，因为处理周围组织时，会破坏漏斗管结构。混合法是电解针内联用电解法和高频率电流。这种方法像热解法一样迅速，但没有电解法痛苦。很多人认为是这三种方法中最好的一个。不良反应包括水肿、红斑、深色皮肤患者出现炎症后皮肤着色过度或色素减退。如果操作正确，且电流不是很高的话，不会留有瘢痕[39]。总体来讲，电解法速度很慢，很依赖于操作者。

（7）毛发激光去除法。

所有毛发激光去除法和强脉冲光（intense pulsed light，IPL）机制相同，其机制是选择性光热解理论。根据该理论，可以将皮肤某个结构作为破坏目标，不破坏皮肤周围结构。目标是为了使毛发减少，所选择的破坏目标是毛囊内的黑色素，这样就会对毛囊造成热损伤，防止毛囊内毛发继续生长[51]。较低 Fitzpatrick 皮肤类型的是进行毛发激光去除法的最适合人选，因为这类人比深肤色女性所需能量低。深肤色女性也可以使用毛发激光去除法，但是需要有内置冷却设备和能量水平调整器来最大限度降低皮肤不良反应的发生风险[1]。

美国食品和药品监督管理局（FDA）已经批准很多类型的激光用于永久性毛发去除。永久性毛发去除是指经过治疗（包括多次治疗）后，毛发长期稳定性地减少[51]。人们认为激光能够去除 50% ～ 90% 的毛发。激光疗法价格高，虽然比较安全，但会有皮肤色素改变和其他不良反应[52]。

最近一项 Cochrane 综述研究对 11 项有关使用激光和 IPL 去除毛发的随机对照试验研究进行分析，结果发现紫翠玉和二极管激光治疗 6 个月，会使毛发减少 50%。很少有证据表明 IPL 联合钕：钇铝石榴石（Nd:YAG）或红色激光有效果。然而，这 11 项随机对照试验研究在研究方面质量不高，设备有效性方面的真实性存在质疑。目前有很多非随机试验研究，随访时间较长，这些研究表明上述所有激光在维护毛发显著减少方面效果较好，虽然需要联合使用多种疗法[51]。

肤色较深（IV 型 –VI 型皮肤）的其表皮内含有较多的黑色素，发生色素沉着异常和瘢痕的风险较高，尤其是使用较短的波长进行激光疗法时。对于肤色较深的，Nd:YAG 型激光使用起来比较安全，选择的波长较长（1064 nm），表皮黑色素吸收不会很多，但会较深地渗入毛囊单位。减少色素沉着异常的其他方法包括脉冲持续时间延长、安全通量以及更高效的冷却系统[53]。

PCOS 女性在进行激光治疗后，毛发减少效果比预期的要差，且会有头发无间隔。一项有关紫翠玉激光的研究表明经治疗 6 个月后，毛发减少平均为 31%。虽然这样，但研究中的 95% 对治疗满意，所以对于 PCOS 经 6 次以上治疗后，效果可能会比较好[54]。

3. 系统疗法

系统治疗的主要机制是抑制肾上腺和卵巢产生雄激素，或是通过阻断皮肤上雄激素的作用而发挥作用。抗雄激素作用最为有效，然而，如果睾酮水平升高（往往发生于PCOS），需要增加口服避孕药（oral contraceptive pill，OCP）。阻断雄激素的作用其目标是为了将过多的毛发恢复到汗毛状态[1, 6, 55-57]。系统治疗一般需要 6～12 个月的治疗，才会看到效果。另外，如果系统治疗中断，之前的症状就会再次出现[3, 55, 57]。

（1）卵巢功能抑制。

口服避孕药（OCP）会抑制卵巢功能。OCPs 能够抑制 LH 分泌，抑制肾上腺雄激素分泌，通过增加性激素结合球蛋白（sex hormone binding globulin，SHBG）水平，使游离睾酮水平下降[58]。另外，2008 年，内分泌学会（Endocrine Society）建议只需使用 OCPs 来抑制卵巢功能，只有在口服 OCPs 6 个月后，效果不是很好，才需要增加抗雄激素物质[59]。可以与任何 OCP 联用，但是，评论家认为最好与非雄激素源性黄体酮［例如：雅司明、Ortho-Cyclen（活性成分为炔雌醇和诺孕酯）］联用，因为这对脂肪、痤疮和雄激素性多毛症也有好处[57, 60]。虽然有一研究发现雄激素源性黄体酮与非雄激素源性黄体酮在缓解雄激素性多毛症方面的效果没有差异（两者在使用 2 年后，雄激素性多毛症平均评分均下降 7.2 分）。另一项更近的研究发现，经 12 个月治疗后，含有醋酸环丙孕酮 OCPs 在治疗 PCOS 方面效果更好[61]。抗雄激素治疗的主要不良反应是月经不调，如果抗雄激素与 OCPs 联用时，有助于调月经。 OCPs 的不良反应包括阴道不规则出血和 静脉血栓形成。在为每个提供治疗方案时，都要衡量益处和风险。在使用 OCP，可以向妇科医生咨询相关建议。

除了使用 OCPs 外，抑制卵巢功能的其他系统疗法包括前面提到的醋酸环丙孕酮、孕酮和抗雄激素（目前美国尚未用于抑制卵巢功能）以及促性腺激素释放激素（gonadotropin-releasing hormone，GnRH）类似物。低剂量环丙孕酮可与 OCPs 联用，或是高剂量环丙孕酮与雌激素或 OCP 联用。2003 年的一项 Cochrane 综述发现，醋酸环丙孕酮治疗的临床效果与酮康唑、螺内酯、氟他胺、非那雄胺和 GnRH 类似物相比，没有差异[62]。不良反应包括体重增加、水肿、性功能下降、恶心、男胎儿的假两性畸形以及肝炎[1, 6, 57]。目前在加拿大、墨西哥、澳大利亚以及欧洲地区，醋酸环丙孕酮可用于抑制卵巢功能[1, 57]。

GnRH 类似物通过抑制 LH 和 FSH，进而抑制卵巢类固醇激素分泌。GnRH 类似物价格非常高，且因为 GnRH 类似物也能抑制雌激素，因此，需要雌激素替代物来预防骨质疏松症和其他不良反应。在治疗雄激素性多毛症时，GnRH 和低剂量口服避孕药比这两者单独使用的效果要好。另外，低剂量口服避孕药还可作为雌激素的替代物，单独使用 GnRH 时会抑制雌激素[63]。联合使用的原因是 GnRH 类似物具有致畸性。一项研究发现，联用乙炔雌二醇和醋酸环丙孕酮（ethinyloestradiol and cyproterone acetate，EO-CA）对 PCOS 和雄激素性多毛症女性治疗 6 个月后，能显著缓解雄激素性多毛症，而 GnRH 类似物戈舍瑞林治疗效果差，没有使雄激素性多毛症得到缓解。然而，GnRH 类似物治疗后，会改善胰岛素敏感性，而 EO-CA 组没有这种效果[35]。因此，因为费用问题，一般不考虑使用 GnRH 类似物进行治疗，但有些可选择 GnRH 进行治疗[64]。

（2）抑制肾上腺功能。

对于肾上腺性雄激素升高的（例如：先天性肾上腺皮质增生症）来讲，使用糖皮质激素（例如：地塞米松和泼尼松）往往有效[1, 3, 6, 57]。醋酸环丙孕酮也具有微弱的糖皮质激素作用。导致肾上腺性雄激素升高的其他原因包括 PCOS、库欣综合征和肾上腺肿瘤。这些原因导致的肾上腺性雄激素升高不应使用糖皮质激素进行治疗[57]。雄激素过多症在使用抗雄激素治疗时，可合用地塞米松，或是合用地塞米松和螺内酯，这样会使雄激素性多毛症复发时间延长[65]。内分泌学会目前不推荐使用糖皮质激素来治疗，除非是这种情况，即 21-羟化酶缺乏导致的典型性和非典型性先天性肾上腺皮质增生症。总之，糖皮质激素的不良反应非常清楚，使用时要考虑到这一点。

（3）抗雄激素物质。

醋酸环丙孕酮除了具有孕酮和抗肾上腺功能外，还会通过与雄激素竞争性结合性激素受体而具有抗雄激素的作用。再次强调一下，因为女性有子宫，因为在使用醋酸环丙孕酮时，必须联用雌激素。

螺内酯之前用作保钾利尿剂，之后发现，螺内酯能够与雄激素受体竞争性结合而具有抗雄激素功能，抑制肾上腺合成雄激素，通过使雄激素向雌激素转化增加，增加睾酮的清除速率。与其他抗雄激素相比，螺内酯具有优势。螺内酯的不良反应包括月经不调（除非同时使用 OCP）、高钾血症（尤其是肾功能不足或是使用其他药物导致血钾升高）、高血压、恶心、性欲下降、肝功能不足和男性假两性畸形。螺内酯通常需要与 OCP 联用，每天使用剂量为 50～200 mg，一天 2 次[1, 4, 6]。一项 Cochrane 综述研究对两项对照试验研究进行分析，结果发现，100 mg 螺内酯与安慰剂相比，能够显著抑制毛发生长（OR 7.18），虽然 Ferriman - Galwey 评分未得到改善[66]。另外，螺内酯 100 mg/d 使用 1 年后，在抑制毛发生长方面的效果优于安慰剂，非那雄胺 5 mg/d，醋酸环丙孕酮 12.5 mg/d[67]。然而，另一项研究发现螺内酯 100 mg/d 与非那雄胺 5 mg/d，在使用 3 个月或 6 个月时，两者在抑制毛发方面没有统计学上的差异[68]。

氟他胺是一种特异性较高的强效雄激素拮抗剂，一开始是用于治疗前列腺癌。氟他胺是一种非类固醇性雄激素拮抗剂，通过竞争性结合雄激素受体，以及使肾上腺产生的雄激素减少，而发挥作用。氟他胺没有糖皮质激素、孕酮、雄激素以及雌激素的作用。不良反应包括恶心、胃痛、皮肤干燥、疲劳、乳房触痛、男胎儿两性畸形以及肝中毒。应该告知在治疗期间要注意避孕，对肝功能进行密切监测。氟他胺会导致急性肝炎和急性重型肝炎，即使每天使用剂量为 125～250 mg[69]。使用剂量一般为 125～250 mg，一天 2 次。有研究发现氟他胺治疗雄激素性多毛症的效果优于螺内酯和非那雄胺[70-72]。其他研究发现，使用比一般较低剂量的氟他胺、螺内酯后 6 个月，氟他胺、螺内酯和非那雄胺在改善雄激素性多毛症方面效果类似[73]。

（4）其他疗法。

非那雄胺是 2 型 5α-还原酶抑制剂，可直接作用于毛囊。非那雄胺不会让没有怀孕的女性产生严重的不良反应，所以可用于避孕措施好或是非育龄期女性。目前缺乏女性长期使用该药的数据。因此，非那雄胺是否与其他雄激素拮抗剂一样有效，尚无定论。结论的不一致性可能与雄激素性女性不同，或毛发生长的测量方法不同有关[57, 73-75]。有其他研究发现非那雄胺与其他雄激素拮抗剂，尤其是与螺内酯合用后，在治疗雄激素性多毛症方面效果会更好[57, 76]。

酮康唑会抑制雄激素产生通路上的多种酶。根据经验，酮康唑的起始剂量为 400 mg/d，逐渐增加到 1 200 mg/d。该药物的不良反应比较严重，包括脱发、皮肤干燥、腹部疼痛、恶心、疲惫、头痛、阴道小量出血。肾上腺功能不全和肝中毒。因此，2013 年，FDA 考虑到酮康唑导致肝中毒和肾上腺功能不足发生的风险较高，建议限制使用该药物。

PCOS 除了可以用 OCPs 来治疗外，还可以用胰岛素增敏剂进行治疗，例如：二甲双胍。二甲双胍会对卵巢功能有促进作用（因此能够使月经更规律），会使雄激素水平下降约 20%。不幸的是，这些药物通过不会使雄激素性多毛症得到缓解[1, 77]。

第三节　非激素性多毛症

非激素性多毛症是指身体任何部位的毛发对于年龄、性别、民族来讲，是过多的疾病。目前非激素性多毛症的分类方法有两种，一个是根据体毛的分布进行分类（全身性和局部性），另一个是根据导致非激素性多毛症的原因进行分类（先天性和获得性）。非激素性多毛症中的毛发比正常的要长，可以为胎毛状或汗毛状，这与原因有关（见图 17.5）。非激素性多毛症可以是一种导致严重的外表异常情况，也可以是基础性的全身性疾病的一种表现。重要的是需要了解导致非激素性多毛症的各种原因以及治疗该疾病的方法[78, 79]。

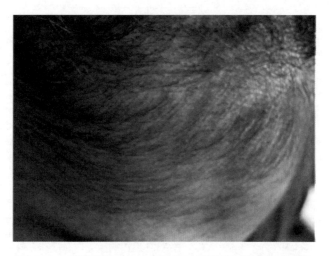

图 17.5　使用米诺地尔治疗脱发后导致的非激素性多毛症

一、病因学

目前非激素性多毛症的发生机制主要有两种。不幸的是，这些机制的诱发因素尚不清楚，所有非激素性多毛症是根据临床特征进行分类，而不是根据真正的病理生理特征进行分类[78]。第一个机制是在不生长终毛的部位，毫毛生长为终毛。这与雄激素性多毛症类似。雄激素性多毛症是指雄激素过多导致毛发过多，导致男性的毛发分布，见于女性。非雄激素性多毛症中，毫毛生长为终毛，既可发生于女性，也可发生于男性，终毛生长在一般不是终毛生长的部位，且分布不一定是男性型分布[78]。毫毛转变为终毛的常见机制是雄激素可能会影响成纤维细胞转移因子，导致乳突状真皮层面积增加。乳突状真皮层面积增加会导致毛囊大小显著增大，毛囊生长初期显著延长[80]。

第二个机制与毛发周期有关。身体不同部位的毛发，其周期也不同。头发处毛囊的生长初期比其他短毛发部位的要长。在非雄激素性多毛症中，毛囊的生长初期比正常要长，尤其是身体某个部位 [78, 80]。因此，如果治疗能够选择性地使较长的生长初期缩短，那么这种疗法对于非雄激素性多毛症有效，甚至对于雄激素性多毛症可能也会有效 [80]。

很多药物引起非雄激素性多毛症。这些药物包括但不限于米诺地尔、口服避孕药、地尔硫䓬、二氮嗪、苯妥英钠、乙酰唑胺、环孢素、螺内酯、西他唑胺、链霉素、拉坦前列素、青霉胺、可的松、埃罗替尼、齐多夫定、补骨脂素和前列腺素类似物（拉坦前列素、比马前列素和曲伏前列素）[78,81-84]。

药物促使毛发生长的机制是毛囊钾通道超极化，最终促进毛发生长 [85]。

二、临床特征

1. 全身非激素性多毛症

与全身非激素性多毛症有关的很多许多综合征具有主要的和次要的诊断特征（表17.3）。

表 17.3　非激素性多毛症相关综合征

疾　病	特　征
以非激素性多毛症是原发性特征	
药物因素	是导致获得性全身非激素性多毛症的最常见原因（见正文）
先天性局部非激素性多毛症	肘部非激素性多毛症、前颈非激素性多毛症、后颈非激素性多毛症、农牧神尾畸形（见正文）
获得性局部非激素性多毛症	错构瘤（先天性黑素细胞痣）、丛状神经纤维瘤、贝克痣、痣样多毛症、外伤或炎症
先天性胎毛过多	是一种 AD 遗传病，孩子出生时整个面部和身体布满了细小的浅色毛或是无色胎尼；毛发长度和分布范围会一直增加直至 2 岁，随着年龄的增加，这种体毛会变稀，可能最终消失，该可能有牙齿异常
阿姆布拉斯综合征	面部和上身有较长（＞ 10 cm）的丝滑毛发，面部有先天性畸形，牙齿会有异常
先天性全身非激素性多毛症	是一种 XLD 遗传病，男性面部和上身会出现过多体毛，女性症状比较轻微，且不对称
牙龈纤维瘤病伴有非激素性多毛症（牙龈增生伴有终毛非激素性多毛症）	是一种 AD 遗传病，孩子在出生时面部和上身出现完全色素化的终毛，这与牙龈增生 / 纤维瘤、面部畸形有关，50% 会有癫痫发作和精神发育迟缓
骨软骨发育不良伴有非激素性多毛症（Cantú 综合征）	是一种 AR 遗传病，面部、耳部、肩部有较粗的卷曲状终毛，其他特征还包括面部畸形、牙齿异常和骨软骨发育不良
非激素性多毛症是继发性特征	
胎儿暴露综合征	
胎儿酒精综合征	小头畸形、眼睑短裂、上唇薄、人中发育不良以及身体和精神发育迟缓

疾 病	特 征
胎儿乙内酰脲综合征	面中部发育不全、唇裂、鼻桥凹陷、牙龈增生、嘴唇大、口宽、蹼颈、指甲发育不全和远端指骨发育不全
胎儿丙戊酸盐综合征	面部粗糙、牙龈肥厚、低张力、杵状指和皮纹异常
胎儿米诺地尔综合征	与先天性心脏异常、脐突出和隐睾病有关，但很罕见
科妮莉业德兰格综合征	一字眉、前额低，睫毛多毛症、鼻孔上翘、鼻梁凹陷和大理石样皮肤
Berardinelli－Seip 综合征	是一种 AR 遗传病，头皮、面部、颈部和四肢上有多毛症、全身脂肪减少、严重的胰岛素抵抗以及发育障碍
先天性卟啉症	阳光暴露部位
僵硬性皮肤综合征	
唐氏综合征	
Rubenstein－Taybi 综合征	
贺勒氏症（和其他黏多糖病）	
Morogu 综合征	
矮怪病（矮妖精貌综合征）	
Winchester 综合征	
Schynzel－Giedion 综合征	
伴有肢端肥大症的非激素性多毛症	
POEMS 综合征	

注：AD，常染色体显性（autosomal dominant）；XLD，X 连锁显性（X-linked dominant,）；AR，常染色体隐性（ autosomal recessive）

2. 局部先天性非激素性多毛症

肘部非激素性多毛症是指肘部外展部位以及肘部双侧部位出现了较长的体毛。该病在儿童期比较明显，但在青春期会部分或完全缓解。该综合征可能是孤立的，也可能与身体或其他机体异常有关；可能具有家族遗传性，也有可能是散发性的[86]。有人认为肘部非激素性多毛症是一种痣样增生症，即使没有潜在的色素瘤或错构瘤。其他类似疾病包括耳郭多毛症（在儿童期或在青春期出现，见于印度和地中海人群）、眼睫毛多毛症（青春期后出现）、乳房多发症（沿乳房线出现一簇毛发）及前颈多毛症（喉结上方出现一簇毛发，这可能与神经病变和眼科问题有关）[78,79,87]。

3. 其他原因

局部先天性非激素性多毛症的其他原因可能与丛状神经纤维瘤、脊管闭合不全（见于骶骨中线，又称为"农牧神尾"）、先天性黑素细胞性痣以及贝克痣有关[88, 89]。

4. 局部获得性非激素性多毛症

局部获得性非激素性多毛症往往与反复创伤、刺激、炎症或摩擦有关。这类非激素性多毛症的相关疾病包括湿疹、慢性单纯性苔藓、沉重袋背负者（长期背负沉重袋者）、固定骨折的石膏或夹板下闭塞、硬化疗法、银屑斑块脱落部位和红褐色文身[90-93]。这两类多毛症还见于疫苗接种部位，涂抹含有补骨脂、地蒽酚、水银、碘的局部试剂部位，血管再形成手术部位以及使用氟化皮质固醇类药物部位[78,94,95]。

三、治疗

当非激素性多毛症是继发性的时，首先要做的是解决导致非激素性多毛症的原发病因（例如：停用某些药物、治疗原发疾病），之后非激素性多毛症往往会得到缓解。如果非激素性多毛症是原发性的，其治疗涉及心理社会问题以及外观问题。原发性非激素性多毛症的治疗与激素性多毛症治疗的很多方法类似，包括永久性毛发减少法（如激光去毛发、电解法、热解法和混合法），漂白法，去毛术以及脱毛剂。总体来讲，最有效的疗法是激光去毛法（当毛发很密时，使用该方法效果非常好）和依洛尼塞局部药剂。一般来讲，局部非激素性多毛症经治疗后，对疗效满意，其满意程度高于全身非激素性多毛症。

参考文献

［1］Rosenfield RL. Hirsuitism. N Engl J Med. 2005; 353: 2578–88.

［2］Ekbäck MP, Lindberg M, Benzein E, et al. Health–related quality of life, depression and anxiety correlate with the degree of hirsutism. Dermatology. 2013; 227(3): 278–84.

［3］Hock DL, Seifer DB. New treatments of hyperandrogenism and hirsutism. Obstet Gynecol Clin North Am. 2000; 27: 567–l81.

［4］Plouffe L. Disorders of excessive hair growth in adolescent. Obstet Gynecol Clin North Am. 2000; 27: 79–99.

［5］Hines G, Moran C, Azziz R, et al. Facial and abdominal hair growth in hirsutism: A computerized evaluation. JAAD. 2001; 45: 846–50.

［6］Rittmaster RS. Hirsutism. Lancet. 1997; 349: 191–5.

［7］Knochenhauer ES, Key, TJ, Azziz R, et al. Prevalence of the polycystic ovary syndrome in unselected black and white women of the southeastern United States: A prospective study. J Clin Endocrinol Metab. 1998; 83: 3078–82.

［8］DeUgarte CM, Woods KS, Azziz R, et al. Degree of facial and body terminal hair growth in unselected black and white women: Toward a populational definition of hirsutism. J Clin Endocrinol Metab. 2006; 91: 1345–50.

［9］Housman TS, Derrow AE, Snively BM, et al. Women with excessive facial hair: A statistical evaluation and review of impact on quality of life. Cosmet Derm. 2004; 17(3): 157–65.

［10］Hamilton J. The hirsute female: Racial and genetic predisposition. Clin Obstet Gynecol. 1964; 10: 1075–84.

［11］Zhao Ni R, Li L, Mo Y, et al. Defining hirsutism in Chinese women: A cross–sectional study. Fertil Steril. 2011; 96(3): 792–6.

［12］Carmina E, Koyama T, Lobo R. Does ethnicity influence the prevalence of adrenal hyperandrogenism and insulin resistance in polycystic ovary syndrome? Am J Obstet Gynecol. 1992; 167: 1807–12.

[13] Cheewadhanaraks S, Peeyananjarassri K, Choksuchat C. Clinical diagnosis of hirsutism in Thai women. J Med Assoc Thai. 2004; 87(5): 459–63.

[14] Glintborg D, Mumm H, Hougaard D, et al. Ethnic differences in Rotterdam criteria and metabolic risk factors in a multiethnic group of women with PCOS studied in Denmark. Clin Endocrinol (Oxf). 2010; 73(6): 732–8.

[15] Coskun A, Ercan O, Arikan DC, et al. Modified FerrimanGallwey hirsutism score and androgen levels in Turkish women. Eur J Obstet Gynecol Reprod Biol. 2011; 154(2): 167–71.

[16] Meczekalski B, Slopien R, Warenik–Szymankiewicz A. Serum levels of 3 α lpha-androstanediol glucuronide in young women with polycystic ovary syndrome, idiopathic hirsutism and in normal subjects. Eur J Obstet Gynecol Reprod Biol. 2007; 132(1): 88–92.

[17] Ferriman D, Gallwey JD. Clinical assessment of body hair growth in women. J Clin Endocrinol Metab. 1961; 21: 1440–7.

[18] Zhao JL, Chen ZJ, Shi YH et al. Investigation of body hair assessment of Chinese women in Shandong region and its preliminary application in polycystic ovary syndrome patients. Zhonghua Fu Chan Ke Za Zhi. 2007; 42: 590–4.

[19] Wild RA, Vesely S, Beebe L, et al. Ferriman Gallwey selfscoring I: Performance assessment in women with polycystic ovary syndrome. J Clin Endocrinol Metab. 2005; 90 (7): 4112–4.

[20] Derksen J, Moolenaar AJ, Van Seters AP, et al. Semiquantitative assessment of hirsutism in Dutch women. Br J Dermatol. 1993; 128(3): 259 – 63.

[21] Practice Committee of the American Society for Reproductive Medicine. The evaluation and treatment of androgen excess. Fertil Steril. 2006; 86: S241–7.

[22] Gabrielli L, Aquino EM. A simplified questionnaire for selfassessment of hirsutism in population–based studies. Eur J Endocrinol. 2015; 172(4): 451–9.

[23] Legro RS, Arslanian SA, Ehrmann DA, et al. Diagnosis and treatment of polycystic ovary syndrome: An endocrine society clinical practice guideline. J Clin Endocrinol Metab. 2013; 98(12): 4565–92.

[24] Lanham MS, Lebovic DI, Domino SE. Contemporary medical therapy for polycystic ovary syndrome. Int J Gynaecol Obstet. 2006; 95: 236–41.

[25] The Rotterdam ESHRE/ASRM–Sponsored PCOS Consensus Workshop group. Revised 2003 consensus on diagnostic criteria and long–term health risks related to polycystic ovary syndrome (PCOS). Hum Reprod. 2004; 19: 41–7.

[26] Mestayer C, Berthaut I, Portois MC, et al. Predominant expression of 5 α –reductase type 1 in pubic skin from normal subjects and hirsute patients. J Clin Endocrinol Metab. 1996; 81: 1989–93.

[27] Legro R, Shahbahrami B, Kovacs B, et al. Size polymorphisms of the androgen receptor among female Hispanics and correlation with androgenic characteristics. Obstet Gynecol. 1994; 83: 701–6.

[28] Azziz R, Carmina E, Sawaya M. Idiopathic hirsutism. Endocr Rev. 2000; 21: 347–62.

[29] Carmina E. Prevalence of idiopathic hirsutism. Eur J Endocrinol. 1998; 139: 421–3.

[30] Serafini P, Lobo RA. Increased 5 alpha–reductase activity in idiopathic hirsutism. Fertil Steril.1985; 43(1): 74–8.

[31] Sawaya ME, Shalita AR. Androgen receptor polymorphisms (CAG repeat lengths) in androgenetic alopecia, hirsutism, and acne. J Cutan Med Surg. 1998; 3(1): 9–15.

[32] Escobar–Morreale HF, Carmina E, Dewailly D, et al. Epidemiology, diagnosis and management of hirsutism: A consensus statement by the Androgen Excess and Polycystic Ovary Syndrome Society. Hum Reprod Update. 2012; 18(2): 146–70.

[33] Paus R. Control of the hair cycle and hair diseases as cycling disorders. Curr Opin Dermatol. 1996; 3: 248–58.

[34] Wagner R. Physical methods for the management of hirsutism. Cutis. 1990; 45: 319–26.

[35] Olsen EA. Methods of hair removal. J Am Acad Dermatol. 1999; 40(2 Pt 1): 143.

[36] Ebling FJ. Hair. J Invest Dermatol. 1976; 67: 98–105.

[37] Myers RJ, Hamilton JB. Regeneration and rate of growth of hairs in man. Ann N Y Acad Sci. March 1951; 53(3): 562–8.

[38] Lynfield YL, Macwilliams P. Shaving and hair growth. J Invest Dermatol. 1970; 55: 170–2.

[39] Liew SH. Unwanted body hair and its removal: A review. Dermatol Surg. 1999; 25: 431–9.

[40] Goldberg NS, Zalka AD. Retin–A and wax epilation. Arch Dermatol. 1989; 125: 1717.

[41] Romo ME. Isotretinoin and wax epilation. Br J Dermatol. 1991; 124: 393.

[42] Ghosh SK, Bandyopadhyay D. Molluscum contagiosum after eyebrow shaping: A beauty salon hazard. Clin Exp Dermatol. 2009; 34: e339–40.

[43] Verma SB. Vitiligo koebnerized by eyebrow plucking by threading. J Cosmet Dermatol. 2002; 1: 214–5.

[44] Verma SB. Eyebrow threading: A popular hair–removal procedure and its seldom–discussed complications. Clin Exp Dermatol. 2009; 34(3): 363–5.

[45] Kumar R, Zawar V. Threading warts: A beauty parlor dermatosis. J Cosmet Dermatol. 2007; 6(4): 279–82.

[46] Burri C, Brun R. Eflornithine for the treatment of human African trypanosomiasis. Parasitol Res. 2003; 90(Supp 1): S49–52.

[47] Wolf JE, Shander D, Schrode K, et al. Randomized, doubleblind clinical evaluation of the efficacy and safety of topical eflornithine HCl 13.9% cream in the treatment of women with facial hair. Int J Dermatol. 2007; 46: 94–8.

[48] Hoffmann R. A 4–month, open–label study evaluating the efficacy of eflornithine 11.5% cream in the treatment of unwanted facial hair in women using TrichoScan. Eur J Dermatol. 2008; 18(1): 65–70.

[49] Smith SR, Piacquadio DJ, Littler C, et al. Eflornithine cream combined with laser therapy in the management of unwanted facial hair growth in women: A randomized trial. Dermatol Surg. 2006; 32: 1237–43.

[50] Hamzavi I, Tan E, Shapiro J, et al. A randomized bilateral vehicle–controlled study of eflornithine cream combined with laser treatment versus laser treatment alone for facial hirsutism in women. J Am Acad Dermatol. 2007; 57(1): 54–9.

[51] Haedersdal M, Cotzsche PC. Laser and photoepilation for unwanted hair growth. Cochrane Database Syst Rev. 2006; 4.

[52] Lim SP, Lanigan SW. A review of the adverse effects of laser hair removal. Lasers Med Sci. 2006; 21: 121–5.

[53] Battle EF Jr, Hobbs LM. Laser–assisted hair removal for darker skin types. Dermatol Ther. 2004; 17(2): 177–83.

[54] McGill DJ, Hutchison C, McKenzie E, et al. Laser hair removal in women with polycystic ovary syndrome. J Plast Reconstr Aesthet Surg. 2007; 60(4): 426–31.

[55] Kokaly W, McKenna TJ. Relapse of hirsutism following longterm successful treatment with oestrogen–progestogen combination. Clin Endocrinol. 2000; 52: 379–82.

[56] Azziz R. The evaluation and management of hirsutism. Obstet Gynecol. 2003; 101: 995–1007.

[57] Moghetti P, Toscano V. Treatment of hirsutism and acne in hyperandrogenism. Best Pract Res Clin Endocrinol Metab. 2006; 20: 221–34.

[58] Granger LR, Roy S, Mishell DR Jr. Changes in unbound sex steroids and sex hormone binding globulin – binding capacity during oral and vaginal progestogen administration. Am J Obstet Gynecol. 1982; 144(5): 578.

[59] Martin KA, Chang RJ, Ehrmann DA. Evaluation and treatment of hirsutism in premenopausal women: An endocrine society clinical practice guideline. J Clin Endocrinol Metab. 2008; 93(4): 1105–20.

[60] Derman R. Androgen excess in women. Int J Fertil. 1996; 41: 172–6.

[61] Porcile A, Gallardo E. Long–term treatment of hirsutism: Desogestrel compared with cyproterone acetate in oral contraceptives. Fertil Steril. 1991; 55(5): 877–81.

[62] Van der Spuy ZM, le Roux PA. Cyproterone acetate for hirsutism. Cochrane Database Syst Rev. 2003; (4): CD001125.

[63] Heiner JS, Greendale GA, Judd HL, et al. Comparison of a gonadotropin–releasing hormone agonist and a low dose oral contraceptive given alone or together in the treatment of hirsutism. J Clin Endocrinol Metab. 1995; 80: 3412–8.

[64] Dahlgren E, Landin K, Janson PO. Effects of two antiandrogen treatments on hirsutism and insulin sensitivity in women with polycystic ovary syndrome. Hum Reprod. 1998; 13: 2706–11.

[65] Carmina E, Lobo RA. The addition of dexamethasone to antiandrogen therapy for hirsutism prolongs the duration of remission. Fertil Steril. 1998; 69: 1075–9.

［66］Farquhar C, Lee O, Jepson R. Spironolactone versus placebo or in combination with steroids for hirsutism and/or acne. Cochrane Database Syst Rev. 2003; 4: CD000194.

［67］Lumachi F, Rondinone R. Use of cyproterone acetate, finasteride, and spironolactone to treat idiopathic hirsutism. Fertil Steril. 2003; 79(4): 942-6.

［68］Wong IL, Morris RS, Chang L, et al. A prospective randomized trial comparing finasteride to spironolactone in the treatment of hirsute women. J Clin Endocrinol Metab. 1995; 80 (1): 233-8.

［69］Brahm J, Brahm M, Segovia R, et al. Acute and fulminant hepatitis induced by flutamide: Case series report and review of the literature. Ann Hepatol. 2011; 10(1): 93.

［70］Cusan L, Dupont A, Labrie F, et al. Treatment of hirsutism with the pure antiandrogen flutamide. J Am Acad Dermatol. 1990; 23: 462-9.

［71］Cusan L, Dupont A, Labrie F, et al. Comparison of flutamide and spironolactone in the treatment of hirsutism: A randomized controlled trial. Fertil Steril. 1994; 61: 281-7.

［72］Müderris II, Bayram F, Güven M. A prospective, randomized trial comparing flutamide (250 mg/d) and finasteride (5 mg/d) in the treatment of hirsutism. Fertil Steril. 2000; 73(5): 984.

［73］Moghetti P, Tosi F, Castello R, et al. Comparison of spironolactone, flutamide, and finasteride efficacy in the treatment of hirsutism: A randomized, double-blind, placebo-controlled trial. J Clin Endocrinol Metab. 2000; 85: 89-94.

［74］Venturoli S, Marescalchi O, Flamigni C, et al. A prospective randomized trial comparing low dose flutamide, finasteride, ketoconazole, and cyproterone acetate-estrogen regimens in the treatment of hirsutism. J Clin Endocrinol Metab. 1999; 84: 1304-10.

［75］Fruzzetti F, Bersi C, Genazzani AR, et al. Treatment of hirsutism: Comparisons between different antiandrogens with central and peripheral effects. Fertil Steril. 1999; 71: 445-51.

［76］Kelestimur F, Everest H, Sahin Y, et al. A comparison between spironolactone and spironolactone plus finasteride in the treatment of hirsutism. Eur J Endocrinol. 2004; 150: 351-4.

［77］Morin-Papunen LC, Koivunen RM, Martikainen HK. Metformin therapy improves the menstrual pattern with minimal endocrine and metabolic effects in women with polycystic ovary syndrome. Fertil Steril. 1998; 69: 691-6.

［78］Wendelin, DS, Pope DN, Mallory SB. Hypertrichosis. J Am Acad Dermatol. 2003; 48: 161-79.

［79］Vashi RA, Mancini AJ, Paller AS. Primary generalized and localized hypertrichosis in children. Arch Dermatol. 2001; 137: 877-84.

［80］Krause K, Foitzik K. Biology of the hair follicle: The basics. Semin Cutan Med Surg. 2006; 25: 2-10.

［81］Tosti A, Pazzaglia M. Drug reactions affecting hair: Diagnosis. Dermatol Clin. 2007; 25(2): 223-31, vii.

[82] Medina Mendez CA, Ma PC, Singh AD. Acquired trichomegaly: Trichomegaly secondary to erlotinib. JAMA Ophthalmol. 2014; 132(9): 1051.

[83] Sahai J, Conway B, Cameron D, et al. Zidovudineassociated hypertrichosis and nail pigmentation in an HIVinfected patient. AIDS. 1991; 5(11): 1395 - 6.

[84] Klutman NE, Hinthorn DR. Excessive growth of eyelashes in a patient with AIDS being treated with zidovudine. N Engl J Med. 1991; 324(26): 1896.

[85] Jankovic SM, Jankovic SV. The control of hair growth. Dermatol Online J. 1998; 4: 2

[86] Mart í nez de Lagr á n Z, Gonz á lez–P é rez R, Asunci ó n ArreguiMurua M, et al. Hypertrichosis cubiti: Another case of a wellrecognized but under–reported entity. Pediatr Dermatol. 2010; 27(3): 310–1.

[87] Megna M, Balato N, Patruno C, et al. Anterior cervical hypertrichosis: A case report and review of the literature. Pediatr Dermatol. 2015; 32(2): 252–5.

[88] Ettl A, Marinkovic M, Koornneef L. Localized hypertrichosis associated with periorbital neurofibroma: Clinical findings and differential diagnosis. Ophthalmology. 1996; 103(6): 942–8.

[89] Brar BK, Mahajan BB, Mittal J. The longest faun tail forming dreadlocks with underlying spina bifida occulta. Dermatol Online J. 2013; 19(4): 12.

[90] Oh TS, Kim Y, Song HJ. Localized hypertrichosis after sclerotherapy. Dermatol Surg. 2010; 36(Suppl 2): 1064–5.

[91] Durmazlar SP, Tatlican S, Eskioglu F. Localized hypertrichosis due to temporary henna tattoos: Report of three cases. J Dermatolog Treat. 2009; 20(6): 371–3.

[92] Kumar B, Sandhu K, Kaur I. Localized hypertrichosis in subsiding psoriatic plaques. J Dermatol. 2004; 31: 693–5.

[93] Ma HJ, Yang Y, Ma HY, et al. Acquired localized hypertrichosis induced by internal fixation and plaster cast application. Ann Dermatol. 2013; 25(3): 365–7. doi: 10 .5021/ad.2013.25.3.365. Epub August 13 2013.

[94] Ozkan H, D ü ndar NO, Ozkan S, et al. Hypertrichosis following measles immunization. Pediatr Dermatol. 2001; 18(5): 457–8.

[95] Wechselberger G, Schwaiger K, Wolfram D. Localized hypertrichosis after index finger revascularization and complex regional pain syndrome. Arch Plast Surg. 2014; 41(5): 603–4.

第十八章　光辅助性脱毛法与毛发生长

Ronda S. Farah, Lydia Y. Sahara 和 Brian Zelickson

> **要点**
> ·扩展选择性光热解理论解释了激光脱毛法破坏相关靶向组织的原理。
> ·激光脱毛时，有多种类型的激光可供选择，不同类型的激光装置具有不同的波长。
> ·目前已经出现了家庭式激光装置，携带方便、隐私性好且价格较低。
> ·FDA 已经批准了几款用于治疗脱发的低强度激光装置。

第一节　引　言

美国食品和药品监督管理局（FDA）于 1995 首次批准用于脱发的激光装置，之后，此类相关的很多技术取得了很大进展。目前，光脱毛法是实现长期性脱毛最有效的方法之一。该治疗方法已迅速成为皮肤科的一个重要治疗手段。为了理解该治疗方法，人们必须了解头发生物学、激光和光源。本章介绍了光脱毛法的基础知识。

LASER 是受激辐射光放大（light amplification by the stimulated emission of radiation）的缩写。辐射装置包括四个主要组成部位，分别为电源、激活媒质、光学共振器和传送系统。电源用于提供能量来激发媒质中的分子。当媒质中的大部分分子处于激发态时，整个分子的类型就会发生变化，这是激光产生的关键步骤。媒质可以是气体、液体、固体或半导体。激光往往根据其媒介进行命名，媒介决定了主要的辐射波长。光学共振器能够提供一种反馈机制，即激光能量返回到媒介中，激发更多的分子发生辐射。光学共振器的主要功能是通过媒介增加分子激发的途径，产生方向高度一致，强度较高的光束。最后，传送系统用于将光能量从激光转移到皮肤上（见图 18.1）。经过该光放大过程后，由激光装置产生的光能量具有三个独有的特征：光波相同（单色性）、相一致（一致性）和方向一致（瞄准性好）[1]。这些特征有助于瞄准皮肤内的特定发色团。

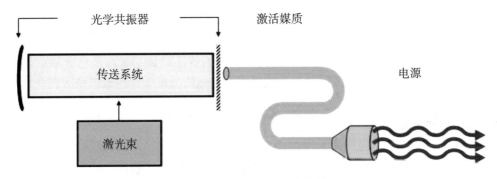

图 18.1 激光装置的组成成分

强脉冲光（intense pulsed light，IPL）已被 FDA 批准用于脱毛。在过去十年，强脉冲光可用于各种激光装置，功能较多，越来越受欢迎。IPL 是一种包含多种不同波长的广谱光源。过滤片用于减少发射光的光谱，可根据临床情况进行调整。

第二节 毛囊生物学

激光脱毛的理论基础是选择性光热解理论，毛发轴和毛囊内的色素是目标发色团（吸收光的物质）。毛发的类型、直径、颜色和毛囊深度决定了激光治疗的疗效。为了了解光与毛囊的相互作用，需要了解毛发的生物学基本知识。

一、毛发生长周期

人类的毛发生长周期不具有同步性。每个毛囊都有自己生长周期，独立于邻近的毛囊。处于生长初期、退行期和静止期的毛囊比例和持续时间由身体部位决定。任何一段时间内，85% ～ 90% 头发毛囊处于生长初期，且持续时间为 2 ～ 6 年[2]。相比之下，腿部毛发只有 20% 处于生长初期，且持续时间为 19 ～ 26 周[3]。

二、毛发类型

根据毛发的长度和直径，毛发主要有两种类型：毳毛和终毛。毳毛短且细，直径一般小于 30 μm。原发性毳毛是没有色素沉着的，继发性毳毛或微型终毛是有色素沉着的。和终毛一样，毳毛也会有完成的生长周期，虽然其生长初期的持续时间非常短。终毛比较长且有色素沉着，直径在 50 ～ 120 μm 之间，直径大小与种族有关[2]。

三、毛发颜色

毛发颜色是由基因决定的，发干的颜色由毛发类型和黑色素数量决定的。黑色素细胞主要产生两种黑色素：①真黑色素，主要见于棕色和黑色毛发；②褐色素，主要见于金发和红发。灰色毛发主要是因为毛球含有的黑素细胞数量减少；老年白发是因为毛球没有产生色素的黑素细胞。黑色毛发中还包含体积和重量更大的黑色素体。真黑色素对紫外线和可见光的吸收程度高于褐色素。

另外，毛囊内黑色素细胞产生的黑素体要比表皮细胞内黑色素细胞产生的体积要大。毛囊内的黑色素细胞其树突更长，角质形成细胞与黑色素细胞比值较低（1 : 5 与 1 : 25）[4]。一个典型的毛囊内，只有位于漏斗部和毛球上部的黑色素细胞是有色素沉着的。毛囊其他部位的黑色素细胞相对地没有色素沉着。毛球不会随着毛囊生长周期的变化而发生显著变化。只有在生长初期的第 3 阶段和第 4 阶段毛囊内黑色素细胞才会产生黑色素。事实上，生长初期结束时首先出现的特征就是毛球内黑色素细胞树突发生回缩。在退行期开始阶段，黑色素合成停止，毛球内的整个黑色素单位因凋亡而发生退化。

四、毛囊深度

毛囊深度会随着毛发的生长周期而发生变化。在终毛中，生长初期时的毛球最深，位于皮下脂肪水平（1～5 mm）。毳毛的毛球在皮肤处的深度较浅（< 1 mm）。隆起部位是多功能上皮干细胞存储部位的，其深度在整个毛发周期中是不变的（1.5 mm）。在退行期和静止期，毛球会逐渐浓缩，浓缩到低于隆起部位的位置上，且毛球在这个位置上一直持续到生长初期的早期阶段。因为在生长初期早期阶段，毛球与隆突部位相近，理论上，生长初期早期阶段是破坏毛囊的最佳阶段。当毛囊作为光脱毛术的作用靶点时，这个概念更为重要，这一部分将会在下节介绍。

第三节　激光脱毛

一、选择性光热解理论

多年来，电磁辐射（electromagnetic radiation，EMR）医学应用的理论基础就是选择性光热解理论，就是在不破坏周围结构的基础上破坏目标组织。为了达成这一目标，EMR 持续时间［脉冲持续时间（pulse width, T_p）］要短于加热后目标组织散去一半热量的时间［热弛豫时间（thermal relaxation time，TRT）］[5]。

$$T_p < TRT$$

如果上述条件达到了，那么目标组织吸收辐射所产生的热量在完全破坏组织后，才能散出去。组织暴露于激光能量的时间越长，向周围发散的热量会越多。因此，脉冲持续时间一般需要与目标组织体积相匹配，以防止对周围组织造成损害（见表 18.1）。

二、选择性光热解的扩展理论

在激光脱发中，目标发色团是黑色素。毛干和毛球的黑色素浓度最高。人们认为破坏隆突部位的干细胞对于获得永久性脱毛结果很重要。然而，这些细胞内的黑色素数量不够，无法吸收全部的光能，需要周围结构将热能传导出去。虽然长期光脱毛需要破坏的毛囊确切结构目前尚不清楚，但重要的靶目标很清楚，包括毛球和隆突部位的干细胞、真皮乳头周围的微血管结构。因此，人们提出了选择性光热解扩展理论，来描述这种类型的热传递。根据该理论光能可用于破坏分布不均匀的靶目标。

在毛囊中，着色较重的发干和毛球会吸收光。这些发色团吸收光后产生的热量是以圆柱体的形式扩散出去，向隆突部位和真皮乳头周围的血管扩散[6]。为了让热量扩散在周围组织结构，发色团必须吸收足够的热量（见图 18.2）。这与标准的选择性光热解理论不同，标准的选择性光热解理论认为光热解的目标是不破坏周围组织结构的基础上破坏发色团。均一性靶目标实现这种不可逆损伤所需的时间称为热损伤时间（thermal damage time，TDT）。对于非均一性靶目标（例如：毛囊）而言，在辐射时间内，发色团吸收的热量向外扩散，足以使靶目标最外层需要达到所需温度，足以破坏靶目标。

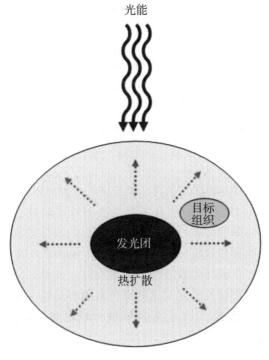

图 18.2 从发光团向目标组织以热扩散的方式散热

基于上述考虑，脉冲持续时间越长，越有助于发色团逐渐吸收热量，持续将热量扩散在周围组织，直到达到 TDT。为了有足够的热量扩散在周围组织，脉冲持续时间要长于 TRT，但是，为了达到组织选择性破坏，脉冲持续时间要短于或等于 TDT。因此，选择性光热解扩展理论认为激光永久性脱毛的最佳脉冲持续时间在 TRT 和 TDT 之间。

表 18.1 皮肤学中激光相关术语

术 语	定 义	单 位
发光团	吸光的物质	N/A
脉冲持续时间	光照射皮肤的持续时间	msec
热弛豫时间	目标组织通过热扩散方式使热量减少一半所需要的时间	
均一性目标组织的热损伤时间	目标组织发生不可逆损伤但周围组织尚未发生损伤所需要的时间	msec
非均一性目标组织的热损伤时间	发光团以热扩散的方式向周围发散热量使目标组织最外层部位发生损伤所需要的时间	msec
光子	一个光粒子	N/A
功率	能量传送速率	J/sec or W
辐照度	到达单位面积上的功率	W/cm^2
积分通量	到达单位面积上的能量	J/cm^2

第四节　光能和激光能的特征

光会与皮肤通过几种方式产生相互作用，皮肤可以对光产生吸收、传播、分散或反射作用。在激光和光的应用方面，只有被吸收的光才能产生热量，导致皮肤损伤。理想的激光或光装置能够让发色团最大限度地吸收光能，最大限度地减少光与组织的其他相互作用（例如：传播、分散和反射）。为了实现这一目标，需要对这些装置的物理特性有一个大致的了解。

一、波长

需要根据发色团吸光能力和深度来判断最佳波长。黑色素的吸收峰在 330 ～ 340 nm，位于 EMR 谱的紫外线区。然后吸收值在可见光范围外逐渐减小，在红外区内稳定下来（见图 18.3）。穿透组织的深度与波长直接相关，较长的波长进入皮肤的深度更强。具有黑色素沉着的生长初期毛囊在真皮深处，紫外光谱上的波长可能无法到达毛囊处。可见光和红外光光谱处的波长在破坏毛囊方面可能更有效。此外，大量的黑色素位于表皮下层，在光脱毛治疗中，较短波长的光对这些黑色素更容易造成损害。对于黑发和深色皮肤，通常首选安装有波长较长、IPL 已经能够滤掉较短波长滤光片（滤掉 < 695 nm 波长的光线）的激光装置。

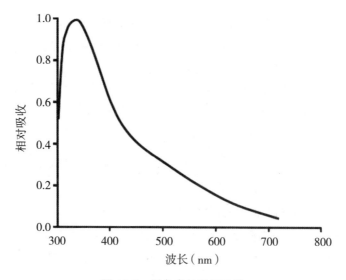

图 18.3　黑色素的吸光光谱

二、脉冲持续时间

如前所述，脉冲持续时间是指激光照射皮肤的持续时间。脉冲持续时间是根据目标组织的大小来确定。在更小的范围内，脉冲持续时间较短时，也能够产生足够热量，这适合于治疗较小病变。目标组织较大时，脉冲持续时间应该延长。因此，脉冲持续时间与热损伤的选择性密切相关。然而，由于热量会从具有色素沉着的毛球转移到隆突部位，较长的脉冲持续时间（$T_p = 10 ～ 40$ msec）在光脱毛过程中，效果更好。较长的脉冲持续时间也可以防止 Fitzpatrick Ⅳ 型至Ⅵ型皮肤发生表皮损伤。因为表皮 TRT 时间为 3 ～ 10 msec，脉冲持续时间大于 10 msec 时，有助于表皮通过热传导方式使其温度降下来。

三、光斑直径

光斑直径是指激光照射在皮肤表面上的直径。当激光脉冲向外发射时，光束周边的光子（光粒子）会发生散射现象，远离光束。光束边缘的光子导致目标组织的数量会减少，这种现象称为边缘效应（见图 18.4）。光斑直径较大时，边缘效应会较小，是原因是分散光子返回光束的概率较高。这会导致到达目标组织的能力增加，对组织的损害风险也增加。光斑直径较小时，边缘效应就会非常明显。经过几次散射后，光束边缘的光子在到达目标组织时，数量会显著减少，所携带的能量可能会不足，无法对组织产生效果。由于边缘效应，光斑直径较大时，可以将较多的能量传送到皮肤上，进而使更多的能量达到皮肤深处，使皮肤处产生较多的热量，对表皮造成损伤的概率也增加。

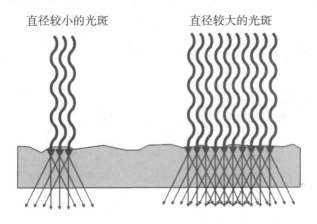

直径较小的光斑　　　　直径较大的光斑

图 18.4　光斑的边缘效应

四、积分通量

激光能量的单位是焦耳（J），功率是指能量达到皮肤的速率，其单位是焦耳每秒（J/sec）或瓦特（W）。辐照度是指单位面积上的功率，其单位是瓦特每平方厘米（W/cm^2）。当脉冲持续时间和辐照度确定时，可以计算出到达单位面积上的能量（积分通量）。

积分通量（J/cm^2）= 辐照度［J/（sec/cm^2）］× 脉冲持续时间（sec）

五、降温时间

可以在光脱毛的任何一个时间点进行降温处理。在光脱毛操作之前或过程中进行的降温处理，其主要目的是保护含有黑色素的表皮不受损害[7]。脉冲持续时间较短（$T_p <$ 5 msec）时，首选预先降温处理，脉冲持续时间较长（T_p = 5Ⅵ 10msec）时，首选平行降温处理[8]。后降温处理会限制对毛囊周围结构的热损伤。可以在光脱发术后立即用冰袋进行处理，可减少红斑、水肿和疼痛的发生。

六、降温方法

在光脱发过程中，使皮肤降温的方法有多种。最简单的方法是在手术前，在皮肤上涂上厚厚的含水凝胶。这种降温方法称为被动降温，这种方法可以使角质层中的一些热量转移到凝胶中。另一种方法蒸汽降温法，可以在即将进行光脱发操作之前将低温液体喷洒到相关部位，这种方法是光脱毛操作针对浅表真皮结构目标组织时，可保护表皮结构。液体转化为气体的这个蒸发过程会从表皮中吸收热量，进而使温度降低。这样，当激光束到达皮肤表面时，对皮肤的损害会减少到最低。

带有透明液体等凉物质（装在玻璃瓶内或蓝宝石窗口）的直接接触皮肤降温装置也可降低皮肤温度，特别是降低真皮 – 表皮交界处温度。玻璃或蓝宝石可作为循环水源的热导体，能够不断地去除皮肤表面的热量（见图18.5）。与其他技术相比，这些系统能够更快地散热，因为有新鲜水不断地冷却窗口。蓝宝石窗口所需要的接触时间通常较短，因为蓝宝石窗口导热性更强。

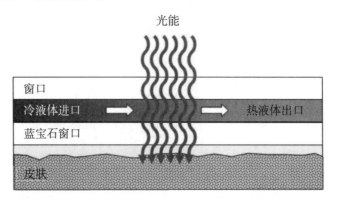

图 18.5 带有蓝宝石窗口的接触性降温装置

最后，还可以在光照射部位采取空气降温法，已证明该方法可保护表皮，且具有镇痛效果。该降温方法是使温度为 –20 ～ –30℃ 的冷空气通过皮肤表面附近的管道来降温，通过调节冷空气数量来调整降温效果。这种非接触性降温方法具有多种优势。第一个优势是没有与激光束相互作用的介质。第二个优势是该降温方法会让不规则的皮肤表面部位具有均匀平稳的降温效果[9]。冷空气降温装置可以内置在激光设备和光源中，也可以是独立的一种装置，例如，Zimmer 系统（制造商：Zimmer MedizinSystems；地址：美国，加利福尼亚州，尔湾市）。

第五节　光脱毛时所用的光源

一、激光

常用于脱毛激光仪器主要有四类，波长可从可见光到红外光。红宝石激光仪发射出现光是可见光谱内的红色光（波长为 694 nm），该激光仪是用于脱毛治疗的首批激光仪之一。然而，由于红宝石激光仪发射出的红光波长较短，且穿透性不强（对表皮黑色素带来的风险较高），近年来该激光仪不像以前那么受欢迎。金绿宝石激光仪发射光的波长为 755 nm，二极管激光仪发射光的波长为 810 nm，这两种光波在近红外光谱处。这两种光的脱发效果相当，但金绿宝石激光仪的发射光其波长更短，一般认为该激光仪在去除直径较小的浅色毛方面效果更佳。钕：钇铝石榴石（Nd:YAG）激光仪发射光的波长为 1064 nm，是脱毛激光仪中波长最长的仪器。该激光仪能够在不破坏表皮黑色素的基础上，瞄准真皮深处的组织结构进行破坏。由于 Nd:YAG 激光仪在Ⅳ型和Ⅵ型 Fitzpatrick 皮肤方面安全性最高，这类激光仪迅速成为这类皮肤的首选。对于光脱毛来讲，脉冲持续时间较长的激光仪在使发色团产生热量以及向毛囊其他部位进行热扩散方面具有优势。光量开关（Q- 开光）型 Nd:YAG 激光仪的发射光脉冲持续时间较短。与这种激光仪相比，脉冲持续时间较长的 Nd:YAG 激光仪的脱毛效果的持续时间更长（见表 18.2）。

表 18.2　脱毛激光仪的波长

激　光	波　长
红宝石色	694 nm
金绿宝石色	755 nm
二极管	810 nm
Nd:YAG	1064 nm

二、强脉冲光

　　强脉冲光（IPL）的波长范围较广，其光谱包括紫外线、可见光和红外线。其光源是氙气闪光灯，未经过滤片时，波长范围为 370 ～ 1800nm[10]。然而，可以放置滤波片来过滤掉某些波长的光谱，以最大限度地让发色团吸光。因此，IPL 可根据滤波片后产生的波长，针对多种发色团。可见光到红外线这个范围内的光谱（波长 > 695 nm）都可以用于光辅助性脱毛。光谱范围较大也会有劣势。IPL 发射的脉冲，其光谱会发生变化，这会导致进入皮肤的深度发生变化。在不是很平整的皮肤表面，手持部位较大和光斑直径较大使激光仪的操作难度增加。此外，IPL 光束的发散程度更高，因此，与皮肤必须始终保持接触（见图 18.6）。IPL 已用于肤色较深（Ⅳ – Ⅵ型 Fitzpatrick 皮肤）的患者，不良反应最小；然而，并非所有的 IPL 设备都相同，因此，使用时要谨慎，参数要正确。与较长波长的 Nd:YAG 激光仪相比，IPL 在治疗肤色较深的方面效果不太好[11]。

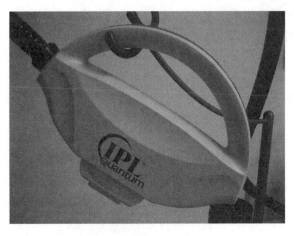

图 18.6　强脉冲光手持部位

三、光动力疗法

目前，光动力疗法（photodynamic therapy，PDT）已被 FDA 批准用于治疗日光性角化病，另外，还可以用于治疗寻常痤疮和皮肤恢复，但后两种是超药品说明书用药。氨基乙酰丙酸（aminolevulinic acid，ALA）是首个用于皮肤的外用药，在细胞内代谢生成原卟啉 IX。可见光源照射会活化原卟啉 IX（是一种天然的光敏分子），产生细胞毒性氧自由基，进而破坏目标组织[12]。因为 ALA 往往会在皮脂腺中累积，所以 PDT 具有选择性，以毛囊为目标。这种机制使 PDT 具有优势，即该疗法不依赖于黑色素这种发色团，可适用于各种颜色的毛发。

第六节　家用式脱毛激光仪与光源

在过去的几年里已经研发出几种家用式脱毛激光仪[13]。这些仪器的相关研究越来越多，但缺乏随机对照试验研究证据[13,14]。这些仪器的消费者性质能够确保隐私，且使用方便。由于缺乏专业监测和培训，这些仪器的使用已造成若干安全问题[14,15]。目前消费者可以购买到几种家用式脱毛激光仪，包括 IPL 型、二极管型和无滤片光闪光灯型。这种型号的仪器（生产商：Radiancy；地址：美国，纽约州，奥兰治堡，塞密肯）是以热能型仪器，加热毛干后，进行热性脱发。与激光脱毛不同，该仪器的脱毛效果维持不会很长；然而，该仪器的目标并不是色素，因此，该仪器使肤色较深发生表皮不良反应的风险较低[16]。

第七节　激光脱毛指南

一、指征

光脱毛的指征包括非激素性多毛症、激素性多毛症和毛发内生。很多治疗为了改善外貌，但是在治疗时，首先要排除可能的基础疾病。非激素性多毛症是指身体任何部位的毛发过多，继发于药物、营养不良、创伤和遗传性疾病。激素性多毛症是指雄激素依赖部位的毛发过多。激素性多毛症往往与遗传有关，但也有可能是内分泌异常导致，需要考虑这种情况。剃女性比基尼部位的毛发和男性的胡须部位经常会发生毛发内生，毛发内生往往与毛囊的慢性炎症有关。激光脱毛可改善这些状况。

二、患者选择

可进行光脱毛的理想为直径较大的深色毛发和 I 型或 II 型 Fitzpatrick 皮肤。一般来讲，肤色较深的在进行光脱毛时，发生不良反应的风险较高。然而，激光仪选择波长较长且脉冲持续时间较长的，且进行适当的表皮降温处理后，直径较粗的黑发，肤色较深的发生不良反应的风险会降低。对于 III 型 Fitzpatrick 皮肤来讲，在选择激光仪时，要考虑毛发颜色、毛发类型以及皮肤对损伤的反应等因素。短波长的光源在治疗浅色细毛发方面更有效，虽然激光和 IPL 仪器在治疗金色和白色毛发方面效果并不好。其他禁忌证包括对光过敏、瘢痕疙瘩形成史、治疗部位的活动性感染和妊娠。

在治疗前，应该告知患者激光脱毛可能发生的多种风险，这些风险包括色素沉着过度、色素沉着不足、瘢痕形成、水泡、水肿、红斑、瘀斑、荨麻疹、毛囊炎、感染、矛盾性多毛症和溃疡[13]。

三、预处理

因为表皮黑色素与毛囊吸收的光谱相同，所以在手术前要避免晒黑。在进行激光脱毛的前几周使用防晒霜和对苯二酚，抑制阳光对表皮黑色素的刺激。由于激光脱毛作用于发色团，毛干可作为发色团，因此，避免进行上蜡去毛、拔毛和电解去毛等操作。剃须和剪发不会将毛干去除掉，因此，可进行这些操作。当患者的光脱毛部位有单纯疱疹病史时，需要为患者开具阿昔洛韦[17]。在治疗前，应对皮肤进行清洗，去除所有化妆品。为了提高舒适和减轻疼痛，在手术前一小时可使用局部麻醉剂。可以使用白色标记笔在皮肤上做标记，避免脉冲重复照射。如果担心患者对激光治疗反应不好，可考虑对一小部分进行试验。

四、参数选择

一旦选择好光源后，需要根据临床情况确定参数。这些参数包括光斑直径、脉冲持续时间、积分通量和降温方法。光斑直径、脉冲持续时间和积分通量的一般建议如下。

1. 光斑直径

如前所述，光斑直径较大时，携带了激光能量较多，进入皮肤的深度更大。这些特征会增强光脱发的效果。光斑直径较大时，治疗速度较快，适合于面积较大的部位，例如：背部和腿部。

2. 脉冲持续时间

能量强度一定时，较短的脉冲持续时间（$T_p < 15$ msec）对较细的浅色毛发，脱毛效果更好，但对表皮的损害风险会较高。脉冲持续时间较长时，热量会从具有色素沉着的表皮向周围扩散，同时促进较厚毛囊持续吸收。这可会保护表皮，因此，较长的脉冲持续时间在治疗肤色较深的方面更具有优势。然而，增加脉冲持续时间（$T_p > 40$ msec）并不能够提高激光治疗的效果。

3. 积分通量

积分通量是与光脱毛并发症最相关的参数。虽然积分通量越高，获得的脱毛效果越持久，但过高的积分通量会导致表皮和毛囊周围组织过热。脆弱部位包括下巴（毛囊密度较大）和有色素沉着的生殖器区域。因此，建议从最低有效的积分通量开始，逐渐增加剂量。

五、治疗终点

激光脱毛的理想结果是毛发脱了，但周围皮肤受到的影响最小。激光脉冲照射皮肤的数分钟内，就是发生毛囊周围水肿。毛囊周围水肿是一个很好的治疗终点，因为这表明毛囊已发生损伤。然而，也有可能发生毛囊外的水肿。毛囊外的水肿提示皮肤发生了损害。激光术后，会发生轻微的暂时性红斑，这是一种正常现象，但是，如果发生范围广，且持续时间长，提示发生了皮肤损害。激光脱毛时，毛囊周围水肿和斑驳样红斑比较常见，通常会在激光术后几个小时后消退。表皮损伤的其他特征包括皮肤颜色改变、水疱和疼痛。为了避免这些不良反应的发生，可采取一些措施，这些措施包括减少积分通量的剂量，剂量水平固定时，增加脉冲持续时间，以及采取合适的降温措施。

六、治疗后护理

光脱毛术后，使用冰袋降温，可减少红斑、水肿和疼痛的发生。外用皮质类固醇也可以抑制炎症反应。为了预防炎症后色素沉着过度，需要使用防晒霜，尽量减少阳光照射。这些措施对于肤色较深的来讲尤为重要，可最大限度减少并发症的发生。通常在治疗后的几周内会发生毛发脱落。光脱毛术后重生长起来的毛发其直径更小时，提示永久性脱毛预后良好。治疗时，间隔时间应为 4～8 周，间隔时间取决于治疗部位的毛发周期。与躯干和四肢处的毛囊相比，面部处的毛囊静止期持续时间较短，面部毛发进入生长初期的速度更快，所以，面部进行激光脱毛的频率会更多。所有部位的光脱毛术都应该进行多次，以实现长久性脱毛。

第八节　并发症

激光脱毛中，并发症的发生率较低。大多数并发症与表皮意外损伤有关，一般会自行缓解，不会发生永久性后遗症。在春季和夏季，阳光可以晒到的部位发生更容易发生不良反应，这提示晒黑可能与治疗结果较差有关。阳光晒不到的部位（如腋窝和腹股沟褶皱处）不良反应往往非常小 [18]。另外，肤色较深的使用短波长的激光仪进行脱毛操作时发生并发症的风险更高。

一、暂时性不良反应

急性暂时性不良反应持续数小时至数天，不会产生相关的长期不良影响。表面起疱和结痂提示表皮发生损伤，可能表明进行光脱发操作时，积分通量太大或是降温不足。红宝石和金绿宝石型激光仪导致皮肤产生结痂的风险更大。网状红斑是一种罕见的不良反应，在临床和组织学上表现为网状青斑。使用二极管激光仪的患者会出现网状青斑。腿部是网状青斑最常见的出现部位。可能的风险因素包括冻疮病史和积分通量较高。网状青斑具有自限性，但是，可能会持续几个月至一年多 [19]。其他持续时间较短的不良反应包括毛囊炎、紫癜和血栓性静脉炎。

二、色素沉着改变

正如预期的那样，肤色较深的患者发生肤色改变的风险较大。激光会刺激黑色素的产生，进而发生色素沉着过度。色素沉着过度通常是可逆的。然而，色素沉着不足就是永久性的。色素沉着不足提示表皮中的黑素细胞发生了热损伤 [20]。光脱毛术后，毛干还会发生脱者。还有研究发现光脱毛术还会导致暂时性和永久性白细胞减少。人们认为肤色较深的，其毛囊黑色素细胞对热更敏感，这样能够破坏黑色素细胞，对毛囊内的干细胞造成部分损伤。这会使得再生后的毛干中没有黑色素。几个月后白色毛发就会得到缓解，尤其是年龄较小的患者 [21]。

三、不良反应

激光脱毛术也会导致永久性不良反应，但较罕见。永久性不良反应包括肤质发生永久性变化（如萎缩和瘢痕）以及色素沉着变化（白色毛发、色素沉着过度和色素沉着不足）。

四、矛盾性非激素性多毛症

最近发现一种与光脱毛术有关的不良反应，即矛盾性非激素性多毛症，该不良反应较罕见。所有类型的光脱毛设备都会引起矛盾性非激素性多毛症。Ⅲ－Ⅴ型皮肤和黑发发生这种多毛症的风险更高。产生这种不良反应的病因尚不清楚。然而，发生矛盾性非激素性多毛症的很多在接受光照射时，积分通量水平不是最佳的，这种通量水平的光能够可能对毛囊产生了刺激作用，促进了毛发生长。光脱发术也可以使可逆损伤的毛囊进入生长初期阶段，使毛囊的毛发周期同步化。这会使毛发的密度增加，使照射部位看起来发生了多毛症，事实上并不是多毛症[22]。中东、亚洲或地中海人群出现这种现象的可能性更高，尤其是沿着下颌和两腮处进行的激光脱毛[13]。

第九节　低强度激光疗法和毛发生长

低强度激光疗法［low-level laser（light）therapy，LLLT］是最近用于治疗男性型脱发和女性型脱发的一种光疗方法。虽然 LLLT 的作用机制尚不清楚，但有人认为 LLLT 通过改变线粒体中的氧化代谢，使 ATP 增加，刺激转录因子，对静止期毛囊产生刺激作用，使其进入生长初期阶段[23-25]。这种激光仪的波长范围会比较广[23]。家用式激光仪的价格相抵较低，使用方便，可通过在线购买（见图 18.7）。

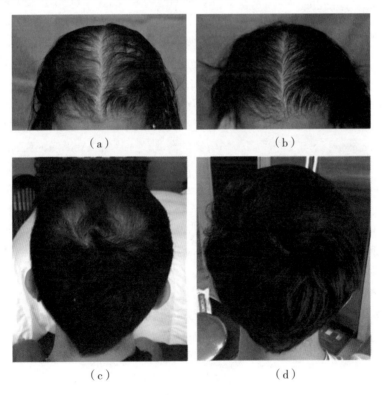

（a）　　　　　　　　　　（b）

（c）　　　　　　　　　　（d）

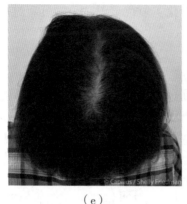
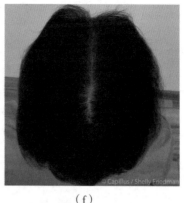

（e） （f）

图 18.7 （a）使用 HairMax Laser-Comb Dual 12 型号的梳状仪器的治疗效果：一位 26 岁女性患者治疗前的脱发情况；（b）治疗后的效果：每次治疗 8 分钟，一周治疗 3 次，共治疗 26 周。（c）使用 iGrow Hair Growth System (TOPHAT655) 仪器的治疗效果：一位 20 岁的男性患者头顶处头发稀疏；（d）治疗后的效果：每次治疗 25 分钟，每两天治疗 1 次，共治疗 4 个月。（e）使用 Capillus 272 仪器的治疗效果：一位 54 岁女性患者治疗前的脱发情况；（f）治疗后的效果：每次治疗 30 分钟，每两天治疗 1 次，共治疗 3 个月

［（b）感谢 Lexington International 机构和 Lexington International 医生提供的图片资料；参见 Jimenez JJ. et al., Am J Clin Dermatol. 2014;15:115–27.（d）感谢 Apira Science and Nadia Urato, MD. 提供的图片资料（f）感谢 Capillus Mobile Laser and Shelly Friedman, DO. ©Capillus/Shelly Friedman. 提供的图片资料］

HairMax Laser-Comb® 这种型号的激光仪（生产商：列克星敦国际有限责任公司，地址：美国，佛罗里达州，博卡拉顿）是一个梳状装置，已被 FDA 批准用于治疗男性型和女性型脱发[26]。对该装置进行评估时，首先采用的评估方法是一项双盲随机的研究，为期 26 周，雄激素性秃发随机分为两组，分别使用梳状 - 激光装置（Laser-Comb）和假激光装置用于治疗脱发。结果发现梳状 - 激光装置能够增加头发密度[27]。不良反应包括感觉异常和荨麻疹[27]。最近，Jimenez 等进行了一项多中心随机双盲试验研究，评价梳状 - 激光装置在治疗脱发方面的疗效，在该研究中，雄激素性脱发随机分到梳状 - 激光装置组和假激光装置组，结果发现，梳状 - 激光装置组其头发的密度显著增加，且具有统计学意义[26]。最近，HairMax 公司发布了该公司生产的激光仪——HairMax LaserBand[82]。

另外，有研究发现，头盔式 LLLT 激光装置又称为 TOPHAT655 装置或 iGrow® 生发系统（生产商：艾比拉科技公司，地址：美国，佛罗里达州，博卡拉顿）在治疗雄激素性脱发方面有效[28,29]。iGrow 装置已被 FDA 批准用于治疗脱发，该装置内包含 21 个二极管激光和 30 个 LED 灯。一项研究中使用 655 nm 波长的激光装置对 42 名女性进行了脱发治疗，结果发现，与安慰组相比，iGrow 组头发密度增加了 37%[28]。男性中的治疗效果类似，头发密度增加了 35%[30]。Capillus272® 激光装置是一种帽状免手持家用式激光仪，已被 FDA 批准用于治疗雄激素性秃发。该激光仪内含有 272 个二极管，发射光的波长为 650 nm，每隔一天使用一次，每次使用 30 分钟[30]。Capillus 还在市场上销售一个类似的激光仪，其内包含有 82 个二极管，已被 FDA 批准用于治疗脱发。Capillus272® Office Pro. Theradome® 和 Lasercap® 公司最近也已经研发出 LLLT 装置，已被 FDA 批准用于治疗脱发[31]。

LLLT 装置在治疗其他非瘢痕或瘢痕性秃发方面的效果尚未进行正式评估。

第十节　结　论

光脱毛术是去除多余毛发的一种可靠的有效方法。最近激光和 IPL 系统的技术和科研取得了重要进展，有望继续提高其有效性和安全性。过去，肤色较深的在使用光脱发术时，发生表皮热损伤相关并发症的风险较高。然而，最近的激光装置其波长较长，脉冲持续时间也较长，再加上合适的降温装置，会使这类发生不良反应的风险减少到最低水平。目前，光脱毛术对金发和白发患者没有效果，正在研究以毛囊为目标的外源性发色团（如 PDT）在脱毛方面的效果。虽然光脱毛术的不良反应较少，但我们深入了解激光和光技术在临床应用方面的知识，这对于获得最佳的治疗效果很重要。

参考文献

［1］Lui H, Anderson RR. Radiation sources and interaction with skin. In: Lim H, Hoenigsmann H, Hawk J, editors. Principles and Practice of Photodermatology. New York: Taylor & Francis Group. 2007; 27–38.

［2］Paus R, Peker S. Biology of hair and nails. In: Bolognia JL, Jorizzo JL, Rapini RP, editors. Dermatology. 1st ed. Vol. 1. Philadelphia: Mosby. 2003; 1007–32.

［3］Lepselter J, Elman M. Biological and clinical aspects in laser hair removal. J Dermatol Treat. 2004; 15: 72–85.

［4］Ross EV, Ladin Z, Kreindel M, et al. Laser hair removal: Theoretical considerations in laser hair removal. Dermatol Clin. 1999; 17(2): 333–55.

［5］Altshuler GB, Anderson RR, Manstein D, et al. Extended theory of selective photothermolysis. Lasers Surg Med. 2001; 29: 416–32.

［6］Ross EV. Extended theory of selective photothermolysis: A new recipe for hair cooking? Lasers Surg Med. 2001; 29: 413–5.

［7］Drosner M, Adatto M. Photo–epilation: Guidelines for care from the European Society for Laser Dermatology (ESLD). J Cosmet Laser Ther. 2005; 7(1): 33–8.

［8］Hirsch RJ, Anderson RR. Principles of laser–skin interactions. In: Bolognia JL, Jorizzo JL, Rapini RP, editors. Dermatology. 1st ed. Vol. 2. Philadelphia: Mosby. 2003; 2143–51.

［9］Raulin C, Breve B, Hammes S. Cold air in laser therapy: First experiences with a new cooling system. Lasers Surg Med. 2000; 27: 404–10.

［10］Ross EV. Laser versus intense pulsed light: Competing technologies in dermatology. Lasers Surg Med. 2006; 38: 261–72.

［11］Ismail S. Long–pulsed Nd: YAG laser vs. intense pulsed light for hair removal in dark skin: A randomized controlled trial. Br J Dermatol. 2011; 166: 317–21.

[12] Gupta AK, Ryder JE. Photodynamic therapy and topical aminolevulinic acid. Am J Clin Dermatol. 2003; 4(10): 699–708.

[13] Ibrahimi OA, Avram MA, Hanke CW, et al. Laser hair removal. Dermatol Ther. 2011; 24: 94–107.

[14] Thaysen–Petersen D, Bjerring P, Dierickx C, et al. A systematic review of light–based home–use devices for hair removal and considerations on human safety. JEADV. 2012; 26: 545–53.

[15] Town G, Ash C. Are home–use intense pulsed light (IPL) devices safe? Lasers Med Sci. 2010; 25: 773–80.

[16] Spencer J. Clinical evaluation of a handheld self–treatment device for hair removal. J Drugs Dermatol. 2007; 8: 788–92.

[17] Liew SH. Laser hair removal: Guidelines for management. Am J Clin Dermatol. 2002; 3(2): 107–15.

[18] Lim SPR, Lanigan SW. A review of the adverse effects of laser hair removal. Lasers Med Sci. 2006; 21: 121–5.

[19] Lapidoth M, Shafirstein G, Amitai DB, et al. Reticulate erythema following diode laser–assisted hair removal: A new side effect of a common procedure. J Am Acad Dermatol. 2004; 51: 774–7.

[20] Lanigan SW. Incidence of side effects after laser hair removal. J Am Acad Dermatol. 2003; 49: 882–6.

[21] Radmanesh M, Mostaghimi M, Yousefi I, et al. Leukotrichia developed following application of intense light for hair removal. Dermatol Surg. 2002; 28: 572–4.

[22] Alajlan A, Shapiro J, Rivers JK, et al. Paradoxical hypertrichosis after laser epilation. J Am Acad Dermatol. 2005; 53: 85–8.

[23] Avci P, Gupta GK, Clark J, et al. Low level laser (light) therapy (LLLT) for the treatment of hair loss. Lasers Surg Med. 2014; 2: 144–51.

[24] Eells JT, Wong–Riley MT, VerHoeve J, et al. Mitochondrial signal transduction in accelerated wound and retinal healing by near–infrared light therapy. Mitochondrion. 2004; 4(5–6): 559–67.

[25] Chung H, Dai T, Sharma SK, et al. The nuts and bolts of lowlevel laser (light) therapy. Ann Biomed Eng. 2012; 40(2): 516–33.

[26] Jimenez JJ, Wikramanayake JC, Bergfeld W, et al. Efficacy and safety of a low–level laser device in the treatment of male and female pattern hair loss: A multicenter, randomized, sham device–controlled, double–blind study. Am J Clin Dermatol. 2014; 15: 115–27.

[27] Leavitt M, Charles G, Heyman E et al. HairMax LaserComb laser phototherapy device in the treatment of male androgenetic alopecia: A randomized, double–blind, sham devicecontrolled, multicentre trial. Clin Drug Investig. 2009; 29 (5): 283–92.

[28] Lanzafame RJ, Blanche RR, Chiacchierini RP, et al. The growth of human scalp hair in females using visible red light laser and LED sources. Lasers Surg Med. 2014; 46(8):

601−7.

[29] Chung H, Dai T, Sharma SK, et al. The nuts and bolts of lowlevel laser (light) therapy. Ann Biomed Eng. 2012; 40(2): 516−33.

[30] Lanzafame RJ, Blanch RR, Bodian AB, et al. The growth of human scalp hair mediated by visible red light laser and LED sources in males. Lasers Surg Med. 2013; 45: 487−95.

[31] Capillus. Available from https: //www.capillus.com (Accessed September 25, 2015.)

第十九章　过敏性接触性皮炎

Sara A. Hylwa, Sharone K. Askari 和 Erin M. Warshaw

要点

· 头发外用产品会导致过敏性接触性皮炎，且这种现象比较常见。

· 含有潜在过敏原的物质包括染发剂、漂白剂、永久波浪形成溶剂、直发形成剂、洗发水、护发素、定型剂以及含有香料、防腐剂和乳化剂的各种头发产品。脱毛仪、头发配件、应用于头皮的局部药物和遮光剂也有可能含有过敏原。

· 免洗头发产品，例如：生发水、造型剂（如摩丝、凝胶、蜡）和免洗型护发素是导致大多数过敏性反应发出的原因，然而，非免洗头发产品（例如：洗发水）也会导致过敏性接触性皮炎。

· 染发剂——特别是对苯二胺——是引起绝大多数过敏性接触性皮炎的头发产品。

· 椰油酰胺丙基甜菜碱是一种表面活性剂，同时也是导致头皮发生皮炎的第二大常见的致敏剂，见于洗发水以及会产生泡沫的其他头发产品。

· 与护发产品有关的文化规范和行为往往会导致某些人群容易接触特定的过敏原。

· 斑贴试验是过敏性接触性皮炎的重要诊断方法之一。试验时，可能需要检测特定的产品系列（例如：美发或化妆品）和自己使用的产品。斑贴试验是过敏性接触性皮炎的重要诊断方法之一。

· 过敏性接触性皮炎管理的基石是识别出相关过敏原，之后避免使用含有相关过敏原的产品。

第一节　引　言

　　头皮经常——有时是每天——会接触到各种潜在的致敏化合物（包括染发剂、漂白剂、永久性卷发形成剂、直发形成剂、洗发水、护发素、定型剂、芳香物质、防腐剂和乳化剂）。过敏原不仅会接触头皮的浅表皮肤，还会在皮肤深处毛囊内累及[1]。护发产品经常会导致过敏性接触性皮炎，这就不奇怪了。事实上，在美国，护发产品是导致过敏性皮炎的第三大化妆品过敏原最常见来源[2,3]。除了化妆品外，用于头皮的外用药物，例如：米诺地尔、抗脂溢制剂和外用类固醇，也会导致头皮发生过敏性接触性皮炎。

第二节　反应类型

接触性皮炎在性质上可能是刺激性的，也有可能是过敏性的。接触性皮炎中，约80%的是刺激性接触性皮炎，且对破坏表皮正常屏障结构的化学物质或物理因素引起的反应是非特异性，非免疫介导的。任何人接触到足够数量的刺激物，都有可能会发生刺激性接触性皮炎。过敏性接触性皮炎（allergic contact dermatitis，ACD）是一种免疫介导的Ⅵ型迟发型过敏反应，之前接触过某种过敏原，处于过敏状态，再接触时，就会发生过敏反应。通过斑片试验要发现相关过敏原。光变态反应是 ACD 其中的一类，当皮肤接触到紫外线（ultraviolet，UV）（往往是 UVA 波长的光线），化学敏化剂会使皮肤发生过敏反应。当阳光能够晒到的部位发生反应，提示这种能够反应可能就是光变态反应。导致光变态反应的常见光过敏原包括遮光剂（例如：苯甲酮）、芳香剂（例如：葵子麝香、6-甲基香豆素和檀木油）和抗生素（例如：三氯生和双氯酚）[4]。光过敏性接触性片的诊断方法是修订的斑片试验法和光贴片试验法。光斑片试验过程中，需要让贴片暴露于紫外线。

头发护理产品会导致接触性荨麻疹，但这种情况不常见。典型性接触性荨麻疹是指皮肤接触到抗原后的几分钟内就会出现瘢痕样风团。接触性荨麻疹比 ACD 少见。症状包括局部表现（瘙痒、灼烧、刺痛、红斑、喘息和/或结膜炎）到更严重的全身表现（喘息、鼻炎、血管水肿、全身过敏反应和/或死亡）。接触性荨麻疹可以是非免疫介导的，也可以是免疫介导（IgE）的。护发产品中的某些化学物质会导致接触性荨麻疹，这些物质见表 19.1。接触性荨麻疹较好的诊断方法有放射变应性吸附法（radioallergosorbent testing，RAST）、皮肤点刺试验、划痕试验以及在复苏设备内进行开放性斑贴试验。

表 19.1　护发产品会导致接触性荨麻疹的物质

非免疫介导（NICU）	免疫介导（ICU）	机制未明
乙酸	酒精	过硫酸铵
酒精	氨	对苯二胺
过硫酸铵	过硫酸铵[124, a]	
秘鲁香脂	秘鲁香脂[81]	
苯甲酸	苯甲酸	
肉桂酸	苯甲醇[81]	
肉桂醛	苯甲酮	
甲醛	丁基羟基甲苯[81]	
丙二醇[125]	二乙甲苯酚胺	
苯甲酸钠	甲醛	
山梨酸	指甲花染料	

非免疫介导（NICU）	免疫介导（ICU）	机制未明
	羊毛脂醇[81]	
	薄荷醇	
	对羟苯甲酸酯	
	对苯二胺[124,a]	
	聚乙二醇 (PEG–8)	
	聚山梨醇酯[60]	
	水杨酸	
	硫化钠	
	水解动物蛋白[49]	
	香兰素[117]	

来源：Rietschel R. editors, Fisher's Contact Dermatitis, 5th ed, Philadelphia, PA, Lippincott Williams and Wilkins, 2001 以及其他来源

[a] 有些机构将这些过敏原归类到机制未明的类别中。

第三节　临床特征

急性过敏性和刺激性接触性皮炎的特征包括红斑、瘙痒和水肿。水肿上可能会有水疱形成。长期接触过敏原和刺激物后，皮肤还会发生苔藓化、干燥、裂缝和鳞屑。护发产品会导致过敏性接触性皮炎，这些皮炎发生的常见部位为发际边缘、颈部、前额、腮部、耳部、耳后区和眼睑，有时会具有银屑病的外观特征。躯干、肩部和手部也会发生过敏性接触性皮炎。眼睑往往是接触性皮炎特征出现的部位，这是因为眼睑皮肤较薄，对过敏原和刺激物非常敏感[6]。有趣的是，护发产品却不会导致头皮发生接触性过敏性皮炎。这可能是因为头皮表皮相对较厚，且能够产生足够皮脂，对过敏原的渗入抵抗力相对较强[6]。染发剂（也就是对苯二胺）和永久性卷发剂（也就是单巯基乙酸甘油酯）这些可以引起接触性过敏的物质往往是先出现在头皮上，但是，已有报道称这些物质会在头皮处引发严重的反应，包括水肿、化脓、溃疡和面部水肿[7]。

第四节　流行病学

头皮处的过敏性接触性皮炎较为常见，贴片试验表明，3% 的过敏性接触性皮炎是由护发产品导致的[8]。2005 年的一项针对丹麦成年人的染发剂过敏研究表明，过敏性

接触性皮炎的实际患病率比各研究得出的患病率要高[7]。Søsted 等进行的这项研究中，18.4% 的男性和 74.9% 的女性在某个时间点都进行了染发剂，有 5.3% 的人出现了过敏性接触性皮炎这一不良反应。发生了皮肤不良反应的人中只有一少部分人（15.6%）去看了医生，然而，在韩国，有 43.9%（272/620）的人进行过染发，且女性染发者高于男性。研究者得出这样的结论，即韩国人染发与头皮过敏反应的患病率增加无关[9]。

同样，染发行为在印度也很常见，且印度人很早就开始染发了，印度男女开始染发的平均年龄为 27 岁。大部分印度人（64%）选择将头发染成黑色，16% 的选择染成棕色，以及 20% 的人喜欢染成其他颜色（具有异域风格）。印度染发者发生头皮不良反应的风险更高，反应中有 38.1% 的人出现瘙痒[10]。

第五节　接触性过敏原

一些过敏原会导致头皮发生皮炎，含有这些过敏原的护发产品包括：
· 染发剂（对苯二胺、甲苯二胺、氨基酚和焦棓酸）
· 头发漂白剂（单巯基乙酸甘油酯）
· 芳香剂（Ⅰ型和Ⅱ型芳香混合剂、秘鲁香脂、羟甲基戊基环己烯羧甲醛）
· 防腐剂（甲基二溴戊二腈、苯氧乙醇、甲基异噻唑啉酮、甲基异噻唑啉酮、甲醛释放防腐剂和对羟基苯甲酸酯混合物）
· 溶剂（丙二醇）
· 表面活性剂 / 乳化剂［烷基酰胺甜菜碱（椰油酰胺丙基甜菜碱，CAPB）、3- 二甲胺基丙胺（3- 二甲胺基丙胺，DMAPA）、氨基胺（聚酰胺胺，AA）、烷基聚葡萄糖苷、油酰胺丙基二甲胺、十二烯醇和十六硬脂酸酯］
· 套发和发批（黏附剂）

导致头皮过敏常见的物质包括染发剂、漂白剂、药物和洗发产品。头皮皮炎皮肤斑片试验中，这些物质导致了约 2/3 的阳性[3]。迄今为止，染发剂——尤其是 PPD 和相关化合物［甲苯 -2,5,- 二胺（PTD）、氨基苯酚（PAP）、间氨基苯酚、对氨基偶氮苯和焦棓酸］，导致了绝大多数的头皮 ACD[3]。需要注意的是，染发剂导致的 PPD 过敏率与种族、国家有关，这提示文化规范会影响人们对过敏原的接触[11]。例如，人群流行病学研究表明，通过皮肤斑片试验，发现，中欧人和南欧人对 PPD 的敏感性比斯堪的纳维亚人要高[3,11]。另外，非洲人对 PPD 和氯化钴的敏感性要比欧洲人要高[12]。产品的可获得性、希望的颜色、希望颜色持续的时间、个人对自然产品的偏好和文化习俗往往对染色产品的选择有影响（永久性的、半永久性的、临时性的、含有金属的、天然的）。大多数人染发是为了掩盖花白的头发，少数人染发是为了头发看起来具有异域特征[10]。

表面活性剂椰油酰胺丙基甜菜碱是导致头皮皮炎中第二大最常见的致敏剂，该表面活性剂见于洗发水和会产生泡沫的其他护发产品中[3]。人们认为过敏原是 AA 和（或）DMAPA。

糖苷类物质（月桂酰类和癸基类物质等）是最近发现一类过敏原，也是一类重要的过敏原。

有趣的是，护发产品，例如：过硫酸铵（头发增亮剂）、单巯基乙酸甘油酯（永久性卷毛剂）是头发造型中常用到的增敏剂，但是这些物质导致头皮发生皮肤炎的风险相对较低[3,13]。同样，头皮 ACD 人群做皮肤斑片试验后发现，这类人群对含甲醛的防腐剂、芳香剂（包括秘鲁香脂）以及羊毛脂的过敏试验结果为阳性，但是，这类人群的试验结果阳性率并不比非头皮皮肤炎高[3]，该研究并未研究种族与皮肤过敏的关系。甲基异噻唑啉酮这种敏化剂在护发产品中越来越常见[14]。

表 19.2 按类别列出导致头皮皮炎最常见的过敏原，表 19.3 按发生率列出了导致头皮皮肤炎的过敏原。

表 19.2　皮肤科信息网络（Information Network of Departments of Dermatology）公布的头皮皮肤炎斑贴试验结果

染发剂
3- 氨基苯酚
对氨基苯酚（CI 76550）
对氨基偶氮苯（CI 11000）
对苯二胺
甲苯 -2，5- 二胺
焦棓酸
永久性卷发剂 / 直发剂
过硫酸铵
单巯基乙酸甘油酯
药物
新霉素
硫酸苯佐卡因
防腐剂
甲基二溴戊二腈（+/－苯氧乙醇）
甲基氯异噻唑啉酮
甲醛和甲醛缓释剂
硫柳汞
醋酸苯汞
表面活性剂 / 乳化剂
椰油酰胺丙基甜菜碱
3-（二甲胺）丙胺
酰胺
葡萄糖苷

夹桃丙基二甲胺	
抗氧化剂	
叔丁基 – 对苯二酚	
没食子酸辛酯	
溶剂 / 乳化剂	
爱美高 L–101	
羊毛脂醇	
芳香剂	
混合芳香剂	
秘鲁香脂（秘鲁树胶）	
含金属的化合物	
硫酸镍	
重铬酸钾	
氯化钴	
氯化氨基汞	
其他	
松香	
松节油	
秋兰姆混合物	

来源：Hillen U et al., Contact Dermatitis, 56(2): 87–93, 2007, doi:10.1111/j.1600–0536.2007.01000.x.

表 19.3 皮肤科信息网络公布的会导致头皮皮炎的过敏原（根据发生频率进行排列）

过敏原	调整发生率 (%)
对苯二胺	15.4
对甲苯二胺	13.9
混合型芳香剂	9.0
对氨基苯酚	7.2
秘鲁香脂	6.9
焦棓酸	4.8
间氨基苯酚	4.6
过硫酸铵	4.4
羊毛脂醇	2.6
甲基二溴戊二腈 + 苯氧乙醇	2.4
单巯基乙酸甘油酯	1.9

（续表）

过敏原	调整发生率 (%)
椰油酰胺丙基甜菜碱	1.6
甲基氯异噻唑啉酮	1.6
羟甲基戊基环己烯羧醛	1.6
甲醛	1.5
对羟基苯甲酸酯混合物	0.7
十六硬脂酸酯	0.2

来源：Uter W. Contact Dermatitis, 49(5):236–40, 2003, http://www.ncbi.nlm.nih.gov/pubmed/14996045, accessed May 5, 2015.

一、染发剂

染发剂在世界范围内广泛应用，用于改变头发颜色，将暗色头发变成浅色或是将浅色头发变成暗色，或是为了掩饰花白头发。据估计仅美国就有 5000 万人染发，其中美国女性中就有 40% 的人染发[15]。据估计，整个人群中约 5% 的人因染发发生了不良反应，这种不良反应率与过敏性接触性皮炎的发生率相当[6]。家用染料比发型师使用的染发剂更容易使人发生过敏反应[16]。另外，染发剂过敏比较常见，且这种过敏发生率一直在增加[3,15]。最容易导致过敏的染发剂过敏原是 PPD，PPD 是永久性和半永久性染发剂中的一种强效敏化物质。PPD 被美国接触性皮炎学会（American Contact Dermatitis Society，ACDS）评选为 2006 年年度接触过敏原，提高人们对这种重要过敏原的认识[12]。在皮肤贴片试验中，对苯二胺是第九大最常见的过敏原[2]。当出现头皮过敏性接触性皮炎的症状和体征，往往需要考虑可能是染发剂敏化导致。

导致 ACD 的染发剂见表 19.4[15]。

表 19.4　可导致 ACD 的染发剂

2,4– 二氨基苯酚
2,7– 萘二酚
盐酸 2– 氨甲基 – 对氨基酸氨基酚
2– 氯代 – 对苯二胺
2– 羟基乙胺基 –5– 硝基茴香醚
2– 硝基 – 对苯二胺
3– 硝基 – 对羟基乙胺基氨基酚
4– 氨基 –2– 苯甲醇
4– 氨基 –3– 硝基酚
盐酸 6– 甲氧基 –2– 甲基氨 –3– 氨基吡啶 (HC 蓝 7)
碱性蓝 99
碱性红 22
分散棕 1

分散橘 e 3
指甲花染料 a
HC 红 B54
HC 黄 7
对苯二酚
乙酸铅 b
间氨基苯酚
N- 苯基 – 对苯二胺
邻氨基苯酚
对氨基苯酚
对苯二胺
间苯二酚
溶剂红 1
甲苯 –2,5– 二胺

a 植物性染发剂；b 金属性染发剂

二、合成染发剂

合成染发剂可分为三类：永久性、半永久性和暂时性。

在美国，永久性（氧化）合成染发剂是最常用的染发剂，可调制成各种颜色[6]。不幸的是，永久性染发剂是导致接触性接触反应的最常见的一类物质[17]。这些染发剂之所以称为永久性染发剂是因为这些染发剂会在头发皮质层形成，能够承受住 10 次以上的清洗。永久性染发剂的作用机制涉及几个步骤。第一步，染发剂混合物中的过氧化氢漂白剂会将原有的头发黑色素漂白，这有助于之后更好地着色。第二步，染发剂中无色初级中间体在过氧化氢的作用在毛干内氧化形成无色的醌二亚胺。氧化的醌二亚胺耦合剂的作用下发生聚合反应，形成各种颜色的染料——大分子与毛干牢牢地结合在一起，这样清洗时，很难洗掉，这就是所谓的永久性染发剂[15]。完成整个过程通常在 15 分钟以内[18]。

半永久性染发剂可以渗透到毛干内，但经过 5 ～ 10 次洗发后就会脱色。这类染发剂形成时，并不需要氧化（在过氧化氢的作用下）。半永久性染发剂包括硝基苯二胺、硝基氨酚和蒽醌类染发剂[15]。半永久性染发剂尽管被广泛使用，但很少引起过敏反应，最可能的原因是半永久性染发剂停留在头发上的时间很短[19]。

暂时性染发剂或漂染剂只是通过包裹头发来改变头发颜色，用洗发水就可以将其去除掉。暂时性染发剂包括蒽醌类染发剂、偶氮类染发剂、碱性红 22、HC 黄 7 以及伊红 YS 染发剂[15,20,21]。

植物来源的染发剂（例如：指甲花和靛蓝），也被用作"天然"染发剂。指甲花是一种橙色染发剂，其活性成分指甲花醌会与角蛋白结合。通常会将靛蓝添加到指甲花中，使指甲花的色调会变暗，将棕色调到黑色[18]。

目前已经调制出了自然界中不太常见的其他颜色，例如：蓝色、绿色或粉红色。目前已经调制成功黑光反应性染发剂，这些染发剂在某些俱乐部和派对很流行[22]。

三、对苯二胺

对苯二胺（paraphenylenediamine，PPD）见于永久性和半永久性染发剂，是一种强效接触性过敏原。PPD不仅是最常见的染发剂过敏原，而且也是所有护发产品中的主要敏化剂[8]。PPD氧化后会形成苯醌、对氨基苯酚、N-苯基PPD，也是强效敏化剂[15]。PPD浓度大于10%会使大部人都发生过敏反应[23]。然而，间歇性接触低浓度PPD的量相当于一次接触高浓度PPD的量[24]。需要注意的是，头发内的浓度一般低于2%[23]。用PPD染发时，氧化过程会让PPD失去过敏性，然而，有报告显示PPD染发剂本身会引起过敏[6]。这很可能是由于头发染色操作不当，导致部分PPD未经过氧化[6]。

虽然大多数PPD过敏是沿发际线，颈部和前额的经典性湿疹性皮疹，但是，PPD导致的过敏性接触性皮炎还会有一些少见的反应，包括休止期脱发[25]、严重脱发伴有不可逆的毛囊损害[26]、类似发疹的多形红斑[27-29]、中性粒细胞和嗜酸细胞性皮炎[30]、脱色/白斑病[31]以及血管水肿样反应[32,33]等。

对PPD敏感的一定要避免接触永久性和半永久性染发剂[34]。另外，目前还出现了含有对甲苯二胺（paratoluenediamine，PTDS）的永久性和半永久性染发剂。对PPD敏感的，其中约一半能够耐受PTDS[35]。对PPD敏感的可以使用的其他染发剂有氧化铅染发剂、天然指甲花染发剂和临时性染发剂/洗剂[36]。指甲花中往往会添加PPD使其颜色变暗，如果想使用指甲花染发剂，一定要选择不含指甲花的染发剂，因此，选择指甲花染发剂时，一定要查看成分表，确保自己选择的指甲花染发剂不含PPD。

四、金属染发剂

金属染发剂，又称生发剂，是男性最常用的染发剂。金属染发剂中最常见的成分是乙酸铅、胶体硫或硫代硫酸钠[18]。还需要添加铋盐、银盐、铜盐、镍盐以及钴盐等，产生各种颜色[15]。金属染发剂会逐渐覆盖毛干，根据染发技术和染发次数，可将灰色毛干染成黄色、棕色或黑色[15]。其他生发剂包括碱性染发剂、吲哚胺和吲哚酚。这一类染发剂一般不会头发造成损害，虽然会使头发变脆或导致永久性卷发[15]。染发后颜色通常比较沉闷，不太好看。目前只有一篇病例报告文献表示乙酸铅会引起接触性皮炎[38]。

五、植物染色剂

植物染发剂包括指甲花染发剂、靛蓝叶染发剂、洋甘菊花和胡桃粉。指甲花染发剂是最常用的一种植物染发剂，来自指甲花的叶子（活性成分：指甲花醌，其化学名称是2-羟基-1，4-萘醌）。指甲花染发剂在亚洲用得最多，尤其在印度和巴基斯坦[15]。用指甲花染发剂染发后的颜色为红色，通常红色会持续数周[18]。指甲花染发剂可单独使用，也可以与其他染色剂（如PPD）联合使用[39]。如果仅使用指甲花染色剂，染色过程可能需要6小时或更长时间。然而，当指甲花染色剂与PPD联用时，最多需要30分钟就可以达到相同的染色效果[40]。同样，做指甲花文身时，也可以与PPD联用（"黑色指甲花"），使染色过程加快，使暗度增加以及延长文身的持续时间。通过高效液相色谱法分析发现，一些黑色指甲花文身染料可含高达15.7%的PPD[41]。这种黑色指甲花文身染料具有高度敏感性，会引起严重的接触性过敏反应。相关从业人员应该认识到人们可能会通过黑色指甲花文身而对 PPD 发生敏化反应，如果之后对患者染发剂中的 PPD 产生了过敏反应，可提示之前的黑色指甲花文身是一个重要线索 [42]。虽然在美国使用或进口含有 PPD 的指甲花染料是违法行为，但是，美容院和展会处专业人士使用的化妆品样品，不需要做出成分声明 [43]。纯天然指甲花导致过敏发生的风险很低，很少有报道称纯天然指甲花会导致 ACD [44-47]。

六、漂白剂

头发漂白剂主要用于使头发颜色变浅。目前头发漂白剂主要有两类：过氧化氢和次硫酸锌合甲醛（zinc formaldehyde sulfoxylate）。过氧化氢为基础的漂白剂较为常见，常含有过硫酸铵（一种强氧化剂），过氧化氢中加入过硫酸铵会增强漂白效果 [48]。次硫酸锌合甲醛这种漂白剂主要用于漂白人工染色后的毛发 [18]。漂白过程包括将所需要的化合物混合后，制作成黏稠样糊状物，然后根据需要漂白的量，将其涂抹到头发上，等待 10 ~ 40 分钟。之后，将头发彻底清洗干净。

用于头发漂白的过硫酸铵是导致刺激性和过敏性接触性皮炎才常见原因 [8]，且该物质可能会与其他硫酸盐（如过硫酸钾）产生交叉反应 [49]。亚硫酸铵虽然是过硫酸铵的类似，但这种物质很少会引起 ACD [50]。

过硫酸铵也可能会引起 I 型速发型过敏反应，导致哮喘和（或）全身过敏反应 [51-53]。当过硫酸铵浓度大于 17.5% 时，这些过敏反应发生风险更高 [54]。过硫酸铵导致速发型过敏反应的发生机制尚不清楚，但最有可能的是 IgE 介导发生的 [55]。相关从业人员应意识到在皮肤贴片试验中，可能会对过硫酸铵过敏，发生过敏样反应 [56]。

七、永久性卷发

目前有三种类型的永久性卷发：冷烫发、酸性烫发和中性烫发。在永久性卷发所使用到的所有化学试剂中，酸性烫发中用到的单巯基乙酸甘油酯是导致头皮 ACD 的最常见原因 [3]。

1. 冷烫发

"冷烫"这个词来源于这个事实，即在烫发过程中不需要加热。冷烫发包括几个步骤：首先需要碱性洗发水来处理头发，使卷发液能够更好地渗透到头发中。然后，选择卷发样式，用卷发器卷好头发，将碱性卷发溶液（巯基乙酸铵）涂抹于头发处，等待 10 ~ 20 分钟，这个时间段内，角蛋白丝之间的强二硫键就会被打开。之后，用毛巾擦去卷发液，不要拆掉卷发器。最后，用酸性过氧化氢溶液中和卷发液，恢复二硫键，使卷发固定下来，再把卷发器拆下来 [18]。

自 20 世纪 30 年代以来，美发厅和家庭会就一直用巯基乙酸铵来做冷发烫。如果巯基乙酸铵使用不当，就会导致头发断裂和严重的刺激性反应 [6,37]，当然，也可能会导致过敏反应，但真正的过敏反应不常见 [6,49]。

2. 酸性烫发 [8]

因为冷烫发中会使用到巯基乙酸铵，该物质是一种碱性物质，会导致刺激反应，很多美发厅会选择较温和的酸性烫发法（实际上，这里的"酸"用法不当，因为大多数酸性烫发使用的卷发液是碱性的，虽然不同生产商生产的卷发液 pH 会有所浮动 [57]）。大多数酸性烫发的卷发液中都会含有单巯基乙酸甘油酯这种强敏化剂 [18]。有研究发现单巯基乙酸甘油酯会导致 ACD 和接触性荨麻疹 [58]。虽然美发师比顾客更容易对单巯基乙酸甘油酯产生过敏反应[59]，但是，在所有护发产品中，该物质导致了高达 1.9% 的 ACD[13]。单巯基乙酸甘油酯的问题特别严重，不仅是因为该物质会在头发残留时间达 3 个月[60]，还能穿透完整的橡胶手套[6]。层压塑料手套（又称"4H 手套"或银盾手套）的保护程度更高，会保护美发师的手[6]。巯基乙酸铵和单巯基乙酸甘油酯几乎没有交叉过敏反应[6]。

3. 中性烫发

中性烫发剂的活性成分是盐酸半胱胺。人们认为中性烫发对头发造成的损害要比酸性烫发要小，其原因是卷发是在相对中性的 pH 中发生的。1993 年，美国开始使用盐酸半胱胺，自此以后，美发师对该物质的过敏反应较少[57,61]，目前尚未有文献显示因使用这种物质而发生过敏反应。盐酸半胱胺处理头发时，不会导致过敏反应，用乳胶手套就会使美发师的手免受伤害，这一点与单巯基乙酸甘油酯不同[57]。

如果对单巯基乙酸甘油酯过敏，可以选择较为安全的中性卷发剂和亚硫酸盐卷发剂。亚硫酸盐卷发剂也可以在家使用，但是该物质会有臭味，所需时间更长，卷发效果比冷烫发法和中性烫发法要差。亚硫酸盐卷发剂最常见的不良反应是刺激性反应，但偶尔也有 ACD 这种不良反应[6]。

八、直发剂

做直发一般需要三步：第一步是将直发剂（氢氧化钠、亚硫酸氢钠或巯基醋酸铵）涂抹于头发处，等待 15 分钟。第二步是采用间歇性梳理法这种物理拉直法将头发变直，这个过程持续 15 ～ 20 分钟。第三步是用水和中和液体（非碱性洗发水、碳酸氢钠或过氧化氢）润洗头发 3 ～ 5 分钟[18]。直发液由于其高碱性而具有刺激性，如果使用过量，会对头发造成损害[62]。直发剂很少会引起 ACD。

九、洗发水

洗发水可通过阴离子、阳离子、两性和（或）非离子性表面活性剂来去除污垢、头皮屑、皮脂和微生物，使头部达到清洁的目的[18,37]。常见的表面活性剂包括椰油酰胺丙基甜菜碱、氨基胺、DMAPA、油酰胺丙基二甲胺、癸基葡萄糖苷以及月桂酰葡萄糖苷。洗发水往往还会含有芳香剂、防腐剂和（或）去屑剂［吡硫锌、硫化硒和茶树油（互生叶白千层）］[63]。所有这些物质都有可能导致过敏反应。

事实上，洗发水接触头皮的时间较短，且在使用过程中也会被水稀释，导致头皮发生过敏的风险较低。尽管如此，洗发水导致的过敏反应比较常见，特别是含有椰油酰胺丙基甜菜碱的洗发水[8]。洗发水中会引起 ACD 的其他表面活性剂还包括椰油酰胺 DEA、月桂酰胺 DEA[64,65]、椰油酰胺丙基甜菜碱[66]、椰油基甜菜碱[67]和椰油酰胺聚氧乙烯醚硫酸三乙醇胺[68]。洗发水和护发素中会导致过敏反应的其他过敏原见表 19.5。

表 19.5　洗发水和护发素内含有的可导致接触性过敏反应的过敏原

洗涤剂 / 表面活性剂
椰油酰胺丙基甜菜碱
聚酰胺
癸基葡萄糖苷

二甲胺基丙胺
椰油酰胺丙基羟基磺基甜菜碱
椰油酰胺 DEA
椰油基甜菜碱
十二酰胺 DEA
十二烷基葡糖苷
Miranols（咪唑类衍生物）
油酰胺二丙基二甲胺
多聚正癸醇（聚乙二醇单十二醚）
椰油酰胺钾水解后动物蛋白
十二烷基醚硫酸钠
椰油酰胺聚氧乙烯醚硫酸三乙醇胺
三羟乙基胺
失水山梨醇倍半油酸酯
去头屑剂
克菌丹
癸酸吡哆醇
硫化硒
巯氧吡啶钠
巯氧吡啶锌
芳香剂
香芹酮
肉桂酸盐
芳樟醇
防腐剂
尼泊金酯类
甲基 1-4- 羟苯酸盐（尼泊金甲酯）
对羟基苯甲酸乙酯（羟苯乙酯）
对羟基苯甲酸丙酯（尼泊金丙酯）
对羟基苯甲酸丁酯（尼泊金丁酯）
甲醛和甲醛缓释剂
1-（3- 氯丙烯基）-3,5,7- 三硫唑嘌呤 -1- 偶氮烷氯化物（季铵盐 -15，Dowicill 200）
咪唑烷基脲（重氮烷基脲）
羟基苯尿素（重氮烷基脲 II）

2- 溴 -2- 硝基丙烷 -1,3- 二醇（2- 溴 -2- 硝基丙二醇，BNPD）
甲基乙内酰脲（DMDM 乙内酰脲，内酰脲）
异噻唑啉酮类
甲基氯异噻唑啉酮（MCI/MI, Kanthon CG, Euxyl K 100）
其他
1,2,- 二溴 -2,4- 己二腈（甲基二溴丙腈，MDBGN，休菌清 38)（甲基二溴丙腈 + 苯氧乙醇 = Euxyl K 400）
碘代丙炔基丁基氨基甲酸酯（IPBC, Glycasil, Troysan, KK-108a, Biodocarb C450）
丙二醇（溶剂和防腐剂）
苯甲醇（芳香剂和防腐剂）
山梨酸三氯生（irgasan DP-300）
丁基苯甲醇（butylated hydrotoluene，BHT）
叔丁基羟基茴香醚（BHA）
生育酚
没食子酸丙酯
氯乙酰胺叔丁基对苯二酚
硫柳汞
乙二胺四乙酸（ethylenediaminetetraacetic acid，EDTA）

来源：Scheman A. J Clin Aesthet Dermatol., 4(7):42 - 6, 2011, http://www.pubmedcentral. nih.gov/articlerender. fcgi?artid= 3140904&tool=pmcentrez&rendertype=abstract.

十、护发素

护发素用于改善头发的光泽度、饱满度，使头发更顺滑、顺服，更容易梳理。护发素很少会导致接触性过敏反应。护发素含有羊毛脂、季铵盐、水解蛋白、聚合物、脂类、乙二醇、泛酰醇、溶剂和（或）表面活性剂[15,37,69]。有研究发现，含有蛋白质水解物或泛酰醇的护发素会引起接触性过敏反应，特别是特应性皮炎[69,70]。与洗发水中的芳香剂和防腐剂一样，护发素中的芳香剂和防腐剂也可能会引起过敏反应[71]。

十一、免洗型护发产品（头发定型剂、定型泡沫、发胶）

在发丝周围涂上成膜聚合物（也就是头发定型剂），就可以让头发固定在想要的位置上，使发型固定下来。定型泡沫是一种与头发定型剂类似的产品，但是定型泡沫内还有产生泡沫的物质，以便形成摩丝。发胶是由成膜聚合物、增稠剂和钛酸云母组成，钛酸云母用于产生闪亮的效果[18]。已有研究发现，这些免洗型护发产品中的防腐剂、芳香剂、媒介物和着色剂等都会引起过敏反应。

十二、芳香剂和植物制剂

目前估计，化妆品（包括护发产品）中含有的芳香剂种类超过 5 000 多种[5]。最近一项系统综述研究发现，芳香剂这种过敏原物质中含有 54 种化学物质和 28 种天然提取物（精油或植物制剂），这些物质均有可能会导致接触性过敏反应[17]。植物产品在销售时，往往会被标上"天然"或"非过敏"的标签，但是，美国接触皮炎学会（American Contact Dermatitis Society）负责的接触性过敏原管理项目（Contact Allergen Management Program，CAMP）数据库（其网址是 www.acdscamp.org）认为目前化妆品中含有的植物成分超过 6000 多种。鉴于几乎所有的化妆品都含有芳香剂（一个综述研究发现 97% 的护发产品都含有芳香剂）[72]，那么，理所当然，化妆品是过敏反应的一个常见原因。事实上，在所有斑贴试验中，其中 16% 的接触性过敏反应是芳香剂导致的[17]。同样，在头皮皮炎中，芳香剂过敏也比较常见。我们会发现，疑似对护发产品的过敏的中，在做斑贴试验显示，其中对芳香剂过敏的高达 9%（虽然与其他部位斑贴试验阳性相比，头皮皮炎发生芳香剂过敏的风险较低）[3,13]。

斑贴试验所使用的芳香剂，一般都是常见的芳香剂混合物。需要初步筛查的芳香剂为第 1 类混合型芳香剂，里面的成分包括七种化学物质（丁子香酚、异丁子香酚、香叶醇、亚肉桂基、羟基香茅醛、α-氨基肉桂醛和肉桂醇）和一种自然提取物质（橡苔浸膏）。研究表明，对芳香剂过敏的中，有 70% ～ 80% 的患者对第 1 类混合型芳香剂过敏[73]。添加其他芳香剂（例如：秘鲁香脂）后，皮肤斑贴试验的阳性率会增加。秘鲁香脂（秘鲁香树）是一种天然芳香化合物的混合物，内含肉桂醛、桂皮醛、肉桂酸甲酯、肉桂酸苄酯、苯甲酸苄酯、安息香酸、苯甲醇和香兰素[36]。另外一种需要初步筛查的芳香剂为第 1 类混合型芳香剂，里面的成分包括柠檬醛、金合欢醇、香豆素、香茅醇、己基肉桂醛和羟基异己基 –3– 环己烯 – 羧醛（新铃兰醛）。研究表明，第 1 类混合型芳香剂和秘鲁香脂内加上水仙花油、檀香油和依兰油后，芳香剂过敏的斑贴试验阳性率为 96%。

目前还没有对植物制剂进行过敏反应筛查的标准方法[74]。目前，已知可引起 ACD 的植物提取物包括芦荟油、山金车花提取物、甘菊、黄瓜、薄荷、迷迭香、鼠尾草、大荨麻、茶树油和金缕梅[75,76]。

一般来说，芳香剂过敏很难进行管理和治疗，其原因有几个，第一个原因是，含有芳香剂的产品范围较广，尤其是护发产品。第二个原因是，很多芳香剂来源保密。例如，某些特定的芳香剂是作为商业秘密进行保护的，因此，法律不要求某些化妆品生产商列出这些芳香剂。为此，欧盟（European Union）要求在欧洲销售的所有化妆品都要申报化妆品中是否包含 26 种已知的致敏芳香剂[77]，然而，在美国，这方面没有强制要求。在美国仅要求化妆品成分表里表明是否有"芳香剂"或"香料"[36]这种笼统的成分，没有具体到某个芳香剂。"无香味"化妆品可能含有一种遮盖产品自然味道的芳香剂[78]。第三个原因是，"无味"的产品中也可能需要添加的芳香剂是作为防腐剂或润肤剂来使用的[79]。双功能剂导致过敏反应的风险较低。双功能剂包括苯甲醇、苯甲醛、巴亚基酸次乙酯、环十五内酯[80]、精油、花卉植物提取物和调味品等。第四个原因是，芳香剂之间存在广泛的交叉反应，因此，尝试其他芳香剂的难度增加了[81]。最后一点是，芳香剂混合剂和秘鲁香脂的皮肤斑贴试验结果解读难度往往难度较大，因为，芳香剂混合剂和秘鲁香脂同时也是引起刺激反应的常见物质，很多专家认为皮肤斑贴试验阳性率夸大了[82]。

十三、防腐剂

防腐剂广泛应用于护发产品中，抑制微生物生长。如果护发产品中没有防腐剂，微生物就会大量生长，导致产品变质，可能会导致消费者发生感染。防腐剂是护发产品中导致过敏性接触性皮炎的第三大过敏原。与其他过敏原一样，生发水、造型剂（例如：摩丝、发胶和发蜡）等免洗护发产品和免洗型护发素也会导致过敏反应，然而，有些需要清洗的护发产品（例如：洗发水）也会引起过敏反应[8]。在美国，常见的几大类防腐剂为对羟基苯甲酸酯类、甲醛类、甲醛缓释剂类以及异噻唑酮类等（见表 19.5）。

护发产品中最常见的防腐剂过敏原为甲醛类、甲醛缓释剂类、甲基异噻唑啉酮（methylchloroisothiazolinone/methylisothiazolinone，MCI/MI）和甲基二溴戊二腈（methyldibromo glutaronitrile）[13]。

1. 噻唑啉酮

在过去的 5 年里，北美的噻唑啉酮（thiazolinone，MI）过敏患病率急剧上升，医生应该意识到，如果不单独进行斑贴试验（而是与 MCI/MI 一起做皮肤斑贴试验），很可能会遗漏该物质会导致过敏反应的[14]。

2. 甲醛和甲醛缓释剂

甲醛是一种常见的敏化剂，刺激物和可能致癌物，因此，在日本和瑞士，化妆品中是禁用甲醛的[83]。尽管多年来，美国化妆品中使用甲醛的量已经大幅减少，但是，化妆品中仍然有游离甲醛，且来源间接，特别是通过甲醛缓释剂。甲醛缓释剂会逐渐持续自我降解，释放少量的甲醛到化妆品中[6]。此外，有些塑料容器或管道外层会涂有三聚氰胺或异尿素甲醛树脂，这些塑料容器或管道也会缓慢释放甲醛[84]。甲醛和甲醛缓释剂经常会发生交叉反应，因此一些专家建议避免使用这类物质，可用较为安全的其他防腐剂来替代甲醛和甲醛缓释剂。

3. 甲基二溴戊二腈

为了减少致敏的发生率，EuxylK400（甲基二溴戊二腈 + 苯氧乙醇）在免洗产品中的浓度有最大允许值。

4. 其他

对羟苯甲酸酯是化妆品中最常用的防腐剂，同时也是最弱的一种敏化剂。

在"无防腐剂"的护发产品和外用药物中，丙二醇用作防腐剂和乳化剂存在，会发生刺激反应，但发生过敏反应的风险较低。由于丙二醇存在于一些药物（如米诺地尔和局部皮质类固醇）中，当表示自己使用这类药物后，皮炎更严重了，应怀疑可能是对这类药物中的丙二醇过敏[85]。如果对丙二醇过敏，建议用甘油替代[86]。

十四、乳化剂和溶剂

护肤品、化妆品和外用药物中一般都会含有乳化剂。一般来说，乳化剂可能有轻微的刺激性，但很少会导致过敏[6,87]。化妆品中导致 ACD 的乳化剂包括三乙醇胺（最常见的致敏剂）、十六烷基硬脂醇（Lanette O 牌十六醇乳化剂）、倍半油酸山梨坦（Arlacel83）、聚氧乙烯失水山梨醇棕榈酸酯（吐温 40）、聚氧乙烯山梨醇酐单油酸酯（吐温 80）和爱美高 L101（羊毛脂衍生物）[88]。尤其是对于护发产品来讲，爱美高 L101 和羊毛脂是导致过敏的最常见的乳化剂[3]。羊毛脂是来源于绵羊羊毛的一种天然物质，是一种复发的混合物，内含醇酯和脂肪酸混合物，纯度变化范围大[89]。

十五、遮光剂

一些护发产品会含有遮光剂，防止护发产品中的某些成分因光照而降解，以及防止染色后的头发因光照而褪色太快[6,72]。某些遮光剂可引起过敏性接触性皮炎或光过敏接触性皮炎[90]。会导致皮肤过敏反应的最常见的遮光剂包括二苯甲酮、辛基二甲基PABA、二苯甲酰甲烷[例如：阿伏苯宗（PARSOL 1789）][4]。应特别注意二苯甲酮类遮光剂，因为这类遮光剂被美国接触性皮炎学会评价为2014年年度接触过敏原[90]。每年的年度过敏原与头皮皮炎的关系见表19.6。

表 19.6 美国接触性皮炎学会年度过敏原

年份	过敏原	与头皮皮炎的关系
2015	甲醛	这是一种防腐剂。护发产品防腐剂是引起过敏性接触性皮炎的第三大类过敏原。由于具有致癌性，甲醛作为防腐剂用得越来越少了
2014	苯甲酮	紫外线（UV）遮光剂（防晒霜）。阳光照射时，护发产品内添加苯甲酮有助于防止护发产品发生降解，或是防止染发后头发褪色太快
2013	甲基异噻唑啉酮	是一种防腐剂，护发产品防腐剂是引起过敏性接触性皮炎的第三大类过敏原
2012	丙烯酸脂	发套制作时会使用含丙烯酸酯的黏合剂
2011	富马酸二甲酯	–
2010	新霉素	–
2009	二烃基硫脲混合物	–
2008	镍	头发饰品中会含有镍[108-112]
2007	芳香剂	当怀疑对护发产品过敏，做斑贴试验发现，9%的阳性是芳香剂导致[3,8]
2006	对苯二胺	对苯二胺是导致头皮ACD的最常见的过敏原。对苯二胺也是一种强效致敏剂，常见于永久性和半永久性染发剂以及黑色指甲花染发剂中
2005	皮质类固醇	是一种抗炎药物，用于治疗头皮皮炎。当开始使用皮质类固醇药物治疗皮炎后，皮炎未改善，甚至是更严重了，考虑可能是对皮质类固醇过敏
2004	椰油酰胺丙基甜菜碱	椰油酰胺丙基甜菜碱是一种表面活性剂，是导致头皮皮炎的第二大常见过敏原，常见于洗发水和其他可以产生泡沫的产品中
2003	杆菌肽	–
2002	硫柳汞	–
2001	金	–

十六、脱毛剂

很多为了美观或是为了治疗疾病（例如：须部假性毛囊炎）需要去除一些毛发。脱毛膏和上蜡脱毛法是常用的两种脱毛方法，分别通过化学方法和物理方法将毛发去除掉。

化学脱毛通常比机械脱毛更受欢迎，因为化学脱毛痛苦小，且可以在家操作。目前化学脱毛剂有几类，最为现代的是脱毛剂是巯基乙酸盐（巯基乙酸钙或巯基乙酸钠）。

巯基乙酸盐脱毛的作用机制是削弱毛发蛋白纤维之间的二硫键，进而头发断裂[15]。由于表皮中也含有角蛋白，如果巯基乙酸盐脱毛剂在皮肤上停留时间较长，可能会引起皮肤刺激反应。硫化钡类脱毛剂有时会比巯基乙酸盐脱毛剂更受欢迎，是因为硫化钡类脱毛剂起效更快，但该脱毛剂气味难闻，且对皮肤的刺激性更强。盐酸依氟鸟氨酸是一种需要开处方的乳膏，是通过抑制鸟氨酸脱羧酶来使面部毛发减少[37]。所有的脱毛剂都有可能会引起刺激性反应，但很少会引起 ACD[15,91]。

上蜡脱毛法是一种物理去除毛发的方法，上蜡后，将有蜡的那层物质去掉的同时，毛发也离开毛囊。很多人更喜欢这种脱毛方法，因为该脱毛法实施后，在 4～6 周后毛发一般不会再长出来。然而，物理脱发法比化学脱毛法更痛苦。上蜡脱毛法的操作步骤，将蜡加热融化，然后将较热的蜡涂到需要去毛的部位，然后等待热蜡冷却凝固。之后，将蜡迅速剥离皮肤，与此同时，毛发也离开了皮肤。蜡中会含有芳香剂、树脂、蜂蜡（蜂胶）、甘油松香酸酯以及增塑剂乙烯 //VA 共聚物。上蜡脱毛发最常见的不良反应包括皮肤创伤和刺激反应，然而，有研究发现，蜡中的树脂[92,93]和甘油松香酸酯 / 甘油枞酸酯[94]引起了 ACD。

十七、促毛发生长剂

米诺地尔是一种局部增发剂，一般用于治疗雄激素性脱发。目前有两种，一种是 2% 的，另外一种是 5% 的。很多研究发现，米诺地尔及其溶剂丙二醇会引起刺激反应和过敏反应。还有研究发现外用米诺地尔药剂还会导致光过敏性接触性皮炎和脓疱性 ACD[95,96]。导致这些反应的可能不是米诺地尔本身，而是丙二醇。然而，有研究发现，米诺地尔溶于丙二醇后，这两种物质都会引起过敏反应[97]。如果对丙二醇过敏，可以使用其他媒介〔丁二醇、己二醇、聚乙二醇 400（PEG 400）、甘油、聚山梨醇酯或石油〕的米诺地尔[98,99]。和其他护发产品一样，也可以在促毛发生长剂内添加某些表面活性剂、芳香剂、乳化剂和溶剂，来改变产品的质感和风格。在做斑贴试验致敏原时，要对所列有的成分都要进行检查，因为里面的活性成分和非活性成分都有可能是过敏原。

有病例报告研究发现，使用含有印度楝树油的促毛发生长剂后，头皮处发生了 ACD。有些会使用印度楝树油的促毛发生长剂这种草药来治疗脱发[100]，但这种草药内含有二苯基环烯酮（diphenylcycloproenone, DNCP），这会导致头皮和面部发生血管水肿[101]。

十八、发套和头发饰品

虽然发套经常会导致刺激性反应，但合成毛发或发套很少会引起过敏性接触性皮炎。有研究发现发套头发和里子上的染料（例如：分散性染料和对苯二胺）也会导致 ACD[102-104]。发套上所使用的含有丙烯酸酯的黏合剂也有可能是导致 ACD 的原因[105,106]。同样，如果前额或头皮处出现了湿疹性反应，提示可能是帽带上的帽子染料、皮革（重铬酸钾）和橡胶导致[107]。

镍是贴片试验中最常检测的[2]，头发饰品是导致头皮接触性过敏反应的另外一个原因。对镍敏感长时间使用束发夹、扁平发夹、卷发器、发夹、发扣，都有可能会发生局部头皮皮炎[108-112]。

第六节　诊　断

一、斑贴试验

可通过贴片试验来确诊过敏性接触性皮炎。预先准备好的筛查板，例如，薄层快速使用皮肤（thin-layer rapid use epicutaneous，T.R.U.E.）试验筛查板，含有几种常见的过敏原，但数量有限，在所有接诊的患者做斑贴试验时，仅能筛查出约75%的相关接触性过敏原[113]。含有过敏原种类更多的标准筛选系列，如ACDS核心系列[114]和梅奥诊所标准系列[115]包含的过敏原更多，但是却无法涵盖与头皮皮炎有关的所有过敏原。专业性更强的筛选系列，如化妆品（见表19.7）[127]或护发产品（见表19.8）筛查板，检测具有更高的灵敏度。例如，对于使用护发产品的普通顾客来讲，护发产品系列检测板可检测出80%的接触性过敏原（非职业性接触）；对于美发师来讲，可检测出93%的接触性过敏原（职业性接触）[8]。

表 19.7　化妆品内需要筛查的过敏原

过敏原	浓度 (%)
1,2- 二溴 -2,4- 己二腈	0.3
2（2- 羟基 -5- 甲基苯基）苯并三唑（苯三唑甲酚）	1.0
2,6- 二叔丁基 -4- 甲酚（丁基苯甲醇，BHT）	2.0
2- 溴 -2- 硝基丙基 -1,3- 二醇（2- 溴 -2- 硝基丙二醇）	0.25
2- 羟基 -4- 甲氧基二苯甲酮	10.0
2- 苯氧乙醇	1.0
2- 二叔丁基 1-4- 甲氧基苯酚（BHA）	2.0
4- 氯 -3,5- 二甲苯酚（PCMX）	0.5
4 氯 -3- 甲酚（PCMC）	1.0
松香醇	10.0
爱美高 L 101	50.0
聚酰胺胺	0.1[b]
苯甲醇	1.0
水杨酸苄酯	2.0
鲸蜡醇	5.0
氯己定二葡糖酸盐	0.5[b]
氯乙酰胺	0.2
Cl+Me- 异噻唑啉酮 (Kathon CG, 200 pp[m])[a]	0.02[b]
氯碘羟喹（5- 氯 -7- 碘 - 羟基喹啉）	5.0

过敏原	浓度 (%)
椰油酰胺丙基甜菜碱	1.0[b]
癸基葡糖苷	5.0
咪唑烷基脲（Germall Ⅱ）	2.0
二甲胺基丙胺	1.0[b]
DMDM 乙内酰脲	2.0[b]
没食子酸十二酯	0.25
二盐酸乙二胺	1.0
乙基己基甘油	5.0
Euxyl K 400（1,2,– 二溴 –2,4– 己二腈）	1.5
六氢 –1,3,5–（羟乙基）三嗪（Grotan BK）	1.0[b]
环六亚甲基四胺（四氮杂三环癸烷）	2.0
咪唑烷基脲	2.0
碘丙炔醇丁基氨甲酸酯	0.1
异丙基豆蔻酸	20.0
月桂醇葡萄糖苷	3.0
甲基异噻唑酮类	0.2[b]
油酰胺丙基二甲胺	0.1[b]
没食子酸辛酯	0.25
尼泊金混合物 [a]	16.0
水杨酸苯酯（萨罗）	1.0
醋酸苯汞	0.01[b]
聚氧乙烯脱水山梨醇单油酸酯（吐温 80）	5.0
没食子酸丙酯	1.0
丙二醇	5.0
季铵盐 –15（Dowicil 200）[a]	1.0
吡啶硫酮钠（吡硫钠）	0.1[b]
山梨酸	2.0
去水山梨糖醇单油酸酯（司盘 80）	5.0
失水山梨醇倍半油酸酯	20.0
硬脂醇	30.0
茶树油	5.0
叔丁基对苯二酚	1.0
硫汞撒（硫柳汞）	0.1

过敏原	浓度 (%)
三氯生（玉洁新 DP 300）	2.0
三羟乙基胺	2.0

来源：Adapted from Chemotechnique Diagnostics Patch Test Catalogue, Chemoctehnique MB Diagnostic AB, Vellinge: Sweden. 2014:31 57.

注：所有过敏原检测时都是以凡士林为溶剂的，但标注为"b"的除外，这些过敏原的溶剂是水。

[a] 这些过敏原一般会包括在标准筛查板中

表 19.8 美发师需要检测的过敏原

过敏原	浓度 (%)
2,5- 二氨基甲苯硫酸盐	1.0
2- 溴 -2- 硝基丙烷 -1,3- 二醇（2- 溴 -2- 硝基丙二醇）	0.25
2- 硝基 -4- 苯二胺 1.03- 氨基苯酚	1.0
4- 氨基酚	1.0
氯二甲苯酚（PCMX）	0.5
4- 氯 -3- 甲酚（PCMC）	1.0
4- 苯二胺	1.0
过硫酸铵	2.5
巯基醋酸铵	2.5[b]
秘鲁香脂[a]	25.0
克菌丹	0.5
氯乙酰胺	0.2
Cl+Me- 异噻唑啉酮（Kathon CG, 200 ppm）	0.02b
Me- 异噻唑啉酮	0.01/0.02
二氯化钴[a]	1.0
椰油酰胺丙基甜菜碱	1.0[b]
咪唑烷基脲 (Germall II)	2.0
甲醛	1.0[b]
单巯基乙酸甘油酯	1.0
过氧化氢	3.0[b]
对苯二酚	1.0
咪唑烷基脲（Germall 115）	2.0
硫酸镍[a]	5.0
硫酸镍 -15[a] (Dowicil 200)	1.0

过敏原	浓度 (%)
雷锁辛	1.0
吡硫锌（巯氧吡啶锌）	1.0
癸基葡糖苷	5.0
月桂醇葡萄糖苷	3.0
胺碘酮	0.1[b]
叔戊胺	1.0[b]
油酰胺丙基二甲胺	0.1[b]

来源：Chemotechnique Diagnostics Patch Test Catalogue, Chemotechnique MB Diagnostic AB, Vellinge: Sweden. 2014:41-2

注：所有过敏原检测时都是以凡士林为溶剂的，但标注为"b"的除外，这些过敏原的溶剂是水。

[a] T.R.U.E 筛查板中也包含这些过敏原。

重要的是，不仅要对筛查板的过敏原进行检测，还要对自己所使用的产品进行斑贴试验检测，因为所使用的产品中可能会包含筛查板中没有的过敏原[116]。一般来说，免洗型护发产品（例如：摩丝、发胶、发喷）在未稀释时，可进行封闭性斑贴试验，而非免洗型护发产品（例如：洗发水和护发素）必须稀释（稀释比例为 1 ： 50 或 1 ： 100），进行的是开放式斑贴试验。对刺激性物质（例如：染发剂和永久性卷发剂）进行斑贴检测时，只能使用标准浓度，且需要设置对照组。

如果斑贴试验未发现过敏原，而医生怀疑可能是接触性过敏反应，可以立即做这种检测，即将由低到高浓度的几个稀释试剂涂抹到前臂掌侧未发生过敏的皮肤上，等待 15 ～ 20 分钟，间隔 45 分钟再检测下一个读数[117]。皮肤点刺试验是另一种检测方法。所有接触性荨麻疹的试验均需要在具备紧急复苏设施的结构进行，因为在检测过程中可能会发生比较严重的全身过敏反应[6]。

如果皮炎在斑贴试验中结果为弱阳性，可选择重复开放性斑贴试验（repeat open-application testing，ROAT）用于检测可能含有过敏原的个人用品，确定检测为弱阳性的过敏原是否与皮炎有关。患者也可以在家进行重复开放性斑贴试验，将怀疑过敏的产品涂抹到没有发生皮炎的部位（通常是前臂掌侧皮肤或肘窝部位皮肤），涂抹长度为 5 厘米，每天进行一次，连续进行 7 ～ 14 天。对涂抹部位进行观察，查看接触性皮炎的进展情况。

二、染发剂的斑贴试验

对苯二胺本身就是染发剂良好的掩蔽剂，因为苯二胺不仅会引起头皮 ACD 最常见的物质，同时还会与永久性和半永久性中含有的很多对位化合物（例如：对甲苯二胺硫酸盐和对氨基苯酚）发生交叉反应[116]。然而，PPD 以外的其他染发剂也可能会导致过敏反应，因此还需要做筛查[118]。无法检测到所有的染发剂成分，即使是含抗原较全的发型师和化妆品筛查板也无法做到这一点，特别是氧化型半永久性染发剂。因此，用自己接触的产品做斑贴试验是一个有价值的辅助诊断方法，这样有助于发现筛查板上所没有包含的过敏原[3]。最后，美发师可以在为顾客染发前 48 小时，为做染发剂的开放型斑贴试验，这是预防发生严重过敏反应的良好手段。然而，尽管有人这样建议，但很少这样做[119,120]。

第七节　头皮 ACD 的治疗

　　过敏性接触性皮炎管理的基石是避免接触已识别的相关过敏原。不幸的是，众所周知这很难做到。导致难度大的其中一个原因就是同一过敏原可能有多个名称。第二个原因就是类似过敏原之间可能存在交叉反应。教育宣传材料，例如，宣传册子，不仅要列出过敏原及其俗称，还要列出含有这些过敏原的常见产品，以及与过敏原有交叉反应的可能物质，这样有助于接触到相关过敏原。然而，患者在阅读复杂的产品成分方面会有很大难度，为此，应该为推荐不含相关过敏原的产品清单，这样，就可以安全地使用这些产品。ACDS 提供的 CAMP 极有助于避免接触到相关过敏原。CAMP 是一个交互式网站，相关从业人员输入可能过敏的某些过敏原后，数据库随后生成一个定制的安全产品列表。提供个人标识码后，患者可以再次访问网站，根据新出现或更新的产品来更新其安全产品列表。CAMP 的网址链接为 www.contactderm.org.。

　　在某些情况下，在做斑贴试验之前，患者要谨慎，避免接触可能会导致过敏的产品。这些情况包括考虑 ACD 诊断、怀疑"无过敏原"产品含有过敏原、需要等上很长时间才能做斑贴试验、有初始表现或症状严重的患者。在这些情况下，患者停止使用目前所有的产品，选择使用相对无过敏原的产品。

　　对于 PPD 过敏的患者来讲，目前不含 PPD 的半永久性染发剂至少有两种——戈尔德韦尔注册商标为 Elumen™ 的染发剂（生产地址：美国马里兰州，林西克姆海茨市）和宝洁注册商标为 Clairol Basic Instincts Loving Care™ 的染发剂（生产地址：美国俄亥俄州，辛辛那提市）。目前还没有不含 PPD 的永久性染发剂[121]。

　　避免接触过敏原是解决 ACD 问题的长期解决方案，但往往需要涂抹外用类固醇药物，在短期内控制症状。总体来讲，当患者出现 ACD，使用外用类固醇药物时，软膏剂型是首选，因为这种剂型的药物其防腐剂含量较少，然而，这种软膏剂型比较油腻，在头皮等毛发附着部位涂抹不太切合实际。解决 ACD 一般是为了让自己看起来更好看。对于短发来说，洗剂比较合适，且价格合理。肤色较暗的患者其头发往往较脆弱，可能发现洗剂会使头发过于干燥，这些患者更适合油基型软膏。重要的是要认识到患者也可能对类固醇制剂过敏，包括对类固醇这个活性成分过敏。对于严重的 ACD，考虑连续口服泼尼松（使用剂量：40～60 mg）3 周。停药时，注意逐渐减少剂量。需要注意的是，如果类固醇逐渐减少剂量停药时间小于 3 周，可能会发生反跳性皮炎[122]。

　　与皮质类固醇有类似功效的药物有局部免疫调节剂（例如：吡美莫司和他克莫司），该药物通过抑制 T 淋巴细胞和肥大细胞释放炎性细胞因子来抑制炎症反应。局部免疫调节剂不会导致皮肤发生萎缩、出现条纹快速抗药反应等，而这些是长期使用局部类固醇后导致的常见不良反应。因此，对于面部和易擦烂的部位，局部免疫调节剂是理想选择。局部免疫调节剂最常见的不良反应包括皮肤短暂性的烧灼感或刺痛[123]。

如果外用药物无法控制瘙痒，可增加口服抗组胺药。镇静作用较小的抗组胺药包括西替利嗪、氯雷他定和索非那定。睡前服用羟嗪或多塞平在难治性瘙痒方面特别有效。

参考文献

[1] Nayak AP, Hettick JM, Siegel PD, et al. Toluene diisocyanate (TDI) disposition and co-localization of immune cells in hair follicles. Toxicol Sci. 2014; 140(2): 327–37.

[2] Warshaw EM, Maibach HI, Taylor JS, et al. North American contact dermatitis group patch test results: 2011–2012. Dermatitis. 26(1): 49–59.

[3] Hillen U, Grabbe S, Uter W. Patch test results in patients with scalp dermatitis: Analysis of data of the Information Network of Departments of Dermatology. Contact Dermatitis. 2007: 56 (2): 87–93.

[4] Deleo VA. Photocontact dermatitis. Dermatol Ther. 2004; 17 (4): 279–88.

[5] Ortiz KJ, Yiannias JA. Contact dermatitis to cosmetics, fragrances, and botanicals. Dermatol Ther. 2004; 17(3): 264–71.

[6] Rietschel R, Fowler J, Fisher A, editors. Fisher's Contact Dermatitis. 5th ed. Philadelphia, PA: Lippincott Williams and Wilkins; 2001.

[7] Søsted H, Hesse U, Menné T, et al. Contact dermatitis to hair dyes in a Danish adult population: An interview–based study. Br J Dermatol. 2005; 153(1): 132–5.

[8] Uter W, Lessmann H, Geier J, et al. Contact allergy to ingredients of hair cosmetics in female hairdressers and clients— An 8–year analysis of IVDK data. Contact Dermatitis. 2003; 49 (5): 236–40.

[9] Jo SJ, Shin H, Paik SH, et al. The pattern of hair dyeing in Koreans with gray hair. Ann Dermatol. 2013; 25(4): 401–4.

[10] Patel D, Narayana S, Krishnaswamy B. Trends in use of hair dye: A cross–sectional study. Int J Trichology. 2013; 5(3): 140–3.

[11] Thyssen JP, Andersen KE, BruzeM, et al. p–Phenylenediamine sensitization is more prevalent in central and southern European patch test centres than in Scandinavian: Results from a multicentre study. Contact Dermatitis. 2009; 60(6): 314–9.

[12] DeLeo VA. p–Phenylenediamine. Dermatitis. 2006; 17(2): 53– 55.

[13] Uter W, Lessmann H, Geier J, et al. Contact allergy to hairdressing allergens in female hairdressers and clients–Current data from the IVDK, 2003–2006. J Dtsch Dermatol Ges. 2007; 5(11): 993–1001.

[14] Castanedo–Tardana MP, Zug KA. Methylisothiazolinone. Dermatitis. 24(1): 2–6.

[15] Mehta SS, Reddy BSN. Cosmetic dermatitis – current perspectives. Int J Dermatol. 2003; 42(7): 533–42.

[16] Søsted H, Agner T, Andersen KE, et al. 55 cases of allergic reactions to hair dye: A descriptive, consumer complaint–based study. Contact Dermatitis. 2002; 47(5): 299–303.

［17］Uter W, Johansen JD, Börje A, et al. Categorization of fragrance contact allergens for prioritization of preventive measures: Clinical and experimental data and consideration of structure–activity relationships. Contact Dermatitis. 2013; 69 (4): 196–230.

［18］De Groot AC, Weyland JW NJ, ed. Unwanted Effects of Cosmetics and Drugs Used in Dermatology. 3rd ed. Amsterdam, NY: Elsevier. 1994.

［19］Perno P, Lisi P. Psoriasis–like contact dermatitis from a hair nitro dye. Contact Dermatitis. 1990, 23(2): 123–4.

［20］Salim A, Orton D, Shaw S. Allergic contact dermatitis from Basic Red 22 in a hair-colouring mousse. Contact Dermatitis. 2001; 45(2): 123.

［21］Sánchez–Pérez J, García del Río I, Alvarez Ruiz S, et al. Allergic contact dermatitis from direct dyes for hair colouration in hairdressers' clients. Contact Dermatitis. 2004; 50(4): 261–2.

［22］Clausen T, Schwan–Jonczyk A, Lang G, et al. Ullmann's Encyclopedia of Industrial Chemistry. Weinheim, Germany: Wiley–VCH Verlag GmbH & Co. KGaA; 2000. Published online: 15 JUL: 2006.

［23］Dawe SA, White IR, Rycroft RJG, et al. Active sensitization to para–phenylenediamine and its relevance: A 10–year review. Contact Dermatitis. 2004; 51(2): 96–7.

［24］White JML, Basketter DA, Pease CK, et al. Intermittent exposure to low–concentration paraphenylenediamine can be equivalent to single, higherdose exposure. Contact Dermatitis. 2007; 56(5): 262–5.

［25］Tosti A, Piraccini BM, van Neste DJ. Telogen effluvium after allergic contact dermatitis of the scalp. Arch Dermatol. 2001; 137(2): 187–90.

［26］Ishida W, Makino T, Shimizu T. Severe hair loss of the scalp due to a hair dye containing para phenylenediamine. ISRN Dermatol. 2011; 2011: 947284.

［27］Tosti A, Bardazzi F, Valeri F, et al. Erythema multiforme with contact dermatitis to hair dyes. Contact Dermatitis. 1987; 17(5): 321–2.

［28］Koley S, Sarkar J, Choudhary S, et al. Erythema multiforme following application of hair dye. Indian J Dermatol. 2012; 57(3): 230–2.

［29］Balato A, Patruno C, Balato N, et al. Erythema multiforme–like eruption because of para–phenylenediamine. Contact Dermatitis. 2008; 58(1): 65–6.

［30］Lönngren V, Young E, Simanaitis M, et al. Neutrophilic and eosinophilic dermatitis caused by contact allergic reaction to paraphenylenediamine in hair dye. Arch Dermatol. 2012; 148 (11): 1299–301.

［31］Farsani TT, Jalian HR, Young LC. Chemical leukoderma from hair dye containing para–phenylenediamine. Dermatitis. 23(4): 181–2.

［32］Tukenmez Demirci G, Kivanc Altunay I, Atis G, et al. Allergic contact dermatitis mimicking angioedema due to paraphenylendiamine hypersensitivity: A case report. Cutan Ocul Toxicol. 2012; 31(3): 250–2.

［33］Broides A, Sofer S, Lazar I. Contact dermatitis with severe scalp swelling and upper airway compromise due to black henna hair dye. Pediatr Emerg Care. 2011; 27(8): 745–6.

[34] Jasim ZF, Darling JR, Handley JM. Severe allergic contact dermatitis to paraphenylene diamine in hair dye following sensitization to black henna tattoos. Contact Dermatitis. 2005; 52 (2): 116–7.

[35] Scheman A, Cha C, Bhinder M. Alternative hair–dye products for persons allergic to para–phenylenediamine. Dermatitis. 22 (4): 189–92.

[36] Scheman A. Adverse reactions to cosmetic ingredients. Dermatol Clin. 2000; 18(4): 685–98.

[37] Fitzpatrick T, Freedburg I. Fizpatrick's Dermatology in General Medicine. 6th ed. New York: McGraw–Hill, Medical Publishing Division; 2003.

[38] Edwards EK. Allergic contact dermatitis to lead acetate in a hair dye. Cutis. 1982; 30(5): 629–30.

[39] Gupta BN,Mathur AK, Agarwal C, et al. Contact sensitivity to henna. Contact Dermatitis. 1986; 15(5): 303–4.

[40] Sir Hashim M, Hamza YO, Yahia B, et al. Poisoning from henna dye and para–phenylenediamine mixtures in children in Khartoum. Ann Trop Paediatr. 1992; 12(1): 3–6.

[41] Brancaccio RR, Brown LH, Chang YT, et al. Identification and quantification of para–phenylenediamine in a temporary black henna tattoo. Am J Contact Dermat. 2002; 13(1): 15–8.

[42] Kind F, Scherer K, Bircher AJ. Contact dermatitis to paraphenylenediamine in hair dye following sensitization to black henna tattoos—An ongoing problem. J Dtsch Dermatol Ges. 2012; 10(8): 572–8.

[43] Matulich J, Sullivan J. A temporary henna tattoo causing hair and clothing dye allergy. Contact Dermatitis. 2005; 53(1): 33–6.

[44] Oztas MO, Onder M, Oztas P, et al. Contact allergy to henna. J Eur Acad Dermatol Venereol. 2001; 15(1): 91–2.

[45] Pérez RG, Gonzá lez R, Gonzá lez M, et al. Palpebral eczema due to contact allergy to henna used as a hair dye. Contact Dermatitis. 2003; 48(4): 238.

[46] Onder M, Atahan CA, Oztaş P, et al. Temporary henna tattoo reactions in children. Int J Dermatol. 2001; 40 (9): 577–9.

[47] Cronin E. Immediate–type hypersensitivity to henna. Contact Dermatitis. 1979; 5(3): 198–9.

[48] Fisher AA, Dooms–Goossens A. Persulfate hair bleach reactions: Cutaneous and respiratory manifestations. Arch Dermatol. 1976; 112(10): 1407–9.

[49] Kanerva L. Handbook of Occupational Dermatology. Berlin, NY: Springer; 2000.

[50] Nassif A. Ammonium bisulfite contact dermatitis: face eczema due to a bleaching ointment used during hair–dyeing. Contact Dermatitis. 2006; 55(2): 124.

[51] Fisher AA. The persulfates: A triple threat. Cutis. 1985; 35 (6): 520, 523‑5.

[52] Calnan CD, Shuster S. Reactions to ammonium persulfate. Arch Dermatol. 1963; 88: 812–5.

[53] Hoekstra M, van der Heide S, Coenraads PJ, et al. Anaphylaxis and severe systemic reactions caused by skin contact with persulfates in hair–bleaching products. Contact Dermatitis. 2012; 66(6): 317–22.

[54] Pang S, Fiume MZ. Final report on the safety assessment of ammonium, potassium, and sodium persulfate. Int J Toxicol. 2001; 20 Suppl 3: 7–21.

[55] Aalto–Korte K, Mäkinen–Kiljunen S. Specific immunoglobulin E in patients with immediate persulfate hypersensitivity. Contact Dermatitis. 2003; 49(1): 22–5.

[56] Perfetti L, Galdi E, Biale C, et al. Anaphylactoid reaction to patch testing with ammonium persulfate. Allergy. 2000; 55(1): 94–5.

[57] Landers MC, Law S, Storrs FJ. Permanent–wave dermatitis: Contact allergy to cysteamine hydrochloride. Am J Contact Dermat. 2003; 14(3): 157–60.

[58] Engasser P. Type I and type IV immune responses to glyceryl thioglycolate. Contact Dermatitis. 2000; 42(5): 298.

[59] Tosti A, Melino M, Bardazzi F. Contact dermatitis due to glyceryl monothioglycolate. Contact Dermatitis. 1988; 19 (1): 71–2.

[60] Morrison LH, Storrs FJ. Persistence of an allergen in hair after glyceryl monothioglycolate–containing permanent wave solutions. J Am Acad Dermatol. 1988; 19(1 Pt 1): 52–9.

[61] Isaksson M, van der Walle H. Occupational contact allergy to cysteamine hydrochloride in permanent–wave solutions. Contact Dermatitis. 2007; 56(5): 295–6.

[62] Wickett RR. Permanent waving and straightening of hair. Cutis. 1987; 39(6): 496–7.

[63] Satchell AC, Saurajen A, Bell C, Barnetson RS. Treatment of dandruff with 5% tea tree oil shampoo. J Am Acad Dermatol. 2002; 47(6): 852–5.

[64] De Groot AC, de Wit FS, Bos JD, Weyland JW. Contact allergy to cocamide DEA and lauramide DEA in shampoos. Contact Dermatitis. 1987; 16(2): 117–8.

[65] Fowler JF. Allergy to cocamide DEA. Am J Contact Dermat. 1998; 9(1): 40–1.

[66] Guin JD. Reaction to cocamidopropyl hydroxysultaine, an amphoteric surfactant and conditioner. Contact Dermatitis. 2000; 42(5): 284.

[67] Van Haute N, Dooms–Goossens A. Shampoo dermatitis due to cocobetaine and sodium lauryl ether sulphate. Contact Dermatitis. 1983; 9(2): 169.

[68] Andersen KE, Roed–Petersen J, Kamp P. Contact allergy related to TEA–PEG–3 cocamide sulfate and cocamidopropyl betaine in a shampoo. Contact Dermatitis. 1984; 11(3): 192–3.

[69] Schalock PC, Storrs FJ, Morrison L. Contact urticaria from panthenol in hair conditioner. Contact Dermatitis. 2000; 43(4): 223.

[70] Niinimäki A, Niinimäki M, Mäkinen–Kiljunen S, et al. Contact urticaria from protein hydrolysates in hair conditioners. Allergy. 1998; 53(11): 1078–82.

[71] Quertermous J, Fowler JF. Allergic contact dermatitis from carvone in hair conditioners. Dermatitis. 21(2): 116–7.

[72] Scheman A, Jacob S, Katta R, et al. Part 2 of a 4–part series Hair Products: Trends and Alternatives: Data from the American Contact Alternatives Group. J Clin Aesthet Dermatol. 2011; 4 (7): 42–6.

[73] Larsen W MH. Fragrance contact allergy. Semin Dermatol. 1982; 1: 85–90.

[74] Simpson EL, Law SV, Storrs FJ. Prevalence of botanical extract allergy in patients with contact dermatitis. Dermatitis. 2004; 15(2): 67 – 72.

[75] Kiken DA, Cohen DE. Contact dermatitis to botanical extracts. Am J Contact Dermat. 2002; 13(3): 148–52.

[76] Rutherford T, Nixon R, Tam M, et al. Allergy to tea tree oil: Retrospective review of 41 cases with positive patch tests over 4.5 years. Australas J Dermatol. 2007; 48(2): 83–7.

[77] Scheman A, Scheman N, Rakowski E–M. European Directive fragrances in natural products. Dermatitis. 25(2): 51–5.

[78] Jackson EM. Masking fragrances revisited. Am J Contact Dermat. 1998; 9(3): 193–5.

[79] Scheinman PL. The foul side of fragrance–free products: What every clinician should know about managing patients with fragrance allergy. J Am Acad Dermatol. 1999; 41(6): 1020–4.

[80] Scheinman PL. Allergic contact dermatitis to fragrance: A review. Am J Contact Dermat. 1996; 7(2): 65–76.

[81] Orton DI, Wilkinson JD. Cosmetic allergy: Incidence, diagnosis, and management. Am J Clin Dermatol. 2004; 5 (5): 327–37.

[82] Belsito DV, Fowler JF, Sasseville D, et al. Delayed–type hypersensitivity to fragrance materials in a select North American population. Dermatitis. 2006; 17(1): 23–8.

[83] Fisher AA. Formaldehyde: Some recent experiences. Cutis. 1976; 17(4): 665–6, 675–7, 686.

[84] Tegner EFS. Contamination of cosmetics with formaldehyde from tubes. Contact Dermat Newsl. 1973; 13: 353.

[85] Fowler JF. Contact allergy to propylene glycol in topical corticosteroids. Am J Contact Derm. 1993; 4: 37.

[86] Fisher AA. Reactions to popular cosmetic humectants. Part III. Glycerin, propylene glycol, and butylene glycol. Cutis. 1980; 26(3): 243–4, 269.

[87] Hannuksela M, Kousa M, Pirilä V. Contact sensitivity to emulsifiers. Contact Dermatitis. 1976; 2(4): 201–4.

[88] Tosti A, Guerra L, Morelli R, et al. Prevalence and sources of sensitization to emulsifiers: A clinical study. Contact Dermatitis. 1990; 23(2): 68–72.

[89] Kligman AM. The myth of lanolin allergy. Contact Dermatitis. 1998; 39(3): 103–7.

[90] Heurung AR, Raju SI, Warshaw EM. Benzophenones. Dermatitis. 25(1): 3–10.

[91] Hickman JG, Huber F, Palmisano M. Human dermal safety studies with eflornithine HCl 13.9% cream (Vaniqa), a novel treatment for excessive facial hair. Curr Med Res Opin. 2001; 16(4): 235–44.

[92] Quain RD, Militello G, Crawford GH. Allergic contact dermatitis caused by colophony in an epilating product. Dermatitis. 2007; 18(2): 96–8.

[93] Goossens A, Milpied–Homsi B, Le Coz C. An epidemic of allergic contact dermatitis from epilating products. Contact Dermatitis. 2001; 45(6): 360.

[94] Bonamonte D, Foti C, Angelini G. Contact allergy to ester gums in cosmetics. Contact Dermatitis. 2001; 45(2): 110–1.

[95] Tosti A, Bardazzi F, De Padova MP, et al. Contact dermatitis to minoxidil. Contact Dermatitis. 1985; 13(4): 275–6.

[96] Rodr í guez–Mart í n M, S á ez–Rodr í guez M, CarnereroRodr í guez A, et al. Pustular allergic contact dermatitis from topical minoxidil 5%. J Eur Acad Dermatol Venereol. 2007; 21 (5): 701–2.

[97] Whitmore SE. The importance of proper vehicle selection in the detection of minoxidil sensitivity. Arch Dermatol. 1992; 128(5): 653–6.

[98] Fisher AA. Use of glycerin in topical minoxidil solutions for patients allergic to propylene glycol. Cutis. 1990; 45(2): 81–2.

[99] Scheman AJ, West DP, Hordinksy MK, et al. Alternative formulation for patients with contact reactions to topical 2% and 5% minoxidil vehicle ingredients. Contact Dermatitis. 2000; 42(4): 241.

[100] Reutemann P, Ehrlich A. Neem oil: An herbal therapy for alopecia causes dermatitis. Dermatitis. 19(3): E12–5.

[101] Buchanan R, Huynh G, Tanner J. Extensive scalp angioedema following high–dose diphenylcyclopropenone for alopecia areata. Hosp Pharm. 2014; 49(1): 48–51.

[102] Crichlow S, Warin AP. Allergic contact dermatitis from dyes in wigs following diphencyprone treatment. Contact Dermatitis. 2004; 51(3): 148–9.

[103] Shehade SA, Beck MH. Contact dermatitis from disperse dyes in synthetic wigs. Contact Dermatitis. 1990; 23(2): 124–5.

[104] Dwyer CM, Forsyth A. Allergic contact dermatitis from bindi. Contact Dermatitis. 1994; 30(3): 174.

[105] Torchia D, Giorgini S, Gola M, et al. Allergic contact dermatitis from 2–ethylhexyl acrylate contained in a wig–fixing adhesive tape and its "incidental" therapeutic effect on alopecia areata. Contact Dermatitis. 2008; 58 (3): 170–1.

[106] Sornakumar L, Shanmugasekar C, Rai R, et al. Allergic contact dermatitis to superglue. Int J Trichology. 2013; 5 (1): 43–4.

[107] Lembo G, Nappa P, Balato N, et al. Hat band dermatitis. Contact Dermatitis. 1985; 13(5): 334.

[108] Sommer S, Wilkinson SM. Allergic contact dermatitis caused by a nickel–containing headband. Contact Dermatitis. 2001; 44(3): 178.

[109] Baxter KF, Wilkinson SM. Contact dermatitis from a nickelcontaining bindi. Contact Dermatitis. 2002; 47(1): 55.

［110］Thyssen JP, Menné T, Johansen JD. Nickel release from inexpensive jewelry and hair clasps purchased in an EU country–Are consumers sufficiently protected from nickel exposure? Sci Total Environ. 2009; 407(20): 5315–8.

［111］Thyssen JP, Jensen P, Johansen JD, et al. Contact dermatitis caused by nickel release from hair clasps purchased in a country covered by the EU Nickel Directive. Contact Dermatitis. 2009; 60(3): 180–1.

［112］Starace M, Militello G, Pazzaglia M, et al. Allergic contact dermatitis to nickel in a hair clasp. Contact Dermatitis. 2007; 56(5): 290.

［113］Cohen DE, Brancaccio R, Andersen D, et al. Utility of a standard allergen series alone in the evaluation of allergic contact dermatitis: A retrospective study of 732 patients. J Am Acad Dermatol. 1997; 36(6 Pt 1): 914–8.

［114］Schalock PC, Dunnick CA, Nedorost S, et al. American Contact Dermatitis Society: Core Allergen series–Questions. Dermatitis. 25(1): 39.

［115］Wentworth AB, Yiannias JA, Keeling JH, et al. Trends in patch–test results and allergen changes in the standard series: A Mayo Clinic 5–year retrospective review (January 1, 2006, to December 31, 2010). J Am Acad Dermatol. 2014; 70 (2): 269–75.e4.

［116］Søsted H, Rustemeyer T, Gonçalo M, et al. Contact allergy to common ingredients in hair dyes. Contact Dermatitis. 2013; 69(1): 32–9.

［117］Middleton E. Allergy: Principles and Practice. 3rd ed. St. Louis, MO: Mosby. 1988.

［118］Søsted H, Basketter DA, Estrada E, et al. Ranking of hair dye substances according to predicted sensitization potency: Quantitative structure–activity relationships. Contact Dermatitis. 51(5–6): 241–54.

［119］Krasteva M, Cottin M, Cristaudo A, et al. Sensitivity and specificity of the consumer open skin allergy test as a method of prediction of contact dermatitis to hair dyes. Eur J Dermatol. 15(1): 18–25.

［120］Orton D, Basketter D. Hair dye sensitivity testing: A critical commentary. Contact Dermatitis. 2012; 66(6): 312–6.

［121］LaBerge L, Pratt M, Fong B, et al. A 10–year review of p–phenylenediamine allergy and related para–amino compounds at the Ottawa Patch Test Clinic. Dermatitis. 22 (6): 332–4.

［122］Marks J, DeLeo V. Contact and Occupational Dermatology. 2nd ed. St. Louis, MO: Mosby. 1997.

［123］Zeller S, Warshaw E. Allergic contact dermatitis. Minn Med. 2004; 87(3): 38 – 42.

［124］Amin S, Maibach H. Contact Urticaria Syndrome. Boca Raton, FL: CRC Press. 1997.

［125］Funk JO, Maibach HI. Propylene glycol dermatitis: Re–evaluation of an old problem. Contact Dermatitis. 1994; 31 (4): 236 – 41.

［126］Chemotechnique Diagnostics Patch Test Catalogue. Chemotechnique MB Dignostic AB, Vellinge: Sweden. 2014: 31 – 57

［127］Chemotechnique Diagnostics Patch Test Catalogue. Chemotechnique MB Dignostic AB, Vellinge: Sweden. 2014: 41 – 2.

第二十章 与毛发有关的精神性皮肤病

Lucinda S. Buescher

> **要点**
> · 拔毛发癖的英文术语为 trichotillomania，现在多用 hair-pulling disorder 这个词表示拔毛发癖。
> · 拔毛发癖和身体畸形恐惧症都具有强迫症的特点。
> · 与毛发有关的精神性皮肤病的治疗方法是认知行为疗法。

第一节 引 言

头发是人类的一种独特特征，因为头发会使人的形象瞬间发生变化。文化影响和个人偏好会决定哪些头发特征（如长度、颜色和纹理）好看且具有吸引力。头发的各种风格和装饰可表达出人们健康、地位、智力和青春方面的信息。

人们处于健康状态时，头发护理不需要做多少精力，而且人们认为健康的毛发是理所当然的。当发现毛发发生了不好的变化时，尤其是头发变得稀疏和脱落时，就会对心理和社交带来巨大的影响，尤其是衰老相关性的逐渐脱发和容易发生雄激素性脱发的人群就会发生心理和社会方面的变化 [1]。另一方面，情绪和心理障碍可能表现为皮肤和毛发疾病。

本章重点讲述与生理、心理和社会影响有复杂相互作用的毛发疾病。2013 年出版的第 5 版《精神疾病诊断和统计手册》（Diagnostic and Statistical Manual of Mental Disorders，DSM-5）[2]，就列有与皮肤病有关的七种疾病，这几种疾病见于强迫症和相关疾病这一章中，这些疾病包括身体畸形恐惧症、拔毛发癖和抓挠（皮肤搔抓）障碍。第 5 版《精神疾病诊断和统计手册》对疾病的重新分类突出强调了这些皮肤病与强迫症的相似之处，以及这一分类中的疾病特征之间重合之处。

第二节 人为性脱发

拔毛发癖（trichotillomania，TTM）这个术语是法国皮肤科医生 Francois Hallopeau 于 1889 年首先提出，trichotillomania 这个词源于希腊语的 thrix（毛发）、tillein（拔）和

mania（狂躁）[3]。Trichotillomania 术语中的"mania"这个后缀是不恰当的，因为拔毛发癖并没有双相情感障碍，但这个词一直在使用，所以，用 hair-pulling disorder（HPD）这个词来表示拔毛发癖更为恰当。在查找 HPD 相关英文文献时，仍然可以使用"trichotillomania"这个词来搜索之前的文献，要搜索相对近期的，较为准确的术语是 DSM-5 提到的 HPD。之前人们认为 HPD 是一种冲动控制障碍，且第 4 版《精神疾病诊断和统计手册》（DSM-Ⅳ）将该疾病归类到病理性赌博类型中[4]。冲动控制障碍的特征是在行为前会有紧张感，在行为后会感觉到满足，但是，紧张感和满足感并不是诊断为 HPD 疾病的必要因素。自 1994 年出版 DSM-Ⅳ 以来，进行了几项研究，结果表明，不自觉的拔毛行为与运动反应的抑制受损有关[5]，这与皮肤搔抓障碍（skin-picking disorder，SPD）等自我伤害性疾病类似[6]。目前，DSM-5 中有关 HPD 的诊断标准见表 20.1。

表 20.1　拔毛发癖的诊断标准

①反复拔毛发，导致秃发

②曾多次尝试停止拔毛行为

③拔毛行为导致患者产生严重心理疾病的同时，还给患者的社会、职业和其他重要领域带来不良影响

④拔毛行为或脱发并不会导致其他疾病（例如：皮肤疾病）

⑤拔毛行为无法用其他疾病的病因来解释（例如：身体畸形障碍尝试去改善所认为的缺陷）

来源：American Psychiatric Association. Diagnostic and Statistical Manual of Mental Disorders. 5th ed. Arlington, VA: American Psychiatric Association. 2013; 251.

美国人 HPD 的发病率为 0.6%～3.4%，终身发生 HPD 的风险高达 10%。公布的患病率可能低于实际水平，这是因为 DSM-Ⅳ 中的诊断标准更严格（要求具有紧张感和满足感），因为 HPD 是一种隐秘性较强的行为，可能无法注意到，除非症状很严重。对一项大学生的研究表明，10%～15% 报告"拔毛"的人没有 DSM-Ⅳ 相关的紧张感标准和明显的脱发标准，所以，这个特定人群的 HPD 的较为准确的患病率为 10%～15%[8-10]。大多数 HPD 开始于儿童期，会有两个年龄开始高峰，一个是 7～8 岁时，另一个是 11～12 岁时[11]。在所有年龄段中，女性发生 HPD 的风险更高。当指习惯性拔毛时，婴幼儿也会有拔毛行为，但是一般在儿童期会缓解[12]。

有一个小型研究对不同种族的 HPD 患病率进行了分析。一项印度研究对强迫症患者进行了分析，结果发现强迫症患者中，HPD 的发生率为 3%[13]。对 176 名有心理学问题的非裔美国大学生（总共 635 名）进行了研究，结果发现，具有明显脱发的拔毛率为 10%，有 2% 符合 DSM-Ⅳ 拔毛发癖诊断标准，但是，非裔大学生与非非裔大学生在拔毛率以及符合 DSM-Ⅳ 诊断标准拔毛发癖发生率方面并没有显著差异[14]。2006 年对 252 名大学生（84.3% 的非裔美国人）进行了研究，结果发现，6% 的人称自己有拔毛行为，10% 的人称自己有拔毛的想法。称自己有拔毛行为和拔毛想法的所有大学生都不符合拔毛发癖的诊断标准，因为大部分人（77%）并没有与拔毛和抗拒拔毛有关的紧张感，所有称自己有拔毛行为的大学生都没有因拔毛行为而经历社会或职场上的痛苦，或是对社

会行为或职业产生消极影响[15]。

　　HPD 患者其主要临床特征就是脱发。头皮是患者拔毛发的最常见部位，秃发的形态特征是不规则且棱角分明。头顶部经常受到影响，当头顶部因拔毛发行为导致显著脱发时，这种脱发称为 "Friar Tuck" 征（见图 20.1）[16]。有趣的是，脱发处很少是完全没有毛发，只是这个地方的毛发密度下降，且毛发较短，长短不一。近处仔细检查会发现有毛囊周围红斑或出血。脱发不止一个部位，往往涉及多个部位，眉毛和眼睫毛往往会累及，但是只要是有毛发覆盖的皮肤处就有可能被累及。43% 的患者会否认秃发是自我拔毛行为导致的[17]。鉴别诊断通常包括斑秃、雄激素性脱发、休止期脱发、瘢痕性秃发（例如：盘状红斑狼疮、扁平苔藓、中央离心瘢痕性脱发、假性斑秃）、头癣以及继发性梅毒。必须排除包含拔毛行为的其他精神疾病，包括强迫症、身体畸形障碍、精神病和物质滥用相关疾病[2]。

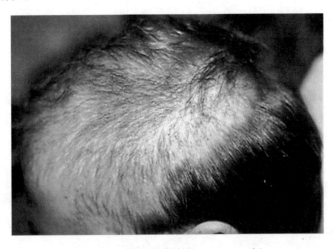

图 20.1　拔毛发癖中的 Friar Tuck 征

　　HPD 受累皮肤活检会表现出特征性的病理特征。组织学上，退行期毛囊数量增加。一些毛囊内具有具有色素铸型的毛囊性栓。毛发软化是毛干受损伤后的组织病理学特征，在纤维镜下观察发现毛干，呈波浪状或螺旋状[18]。

　　拔毛发癖的确切病因目前尚不清楚，但是几位研究者发现拔毛发癖儿童具有某些特点。他们需要更多触觉刺激，且用手指触摸各种材料对他们来说是舒缓的。研究发现，HPD 儿童具有追求完美的倾向[19]。一种消极情绪或负面压力源可能是引发儿童拔毛发的最初触发因素，大多数儿童称，当自己独处在安静的环境时，他们就会拔毛发。发现有一名儿童在睡眠的第 3 阶段和第 4 阶段时（非 REM）会有拔眉毛的行为[20]。

　　8% 的 HPD 患者其一级亲属也有拔毛发行为[21]。巧合的是，HPD 患者同时患有精神疾病。有些 HPD 患者同时患有身体畸形障碍（见下文），一半以上的 HPD 患者患有严重的抑郁症，约一半的人患有广泛性焦虑症[20,22]。

　　最近的一项研究分析了非裔美国大学生拔毛发的影响和行为方面的一些差异。该人群具有与拔毛过程相关的负面情绪，但发现拔毛发尚未带来痛苦或是影响其工作效率[15]。另外，非裔美国人不太会因拔毛发行为去看心理医生。

　　当发现有不明原因的脱发或断发时，还应考虑另外两种人为性疾病。剪毛发癖首先于 1968 提出，当时，这方面的研究文献非常少。Trichotemnomania（剪毛发癖）来源于希腊语 temnein（剪），因此该有一种不可抗拒的冲动想要剪发或剃发，其表现可能是广泛性终毛减少、局部脱发或毛发变短[23]。秃发区可能是剃发导致，而不同长度的毛发可能是剪发导致。从受累皮肤处获得组织后进行活检，结果显示，毛发结构完全正常，没有炎症。

Trichoteiromania（捻毛发癖）来源于希腊语 teiro（摩擦），是一种捻发的强迫症。文献中会表现为毛发长短不一，有斑块状脱发[25]。很多毛发远端呈现毛刷状，继发于反复摩擦损伤。一位患者表示，她相信摩擦毛发可促进毛发生长[24]。这些人为性脱发性疾病中，很少有广泛性显著性脱发的发生。

HPD 的治疗包括药物疗法和非药物疗法。病例报告表示的治疗 HPD 的药物是选择性 5- 羟色胺再摄取抑制剂（selective serotonin reuptake inhibitors, SSRIs），例如：氟西汀、舍曲林、帕罗西汀、氟伏沙明、依他普兰和氯米帕明，与哌咪清、奥氮平或利培酮联用后效果好（见表 20.2）[26-38]。拔毛发癖药物治疗的 Cochrane 综述中，只有 8 个药物随机对照试验研究。根据该综述，所研究的药物在治疗 HPD 方面均无疗效，但原始研究表明氯米帕明、奥氮平和 N- 乙酰半胱氨酸能够在一定程度上缓解 HPD[39]。SSRIs 与认知行为疗法联合应用时，效果会更好[38]。习惯逆转疗法是习惯障碍心理治疗方法中研究最为透彻的方法，随着时间的推移，治疗效果会逐渐减弱。

表 20.2　治疗与脱发有关的心理疾病的抗抑郁药

通用名（商标名）	每日起始通常剂量（mg）	每日通常剂量范围（mg）	H1- 受体阻断剂的相对效果	抗胆碱能的相对效果	α- 肾上腺素能受体阻断剂的相对效果
选择性 5- 羟色胺再摄取抑制剂					
氟西汀（百忧解、氟苯氧丙胺）	10～20	10～60	低 / 无	低 / 无	低 / 无
舍曲林（左洛复）	25～50	50～200	低 / 无	低 / 无	低 / 无
帕罗西丁（Paxil）	10～20	20～60	低 / 无	非常微弱	低 / 无
氟伏沙明（兰释）	25～50	100～200	低 / 无	低 / 无	低 / 无
西酞普兰（喜普妙）	10～20	20～60	低 / 无	低 / 无	低 / 无
依他普仑（来士普）	10	10～20	低 / 无	低 / 无	低 / 无
杂环类抗抑郁药					
氯米帕明（安拿芬尼）	25～50	100～225	中度	高	中度
多虑平（多塞平、多噻平凯舒）	25～50	100～200	高	高	中 / 高

来源：Gupta M, Gupta A. J Eur Acad Dermatol Venereol. 2001;15:512-8.

治疗 HPD 的药物中，通常使用第一类抗抑郁药 SSRIs，因为这类药物的安全性更高。因为至少 50% 的 HPD 患者患有严重的抑郁症，所以，无论 SSRIs 是否控制 HPD，他们至少能够控制抑郁症，改善生活质量。常见的起始剂量和目标剂量见表 20.2。抗抑郁药起效至少需要 4 周，这与治疗 HPD 起效时间大致相同。应该告知患者药物起效时间晚的问题，避免因药物无效而停药。这些药物常见的不良反应包括恶心、呕吐、腹泻、震颤、焦虑和烦躁不安。自 2004 年以来，美国 FDA 就这些抗抑郁药物发出了一个黑框警告（black box warning）。这一黑框警告认为这些抗抑郁药物会使青少年和年轻人自杀的想法增加，且服药后，焦虑的风险似乎更高[40]。

第三节　寄生虫恐怖症（Ekbom 综合征）

有时，寄生虫恐怖症患者会假想自己头部有寄生虫。寄生虫恐怖症是一种罕见的精神疾病，特点是一种单独的错觉，感觉有寄生虫感染。根据定义，患者坚信这种错觉，且通过证明，这种错觉也无法动摇。

患有寄生虫恐怖症的人往往是 50 多岁的女性，临床表现较多。然而，一个共同的发现是没有原发性病变。患者皮肤完全正常，或是只有抓挠导致的继发性病变。可能还有治疗并未存在的寄生虫后留下的皮肤表现，例如：头皮、面部和颈部的脂缺乏症或刺激性皮炎（见图 20.2）。

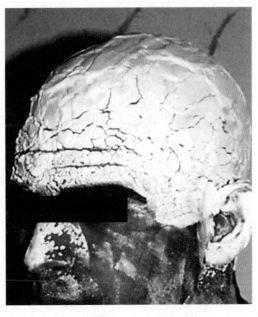

图 20.2　产生妄想，认为头皮处有寄生虫，自己在家清除寄生虫时，导致过度治疗

该病的诊断是一种排除性诊断，需要仔细检查，排除下列诊断①真实的寄生虫感染；②导致的瘙痒的原因；③导致患者发生精神症状的身体上的原因。检查包括一项非常有名的 "垃圾袋" 视检。患者自己认为 "垃圾袋" 内含有寄生虫或寄生虫残余。有时，需要将样本寄给在当地公共卫生部门工作的昆虫专家进行检测，他们在这方面非常专业。

寄生虫恐怖症是属于单症状性疑病性精神病（monosymptomatic hypochondriacal

psychosis）。患有寄生虫恐怖症是真正的单独错觉，这与精神分裂症不同，精神分裂症会有多种功能缺陷——除了错觉外，还有幻觉、缺乏社交技能和情感贫乏[4]。导致错觉的其他原因包括停止使用可卡因、安非他明和酒精、维生素 B_{12} 缺乏症、多发性硬化症、脑血管病、梅毒、药物性精神病和精神性抑郁症。

通常非常不愿意接受他们所感知到了寄生虫感染，事实上却不是寄生虫感染，而是一种精神病。通常选择抗精神病药物来进行治疗。如果患者还患有抑郁症时，可以服用抗抑郁药，例如：SSRIs。抗精神病药物的一个共同特征是这些药物能阻断中枢神经系统中的多巴胺受体[41]。这些多巴胺能阻断剂还会导致锥体外系不良反应，如帕金森病。这些药物可主要分为两类：典型和非典型。这两类药物的主要区别在于 5- 羟色胺阻断与多巴胺能阻断的比例。常用的抗精神病药物见表 20.3，服用非典型性抗精神病性药物可能出现的代谢紊乱见表 20.4，已经需要监控的参数指标见表 20.5 [42-44]。

表 20.3　治疗与脱发有关的心理疾病的抗精神病药

通用名（商标名）	成人每日剂量范围（mg）	相对镇定效果	抗胆碱能相对效果	锥体外相对风险	直立性低血压的相对风险
典型的抗精神病药物					
氟哌啶醇（好度）	1～20	低	低	高	低
匹莫齐特（Orap）	1～10	低	低	高	低
非典型的抗精神病药物					
奥氮平（再普乐）	2.5～15	中度	低	低	低
利培酮（维思通）	0.5～6	低	低	中度	低
奎硫平（思瑞康）	25～300	高	低	低	高
齐拉西酮（卓乐定）	20～160	中度	低	低	低
阿立哌唑（安律凡）	5～30	低	低	低	低

来源：改编自 Gupta M, Gupta A. J Eur Acad Dermatol Venereol. 2001;15:512–8; Zetin M. Int J Clin Pract. 2004;58 (1):58–68.

表 20.4　非典型抗精神病药物的代谢效果

通用名（商标名）	体重增加	糖尿病的风险	血脂代谢恶化程度
奥氮平（再普乐）	高	低	低
利培酮（维思通）	中	中/低	中/低
喹硫平（思瑞康）	中	低/中	低/中
齐拉西酮（卓乐定）	低/无	无/低	无/低
阿立哌唑（安律凡）	低/无	无/低	无/低

来源：改编自 American Diabetes Association and American Psychiatric Association, Consensus Development Conference on Antipsychotics Drugs and Obesity and Diabetes. Diabetes Care. 2004;27(2):596–601.

注：建议在使用非典型抗精神病药物时，要进行监测。

表 20.5　在使用抗精神病药物所需要监测的参数指标

	基线	4 周	8 周	12 周	一个季度	每年	每 5 年
糖尿病或高脂血症的个人史/家族史	X					X	
体重（BMI）	X	X	X	X	X	X	
腰围	X			X		X	
血压	X			X		X	
空腹血糖	X			X		X	
空腹血脂	X			X			X

来源：改编自 American Diabetes Association and American Psychiatric Association, Consensus Development Conference on Antipsychotics Drugs and Obesity and Diabetes. Diabetes Care. 2004;27(2):596–601.

第四节　身体畸形恐惧症

具有脱发问题的大多数人，甚至是逐渐脱发的雄激素性脱发患者都会有与脱发有关的某种程度上的痛苦。这类人的大多数都会感觉到难为情，感觉到别人在嘲笑自己，希望自己有更多的头发。脱发更严重的人会更注重这方面的内容，会采取更多的应对策略来应对这个问题[45]。常用的应对策略包括通过改善其他身体特征来改善脱发，例如：改善健康和体质。另一种应对策略是通过戴帽子或假发，或通过改变头发风格来掩盖脱发的事实[46]。那些去皮肤科医生就医的患者痛苦程度更高，且应对行为更多[47]。

有时，患者会称脱发太多，感到痛苦，事实上，检查发现患者的脱发量远远少于自己所认为的脱发量。另外，患者会抱怨他们的自己头发看起来"真的很奇怪"，或是感觉"不对劲"[48]。一些患者可能主要关注身体其他部位的毛发，发现毛发增加了，事实上增加量极少，但这会让患者心理上感到不安。即使在仔细检查时，其他部位毛发轻度增加比较显著，但这种关注似乎是过度的。如果关注损害了其社会或职业功能，那么他们可能患有身体畸形恐惧症。

身体畸形恐惧症的主要诊断标准是患者认为自己的身体外观上有缺陷，且过度关注这种（通常是）想象中的缺陷。如果是真的存在轻微的身体缺陷，对于这种缺陷关注也过度了。另外，痛苦的严重程度必须足以影响患者的生活工作，例如：上学、上班或其他社会状况。在迄今所研究的所有身体畸形恐惧症患者（包括青春期和成年男女）中，对头发的关注，仅次于皮肤[49,50]。

心理健康者所用的应对机制在身体畸形恐惧症中会变得重复，且具有强迫性。凝视镜子是身体畸形恐惧患者最常见的一种行为，几乎 80% 的患者都会盯着镜子看，且凝视镜子的时间比对照组长 4 ～ 5 倍（两组凝视镜子的时间分别为每天 1 ～ 3 小时，21 ～ 36 分钟）[51]。其他病理性行为包括不断地与他人（特别是名人和媒体上的完美形象）进行比较，不断地确认自己的头发看起来正常，或是充分伪装起来。身体畸形恐惧症患者也会发生抓挠皮肤和 HPD 患者的强迫症行为 [52]。事实上，一项研究发现 26% 的 HPD 患者也有身体畸形恐惧症 [53]。

医生应该意识到身体畸形恐惧症患者往往同时患有精神疾病。超过一半的身体畸形恐惧症患者会同时出现抑郁症的临床特征，这通常发生在身体畸形恐惧症之后。1/3 的身体畸形恐惧症会有社交恐惧症、药物滥用或强迫症，超过一半的人会有回避型人格障碍 [54]。

然而，身体畸形恐惧症患者的认知能力是变化的、动态的，事实上，约有 40% 的人在生病期间会产生幻觉 [55,56]。在压力较大期间，患者的认知能力可能会比较低，不愿意接受心理治疗，因为患有精神疾病这个名声不好听。幸运的是，治疗往往能改善认知能力。已有研究发现 SSRIs 可改善某些身体畸形恐惧症。治疗身体畸形恐惧症所需 SSRIs 的剂量通常大于治疗抑郁症所需的剂量 [57]。大多数患者需要采取认知行为和药物的联合疗法来改善病情。在某些情况下，抗精神病药物也可以改善病情，但是否可以通过人口统计学特征来发现这些人群并不确定。

参考文献

[1] Cash T. The psychosocial consequences of androgenetic alopecia: A review of the research literature. Br J Dermatol. 1999; 141: 398–405.

[2] American Psychiatric Association. Diagnostic and Statistical Manual of Mental Disorders. 5th ed. Arlington, VA: American Psychiatric Association. 2013; 251.

[3] Tay Y, Levy M, Metry D. Trichotillomania in childhood: Case series and review. Pediatrics. 2004; 113(5): e495–8.

[4] American Psychiatric Association. Diagnostic and Statistical Manual of Mental Disorders. 4th ed. Washington, DC: American Psychiatric Association. 1994.

[5] Chamberlain SR. Motor inhibition and cognitive flexibility in obsessive–compulsive disorder and trichotillomania. Am J Psychiatry. 2006; 163(7): 1282–4.

[6] Snorrason I, Belleau EL, Woods DW. How related are hair pulling disorder (hair–pulling disorder) and skin picking disorder? A review of the evidence for comorbidity, similarities and shared etiology. Clin Psychol Rev. 2012; 32: 618–29.

[7] Woods DW. The Trichotillomania Impact Project (TIP): exploring phenomenology, functional impairment, and treatment utilization. J Clin Psychiatry. 2006; 67(12): 1877–88.

[8] Graber J, Arndt WB. Trichotillomania. Compr Psychiatry. 1993; 34(5): 340–6.

[9] Rothbaum BO. The behavioral treatment of trichotillomania. Behav. Psychother. 1992; 20(1): 85–90.

[10] Stanley MA. Nonclinical hair pulling: phenomenology and related psychopathology. J Anxiety Disord. 1994; 8 (2): 119–30.

[11] Panza KE, Pittenger C, Bloch MH. Age and gender correlates of pulling in pediatric hair–pulling disorder. J Am Acad Child Adolesc Psychiatry. 2013; 52(3): 241–9.

[12] Wright HH, Holmes GR. Hair–pulling disorder (hair pulling) in toddlers. Psychol Rep. 2003; 92: 228–30.

[13] Jaisoorya TS, Reddy YC, Srinath S. The relationship of obsessive–compulsive disorder to putative spectrum disorders: Results from an Indian study. Compr Psychiatry. 2003; 44 (4): 317–23.

[14] McCarley NG, Spirrison CL, Ceminsky JL. Hair pulling behavior reported by African American and non–African American college students. J Psychopathol Behav Assess. 2002; 24(3): 139–44.

[15] Mansueto CS, Thomas AM, Brice AL. Hair pulling and its affective correlates in an African–American university sample. J Anxiety Disord. 2006.

[16] Dimino–Emme L, Camisa C. Trichotillomania associated with the "Friar Tuck sign" and nail–biting. Cutis. 1991; 47(2): 107–10.

[17] Christenson G, Mackenzie T, Mitchell J. Characteristics of 60 adult chronic hair pullers. Am J Psychiatry. 1991; 148: 365–70.

[18] Muller SA. Trichotillomania: A histopathologic study in sixtysix patients. J Am Acad Dermatol. 1990; 23(1): 56–62.

[19] Tay YK, Levy ML, and Metry DW. Trichotillomania in childhood: Case series and review. Pediatrics. 2004; 113(5): e494–8.

[20] Murphy C, Valerio T, Zallek SN. Trichotillomania: An NREM sleep parasomnia? Neurology. 2006; 66(8): 1276.

[21] Christenson GA, Mackenzie TB, Reeve EA. Familial trichotillomania. Am J Psychiatry. 1992; 149(2): 283.

[22] Winchel RM. Clinical characteristics of trichotillomania and its response to fluoxetine. J Clin Psychiatry. 1992; 53 (9): 304–8.

[23] Happle R. Trichotemnomania. J Am Acad Dermatol. 2005; 52: 157–9.

[24] Banky J, Sheridan A, Dawber R. Weathering of hair in trichoteiromania. Austral J Dermatol. 2004; 45: 186–8.

[25] Freyschmidt–Paul P, Hoffmann R, Happle R. Trichotieromania. Eur J Dermatol. 2001; 11(4): 369–71.

[26] Gadde KM. Escitalopram treatment of trichotillomania. Int Clin Psychopharmacol. 2007; 22(1): 39–42.

[27] Woods DW. Understanding and treating trichotillomania: What we know and what we don't know. Psychiatr Clin North Am. 2006; 29(2): 487–501, ix.

[28] Bhatia MS, Sapra S. Escitalopram in trichotillomania. Eur Psychiatry. 2004; 19(4): 239–40.

[29] Ashton AK. Olanzapine augmentation for trichotillomania. Am J Psychiatry. 2001; 158(11): 1929–30.

[30] Takei A. A case of trichotillomania successfully treated with clomipramine. Psychiatry Clin Neurosci. 2000; 54(4): 513.

[31] Epperson CN. Risperidone addition in serotonin reuptake inhibitor–resistant

trichotillomania: Three cases. J Child Adolesc Psychopharmacol. 1999; 9(1): 43–9.

[32] Potenza MN. Olanzapine augmentation of fluoxetine in the treatment of trichotillomania. Am J Psychiatry. 1998; 155 (9): 1299–300.

[33] Streichenwein SM, Thornby JI. A long–term, double–blind, placebo–controlled crossover trial of the efficacy of fluoxetine for trichotillomania. Am J Psychiatry. 1995; 152(8): 1192–6.

[34] Yanchick JK, Barton TL, Kelly MW. Efficacy of fluoxetine in trichotillomania. Ann Pharmacother. 1994; 28(11): 1245–6.

[35] Reid TL. Treatment of resistant trichotillomania with paroxetine. Am J Psychiatry. 1994; 151(2): 290.

[36] Stein DJ, Hollander E. Low–dose pimozide augmentation of serotonin reuptake blockers in the treatment of trichotillomania. J Clin Psychiatry. 1992; 53(4): 123–6.

[37] Koran LM, Ringold A, Hewlett W. Fluoxetine for trichotillomania: An open clinical trial. Psychopharmacol Bull. 1992; 28(2): 145–9.

[38] Dougherty DD. Single modality versus dual modality treatment for trichotillomania: Sertraline, behavioral therapy, or both? J Clin Psychiatry. 2006; 67(7): 1086–92.

[39] Rothbart R, Amos T, Siegfried N, et al. Pharmacotherapy for trichotillomania. Cochrane Database Syst Rev. November 8, 2013; 11: CD007662.

[40] Physician's Desk Reference. 61st ed. Montvale, NJ: Medical Economics Data. 2007.

[41] Perry P. Handbook of Psychopharmacology. 2004. 42. American Diabetes Association and American Psychiatric Association, Consensus Development Conference on Antipsychotics Drugs and Obesity and Diabetes. Diabetes Care. 2004; 27(2): 596–601.

[42] Gupta M, Gupta A. The use of antidepressant drugs in dermatology. J Eur Acad Dermatol Venereol. 2001; 15: 512–8.

[43] Zetin M. Psychopharmacohazardology: Major hazards of the new generation of psychotherapeutic drugs. Int J Clin Pract. 2004; 58(1): 58–68.

[44] Cash T. The psychological effects of androgenetic alopecia in men. J Am Acad Dermatol. 1992; 29: 926–31.

[45] Cash T. The psychology of hair loss and its implications for patient care. Clin Dermatol. 2001; 19: 161–6.

[46] Cash T, Price V, Savin R. Psychological effects of androgenetic alopecia on women: Comparison with balding men and with female control subjects. J Am Acad Dermatol. 1993; 29: 568–75.

[47] Pope H, Phillips K, Olivadia R. The Adonis Complex. New York: Simon and Schuster. 2000; p.192.

[48] Phillips K, Didie E, Menard W. Clinical features of body dysmorphic disorder in adolescents and adults. Psychiatry Res. 2006; 141: 305–14.

[49] Phillips K, Menard W, Fay C. Gender similarities and differences in 200 individuals with body dysmorphic disorder. Compr Psychiatry. 2006; 47: 77–87.

［50］Veale D, Riley S. Mirror, mirror on the wall, who is the ugliest of them all? The psychopathology of mirror gazing in body dysmorphic disorder. Behav Res Ther. 2001; 39: 1381–93.

［51］Philllips K, Taub S. Skin picking as a symptom of body dysmorphic disorder. Psychopharmacol Bull. 1995; 31: 279–288.

［52］Philllips K. The Broken Mirror: Understanding and Treating Body Dysmorphic Disorder. New York: Oxford University Press. 1986; 335.

［53］Philllips K, Castle D. Body dysmorphic disorder. In: Castle D, Philllips K, editors. Disorders of Body Image. Petersfield, UK: Wrightson Biomedical Publishing. 2005; 101–20.

［54］Eisen J, Philllips K, Coles M. Insight in obsessive compulsive disease and body dysmorphic disorder. Compr Psychiatry. 2004; 45: 10–5.

［55］Philllips K, McElroy S, PK Jr. Body dysmorphic disorder; thirty cases of imagined ugliness. Am J Psychiatry. 1993; 150(150): 302–8.

［56］Gupta MA, Gupta AK, Haberman HF. Dermatologic signs in anorexia nervosa and bulimia nervosa. Arch Dermatol. 1987; 123(10): 1386–90.

第二十一章 头皮微生物感染与寄生虫感染

Irene K. Mannering 和 Sheila Fallon Friedlander

要点

· 头癣是毛癣菌或小孢子菌感染头皮处毛干导致的一种真菌感染，最容易累及的人群是生活在城市环境中的儿童。导致头癣的真菌有两类：毛癣菌属和小孢子菌属。在美国，约95%的头癣是断发毛癣菌导致。最常见的临床表现包括局部脱发、鳞屑和枕部/后部淋巴结肿大。

· 诊断方法包括真菌培养、氢氧化钾试剂和头皮活检。聚合酶链反应、质谱学分析等更需要技术性操作的方法很少需要。

· 灰黄霉素是治疗犬小孢子菌感染的首选药物；然而，临床上更多使用特比萘芬作为治疗毛癣菌的一线药物。

· 发结节病是毛干的一种浅表真菌感染，根据致病真菌，可以将发结节病分为黑色型和白色型这两类。黑色发结节病的特征是发干上牢固地附着较硬的黑色结节。白色发结节病的特征是发干上松散地附着棕褐色圆柱形结节。

· 头虱病是头虱导致，据估计，在美国每年有600万至1200万人会感染头虱。

· 头虱病最常见的症状是瘙痒。瘙痒是人体对虱子唾液的过敏反应导致。

· 人体对化学杀虱剂（尤其是二氯苯醚菊酯和林丹）的抗药性增加日益受到关注。

· 美国FDA最近批准了三种用于治疗头虱的新药物：外用伊佛霉素、苯甲醇和曲古霉素悬浮液。

第一节 头皮微生物感染

一、头癣

1. 历史背景

Tinea（癣）这个词首先是罗马人于公元400年提出，罗马人认为头癣患者头部表皮真菌感染导致的"虫蛀"样外观是蛀虫导致。在16世纪，英国人引入了"ringworm"这个词，这个词可能是个错误的词，会让人误解是一种蠕虫，事实上，翻译为中文是"癣"，现在，"ringworm"这个词仍然是一个常见的词汇。

沙保弱（Sabouraud）最具里程碑式的工作是将皮肤癣菌归类到一起，形成了现在的皮肤癣菌属[1]。直到 20 世纪 20 年代，Hopkins 和 Benham 才将真菌学作为一个科学研究的学科来进行研究。此后，很多研究者对皮肤癣菌的研究做出了重大贡献。

2. 流行病学

头癣是小孩子最常见的真菌感染，主要好发于 4～7 岁的儿童。在一个具有代表性的北美城市，有症状且真菌培养阳性的感染率为 5%，而无症状的携带率为 8%[2]。在美国人群中，头癣的整体发病率在下降。北美洲的一项基于人群的研究发现，头癣总发病率呈下降趋势，从 1998 年的 1.295% 下降到 2007 年的 0.34%[3]。该疾病在城市地区和非裔美国儿童中更为普遍，约占报告病例的 80%[4,5]。导致头癣的真菌有两类：毛癣菌属（*Trichophyton*）和小孢子菌属（*Microsporum*）。目前在美国，95% 的头癣是亲人性皮肤癣菌——断发毛癣菌（*T. tonsurans*）导致，其他头癣是亲动物性真菌——犬小孢子菌（*M. canis*）导致。紫色毛癣菌（*T. violaceum*）不常见，但见于移民人群。这种流行病学特征标志从 20 世纪初开始的一个重大变化。20 世纪初，奥杜盎小孢子菌（*M. audouinii*）是导致美国头癣的主要原因。该真菌会导致头皮浅表真菌感染，且不同地方，导致头癣的主要真菌差异很大（见表 21.1）。为了正确诊断和治疗头皮真菌感染，必须意识到不断变化的流行病学特征。

表 21.1　不同地方导致头癣的主要原因

北美	南美	欧洲	非洲	亚洲	澳大利亚
断发毛癣菌	犬小孢子菌	犬小孢子菌	紫色毛癣菌	奥杜盎小孢子菌	犬小孢子菌
犬小孢子菌	紫色毛癣菌	疣状毛癣菌	犬小孢子菌	犬小孢子菌	断发毛癣菌
须癣毛癣菌		奥杜盎小孢子菌	奥杜盎小孢子菌	须癣毛癣菌	
		断发毛癣菌	苏丹锥虫	断发毛癣菌	
		紫色毛癣菌	须癣毛癣菌	疣孢毛癣菌	
		须癣毛癣菌	杨德氏毛癣菌	紫色毛癣菌	
		许兰毛癣菌	石膏样小孢子菌	苏丹锥虫	
		格威里毛癣菌	铁锈色小孢子菌	许兰毛癣菌	
		铁锈色小孢子菌			

3. 发病机制

皮肤癣菌会导致角化组织（包括毛发）发生浅表性真菌感染。感染始于菌丝附着于毛囊周围角质层，皮肤癣菌产生角化酶，有助于真菌侵入组织。菌丝插入毛囊壁于毛干之间，直到到达毛囊中部水平，之后，真菌就会渗入到头发的皮质层，入侵深度达到 Adamson 边缘水平，也就是毛发首次角化的部位。皮肤癣菌只会感染 Adamson 边缘上方角质化毛发。菌丝细胞壁变厚并分隔成长方形的节段而形成关节孢子。抓挠皮肤时，毛发会在最脆弱部位断裂，这个部位就在 Adamson 边缘上方。

将毛发拔下来后，可在显微镜下可观察到毛外癣菌性关节孢子。然而，毛内癣菌性关节孢子位于毛干内。这些充满关节孢子的脆发往往会在头皮表面断裂，导致头癣处有"黑点"特征。

4. 临床表现

头癣感染的临床表现与致病生物体和宿主炎症反应有关（见表 21.2）。头癣最常见的表现是斑秃上覆盖有鳞屑。一种皮肤癣菌可引起多种临床表现。皮肤癣菌通过 3 种方式侵入皮肤，导致不同的临床表现。

表 21.2　皮肤癣菌侵入毛发的类型

侵入类型	微生物	滤过紫外灯检查	临床类型
毛外癣菌	犬小孢子菌	需要	+/- 炎症
	奥杜盎小孢子菌	需要	+/- 炎症
	铁锈色小孢子菌	需要	非炎症
	扭曲小孢子菌	需要	+/-炎症
	石膏样小孢子菌	不需要	炎症性或黄癣
	红色毛癣菌	不需要	+/- 炎症
毛内癣菌	断发毛癣菌	不需要	黑点；+/- 炎症
	紫色毛癣菌	不需要	黑点；黄癣
	苏丹锥虫	不需要	非炎症
	红色毛癣菌	不需要	+/- 炎症
黄癣	许兰毛癣菌	需要	黄癣

当毛干上的菌丝产生关节孢子破坏掉皮质，发生毛外癣菌感染。这种感染的临床表现包括寡炎症性斑状脱发（见图 21.1）（可伴有鳞屑，可不伴有鳞屑）以及癣脓肿形成。在 Wood 灯下，有些会发出荧光（如小孢子菌属中的犬小孢子菌），有些不会（如红色毛癣菌和某些小孢子菌属）。

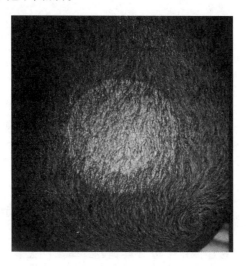

图 21.1　寡炎症性头癣处的环状鳞屑斑块

亲人性毛癣菌属会导致毛内癣菌感染。在毛干内会发现关节孢子，在 Wood 灯下不会发出荧光，临床表现包括黑点、斑状脱发和癣脓肿形成。断发毛癣菌和紫色毛癣菌是导致毛内癣菌感染的较为常见的原因。

黄癣是一种不常见的头癣，且炎症反应严重，导致黄癣最常见的原因是许兰毛癣菌。菌丝与头发平行排列，在发干上可以观察到空隙。一开始的感染特征是斑片状毛囊周围红斑和鳞屑，之后进展为厚厚菌丝黄色痂皮，单根头发周围有皮肤碎屑，这称之为黄癣痂。Wood 灯下可观察到蓝色的荧光。感染还可能会伴有麝香味和脓性分泌物。慢性感染会扩张周围，通常会留下中央萎缩性瘢痕。

5. 诊断

当儿童头部有鳞屑、红斑、毛囊脓疱或斑片状脱发。枕后和颈部淋巴结肿大也很常见（见图 21.2）。医生应该了解头癣比较少见的特征包括黑点、癣脓肿炎症性疼痛病变（见图 21.3）以及黄癣（有结痂、萎缩和瘢痕）。过去几十年，在美国，导致头癣的主要微生物发生了重大变化，之前是毛外癣菌——奥杜盎小孢子菌，后来是毛内癣菌——断发毛癣菌，这种变化限制了 Wood 灯在诊断头癣中应用。与断发毛癣菌不同的是，犬小孢子菌和许兰毛癣菌含有产生绿色荧光的蝶啶，可以用 Wood 灯检测到。犬小孢子菌和许兰毛癣菌是导致头癣的原因，但少见。

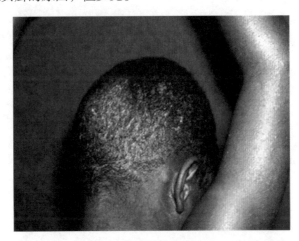

图 21.2　年轻男性手臂抬起后，显示枕节以及头癣部位

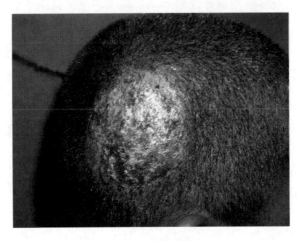

图 21.3　癣脓肿

如果怀疑儿童患有头癣，应该检查颈后和枕后淋巴结是否有肿大。当儿童出现枕部淋巴结肿大、脱发、鳞屑，应怀疑儿童可能患有头癣，真菌培养阳性的概率较高[6]。然而，一般人群中，儿童出现淋巴结肿大和鳞屑并不是诊断的特异性特征，因为儿童脂溢性皮炎和特应性皮炎也常常会出现这些特征[7]。

对于病情轻微且不典型的病变，可使用皮肤镜来进行诊断。头癣特异性标记物包括逗号和螺旋样毛发，在小孢子菌和毛癣菌感染中都可以观察到[8-10]。特异性较差的特征是头毛发断裂、营养不良、毛囊开口处有黑点[9,10]。

头癣出现的特征往往不是很明显且特异性较差，其临床体征和症状本身不足以诊断该疾病。真菌培养法是诊断头癣的金标准，当怀疑可能患有头癣时，应该进行真菌培养。在获取样本时，作者更喜欢使用棉签来获取样本，而不喜欢使用刷子、拔毛、头皮刮痧法，因为棉签法容易、相对便宜以及操作更容易。用棉签来获取样本时，首先用水将棉签沾湿，然后在头皮病变部位滚动和用力摩擦，将获得的样本接种到含有放线菌酮和氯霉素的沙保弱真菌琼脂培养基或皮肤癣菌快速鉴别培养基（dermatophyte test medium，DTM）内。如果将细菌样本送往外部实验室进行培养，细菌培养运输容器中的棉签涂药器可用培养基底部的介质湿润，真菌培养也可以这样做。棉签法不仅不会给儿童带来危险，而且快速、经济，另外，棉签法和毛刷法的敏感度和特异度一样高，两种培养结果的一致性为100%[11]。仍然有一些专家喜欢用牙刷法、拔毛法或梳子来获取样本。毛刷法就是用塑料梳子或牙刷在头皮处用力刷几次，将刷子上的样本直接接种到琼脂培养基中。

将获取到的头皮皮肤癣菌感染样本放到含有10%～30%氢氧化钾溶液的载玻片，并用盖波片盖好后，在显微镜下进行观察，进而做出诊断。这种诊断方法虽然可靠性差，但诊断速度较快。可以添加DMSO（40%二甲亚砜）来加速角蛋白溶解。在显微镜下观察到在头发内（毛内癣菌）或头发周围（毛外癣菌）观察到菌丝和/或关节孢子。黄癣病变时，可在毛干内观察到空腔。在显微镜下，检测样本时，可用多偶氮酸性染料和荧光增白剂（0.1%）进行染色，这有助于用荧光显微镜下发现菌丝。显微镜法可能会出现假阴性结果，因此，仍然需要真菌培养法来发现致病菌。沙保罗氏琼脂培养基是一种可靠的用于检测皮肤癣菌的选择性培养基。在室温下，菌落大约在1周时开始生长。红色变化提示DTM上有皮肤癣菌在生长。DTM这种培养基相对便宜，但是，容易被非皮肤癣菌感染，出现10%～15%的假阳性率[12]。培养基中皮肤癣菌的菌落呈现蓬松、毛茸或粉状外观，而念珠菌的菌落为光滑凝脂样外观。需要根据标准来鉴别皮肤癣菌，这些标准包括菌落外观（质地和颜色）、显微镜下关节孢子形态、营养要求、温度耐受性和脲酶敏感性。

对于诊断难度较大的样本来讲，可用过碘酸–希夫氏法（periodic acid–Schiff，PAS）对头皮活检组织进行染色，然而，这种方法的局限在于具有侵入性、无法对致病菌做出鉴别以及无法提供抗真菌敏感性方面的信息。

最近已经应用聚合酶链反应和特定核糖体DNA区域法来检测皮肤癣菌，在将来，这些检测技术的应用可能会更普遍[13,14]。基质辅助激光解吸电离飞行时间（matrix-assisted laser desorption ionization–time of flight，MALDI–TOF）质谱法是一种新出现的皮肤癣菌诊断方法，具有准确度，能够显著减少诊断时间[15]。

如果宿主免疫力较强，但培养基上长出了腐生物，需要再次进行培养，因为宿主正常时，培养基多次培养仍然出现腐生物，这种现象罕见。

6. 鉴别诊断

临床上，与头癣区分难度极大的疾病包括脂溢性皮炎、特应性皮炎、头皮毛囊炎和银屑病。一般情况下，斑秃通常会导致头皮完全裸露的斑块，毛发再生程度差异大，且斑块直径没有一个固定的范围。拔毛发癖的头发长短不一，有钝端，且脱发处的块直径没有一个固定的范围。如果有脓疱或炎性病变，提示细菌性毛囊炎和酵母性毛囊炎。牵引性毛囊炎也可能会导致毛囊性丘疹、脓疱和脱发，特别是额颞部和枕部。头虱会让抓挠，如果抓挠严重时，可能会导致严重的头皮屑、毛囊性丘疹和小面积脱发。如果有瘢痕形成，提示可能患有盘状狼疮或原发性瘢痕性脱发。

7. 治疗

如果临床发现提示头癣，在等待培养结果的同时，可开始进行全身抗真菌治疗。局部涂抹抗真菌药物在治疗头癣方面没有效果，这是因为局部涂抹药膏后，药物无法渗透到皮肤癣菌的侵入部位——毛干。然而，建议局部涂抹抗真菌药物作为辅助疗法来治疗头癣，每周使用 2 次。局部抗真菌药物这种辅助疗法可减少真菌孢子数量，进而使口服抗真菌药物的治疗时间缩短[16]。硫化硒、酮康唑和环吡酮胺洗发水就能够达到这个目的。

（1）灰黄霉素。

灰黄霉素是 FDA 批准的用于治疗头癣的首选药物。长期使用灰黄霉素，安全性较好，治疗效果好且价格相对低。最近，灰黄霉素的使用在减少，越来越多的人选择新抗真菌药，尤其是在治疗断发毛癣菌时，这是因为新抗真菌药治疗时间更短、在组织内有效时间更长、吸收更好[17,18]。然而，灰黄霉素仍然是治疗小孢子菌的首选。

灰黄霉素的推荐使用剂量为小剂量包装 20 ～ 25 mg/（kg·d）（表 21.3），最大剂量为 1g。过去几十年，灰黄霉素的推荐使用剂量显著增加，这反映了真菌对该药物的耐受性增加了[20]。治疗剂量不足，依从性差，为了提高疗效，需要增加治疗剂量。研究表明，剂量与复发率成反比，15 mg/（kg·d）的剂量比 25 mg/（kg·d）的剂量复发率高[21]。

灰黄霉素的治愈率为 52% ～ 100%，这与使用剂量、致病真菌、治疗持续时间有关[22-27,49]。治疗时间一般为 6 ～ 8 周，虽然治疗需要一直进行直至临床症状消失，且达到目标治愈率，有时治疗时间需要 12 ～ 16 周。美国小儿科学会传染病委员会（Committee on Infectious Diseases of the American Academy of Pediatrics）建议临床症状体征消失后，应该继续用药 2 周[28]。最近灰黄霉素治疗头癣的效果越来越差，其可能原因是致病菌的抗药性增肌、致病菌发生变化以及依从性变差（可能是治疗时间较长导致）[29]。

超小颗粒型灰黄霉素吸收更快，给药剂量为 10 ～ 15 mg/（kg·d）。小颗粒型和超小颗粒型这两种类型的灰黄霉素在治疗头癣的安全性和有效性方面类似，但是超小颗粒型灰黄霉素尚无液体剂型。灰黄霉素水溶性差，服用时，与油脂较大的饭食或是全脂奶同服，以增加吸收。最常见的不良反应是头痛和胃肠道不适。另外，还会导致皮疹和肝酶升高，但这些不良反应比较少见。对于没有患有其他疾病的头癣来讲，药物时间一般为 8 周时，不需要进行实验室监测。如果治疗时间较长，很多专家需要根据实验室检查结果来判断不良反应情况，预防严重不良反应的发生。在开始治疗后，患者有时会出现湿疹。出现湿疹时，可继续使用灰黄霉素，不需要停药，可通过局部涂抹类固醇和口服抗组胺药来缓解湿疹，通常有效。

（2）特比萘芬。

特比萘芬是一种三烯丙胺类抗真菌药物，是新出现的抗真菌药物，伊曲康唑和氟康唑是另外两个新的抗真菌药物。这三个新出现的抗真菌药物的特点半衰期较长，使用更方便，停药后药物往往会在毛囊内持续一段时间，药物使用时间更短。特比萘芬在治疗皮肤癣菌感染方面，且具有体外杀菌活性。特比萘芬是通过抑制角鲨烯环氧酶（一种参与麦角固醇合成的酶）来发挥抗真菌作用的。麦角固醇是真菌细胞膜的重要组成部分。此外，真菌细胞质内角鲨烯的累积会破坏细胞膜[30]。该药物广泛分布于表皮、真皮、脂肪组织、头发和指甲。特比萘芬的平均半衰期约为 28 天[31]。1996 年，口服剂型的特比萘芬被 FDA 批准用于治疗甲真菌病。

2007 年，颗粒剂型的特比萘芬被 FDA 批准用于治疗头癣。在批准之前，进行了一项特比萘芬与灰黄霉素的大型比较试验研究，结果发现特比萘芬较高剂量［5 ～ 8 mg/（kg·d）］时，疗效较好。以前研究的给药剂量是根据体重确定的，儿童体重为 10 ～ 20 kg 时，每天剂量为 62.5 mg；体重为 20 ～ 40 kg 时，每天剂量为 125 mg；体重超过 40 kg 时，每天剂量为 250 mg。然而，药物动力学研究发现儿童的药物清除速率较高，增加剂量会改善治疗效果[29,32]，但是，这些研究的作者仍然建议儿童使用剂量应根据推荐剂量进行（表 21.3）。虽然前文提到特比萘芬的推荐使用时间是 6 周，但在治疗断发毛癣菌时，可采用脉冲疗法，较短的使用时间可取得较好的疗效。一个小型队列研究对冲击疗法进行了分析，结果发现，给药 1 周、停药 2 ～ 3 周的这种冲击疗法在治疗头癣方面有效[33]。

表 21.3　头癣系统治疗所用药物的推荐剂量

灰黄霉素[a]	特比萘芬[a]	伊曲康唑[b]	氟康唑
20 ～ 25 mg/（kg·d）microsize 15 mg/（kg·d）ultramicrosize	根据体重 5 ～ 8 mg/（kg·d）： < 25 kg：125 mg/d 25 ～ 35 kg：187.5 mg/d 40 kg：250 mg/d	胶囊剂量：5 mg/（kg·d）	6 mg/（kg·d）
疗程持续时间：6 ～ 8 周，症状体征缓解后继续使用 2 周	根据临床反应确定疗程持续时间：连续 4 ～ 6 周或持续 2 ～ 4 周，中间停止 3 ～ 4 周。犬毛癣菌治疗的持续时间需要更长。	根据临床反应确定疗程持续时间：连续 2 ～ 4 周或持续 2 ～ 4 周，中间停止 3 ～ 4 周。 不推荐悬浮剂	疗程持续时间：2 ～ 4 周，根据临床反应确定疗程。

[a] 推荐剂量来源于 Pickering L, ed. In: Red Book: 2012 Report of the Committee on Infectious Diseases. 29th ed. Elk Grove, IL: American Academy of Pediatrics, 2012.

[b] 小鼠使用的伊曲康唑剂量与人类相当时，伊曲康唑悬浮液会导致小鼠发生胰腺腺癌。

特比萘芬治疗犬小孢子菌病的效果没有断发毛菌病的效果好，因此，治疗犬小孢子菌病这种亲动物真菌时，需要增加用药剂量，或是延长用药时间[34,35]。基于此，灰黄霉素仍然是治疗犬小孢子菌病的首选药物。

特比萘芬药物治疗结束后，在停药后的几周内仍然会抗真菌效果。在服用特比萘芬2周后，在50天后，在头发内仍然可以检测到该药物[36]。胃酸和食物不会显著影响对特比萘芬片的吸收率。特比萘芬常见的不良反应包括头痛、胃肠道不适和皮疹。有报道称，特比萘芬还会影响味觉。3%～7%的患者会发生肝脏转氨酶暂时性升高，虽然临床上显著的肝毒性作用较罕见[37]。利福平会使特比萘芬的血浆浓度降低，而西咪替丁会使特比萘芬的血浆浓度升高。一些专家建议只要患者使用特比萘芬，就要做全血细胞分类及计数、肝酶方面的检查，获取基线数据，在用药过程中，隔一段时间就做一次这类检查，而其他专家认为只有出现相关症状时，才需要做这类检查。如果有肾功能和或肝功能方面的问题，就需要调整剂量。《医生桌上参考手册》（*Physicians' Desk Reference*，*PDR*）建议在使用药物之前需要对肝功能做检测。很多专家认为有必要做这样的实验室检查，如果患者出现了严重症状，需要再次做该检查。

（3）伊曲康唑。

伊曲康唑是一种三唑类抗真菌药，通过抑制羊毛甾醇14α-去甲基化酶来发挥抗真菌作用。在真菌细胞膜合成过程中，羊毛甾醇14α-去甲基化酶将羊毛甾醇转化为麦角固醇。伊曲康唑具有抑制真菌的作用，抗菌谱较广，能够对皮肤癣菌、双态性真菌、暗色真菌、酵母菌和一些霉菌产生抑制作用[38]。伊曲康唑可广泛分布于亲脂组织、皮肤和附件结构中。停药后，治疗剂量水平药物在指甲中还可以持续6个月，在头发中持续9个月[39]。

治疗头癣时，伊曲康唑的给药剂量为每天5 mg/kg，持续给药2～4周，缓解率不同[40-42]。冲击给药方案是每天给药3～5 mg/kg，连续给药1周，之后停药2～3周，治疗效果好[43,44]。冲击给药方案一般需要进行1～5次，次数主要取决于疾病的严重程度。伊曲康唑悬浮液的给药剂量是每天3 mg/kg，连续给药4周，但是，这种药物剂型中含有环糊精。当大鼠摄入与人类相当剂量的伊曲康唑时，会发生胰腺腺癌。另外，悬浮液型伊曲康唑会导致腹泻的发生风险增加。基于此，我们不建议使用悬浮液型伊曲康唑。伊曲康唑治疗犬小孢子菌，疗程更长。

为了增加药物的吸收，伊曲康唑胶囊需要与食物同服。抗酸药、H_2受体阻断剂和质子泵抑制剂都会抑制人体对该药物的吸收。如前所述，悬液型制剂生物利用度更高，但是该剂型导致胃肠道不良反应发生的风险较高，同时，理论上，还可能会导致人类发生腺癌。

伊曲康唑常见的不良反应较轻微，包括胃肠道症状、头痛、皮疹和味觉障碍，另外还会导致肝脏转氨酶短暂性升高，但发生有临床意义的肝功能障碍较罕见。伊曲康唑是一种细胞色素P450抑制剂，与苯妥英钠、香豆素、去甲替林、苯二氮草类药物和FK506同时使用时，会使这些药物的血浆浓度增加。肾病患者不需要调整剂量。

（4）氟康唑。

氟康唑也是一种三唑类抑真菌药物，其作用机制与伊曲康唑相同。与其他三唑类药物不同的是，该药物不具有亲脂性。该药物的口服制剂其生物利用度大于90%，胃pH

和食物不会对该药物的吸收造成影响。5 天疗程结束后，在停药 4～5 个月后可检测到氟康唑[45]。

氟康唑的通常给药剂量为每天 6 mg/kg，持续时间约 3 周，具体给药时间根据临床反应来确定。氟康唑的临床治愈率差异很大。多个临床试验研究表明，氟康唑给药剂量为每天 5～8 mg/kg 时，临床治愈率为 82%～100%[46-48]。然而，一项多中心试验研究（研究对象为 800 多名）对三种药物治疗方案（氟康唑每天 6 mg/kg，连续给药 3 周；氟康唑每天 6 mg/kg，连续给药 6 周；灰黄霉素 11 mg/kg，连续给药 6 周）进行了分析，结果发现，这三种药物的治愈率分别为 45%、50% 和 52%。有些专家认为严格的治愈标准以及没有同时使用外用药物可能是导致治愈率相对较差的原因[49]。

胃肠道症状和头痛是最常见的不良反应。肝酶可能会一过性升高，但这几乎不会与具有临床意义的肝毒性有关。氟康唑（是 P450 肝酶系统的抑制剂）的药物相互作用与伊曲康唑类似。氟康唑主要是通过肾脏排泄，如果患者有肾损害，需要调整剂量。

（5）伏立康唑。

伏立康唑于 2002 年在美国上市，是一种新出现的三唑类抗真菌药物，抗菌谱较广，其作用机制与其他三唑类药物相同。虽然伏立康唑治疗皮肤癣菌方面的临床数据不是很多，但是体外敏感性试验表明伏立康唑在治疗断发毛癣菌和犬小孢子菌的效果比氟康唑和灰黄霉素要好[50]。伏立康唑给药方案为第一天给药 6 mg/kg，每 12 小时给药一次，之后给药剂量为 4 mg/kg，每 12 小时给药一次。该药已被批准用于 2 岁以下的儿童，治疗更严重的其他真菌感染，特别是免疫抑制。伏立康唑与食物同服时，会使该药的吸收率下降 22%，因此，应该在饭前 1 小时或饭后 2 小时后服用。需要获得更多的临床数据来确定伏立康唑在治疗癣菌感染方面的有效性和安全性，许多专家认为该药物可用于治疗更严重的真菌感染。

伏立康唑的不良反应包括视觉障碍、皮疹、皮肤光敏性和肝功能检查增加。可能会发生药物相互作用，如果有问题可参阅 PDR。目前，伏立康唑不宜作为头癣的常规治疗手段，如果传统药物在治疗真菌感染方面效果不佳，是否需要使用伏立康唑来治疗，需要咨询传染病专家。

（6）辅助疗法。

含 2% 酮康唑和 1%～2% 吡硫锌的洗发水能够减少头皮处皮肤癣菌的菌落数[52]。有一项研究发现，仅使用含 2% 酮康唑洗发水治疗断发毛癣菌性头癣，治疗 8 周，治愈率为 33%，能达到使用 12 个月的治愈水平[53]。环吡酮洗发水也可作为头癣的一种辅助疗法。一项随机研究对含 1% 硫化硒的洗发水和含 1% 环吡酮的洗发水进行了比较研究，结果发现，这两种洗发水的治愈率类似。该研究发现，用含灰黄霉素和硫化硒的洗发水治疗儿童头癣，在 8 周时，治愈率为 91.7%，而用含灰黄霉素和环吡酮的洗发水治疗儿童头癣，在 8 周时，治愈率为 90.4%[54]。

然而，含有抗真菌药物的洗发水是否能够抑制真菌在人与人之间的传播，目前尚不清楚。一项最近在北美城市进行的研究表明，预防性酮康唑洗发水并不能够预防高危患者发生头癣[16]。

头癣儿童一旦开始进行治疗，就可以继续去上学。很多污染物，例如：帽子、梳子、刷子和头发饰品等，都应该进行消毒，最好扔掉。如果在真菌培养基中能够分离出亲动物性真菌（如犬小孢子菌），患者可能接触过猫狗，应该对猫狗进行检查。人们认为改善卫生状况、预防反复接触污染物以及坚持按照治疗方案是最有效的预防疾病的方法[16]。

治疗结束后是否需要进行真菌培养，具有争议性。大多数专家认为需要根据临床反应确定治疗持续时间，如果患者经治疗后没有效果，就需要再次进行培养。

二、癣脓肿

患者是否需要使用皮质类固醇全身疗法来治疗炎症性头癣具有争议性。一项研究对两种治疗方案的疗效进行了比较，一种是 8 周疗程的灰黄霉素和 3～4 周泼尼松龙的联合疗法，另外一种是 8 周的灰黄霉素，在 12 周评估时发现，这两种治疗方案的临床治愈率和真菌学治愈率均为 100%[55]。另一项研究也对两种治疗方案的疗效进行了比较，一种是灰黄霉素，另外一种是灰黄霉素和皮质类固醇注射的联合疗法，结果发现，这两种治疗方案在真菌学治疗和头发再生方面没有显著差异[56]。

通常情况下，不含皮质类固醇的抗真菌疗法会迅速缓解癣脓肿的炎症反应。基于这些原因，通常不需要使用全身或局部皮质类固醇来治疗癣脓肿。有些医生建议泼尼松龙的起始使用剂量为每天 1～2mg/kg，持续使用 10～14 天，如果没有改善，2 周内使用全身抗真菌治疗。

三、发结节病

发结节病，又称为结节性毛发菌病，是一种无症状的毛干浅表真菌感染。导致黑色毛结节菌病的致病菌是何德毛结节菌（*Piedraia hortae*），而导致白色毛结节菌病的致病菌是毛孢子菌属。之前，白吉利毛孢子菌（*T. beigelii*）是唯一一个发现导致白色毛结节菌病的毛孢子菌属，然而，最近发现毛孢子菌属共有 6 种会导致白色毛结节菌，包括阿萨希毛孢子菌（*T. asahii*）、皮毛孢子菌（*Trichosporon cutaneum*）、皮瘤毛孢子菌（*Trichosporon inkin*）、石膏样毛孢子菌（*T. asteroides*）、黏状毛孢子菌（*T. mucoides*）和卵形毛孢子菌（*T. ovoides*）。白色毛结节菌病往往累及腋窝、面部和外生殖器，累及头皮处较少。皮毛孢子菌是累及头皮最常见的毛孢子菌[57]。

1. 流行病学

黑色毛结节菌病最常见于炎热和潮湿的地区，在全球热带地区都有发现。导致该病最重要的易感因素是湿度和个人卫生较差[57]。由于宗教和美学方面的原因，某些土著文化会使黑色毛结节菌感染的发生率增加。在毛发附着的部位，头皮是最常见的累及部位。

白色毛结节菌病最常见于包括南美洲和亚洲在内的亚热带和温带地区。一般来说，头发与生殖器、腋毛和面部的毛发相比，较少累及[58]。白色毛结节菌感染在欧洲和美国南部部分地区具有散发性。在巴西，白色毛结节菌病最常见的累及部位是头皮，女性和 2～6 岁的儿童易感性较高[59,60]。该病在人类之间的传播方式尚不清楚，但人们认为湿度大、多汗症和个人卫生不良会促进感染的发生[57,61]。

2. 临床表现

黑色毛结节菌病的特征是毛干上牢固地附着有坚硬的暗色结节，大小不一。黑色毛结节菌病好发于额部头皮，头发可能会变脆，发生断裂[62]。

白色毛结节菌病的特征是毛干周围松散地附着有细长圆柱形的棕褐色结节。与黑色毛结节菌病相比，白色毛结节菌病导致头发脆性增加，头发断裂的风险较低。皮毛孢子菌也会导致甲癣。阿萨希毛孢子菌会在免疫功能低下中发生播散性感染[58]。当这种机会性致病菌在免疫功能低下发生播散性感染时，治疗难度较大，死亡率也很高[63,61]。

3. 诊断

真菌镜检发现毛干周围有一圈排列整齐的暗色菌丝，且厚壁细胞整齐紧密地堆积在一起，提示黑色毛结节菌感染。紧密堆积的细胞外物质中可发现真菌孢子。何德毛结节菌为黑棕色至黑色，在大部分培养基上生长缓慢。

与黑色毛结节菌病相比，白色毛结节菌导致的结节看起来更不规则。真菌镜检发现关节孢子紧密地包裹在头发周围，菌丝垂直于毛干。孢子周围可能会有细菌包绕。事实上，有证据表明毛孢子菌与棒状杆菌存在协同关系[64,65]。白色毛结节菌在培养基中会呈现乳白色外观，可能会被认为酵母。

4. 鉴别诊断

需要与黑色毛结节菌病和白色毛结节菌病做鉴别的疾病包括头虱病、管型毛发、头皮屑以及毛干畸形（例如：念珠状发和结节性脆发病）。通过大体观察和显微镜检查能够很容易地将这些疾病区分出来。

5. 治疗

虽然相关指南认为将毛发剃掉是治疗白色毛结节菌病和黑色毛结节菌病最有效的治疗手段[66]，但一个小型研究发现口服三唑类抗真菌药物和使用含有抗真菌药物的洗发水的联合疗法在治疗白色毛结节菌病方面也有效[67]。局部抗真菌药物包括咪唑类抗真菌药、环吡酮、含6%沉淀硫的凡士林以及1%～2.5%硫化硒洗剂。灰黄霉素治疗黑色毛结节菌病方面有效[68]。因为黑色毛结节菌病复发率高且有并有证据表明毛囊内可能还会有白色毛结节菌，所以有些权威人士建议采用全身抗真菌治疗。伊曲康唑就适用这种情况[69]。一项美国东北部的系列病例研究（共8名）发现，伊曲康唑洗发水或酮康唑洗发水在不需要剃光头发的情况，可以将毛结节菌清除掉[67]。

第二节 头皮寄生虫感染

一、头虱病

1. 背景知识

生虱子对于人类来讲，已经有几千年的历史了。最常引用的早期文献是《出埃及记》中，这部分写到"亚伦伸出手，将用杖击打地面，地上的尘土飞扬起来，落到人类和野兽身上，就变成了虱子……"虽然吸血的虱子大约有560种，但导致头部虱子感染的几乎只有一种虱子，那就是头虱（*Pediculus humanus*）（见图21.4）。头虱不会对公众健康造成重大危害，也不是传播疾病的媒介，仅是表明头虱患者卫生习惯不良。然而，显著瘙痒可能导致不适和抓挠，继发细菌感染。虽然头虱很少会导致发病，但是会让学龄期儿童有很多天无法去上课，让家长因孩子有头虱问题而感到尴尬，进而感到焦虑。

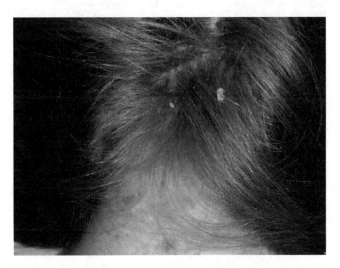

图 21.4　头皮处虱子感染后的临床表现

2. 流行病学

据估计，在美国，每年有 600 万～ 1200 万人会有头虱，几乎所有社会经济阶层的人都会有这个问题[70,71]。儿童最容易感染上头虱，特别是 3 ～ 12 岁的女童[72]。发达国家，头虱的总患病率为 1% ～ 3%。美国黑种人比其他种族人发生头虱的风险较低，这可能是因为黑人的头发横截面为椭圆形（而不是圆形），这样虱子抓住头发的难度会较大。头虱具有季节性，较热时，头虱感染更容易发生[73]。

头发长度、梳头频次和洗发频次不会对头虱的发生率产生显著影响。头虱一般是通过头对头直接接触来传播。当没有头虱的头发与有头虱的头发平行接触时，虱子最容易发生转移[74]。刷子、梳子和帽子等物品接触过头发、头皮后，再与他人接触，可能会通过间接的方式将虱子传给他人，尽管这种可能性较小。

3. 头虱的特征

头虱的长度为 1 ～ 2 mm（见图 21.5）。头虱既不会跳，也不会飞，只会爬，虽然它们的爬行速度可达 20 cm/min。头虱有三对爪腿（用于抓头发），几个狭窄的吸吮口器（用于注入唾液）。一般情况下，头虱的位置接近头皮。通过观察，就能够很容易地将雌性头虱和雄性头虱区别出来。对于雄性头虱来讲，在其腹部，沿着甲壳边缘重叠的地方有横向的棕色条纹。雌性头虱的体积通常比雄性头虱大 20%，腹部看起来更圆、更饱满。雌性头虱的寿命为 4 周，每天约产 10 个虱卵。虱卵外包裹了壳质物质。虱卵会通过类似胶水的黏合物质牢牢地附着在毛干上，清除难度大。虱卵孵化为若虫需要 10 ～ 14 天，经过 9 ～ 12 天的生长就会成熟，交配产生更多的卵，3 周内完成一个生命周期。

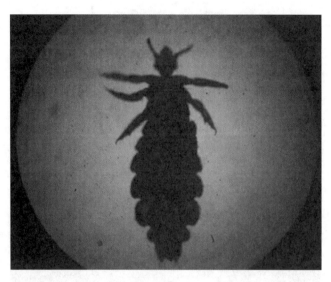

图 21.5　成年虱放大图

头皮上的虱子通过一个管状结构（末端有一个锯齿状的结构称为吸器）刺入皮肤，将少量的唾液、抗凝血剂和血管扩张剂的混合物质注射到头皮内，通过吸食血液来生存。头虱需要每隔 4～6 小时来吸食一次血。一般情况下，头虱离开头皮，活不过一天。患者感染上头虱后，需要经过几周后才会对头虱的唾液产生敏感反应，导致头部发痒和刺激反应[75]。

4. 临床特征

头虱患者的主要症状是荨麻疹，可以很轻微，也可以是比较严重，其部分原因是处于免疫敏感的阶段不同。然而，有些头虱患者是没有症状的[76]。常见的临床表现包括炎症性虱咬反应、伤口周围擦伤、颈部淋巴结肿大和结膜炎[77]。这种超敏反应可能与病毒性皮疹或湿疹类似，且最常见于枕部和颞部头皮处和附近的皮肤处。某些病情严重且没有治疗的患者，可能会继发细菌感染。

5. 诊断

诊断头虱最敏感的诊断方法是检查头部的活虱，这种诊断方法太具有挑战性了。先用梳子将头发梳顺，然后用细齿梳子（两齿之间的距离为 0.2～0.3 mm）将虱子梳下来，首先将细齿梳子放在头顶部，接近头皮处，然后稳稳地向下梳。用这种方法将这个头皮都刮一遍。每完成一个动作，也就是梳完一次，要检查一下梳下来的虱子。如果未发现虱子，这个过程至少再重复一次。如果发现有头虱感染特征，大约需要花费一分钟去找到第一个虱子[78]。在梳头发之前要先将头发弄湿，这样有属于提高发现虱子的敏感度[79]。肉眼观察头皮和头发时，也可以发现头虱，但找到的虱子比细齿梳子找到的要少 75%，头虱容易出现在两侧颞部、耳后和枕部。

发现虱卵，就认为是患者有头虱问题，这往往会造成误诊，因为成功治疗头虱后的几个月内，头部还会有虱卵[80]。根据疾病预防控制中心的标准，如果发现有很多虱卵且直径在 6.5 mm 内，就可以诊断为头虱；然而，这种诊断的头虱患者中，有 2/3 的人未发现有活动的头虱感染[81]。基于此，当在头皮附近发现有虱卵时，应怀疑可能患有头虱，但是，只有发现患者头部有活的头虱，才能确诊患有头虱病。

6. 鉴别诊断

毛团（内根鞘角质残余物）和毛孢子菌导致的白色毛结节菌病与虱卵看起来比较像。当较软的内根鞘角质残余物附着在毛干上时，就会形成毛团。毛团会沿着毛干移动，这一点与虱卵不同。白色毛结节菌病中的白色和棕色结节也会松散地附着在毛干上。这些结节上环绕地附着在毛干上，这一点与虱卵不同。虱卵位片状，且紧紧地附着在毛干一侧上。脂溢性皮炎和银屑病中的皮屑有可能会被误认为是虱卵。啮虫是一种与虱子类似的昆虫，但很少会导致人类头皮发生感染。然而，仔细观察就能够很容易地将啮虫和虱子区分开来，啮虫的口部结构更外凸，头部和后肢更大，触角更长[82]。

7. 治疗

（1）耐药性问题。

在过去几年，虱子就已经对化学杀虱剂[83-89]产生了耐药性。虱子对杀虱剂产生耐药有多种机制。人们认为谷胱甘肽－转运酶活性升高是导致虱子对有机磷（马拉硫磷）产生耐药性的原因，而单加氧酶活性升高（增加药物代谢）和优势耐药基因（神经不敏感）是导致虱子对拟除虫菊酯产生耐药性的原因。林丹和苄氯菊酯是目前美国 FDA 批准用于治疗头虱的两种杀虱剂，但有报道称头虱对这两种杀虱剂产生了耐药性。在英国，头虱对马拉硫磷和苄氯菊酯产生了耐药性[90]。多年来，马拉硫磷不能在美国使用，在 1999年，美国才允许马拉硫磷用于治疗头虱。佛罗里达的一项体外研究表明，马拉硫磷具有杀虱活性，提示虱子尚未为该药产生耐药性[91]。耐药性方式与药物使用方式有关，今后，头虱可能会对马拉硫磷产生耐药性。耐药性日益严重，促使加快药物研发速度，促使美国 FDA 批准用于治疗头虱的三种药物，这三种药物需要获得处方才能使用。这三种药物包括外用伊维菌素、苯甲醇和多杀菌素悬浮液。

（2）苄氯菊酯。

1% 苄氯菊酯（Nix®）是一种合成除虫菊酯，FDA 1986 年批准用于治疗头虱，目前不需要处方，也能够购买到这种药物（见表 21.4）。苄氯菊酯的作用机制是通过干扰钠转运引起神经去极化，导致肌肉麻痹和呼吸麻痹[92]。5% 苄氯菊酯膏（Elimite® 或 Acticin®）目前已被 FDA 批准用于治疗疥疮。苄氯菊酯仅能杀死部分虱卵，使用该药后，还会有 20%～50% 的虱卵存活下来并能孵化。

表 21.4 杀虱剂比较

药物	苄氯菊酯	除虫菊酯与胡椒基丁醚的合剂	马拉硫磷	林丹	伊维菌素（外用）	多杀菌素	苯甲醇
类型	合成除虫菊剂	菊花提取物	有机磷酸酯类	有机磷酸酯类	阿维菌素衍生物	曲古霉素类	芳香醇类
商标名	Nix cream rinse, KwelladaP	RID, A-200, R&C, Licide, Pronto, other generics	Generic	Ovide, Prioderm, Zimectrin, Gammexol, generics	Sklice	Natroba	Ulesfia
起效时间	10 分钟	10 分钟	8～12 小时	5～10 分钟	10 分钟	10 分钟	10 分钟

药物	苄氯菊酯	除虫菊酯与胡椒基丁醚的合剂	马拉硫磷	林丹	伊维菌素（外用）	多杀菌素	苯甲醇
杀卵效果	无*	微弱	有	无	有	有	无
杀虱效果	有	有	有	有	有	有	有
不良反应	红斑、水肿、瘙痒以及感觉减退（少见）	可能会出现过敏性皮炎	皮肤刺激、难闻、易燃	CNS毒性反应、癫痫发作、皮疹、恶心、呕吐和腹泻	眼部刺激、头皮干燥和烧灼感.	眼部刺激、皮肤刺激和红斑	瘙痒、红斑、眼部刺激、局部感觉缺失、感觉减退以及皮炎
抗药性	有	有	有	有	无	无	无
FDA孕妇类别	B	C	B	C	C	B	B

*苄氯菊酯具有残留效应，能够杀死新孵化的虫卵

1987 年，Nix 公司生产的苄氯菊酯在头部涂抹 10 分钟后，杀虱率超过 99%。从 1994 年开始，美国、英国、法国、阿根廷、捷克共和国和以色列等国发现，头虱对该药的耐药性是不断增加的[94-96]。苄氯菊酯耐药性主要是优势耐药基因导致。最近的一项研究对北美头虱的优势耐药等位基因的频率进行了分析，结果发现，美国头虱中 99% 以上的虱子都存在优势耐药等位基因[97]。优势耐药等位基因与杀虱剂疗效之间的相关性尚不清楚。最近的一项研究发现，使用苄氯菊酯和增效醚治疗头虱，使用 1 个小时后，头虱的死亡率为 85%，虽然 DNA 测序发现，98% 的头虱在优势耐药等位基因方面为纯合子[98]。

苄氯菊酯在使用后，可以头部残留 2～3 周。然而，残留苄氯菊酯的活性不足以杀死新孵化的若虫。因此，大部分专家建议在 1 周后，再次用药。虽然耐苄氯菊酯头虱对较高浓度范围的苄氯菊酯有耐药性，如果头虱对 1% 浓度的苄氯菊酯有耐药性，一般可先使用 5% 浓度的尝试治疗头虱[99]。

Nix 和 Elimite 这两个品牌的苄氯菊酯其安全性都非常高。有研究证明 1 个月的婴儿使用苄氯菊酯 8～14 小时是安全的[100]。有些动物研究对全身给药的安全性进行了分析，结果发现苄氯菊酯比天然拟除虫菊酯的毒性低 1/3[101]。苄氯菊酯的不良反应比较轻微，常发生的不良反应包括皮疹、瘙痒、烧灼感，也会引起过敏反应，但这种情况罕见。

（3）除虫菊酯。

天然拟除虫菊酯是从与豚草相近的植物除虫菊的花头部提取出来，是由 6 种提取物组成的混合物，包括 I 型和 II 型拟除虫菊酯、I 型和 II 型茉莉菊酯以及 I 型和 II 型瓜菊酯[102]。除虫菊酯与苄氯菊酯具有相同的作用机制，均是通过抑制头虱神经细胞的钠通道复极化，导致头虱呼吸麻痹，最终死亡。与苄氯菊酯不同的是，拟除虫菊酯对热和光不稳定，且清洗后不会有活性。自 1950 年以来，所有天然拟除虫菊酯产品都需要添加增效醚（piperonyl butoxide，PBO）。PBO 本身就具有杀虫活性，且能够增强天然拟除虫

菊酯的杀虫效果，其作用机制是通过抑制头虱的单加氧酶通路而发挥杀虫作用[103]。

目前已经有几个品牌的天然拟除虫菊酯产品，包括 RID® 摩丝和洗发水、A-200® 洗发水、Licide® 洗发水、Paratrol® 洗发水 /Pronto® 洗发水和 Clear® 洗发水，当然这些品牌生产商也生产普通洗发水。这些含天然拟除虫菊酯的洗发水其介质不同，治疗效果也就不同。例如，A-200 洗发水内包含有增效醚，可增强天然除虫菊酯的杀虫效果[104]。

这些天然植物提取物与 PBO 联用后，无法将全部虱卵杀死，一次治疗后，还有会有 20%～30% 的虱卵存活[105]。之后，虱卵就会孵化出若虫，第一次用药 7～10 天后开始第二次治疗来杀死若虫。有研究发现英国的头虱已经对除虫菊酯产生了耐药性[106]。佛罗里达和巴拿马州的一项研究发现先用除虫菊酯进行治疗后，在用含有拟除虫菊酯的 Nix（89）品牌的洗发水进行杀虫治疗后，效果会变差。2000 年巴拿马州的一项研究表明 RID 和 A-000 品牌洗发水的杀虫的效果分别为 69% 和 83%。

一般情况下，除虫菊酯的安全性较高。虽然除虫菊酯很少会导致过敏性接触性皮炎，但是如果对豚草过敏的话，就不要用除虫菊酯来杀虱。用于从植物中提取除虫菊酯的物质煤油或石油馏出物可能会引起眼睛刺激反应。

（4）马拉硫磷。

马拉硫磷是几十年前研制出来的一种杀虫效果最强且起效速度最快的杀虫剂[107]。但是，由于使用时间延长、容易发生炎症反应和臭味，该药物从美国退市，且发生过两次。1999 年，该药物再次在美国上市，这次的品牌名是 Ovide®，马拉硫磷的浓度是 0.5%，且需要有处方才能使用。

马拉硫磷是一种有机磷杀虫剂，能够对胆碱酯酶产生不可逆的抑制作用，导致受体部位乙酰胆碱积聚，最终引起节肢动物呼吸麻痹[108]。马拉硫磷会与头发的硫原子结合，这说明马拉硫磷对头虱具有残留活性。

马拉硫磷虽然起效快，但是根据原始 FDA 研究的结果，外用马拉硫磷推荐的使用时间为 8～12 小时。然而，有证据表明，使用时间显著减少也足够杀死头虱[91]。一项对照研究对 0.5% 马拉硫磷洗剂的体外杀死头虱的敏感性进行了分析，结果发现，0.5% 马拉硫磷洗剂在使用 5 分钟后，98%～100% 的头虱会死亡，10 分钟后，能够孵卵的虱卵不到 5%。

0.5% 马拉硫磷使用 12 小时后，95% 的其头虱全部死亡，使用 1 周后，85.5% 的其头部头虱虱卵全部死亡[94]。如果头部还有虱子，建议在 7 天后，进行第二次治疗。然而，有数据显示，一次使用 2 个小时足以杀死头虱[109]。有研究发现，在欧洲和澳大利亚，头虱会对乙酰胆碱酯酶产生修饰作用，进而产生马拉硫磷耐药性。美国是通过马拉硫磷与异丙醇和萜品醇的联合应用来应对马拉硫磷的耐药性问题[110]。马拉硫磷未充分利用或是与会导致破解耐药性的成分联用，都会使耐药性下降[110]。

临床试验研究发现，10% 的会出现轻微的不良反应，这些不良反应包括结膜和头皮出现红斑、头皮刺痛和头皮屑[111]。如果使用时间达 8～12 小时，如此长的使用时间会让吸入马拉硫磷挥发出来的颗粒，导致头痛的发生。马拉硫磷与异丙醇联合应用时，其异丙醇占 78%，且异丙醇易燃，因此，在使用这种药剂时，不要同时使用卷发熨斗和吹风机等电器。

（5）林丹。

林丹是另一种以前被 FDA 批准用于治疗虱子的处方药。然而，由于该药物的安全性不是很好，目前美国儿科学会不再推荐用于治疗儿童头虱。林丹是一种为有机氯杀虫剂，另一种有机氯杀虫剂为 DDT。与人体皮肤相比，头虱壳质软骨对林丹的吸收更有效。林丹的作用机制是通过抑制 γ - 氨基丁酸，导致虱子中枢神经系统过度刺激，进而导致死亡[112]。有一段时间，1% 林丹洗发水是治疗头虱的主要疗法。

与其他杀虱剂相比，林丹的不良反应较小。该化学物质会在人体脂肪和神经组织中积累，会导致中枢神经系统（central nervous system，CNS）中毒。林丹应放在儿童够不着的地方，同时，要警告不要喝林丹。建议林丹使用时间不得超过 10 分钟，不要重复使用。发现有 CNS 毒性后，加利福尼亚州就不允许林丹用于治疗头虱[113,114]。

尽管林丹使用时间较短，但是该药代谢缓慢，是一种起效慢的杀虱剂，头虱需要在几个小时内经过多个阶段缓慢死亡。可观察到头虱会抽搐、雄性性器官挤出和惊厥这几个阶段。大多数患者更喜欢起效快的杀虱剂。

林丹的失败率也比较显著，其部分原因是耐药性。英国、荷兰、巴拿马和美国等国家都发现头虱对林丹有耐药性[115]。与其他杀虱剂相比，林丹的杀虱卵效果最小，且杀虱效果起效慢[91]。在美国，林丹的耐药性很明显，发现头虱连续接触未经稀释的林丹 3小时后，只有 17% 的头虱会死亡[116]。巴拿马州最近的一项研究发现，1% 林丹洗发水杀卵率仅为 24%[101]。

林丹的不良反应比较轻微，包括荨麻疹、水肿、烧灼痛和红斑。林丹除了会导致神经毒性外，还可能会引起贫血，因此，有癫痫史或是癫痫发作阈值较低（例如：患有HIV）的，禁止使用林丹。林丹这种杀虫剂的耐药性较广，且其他杀虱剂效果好，安全性较高，因此，大部分医生不会选择林丹来治疗头虱。作者也不建议使用该药物，因为其他杀虱剂的效果好安全性较高。

（6）伊维菌素。

FDA 于 2012 年批准商品名为 SKlice® 的 0.5% 伊维菌素洗剂用于治疗头虱，适用于6 个月以上的人群。口服剂型的伊维菌素被批准用于治疗盘尾丝虫病和类圆线虫病，但是专家往往用该药来治疗耐药性较强的疥疮或头虱，尤其是用于免疫功能低下的。伊维菌素是一种大环内酯杀虱剂，其结构类似于大环内酯类抗生素。

伊维菌素会与无脊椎动物的肌肉和神经细胞的谷氨酸门控氯离子通道结合，将其激活，导致超极化，最终导致麻痹和死亡[117]。

两个多中心随机双盲试验研究对 0.5% 伊维菌素洗剂治疗和安慰剂进行了比较分析，结果显示，使用 10 分钟，第 2 天发现 0.5% 伊维菌素洗剂基本上会使头虱全部死亡（94.9% 与 31.3%），第 8 天（85.2% 与 20.8%），第 15 天（73.8% 与 17.6%）[118]。持续使用第 2 周时，伊维菌素有杀卵效果。但这不是直接杀死虱卵，而是通过麻痹口器，孵化出来的若虫无法进食，进而死亡[119,120]。伊维菌素最常见的不良反应包括结膜炎、眼部充血、眼刺激、头皮屑、皮肤干燥和皮肤灼烧感。

洗剂型伊维菌素可单独用于治疗头虱，头皮上使用 10 分钟即可。洗剂型伊维菌素在治疗除虫菊酯耐药性头虱方面有效。但是，该药的成分、需要开处方和临床用药数据少使其成为二线药物，苄氯菊酯或除虫菊酯用药失败后，才考虑使用该药物。

口服剂型的伊维菌素来治疗头虱时，是超说明书用药，使用剂量是 200 μg/kg，一周后再给予一次剂量[121,122]。一项多中心试验研究对口服剂型的伊维菌素和 0.5% 马拉硫磷洗液进行了比较分析，结果显示，在第 1 天和第 8 天给药后，伊维菌素效果更好[123]。口服剂型的伊维菌素其不良反应少，尚未发现严重的不良反应。尚未发现头虱对该药的耐药性。

（7）多杀菌素。

美国 FDA 于 2011 年批准 0.9% 多杀菌素外用悬浮液（Natroba®）用于治疗头虱，该药是一种处方药，且适用于 4 岁以上的。多杀菌素是土壤放线菌刺糖多孢菌的发酵产物——四环大环内酯类多杀菌素 A 和多杀菌素 D 的混合物[124]。多杀菌素可通过影响烟碱乙酰胆碱受体和 GABA 受体，导致神经元过兴奋，引起神经肌肉疲劳，最终导致头虱麻痹。该药物具有杀虱和杀卵活性[125]。一项多中心随机对照试验研究对治疗头虱的两种疗法的疗效和安全性进行了比较分析，一种是 0.9% 多杀菌素，另外一种是 1% 苄氯菊酯与细齿梳子梳理虱卵的联合疗法，结果发现，在一到两次治疗后的第 14 天，0.9% 多杀菌素的疗效和安全性较好[126]。第一次使用多杀菌素后，杀虱率为 93%，第二次为 94%；而 1% 苄氯菊酯与细齿梳子梳理虱卵的联合疗法中，第一次杀虱率只有 2%，第二次只有 68%[126]。

多杀菌素应用于头皮 10 分钟后，要冲洗掉。在第一次治疗后的第 7 天发现头部还有虱子，就需要尽心第二次治疗。一般来讲，该药的耐受性好，最常见的不良反应是头皮和眼睛的刺激反应[124]。

（8）苯甲醇。

5% 苯甲醇洗剂（商标名为 Ulesfia®）是 FDA 批准用于治疗头虱的首个非神经毒性杀虱剂，该药物为处方药。该药的活性成分是苯甲醇，溶剂是矿物质油。苯甲醇会抑制头虱关闭呼吸孔，这样溶剂就会渗入头虱的呼吸系统，头虱就会窒息，进而死亡[127]。苯甲醇的杀虱效果与除虫菊酯 / 增效醚相当[128]。尚未有苯甲醇耐药性的报道，且根据其杀虱的作用机制，耐药性也不会发生。5% 苯甲醇洗剂在干头发时，涂抹后，等 10 分钟，然后清洗掉。该药物并没有杀卵效果，因此，需要在第 7 天时，再使用一次。最常见的不良反应包括眼部刺激反应、应用部位一过性的麻木和接触性皮炎。

（9）其他药物。

有几个小型的研究表明，口服剂型的甲氧苄啶 – 磺胺甲噁唑（trimethoprim-sulfamethoxazole，TMP-SMX）能有效地治疗头虱，但这种做法是超说明书用药。与 TMP-SMX 相比，苄氯菊酯和 TMP-SMX 联合疗法在治疗头虱方面更效果[129,130]。人们认为 TMP-SMX 是通过消灭虱子的肠道菌群，导致虱子缺乏 B 族维生素，进而发生死亡。TMP-SMX 会导致严重的不良反应（包括史蒂文斯 – 约翰逊综合征），这限制了该药在杀虱方面的应用，且鉴于目前能有效治疗头虱的药物有多种，且安全性较好，作者不建议使用该药物来治疗头虱。

阿苯达唑是一种驱虫剂和抗原虫药，有研究发现，该药也具有杀死头虱的效果，且成功率为 61.5%[131]。阿苯达唑杀虱的主要机制是通过与 β – 微管蛋白结合来抑制微管组装来达到杀虱的效果。建议使用剂量是 400 mg，口服两次，两次要间隔 1 周。

目前，英国有 0.5% 胺甲萘的洗剂和洗发水来治疗头虱。胺甲萘是一种胆碱酯酶抑制剂，具有难闻的气味，尚未在美国上市。0.5% 胺甲萘的洗剂治疗时间为 24 小时，而洗发水的治疗时间仅为 3 ~ 10 分钟，但需要进行两次治疗。临床试验表明，在治疗头虱方面，洗剂比洗发水更有效[132]。在英国已经发现，头虱对氨基甲酸酯产生了耐药性[86]。

10% 克罗米通洗剂是一种处方药，在美国已经上市，但是，目前尚未被 FDA 用于治疗头虱。克罗米通的作用机制尚不清楚。克罗米通很少用于治疗头虱，但似乎具有良好的止痒效果[133]。克罗米通在治疗头虱效果方面的证据有限，但有研究显示，使用一晚上，该药就会杀死头虱[134]。儿童使用克罗米通的安全性，目前尚不清楚。

鉴于杀虫剂耐药性问题的出现和安全性方面的考虑，目前出现了大量精油产品来治疗头虱。实验室和临床研究表明，椰子和大茴香喷雾剂能有效杀死头虱。最近欧洲的一项随机对照试验研究发现，与苄氯菊酯洗剂相比，椰子和大茴香喷雾剂杀虱效果更好，高 0.43%[135]。另外，有些研究对茶树、薰衣草、柠檬和桉树油的杀虱效果进行了分析。一项离体随机试验研究发现，茶树油和薰衣草油联合应用时，具有杀卵效果，对于爬行阶段的虱卵有效[136]。另一项随机试验研究发现，茶树油和薰衣草联合使用后，97.6% 的受试者在治疗后 1 天内无虱子，其效果显著好于除虫菊酯 / 增效醚组[137]。目前，美国一些药店有销售 Hair Clean 1-2-3® 品牌的洗发水（生产商：Quantum Health；生产地址：美国，俄勒冈州，尤金）。该品牌的洗发水内包含大茴香、依兰精油、椰子油和异丙醇。这种洗发水的杀虱机制尚不清楚，可能是通过窒息使头虱死亡[137]。一项研究中，该品牌的洗发水比 1% 苄氯菊酯的杀虱效果更好（98% 与 89%）[138]。这些产品的不良反应包括刺痛，烧灼感和红斑。薰衣草油和茶树油可能与男性的女性型乳房发育有关[139]。

一种杀虱洗剂（生产商：Nuvo®；生产地址：美国，加利福尼亚州，门洛帕克市）杀虱率为 94%，与细齿梳子梳理法联合应用时，杀虱率为 96%[140]。该洗剂内包括硬脂醇、丙二醇、十二烷基硫酸钠、十六烷基醇、水、甲基 -4- 羟基苯甲酸酯、对羟基苯甲酸丙酯和对羟基苯甲酸丁酯，目前，不需要处方就可以购买，品牌名是 Cetaphil® 洗剂（该产品尚未被 FDA 评估批准用于治疗头虱）。需要将该洗剂大量涂抹于头发和头皮处，直至涂抹部位变湿，然后用吹风机吹干，形成"收缩膜包裹样"贴膜。然后等待 8 ~ 12小时，因为等待时间较长，如果有事情，可以去做。必要时每周进行一次，在治疗期间，每周三次属于治疗频次比较高的。该洗剂杀虱的机制是堵塞虱子的呼吸孔，使虱子窒息，最终死亡。有人质疑这一机制，认为作用机制不具有特异性，而是由于虱子的表面脂质被破坏，导致虱子无法活动，最终死亡[141]。这项研究的结果受到了质疑，认为该研究有明显缺陷，首先是没有采用盲法，其次，没有设对照组，最后，诊断标准不合适[141]。FDA 认为这种洗剂内的成分无毒。鉴于该洗剂使用方便、杀虱率高、无明显的不良反应，该洗剂可在家使用，且可作为一线或二线药物，尤其适合于讨厌使用处方药或"化学"药物的家庭使用。

目前会定期出现各种新药，并吹捧杀虱率为 100%。一种以窒息机制为基础的杀虱剂，含有 50% 肉豆蔻酸异丙酯和 50%ST- 环甲硅油，加拿大已经批准用于治疗头虱，但美国尚未批准。一项研究对一种窒息型杀虱剂与马拉硫磷进行了比较分析，结果发现，在使用这两种杀虱剂后的第 21 天，窒息型杀虱剂会导致 53.9% 的头虱没有头虱，而马拉硫磷会导致 40.4% 的头虱没有头虱，窒息型杀虱剂的杀虱效果更好[142]。

二甲硅油是一种以硅树脂为基础形成的物质，有研究发现，该物质在治疗头虱方面有效。人们认为二甲硅油杀虱的作用机制是通过包裹头虱，破坏其水稳态来发挥杀虱作用[143]。一些研究表明洗剂和凝胶型二甲硅油在治疗头虱方面也有效果。一项随机对照试验研究对 4% 二甲硅油凝胶和 1% 苄氯菊酯的杀虱效果进行了比较分析，二甲硅油凝胶应用 15 分钟，只使用一次，苄氯菊酯应用 15 分钟，使用两次，结果发现，二甲硅油凝胶的杀虱效果更好[144]。

很多专家认为洗头后，细齿梳子梳理法是去除头虱的良好方法，去虱成功率较高，且没有不良反应，然而，有时，操作者会缺乏耐心，他们更喜欢耗时较少的治疗方法。细齿梳子梳理法的操作方法是先洗头，让头发处于湿润状态，使用护发素或油类物质使头发变得润滑，然后用细齿梳子仔细梳理。需要每 3 ~ 4 天梳理一次，持续数周，直至头虱完全去除。对于没有时间的家庭来讲，可以找专业的操作者来进行，可以在网络上发布服务广告来寻找。目前一些品牌的细齿梳子可用于去除头虱，例如：LiceGuard Robi-Comb® 品牌（生产厂家：Health Tech）和电动去虱细齿梳（生产厂家：Emperium）。电动去虱细齿梳所使用电源是一个 AA 电池。该产品是通过电流来电死头虱，需要每天操作一次，连续操作 2 周[145]。该产品的安全性和有效性尚未得到充分评价。

有人提倡使用凡士林、蛋黄酱、润发油以及油类等油腻产品来治疗头虱。人们认为黏性物质可堵塞成年虱的呼吸孔和虱卵的壳盖，抑制空气交换。虽然这些物质无毒，但残留物不容易去除，需要连续清洗 7 ~ 10 天才能完全去除。这些封闭剂真正的杀虱机制尚不清楚，我们不建议这些物质作为治疗头虱的主要疗法。

8. 治疗失败

治疗一段时间后，头虱感染持续存在，医生需要考虑所有的可能性，包括误诊、依从性差、再次感染和头虱对杀虱剂产生了耐药性等。在这种情况下，医生可尝试将物理去除法和杀虱剂联合起来进行治疗。医生在选择杀虱剂时，要根据当地的耐药情况进行选择。如果怀疑某个杀虱剂可能产生了耐药性，可继续用该药剂。如果 1% 的苄氯菊酯没有效果，5% 的苄氯菊酯可能就会有效果，但是，很多专家建议选择另外一种杀虱机制的药物来治疗。如果头虱对 5% 的苄氯菊酯产生了耐药性，可能对外用伊维菌素、多杀菌素、苯甲醇或马拉硫磷没有产生耐药性，这些药物可能具有杀虱效果。当 FDA 批准的药物，单独使用时，没有效果，可以考虑其他药物、辅助疗法和物理去除法。

9. 筛查

去除头虱需要整个社会采取行为。家长必须与学校合作来解决小学生的头虱问题。不幸的是，学校社区对头虱学生采取了筛查措施，但是，随着时间的推移，在降低头虱的发病率方面却没有效果，且这种筛查措施也不具有成本效益[146]。对 1729 名学龄儿童进行头虱筛查的一项研究发现，91 名学龄儿童头部有头虱虱卵，其中同时伴有成年头虱的不到 1/3。经过 2 周观察后发现，头部有头虱虱卵的儿童中，虱卵导致头虱感染的不到 18%[147]。描述性研究表明，对父母采取教育措施，使其正确诊断和治疗头虱，能够有效地去除头虱[148-150]。

因此，除了学校筛查外，家长、监护人或学校教职工也要配合，积极进行仔细筛查，查看学生头部是否有活虱。可以根据症状（头皮发痒）来判断是否有头虱。有些学校采取"无虱卵"政策，如果孩子有头虱，除非所有的虱卵和活虱全部清除掉，否则孩子不能返回学校继续上课，这样就会使很多没有头虱感染的学生无法上课。美国儿科学会认为"无虱卵"政策在控制头虱方面并没有效果，建议学校不要这样做[28]。如果一个孩子被诊断有头虱，且发现了虱子，不应该让孩子中断学业，早早地将其送回家进行治疗[28]。孩子头上仅有虱卵仅仅表明孩子先前感染过头虱，因为有可能是这种情况，即先前孩子感染了头虱，经治疗后，头虱全部去除，发现的虱卵可能就是个空壳子，这些空壳子还附着在毛干上。当孩子可能与有头虱感染的孩子头对头接触，对这些接触者要仔细认真检查。

10. 头虱辅助控制措施

控制头虱的其他措施包括用塑料袋将头皮包裹隔离2周，然后清洗头部，也可以是将刷子、帽子、梳子、亚麻布以及填充玩具等个人用品全部真空处理。虽然这些措施看起来很合理，但尚未证实这些能够提高去虱率[151]。不需要对家庭进行熏蒸，也不需要使用杀虫剂来喷洒可能污染的个人用品。也不需要对接触者或家庭成员进行经验性治疗。某些阿富汗难民人群使用含有苄氯菊酯的蚊帐后，不仅减少了疟疾的传播，而且也减少了头虱的发病率。一项英国的小型研究对1,2-辛二醇喷雾剂在预防头虱新感染的效果进行了分析，结果发现，经常使用这种喷雾剂会使新感染发生时间延迟[152]。在临床实践中，仍然需要适当使用有效的杀足剂来消除头虱感染。

第三节　结　论

头癣是发生毛干的一种真菌感染，常见于生活在城市的儿童。在美国，95%的头癣是断发毛癣菌导致。从20世纪初，导致头癣的主要病原真菌就开始发生变化，之前的主要病原真菌是奥杜益小孢子菌。临床表现不一，主要与病原真菌和炎症反应有关。灰黄霉素仍然是治疗犬小孢子菌的首选。很多专家喜欢选择特比萘芬作为治疗毛癣菌感染的一线药物，这是因为该药物的起效时间短。

发结节病是发生于毛干的一种表面真菌感染，常见于热带地区。发结节病根据致病真菌可分为黑色发结节病和白色发结节病。头虱是世界范围内的一种头皮问题。头虱感染最常见的症状是头皮发痒。头虱对化学杀虱剂的耐药性越来越强，尤其是对苄氯菊酯和林丹。最近被FDA批准用于治疗虱子感染的三种新的处方药为外用伊维菌素、苯甲醇和多杀菌素悬浮液。目前去虱也可以采用细齿梳子梳理法和非化学疗法。

参考文献

［1］Rippon JW. In: Medical Mycology: The Pathogenic Fungi and the Pathogenic Actinomycetes. 3rd ed. Philadelphia PA: WB Saunders. 1988.

［2］Ghannoum M, Isham N, Hajjeh R, et al. Tinea capitis in Cleveland: Survey of elementary school students. J Am Acad Dermatol. 2003; 48(2): 189-93.

［3］Mirmirani P, Tucker LY. Epidemiologic trends in pediatric tinea capitis: A population-based study from Kaiser Permanente Northern California. J Am Acad Dermatol. 2013;

69(6): 916–21.

[4] Coloe JR, Diab M, Moennich J, et al. Tinea capitis among children in the Columbus area, Ohio, USA. Mycoses. 2010; 53(2): 158–62.

[5] Abdel–Rahman SM, Farrand N, Schuenemann E, et al. The prevalence of infections with Trichophyton tonsurans in school children: The CAPITIS study. Pediatrics. 2010; 125 (5): 966–73.

[6] Hubbard TW. The predictive value of symptoms in diagnosing childhood tinea capitis. Arch Pediatr Adolesc Med. 1999; 153(11): 1150–3.

[7] Williams JV, Eichenfield LF, Burke BL, et al. Prevalence of scalp scaling in prepubertal children. Pediatrics. 2005; 115(1): e1–6.

[8] Hughes R, Chiaverini C, Bahadoran P, et al. Corkscrew hair: A new dermoscopic sign for diagnosis of tinea capitis in black children. Arch Dermatol. 2011; 147: 355–6.

[9] Rudnicka L, Rakowska A, Kerzeja M, et al. Hair shafts in trichoscopy: Clues for diagnosis of hair and scalp diseases. Dermatol Clin. 2013; 31(4): 695–708.

[10] Miteya M, Tosti A. Hair and scalp dermatoscopy. J Am Acad Dermatol. 2012; 67(5): 1040–8.

[11] Friedlander SF, Pickering B, Cunningham BB, et al. The use of the cotton swab method in diagnosing tinea capitis. Pediatrics. 1999; 104: 276–9.

[12] Salkin IF, Padhye AA, Kemna ME. A new medium for the presumptive identification of dermatophytes. J Clin Microbiol. 1997; 35(10): 2660–2.

[13] Ninet B. Identification of dermatophyte species by 28S ribosomal DNA sequencing with a commercial kit. J Clin Microbiol. 2003; 41: 826–30.

[14] Bergmans AM. Evaluation of a single–tube real–time PCR for detection and identification of 11 dermatophyte species in clinical material. Clin Microbiol Infect. 2010; 16: 704–10.

[15] Theel ES, Hall L, Mandrekar J, et al. Dermatophyte identification using matrix–assisted laser desorption ionization–time of flight mass spectrometry. J Clin Microbiol. 2011; 49(12): 4067–71.

[16] Bookstaver PB, Watson HJ, Winters SD, et al. Prophylactic ketoconazole shampoo for tinea capitis in a high–risk pediatric population. J Pediatr Pharmacol Ther. 201; 16(3): 199–203.

[17] Mirmirani P,Tucker LY.Epidemiologic trends in pediatric tinea capitis: A population-based study from Kaiser Permanente Northern California. J Am Acad Dermatol. 2013; 69(6): 916–21.

[18] Tey HL, Tan AS, Chan YC. Meta–analysis of randomized, controlled trials comparing griseofulvin and terbinafine in the treatment of tinea capitis. J Am Acad Dermatol. 2011; 6: 663–70.

[19] Gupta AK, Sauder DN, Shear NH. Antifungal agents: An overview. Part I. J AmAcadDermatol. 1994; 30(5 Pt 1): 677–98.

[20] Friedlander SFF. The evolving role of itraconazole, fluconazole, and terbinafine in the

treatment of tinea capitis. Pediatr Infect Dis J. 1999; 18: 205–10.

[21] Sharpe BA, Smith ML. Investigation into the efficacy of conventional dose griseofulvin for the treatment of tinea capitis. Poster presentation #3: Society for Pediatric Dermatology Annual Meeting, 2000; Santa Fe, NM.

[22] Gan VN, Petruska M, Ginsburg CM. Epidemiology and treatment of tinea capitis: Ketoconazole versus griseofulvin. Pediatr Infect Dis J. 1987; 6(1): 46–9.

[23] Lopez-Gomez S, Del Palacio A, Van Cutsem J, et al. Itraconazole versus griseofulvin in the treatment of tinea capitis: A double-blind randomized study in children. Int J Dermatol. 1994; 33(10): 743–47.

[24] Haroon TS, Hussain I, Aman S, et al. A randomized doubleblind comparative study of terbinafine and griseofulvin in tinea capitis. J Dermatol Treat. 1995; 6: 167–9.

[25] Gupta AK, Adam P, Dlova N, et al. Therapeutic options for the treatment of tinea capitis caused by Trichophyton species: Griseofulvin versus the new oral antifungal agents, terbinafine, itraconazole, and fluconazole. Pediatr Dermatol. 2001; 18(5): 433–8.

[26] Fuller LC, Smith CH, Cerio R, et al. A randomized comparison of 4 weeks of terbinafine versus 8 weeks of griseofulvin for the treatment of tinea capitis. Br J Dermatol. 2001; 144: 321–7.

[27] Lipozencic J, Skerlev M, Orofino-Costa R, et al. A randomized, double-blind, parallel-group, duration-finding study of oral terbinafine and open-label, high-dose griseofulvin in children with tinea capitis due to Microsporum species. Br J Dermatol. 2002; 146(5): 816–23.

[28] Pickering L, editor. In: Red Book: 2012 Report of the Committee on Infectious Diseases. 29th ed. Elk Grove, IL: American Academy of Pediatrics. 2012.

[29] Elewski BE, Cáceres HW, DeLeon L, et al. Terbinafine hydrochloride oral granules versus oral griseofulvin suspension in children with tinea capitis: Results of two randomized, investigator-blinded, multicenter, international, controlled trials. J Am Acad Dermatol. 2008; 59(1): 41–54.

[30] Ryder NS. Terbinafine: Mode of action and properties of the squalene epoxidase inhibition. Br J Dermatol. 1992; 126 (Suppl 39): 2–7.

[31] Zehender H, Denouel J, Faergemann J, et al. Elimination kinetics of terbinafine from human plasma and tissues following multiple-dose administration, and comparison with 3 main metabolites. Drug Invest. 1994; 8: 203–10.

[32] Friedlander SF, Skerlev M, Lipozencic J, et al. Terbinafine dose and complete cure rate in tinea capitis. Poster presentation #436: American Academy of Dermatology 61st Annual Meeting, 21–26, 2003; San Francisco, CA.

[33] Gupta AK, Adam P. Terbinafine pulse therapy is effective in tinea capitis. Pediatr Dermatol. 1998; 15: 66–8.

[34] Dragos V, Lunder M. Lack of efficacy of 6-week treatment with oral terbinafine for tinea capitis due to Microsporum canis in children. Pediatr Dermatol. 1997; 14: 46–8.

［35］Gupta AK, Drummond-Main C. Meta-analysis of randomized, controlled trials comparing particular doses of griseofulvin and terbinafine for the treatment of tinea capitis. Pediatr Dermatol. 2013; 30(1): 1-6.

［36］Faergemann J, Zehender H, Millerioux L. Levels of terbinafine in plasma, stratum corneum, dermis-epidermis (without stratum corneum), sebum, hair and nails during and after 250 mg terbinafine orally once daily for 7 and 14 days. Clin Exp Dermatol. 1994; 19(2): 121-6.

［37］Ajit C, Suvannasankha A, Zaeri N, Munoz SJ. Terbinafineassociated hepatotoxicity. Am J Med Sci. 2003; 325(5): 292-5. Review.

［38］Haria M, Bryson HM, Goa KL. Itraconazole. A reappraisal of its pharmacological properties and therapeutic use in the management of superficial fungal infections. Drugs. 1996; 51 (4): 585-620. Review. Erratum in: Drugs. 1996; 52(2): 253.

［39］Lleyden J. Pharmacokinetics and pharmacology of terbinafine and itraconazole. J Am Acad Dermatol. 1998; 38(5 pt 3): S42-7. Review.

［40］Mohrenschlager M, Schnopp C, Fesq H et al. Optimizing the therapeutic approach in tinea capitis of childhood with itraconazole. Br J Dermatol. 2000; 143(5): 1011-5.

［41］Gupta AK, Ginter G. Itraconazole is effective in the treatment of tinea capitis caused by Microsporum canis. Pediatr Dermatol. 2001; 18(6): 519-22.

［42］Ginter-Hanselmayer G, Smolle J, Gupta A. Itraconazole in the treatment of tinea capitis caused by Microsporum canis: Experience in a large cohort. Pediatr Dermatol. 2004; 21(4): 499-502.

［43］Gupta AK, Solomon RS, Adam P. Itraconazole oral solution for the treatment of tinea capitis. Br J Dermatol. 1998; 139 (1): 104-6.

［44］Abdel-Rahman SM, Powell DA, Nahata MC. Efficacy of itraconazole in children with Trichophyton tonsurans tinea capitis. J Am Acad Dermatol. 1998; 38(3): 443-6.

［45］Wildfeuer A, Faergemann J, Laufen H, et al. Bioavailability of fluconazole in the skin after oral medication. Mycoses. 1994; 37: 127-30.

［46］Solomon BA, Collins R, Sharma R, et al. Fluconazole for the treatment of tinea capitis in children. J Am Acad Dermatol. 1997; 37(2 Pt 1): 274-5.

［47］Gupta AK, Dlova N, Taborda P, et al. Once weekly fluconazole is effective in children in the treatment of tinea capitis: A prospective, multicentre study. Br J Dermatol. 2000; 142 (5): 965-8.

［48］Valari M, Iordanidou A, Raftopoulou A, et al. Fluconazole in the treatment of pediatric tinea capitis caused by Microsporum canis. Drugs Exp Clin Res. 2002; 28(4): 161-4.

［49］Foster KW, Friedlander SF, Panzer H, et al. A randomized trial assessing the efficacy of fluconazole in the treatment of pedratric tinea capitis. JAA. 2005; 53(5): 798-809.

［50］Ghannoum M, Isham N, Sheehan D. Voriconazole susceptibilities of dermatophyte isolates obtained from a worldwide tinea capitis clinical trial. J Clin Microbiol. 2006; 44(7): 2579-80.

［51］Leveque D, Nivoix Y, Jehl F, et al. Clinical pharmacokinetics of voriconazole. Int J Antimicrob Agents. 2006; 27(4): 474–84.

［52］McGinley KJ, Leyden JJ. Antifungal activity of dermatological shampoos. Arch Dermatol Res. 1982; 272(3－4): 339–42.

［53］Greer DL. Successful treatment of tinea capitis with 2% ketoconazole shampoo. Int J Dermatol. 2000; 39(4): 302–4.

［54］Chen C, Koch LH, Dice JE, et al. A randomized, double blind study comparing the efficacy of selenium sulfide shampoo 1% and ciclopirox shampoo 1% as adjunctive treatments for tinea capitis in children. Pediatr Dermatol. 2010; 27(5): 459–62.

［55］Hussein I, Muzafar F, Rashid T et al. A randomized, comparative trial of treatment of kerion celsi with griseofulvin plus oral prednisolone vs. griseofulvin alone. Med Mycol. 1999; 37(2): 97–9.

［56］Ginsburg CM, Gan VN, Petruska M. Randomized controlled trial of intralesional corticosteroid and griseofulvin vs. griseofulvin alone for treatment of kerion. Pediatr Infect Dis J. 1987; 6(12): 1084–7.

［57］Bonifaz A, Gomez-Daza F, Paredes V, et al. Tinea versicolor, tinea nigra, white piedra, and black piedra. Clin Dermatol. 2010; 28(2): 140–5.

［58］Schwartz RA. Superficial fungal infections. Lancet. 2004; 364(9440): 1173–82. Review.

［59］Pontes ZB, Ramos AL, Lema Ede O, et al. Clinical and mycological study of scalp white piedra in the State of Paraiba, Brazil. Mem Inst Oswaldo Cruz. 2002; 97(5): 747–50.

［60］Roselino AM, Seizas AB, Thomazini JA, et al. An outbreak of scalp white piedra in a Brazilian children day care. Rev Inst Med Trop Sao Paulo. 2008; 50: 307–9.

［61］Roman AD, Salvaña EM, Guzman-Peñamora MA, et al. Invasive trichosporonosis in an AIDS patient: Case report and review of the literature. Int J STD AIDS. 2014; 25(1): 70–5.

［62］Fischman O. Black piedra in Brazil. A contribution to its study in Manaus (State of Amazonas). Mycopathol Mycol Appl. 1965; 25: 201–4.

［63］Erer B, Galimbert M, Lucarelli G, et al. Trichosporon beigelii: A life-threatening pathogen in immunocompromised hosts. Bone Marrow Transplant. 2000; 25: 745–9.

［64］Youker SR, Andreozzi RJ, Appelbaum PC, et al. White piedra: Further evidence of a synergistic infection. J Am Acad Dermatol. 2003; 49(4): 746–9.

［65］Ellner KM, McBride ME, Kalter DC, et al. White piedra: Evidence for a synergistic infection. Br J Dermatol. 1990; 123(3): 355–63.

［66］Drake LA, Dinehart SM, Farmer ER, et al. Guidelines of care for superficial mycotic infections of the skin: Tinea capitis and tinea barbae. Guidelines/Outcomes Committee. American Academy of Dermatology. J Am Acad Dermatol. 1996; 34(2 Pt 1): 290–4.

［67］Kiken DA, Sekavan A, Antaya RJ, et al. White piedra in children. JAAD. 2006; 55(6): 956–61.

［68］Gip L. Black piedra: The first case treated with terbinafine (Lamisil). Br J Dermatol.

1994; 130(Suppl 43): 26–8.

[69] Kandphur S, Reddy BS. Itraconazole therapy for white piedra affecting scalp hair. J Am Acad Dermatol. 2002; 47 (3): 415–8.

[70] Chosidow O. Scabies and pediculosis. Lancet. 2000; 355: 819–26.

[71] Centers for Disease Control and Prevention. Parasites: Head lice. Available from http: // www.cdc.gov/parasites/lice/head /epi.html (accessed June 11, 2014).

[72] Angel TA, Nigro J, Levy ML. Infestations in the pediatric patient. Ped Clin North Am. 2000; 47: 921–35.

[73] Mimouni D, Ankol OE, Gdalevich M, et al. Seasonality trends of Pediculosis capitis and Phthirus pubis in a young adult population: Follow–up of 20 years. J Eur Acad Dermatol Venereol. 2002; 16: 257–9.

[74] Canyon DV, Speare R, Muller R. Spatial and kinetic factors for the transfer of head lice (Pediculus capitis) between hairs. J Invest Dermatol. 2002; 119: 629–31.

[75] Frankowski BL, Weiner LB. Head lice. Pediatrics. 2002; 110 (3): 638–43.

[76] Mumcuoglu KY, Klaus S, Kafka D, et al. Clinical observations related to head lice infestation. J Am Acad Dermatol. 1991; 25: 248–51.

[77] Bloomfield D, Adam HM. Head lice. Pediatr Rev. 2002; 23: 34–5.

[78] Mumcuoglu KY, Friger M, Ioffe–Upensky I, et al. Louse comb versus direct visual examination for the diagnosis of head louse infestations. Pediatr Dermatol. 2001; 18: 9–12.

[79] De Maeseneer J, Blokland I, Willems S, et al. Wet combing versus traditional scalp inspection to detect head lice in schoolchildren: Observational study. BMJ. 2000; 321: 1187–8.

[80] Roberts RJ. Head lice. N Engl J Med. 2002; 346(21): 1645–50.

[81] Williams LK, Reichert A, MacKenzie WR. Lice, nits, and school policy. Pediatrics. 2001; 107: 1011–5.

[82] Elston DM. What's eating you? Psocoptera (book lice, psocids). Cutis. 1999; 64: 307–8.

[83] Yoon KS, Gao JR, Lee SH. Permethrin–resistant human head lice, Pediculus capitis, and their treatment. Arch Dermatol. 2003; 139(8): 994–1000.

[84] Burkhart CG, Burkhart CN. Clinical evidence of lice resistance to over–the–counter products. J Cutan Med Surg. 2000; 4: 199–201.

[85] DeBerker D, Sinclair R. Getting ahead of head lice. Australas J Dermatol. 2000; 41: 209–12.

[86] Downs AM, Stafford KA, Hunt LP, et al. Widespread insecticide resistance in head lice to the over–the–counter pediculicides in England, and the emergence of carbaryl resistance. Br J Dermatol. 2002; 146: 88–93.

[87] Picollo MI, Vassena CV, Mougabure Cueto GA, et al. Resistance to insecticides and effect of synergists on permethrin toxicity in Pediculus capitis (Anoplura: Pediculidae) from Buenos Aires. J Med Entomol. 2000; 37: 721–5.

[88] Burkhart CG. Relationship of treatment-resistant head lice to the safety and efficacy of pediculicides. Mayo Clin Proc. 2004; 79(5): 661-6. Review.

[89] Durand R, Bouvresse S, Berdjane Z, et al. Insecticide resistance in head lice: Clinical, parasitological and genetic aspects. Clin Microbiol Infect. April 2012; 18(4): 338-44.

[90] Downs AM, Stafford KA, Harvey I, et al. Evidence for double resistance to permethrin and malathion in head lice. Br J Dermatol. 1999; 141: 508-11.

[91] Meinking TL, Serrano L, Hard B, et al. Comparative in vitro pediculicidal efficacy of treatments in a resistant head lice population in the United States. Arch Dermatol. 2002; 138: 220-4.

[92] Permethrin. In: Physicians' Desk Reference. Montvale, NJ: Medical Economics, 2000; 497, 767, 3167.

[93] Meinking TL, Taplin D. Advances in pediculosis, scabies and other mite infestations. Adv Dermatol. 1990; 5: 131-50.

[94] Burgess IF, Peock S, Brown CM, et al. Head lice resistant to pyrethroid insecticides in Britain. BMJ. 1995; 311: 752.

[95] Picollo MI, Vassena CV, Mougabure Cueto GA, et al. Resistance to insecticides and effects of synergists on permethrin toxicity in Pediculus capitis (Anoplura: Pediculidae) from Buenos Aires. J Med Entomol. 2000; 37: 721-5.

[96] Mumcuoglu KY, Miller J, Gofin R, et al. Epidemiological studies on head lice infestations in Israel. Parasitological examinations of children. Int J Dermatol. 1990; 29: 502-6.

[97] Durand R1, Bouvresse S, Berdjane Z, et al. Insecticide resistance in head lice: Clinical, parasitological and genetic aspects. Clin Microbiol Infect. April 2012; 18(4): 338-44.

[98] Yoon KS, Previte DJ, Hodgdon HE, et al. Knockdown resistance allele frequencies in North American head louse (Anoplura: Pediculidae) populations. J Med Entomol. 2014; 51(2): 450-7.

[99] Jones KN, English JC. Review of common therapeutic options in the United States for the treatment of Pediculosis capitis. Clin Infect Dis. 2003; 36: 1355-61.

[100] Quarterman M, Lescher J. Neonatal scabies treated with permethrin 5% cream. Pediatr Dermatol. 1994; 11: 264-6.

[101] Meinking T. Infestations. Curr Prob Dermatol. 1999; 11: 73- 120.

[102] Craig W, Chesney P, Cobbs C, et al. Pyrethrins and piperonyl butoxide. In: Allen L, Ambrosio T, Amerson A, et al, editors. Drug Information for the Health Care Professional. Rockville, MD: United States Pharmacopeial Convention. 1998; 2458-50.

[103] Hemingway J, Miller J, Mumcuoglu K. Pyrethroid resistance mechanisms in the head louse Pediculus capitis from Israel: Implications for control. Med Vet Entomol. 1999; 13: 89-96.

[104] Picollo MI, Vassena CV, Casadio AA, et al. Laboratory studies of susceptibility and resistance to insecticides in Pediculus capitis (Anoplura; Pediculidae). J Med Entomol. 1998; 35: 814-7.

［105］Meinking TL, Entzel P, Villar ME, et al. Comparative efficacy of treatments for pediculosis capitis infestations. Update 2000. Arch Dermatol. 2001; 137: 287–92.

［106］Burgess I, Peock S, Brown C, et al. Head lice resistant to pyrethroid insecticides in Britain [letter]. Br Med J. 1995; 311: 752.

［107］Taplin D, Castillero PM, Spiegel J, et al. Malathion for treatment of Pediculus humanus var capitis infestation. JAMA. 1982; 247: 3103–5.

［108］Malathion. In: Physicians' Desk Reference. Montvale, NJ: Medical Economics. 2003; 1925–6.

［109］Abramowicz M. Malathion for treatment of head lice. Med Lett Drugs Ther. 1999; 41: 73–4.

［110］Idriss S, Levitt J. Malathion for head lice and scabies: Treatment and safety considerations. J Drugs Dermatol. August 2009; 8(8): 715–20.

［111］Dodd C. Interventions for treating head lice (Cochrane Review). Cochrane Database Syst Rev. 2001; (3): CD 001165 flip.

［112］Lindane. In: Physicians' Desk Reference. Montvale, NJ: Medical Economics. 2000; 504–5.

［113］Meinking TL, Taplin D. Safety of permethrin vs. lindane for the treatment of scabies. Arch Dermatol. 1996; 132: 959–62.

［114］Franz TJ, Lehman PA, Franz SF, et al. Comparative percutaneous absorption of lindane and permethrin. Arch Dermatol. 1996; 132: 901–5.

［115］Maunder JW. Resistance to organochlorine insecticides in head lice and trials using alternative compounds. Community Medicine 1979: 125(2): 27–9.

［116］Meinking TL, Serrano L, Hard B, et al. Comparative in vitro pediculicidal efficacy of treatments in a resistant head lice population in the United States. Arch Dermatol. 2002; 138 (2): 220–4.

［117］Ivermectin. In: Physicians' Desk Reference. Montvale, NJ: Medical Economics. 2000; 1886.

［118］Pariser D, Meinking T, Bell M, et al. Topical 0.5% ivermectin lotion for treatment of head lice. N Engl J Med. 2012; 367: 1687–93.

［119］Strycharz JP, Yoon KS, Clark JM. A new ivermectin formulation topically kills permethrin-resistant human head lice (Anoplura: Pediculidae). J Med Entomol. 2008; 45: 75–81.

［120］Strycharz JP, Berge NM, Alves AM, et al. Ivermectin acts as a posteclosion nymphicide by reducing blood feeding of human head lice (Anoplura: Pediculidae) that hatched from treated eggs. J Med Entomol. 2011; 48: 1174–82.

［121］Burkhart CN, Burkhart CG. Another look at ivermectin in the treatment of scabies and head lice. Int J Dermatol. 1999; 38(3): 235.

［122］Glaziou P, Nguyen L, Moulia-Pelat J, et al. Efficacy of ivermectin for the treatment of head lice (pediculosis capitis). Trop Med Parasitol 1994; 45: 253–4.

［123］Chosidow O, Giraudeau B, Cottrell J, Izri A, Hofmann R, Mann SG, Burgess I. Oral ivermectin versus malathion lotion for difficult to treat head lice. N Engl J Med. 2010; 362: 896–905.

［124］McCormack PL. Spinosad: In pediculosis capitis. Am J Clin Dermatol. 2011; 12(5): 349–53.

［125］Cole SW and Lundquist LM. Spinosad for treatment of head lice infestation. Ann Pharmacother. 2011; 45(7–80): 954–9.

［126］Stough D, Shellabarger S, Quiring J, Gabrielsen A. Efficacy and safety of spinosad and permetherin cr è me rinses for pediculosis capitis. Pediatrics. 2009; 124(3): e389–95.

［127］Benzyl alcohol lotion for head lice. Med Lett Drugs Ther. 2009; 51(1317): 57–8.

［128］Meinking TL, Villar ME, Vicaria M, et al. The clinical trials supporting benzyl alcohol lotion 5%: A safe and effective topical treatment for head lice. Pediatr Dermatol. 2010; 27: 19–24.

［129］Hipolito RB, Mallorca FG, Zuniga–Macaraig ZO, et al. Head lice infestation: Single drug versus combination therapy with one percent permethrin and trimethoprim-sulfamethoxazole. Pediatrics. 2001; 107: E30.

［130］Burgess IF. Head lice. Clin Evid. (Online) 2011, 16: 2011.

［131］Akisu C, Delibas SB, Aksoy U. Albendazole: Single or combination therapy with permethrin against pediculosis capitis. Pediatr Dermatol. 2006; 23(2): 179–82.

［132］Maunder JW. Clinical and laboratory trials employing carbaryl against the human head louse, Pediculus humanus capitis (De Geer). Clin Exp Dermatol. 1981; 6: 605–12.

［133］Burkhart C, Burkhart C, Burkhart K. An assessment of topical and oral prescriptions and over–the–counter treatments for head lice. J Am Acad Dermatol. 1998; 6: 979–82.

［134］Karacic I, Yawalker SJ. A single application of crotamiton lotion in the treatment of patients with pediculosis capitis. Int J Dermatol. 1982; 21: 611–3.

［135］Burgess IF, Brunton ER, Burgess NA. Clinical trial showing superiority of a coconut and anise spray over permethrin 0.43% lotion for head louse infestation. Eur J Pediatr. 2010; 169: 55–62.

［136］Barker SC, Altman PM. An ex vivo, assessor blind, randomized, parallel group, comparative efficacy trial of the ovicidal activity of three pediculicides after a single application–melaleuca oil and lavender oil, eucalyptus oil and lemon tea tree oil, and a "suffocation" pediculicide. BMC Dermatol. 2011; 11: 14.

［137］Barker SC and Altman PM. A randomized, assessor blind, parallel group comparative efficacy trial of three products for the treatment of head lice in children – melaleuca oil and lavender oil, pyrethrins and piperonyl butoxidem and a "suffocation" product. BMC Dermatol. 2010 10: 6.

［138］MeinkingT. Infestations. Curr Prob Dermatol. 1999; 11: 73–120.

［139］Henley DV, Lipson N, Korach KS, Bloch CA. Prepubertal gynecomastia linked to lavender and tea tree oils. N Engl J Med. 2007; 356(5): 479–85.

[140] Pearlman DL. A simple treatment for head lice: dry-on, suffocation-based pediculicide. Pediatrics. 2004; 114(3): e275-9.

[141] Roberts RJ, Burgess IF. New head lice treatments: Hope or hype? Lancet. 2005; 365: 8-10.

[142] Greive KA, Lui AH, Barnes TM, et al. A randomized, assessor-blind, parallel-group multicenter, phase IV comparative trial of a suffocant compared with malathion in the treatment of head lice in children. Australas J Dermatol. 2010; 51(3): 175-82.

[143] Burgess IF. The mode of action of dimethicone 4% lotion against head lice, Pediculus capitis. BMC Pharmacol. 2009; 9: 3.

[144] Burgess IF, Brunton ER, Burgess NA. Single application of 4% dimethicone liquid gel versus two applications of 1% permethrin crème rinse for treatment of head louse infestation: A randomized controlled trial. BMC Dermatol. 2013; 13: 5.

[145] Resnik KS. A non-chemical therapeutic modality for head lice. J Am Acad Dermatol. 2005; 52(2): 374.

[146] Hansen RC, Working Group on the Treatment of Resistant Pediculosis. Guidelines for the treatment of resistant pediculosis. Contemp Pediatr. 2000; 17(Suppl): 1-10.

[147] Williams LK, Rechert A, MacKenzie WR, et al. Lice, nits, and school policy. Pediatrics. 2001; 107: 1011-5.

[148] Mathias RG, Wallace JF. Control of head lice: Using parent volunteers. Can J Public Health. 1989; 89: 461-3.

[149] Clore ER, Longyear LA. Comprehensive pediculosis screening programs for elementary schools. J Sch Health. 1990; 60: 212-4.

[150] Donnelly E, Lipkin J, Clore ER, et al. Pediculosis prevention and control strategies of community health and school nurses: A descriptive study. J Commun Health Nurs. 1991; 8: 85-95.

[151] Elston DM. Controversies concerning the treatment of lice and scabies. J Am Acad Dermatol. 2002; 46: 794-6.

[152] Burgess IF, Brunton ER, French R, et al. Prevention of head louse infestation: A randomized, double-blind, crossover study of a novel concept product, 1% 1,2-octanediol spray versus placebo. BMJ. Open 2014; 4: e004634.

第二十二章　医生和获取脱发相关信息的来源

Amy J. McMichael 和 Abby C. Ellison

> **要点**
> ·疾病状态信息
> ·教育与支持
> ·头发假体的资金补助问题
> ·研究

第一节　引　言

对于患者、家庭和医生来讲，脱发的管理和治疗具有挑战性，且往往令人沮丧。缺乏头发和头皮疾病的相关诊断治疗信息以及缺乏相关了解，就会导致医疗干预措施有限和疗效不佳，这往往会加重患者的沮丧悲观情绪。很多虽然可以简单地通过互联网获取相关信息，但是通过一个医学主题简单地进行搜索，却无法保证获取到的信息是真实的、有用的。皮肤科医生是获取信息的最佳途径之一，从皮肤科医生那里可获取到最新的最科学的相关信息，这些信息不局限于医学问题。脱发不仅仅是一个医学问题，了解影响生活质量的压力也是导致脱发的原因之一，也能够有效地帮患者缓解压力。

脱发除了有身体上的问题外，往往会带来巨大的心理和社会压力。脱发会让患者抑郁、焦虑甚至产生自杀的想法。脱发者及其家人往往会有各种感受和沮丧。该疾病会导致产生下列反应：

·孤独和隔离
·失落和悲伤
·害怕别人发现自己有秃发问题
·害怕别人发现自己戴发套
·悲伤和抑郁
·绝望
·愤怒
·尴尬
·愧疚或自责自己怎么能得这种病
·由于脱发对家人和所爱之人带来的影响感到愧疚

·找到一种治疗方法或治愈方法感到兴奋癫狂不已（走到了另外一个极端）

·父母可能会感觉到愧疚，因为担心自己将脱发这个疾病遗传给孩子

·无法治疗孩子的疾病或是缓解孩子的痛苦，父母为此会感到绝望

·羞耻和愤怒也会影响兄弟姐妹和其他家庭成员的生活

　　脱发往往通过咨询和支持服务会受益，了解到脱发的不仅仅有自己，其他人也有可能患有该疾病，自己并不孤单，这样会感到安慰。为了能够更好地对脱发进行管理，人们需要对医生、患者、公众能够接触到的脱发信息和支持来源有所了解。需要了解权威机构提供的各种服务和材料信息，获得这些资源的方法，最终为患者提供优质的医疗服务，改善结果。本章会讨论脱发相关的信息来源，包括疾病状态信息、教育与支持、头发假体的补助问题和研究（见表22.1）。

表 22.1　各种资源小结

美国皮肤病学会 （American Academy of Dermatology，AAD）	www.aad.org
澳大利亚毛发研究协会 （Australasian Hair and Wool Research Society）	www.ahwrs.org.au（1-866-503-7546）
美国国家斑秃基金会 （National Alopecia Areata Foundation，NAAF）	www.carfintl.org（303 West State Street, Geneva, Illinois, USA 1-310-801-3450 info@carfintl.org）
欧洲毛发研究协会 （European Hair Research Society）	www.ehrs.org
国际头发修复外科学会 （International Society of Hair Restoration Surgery，ISHRS）	www.ishrs.org（303 West State Street, Geneva, Illinois, USA 1-800-444-2737 info@ishrs.org）
一缕关爱（Locks of Love）	www.locksoflove.org（234 Southern Boulevard, West Palm Beach, Florida, USA 1-888-896-1588 info@locksoflove.org）
美国国家斑秃基金会 （National Alopecia Areata Foundation，NAAF）	www.naaf.org（65 Mitchell Boulevard, Suite 200B, San Rafael, California, USA 1-415-250-7883 info@naaf.org）
北美毛发研究协会 （The North American Hair Research Society，NAHRS）	www.nahrs.org

第二节　疾病现状

　　疾病状态信息来源包括美国皮肤病学会、美国国家斑秃基金会、各种科研组织以及支持组织。

一、美国皮肤病学会

　　美国皮肤病学会（American Academy of Dermatology，AAD）能够为医生和患者提供

大量相关信息。AAD 全球医生会员人数 17 000 人，为皮肤、毛发、指甲的诊断、药物治疗、手术治疗、美容治疗的进步不断做出努力，同时为皮肤、毛发、指甲的终身健康提供支持和促进服务。

AAD 出版了有关各种脱发疾病（包括斑秃）的小册子，可供医生和患者使用，同时还有脱发的相关文章。可供医生和患者查阅。AAD 会员会为医生和患者提供转诊服务。能够为脱发提供的转诊服务包括国际头发重建外科学会（International Society of Hair Reconstruction Surgery，ISHRS）、衰老皮肤网（AgingSkinNet）以及由 AAD 主办的在线综合服务平台（comprehensive online service）。这个平台针对性地解决人们可能会遇到的皮肤和毛发的衰老问题。另外，还包括皮肤健康应用软件（Skin Advocate），这个软件是皮肤病学研究学会（Society for Investigative Dermatology）开发的，旨在帮助皮肤病或脱发患者与相关支持机构进行联系。

二、美国国家斑秃基金会

美国国家斑秃基金会（National Alopecia Areata Foundation，NAAF）能够为医生和患者提供各种资源和服务。该基金会是在 Dr. Vera Price 的指导下于 1981 年建立，是目前人数最多、影响力最大、最具有代表性的斑秃基金会。NAAF 会为科研提供资金，寻找治疗斑秃患者的方法或可接受的治疗方法，为斑秃患者提供支持服务，并为大众教育咨询服务。

NAAF 会以小册子、学校和美容指南和儿童 DVD 的形式为斑秃的成人和儿童、普通医生、精神病医生和教育工作者提供信息和材料。NAAF 旗下还有一个互动的综合性网站，含有医学科研的最新信息、临床试验、整容外科、倡议、支持、视检、每月电子新闻更新、制作并发表季度通信、通过社交媒体进行互动以及为患者转诊提供国际性指导服务。

NAAF 对定期对发表的科研文章进行分析，并与医生进行分享最近医学紧张，对可能适用于患者的各种疗法和支持服务通过科研期刊分享给相关人士，并参加出席专业医学会议。NAAF 的职责包括提高公众对斑秃的认识，为立法机构领导人提供教育咨询服务，影响有关研究资金、医疗保险以及与脱发有关的其他事项的立法。

三、瘢痕性脱发研究基金会

瘢痕性脱发研究基金会（Cicatricial Alopecia Research Foundation，CARF）是另外一个与瘢痕性脱发有关的著名的权威机构。CARF 的职责包括为科研筹集资金，以找到更好的治疗方法，为斑秃患者提供支持，教育咨询服务，以及对脱发相关疾病进行宣传，提高公众认识。CARF 对定期对发表的科研文章进行分析，使其研究处于最新状态，参加专业医学会议，分享最新的研究最新情况。CARF 于 2005 年开始举办国际回忆，每两年举办一次。CARF 还针对医疗卫生工作者出版了两本小册子，可以将其提供给瘢痕性脱发患者。

第三节　患者教育与支持

一、美国国家斑秃基金会

美国国家斑秃基金会（NAAF）除了提供各种信息和教育资源外，还会为患者、家人和朋友提供心理支持服务。NAAF具有一个由当地支持志愿者组成的国家性网络系统，每年举办一次会议（包括为期4天的儿童夏令营）、通过留言板论坛和笔友计划与联系以及NAAF办公室接听日常电话和通过电子邮件进行交流。

二、瘢痕性脱发研究基金会

瘢痕性脱发研究基金会（Cicatricial Alopecia Research Foundation，CARF）除了上文提到的提供各种信息和教育资源外，还会提供通信和本地支持，在CARF会提供最近的脱发信息和资源，包括新闻、更新信息、相关研究的链接。另外，CARF还会为医生和患者一年举办两次会议，让其聚集到一起，分享诊疗经验以及讨论最近的研究。

三、国际头发修复外科学会

国际头发修复外科学会（International Society of Hair Restoration Surgery，ISHRS）在脱发治疗和恢复方面在世界前列，在全球范围内的70个国家有1200多名会员。该学会致力于通过高标准促进医疗实践、医学伦理、头发恢复科研，让患者治疗结果越来越好。ISHRS还会为头发移植手术专业的医生提供继续医学教育，为雄激素性脱发患者提供最新的药物治疗和手术治疗信息，可以免费下载手册（具有多种语言）。

四、头发假体的资金补助问题

对于很多头发疾病来讲，发套很重要，患者戴上发套后，会感觉到自己在外表上与他人没有什么差别。很多人在选择发套时，会努力尽量匹配自己原来的发型和颜色，而有些人会更激进，选择与自己天然头发完全不同风格的发套。不管选择何种发套，大多数人都会选择看起来自然、比较舒适，且价格合适的发套或发批。目前制作、销售或分销发套的公司和组织已经有几家了，对于脱发严重的，可以去购买。一缕关爱（Locks of Love）是为脱发孩子提供假发的一个比较有名的组织。NAAF为资金不够的各个年龄段的斑秃患者提供经济援助，帮助这类人群来购买假发。

五、一缕关爱

一缕关爱（Locks of Love）是一个非营利公共组织，为年龄在21岁以下的经济困难的脱发者提供头发假体，这类人群如果患有慢性脱发问题，根据情况，可免费或是用较少的钱获得一个头发假体。一缕关爱这个组织会用捐赠的头发制作出高质量的头发假体，提供给经济困难的孩子。接受一缕关爱假体的孩子大多患有斑秃或是因化疗而脱发。一缕关爱这样做的目的是恢复孩子原有的样貌，重新建立起自信。一缕关爱这个组织于1997年建立，每年帮助数千名美国和加拿大的孩子。想申请获取头发假体，可以到一缕关爱进行申请，并根据说明进行操作。

六、NAAF阿斯科特基金与市场

NAAF阿斯科特基金（Ascot Fund）是以一个资助项目，帮助那些经济困难的斑秃人购买到高质量的头发假体。自从该项目于2004年建立以来，数百名男性、女性和儿童得到资金援助，购买到了他们本来负担不起的头发假体。NAAF网站有一部分称为"斑秃市场"的内容，该版块主要是帮助斑秃患者找到难以寻找和急需的假体，提高日常生活品质。在这个网站上有NAAF批准的很多商家，里面有头发假体的链接，点进去就可以看到各种头发产品和资源，这样患者就可以回家，以安全隐秘性较强的方式购买头发假体。斑秃市场上产品种类很多，包括发套、围巾、头巾、帽子等。

第四节 毛发研究机构

一、北美毛发研究协会

目前已经有几个完善的研究协会，为医生和患者提供资源。北美毛发研究协会（The North American Hair Research Society，NAHRS）就是其中一个。该研究协会于1990年成立，是一些皮肤病学家出于想进一步研究毛发疾病的目的而建立的。

北美毛发研究协会这个非营利组织聚集了临床医生和基础医学专家，通过合作，进一步了解头发疾病。你可以从北美毛发研究协会网站上了解到有关头发研究的最近消息、事件和最新出版物。目前该网站上还有为年轻研究员或临床医生提供导师计划。该研究协会还会为头发生物学、头发生长和头发疾病方面的研究人员提供科研"种子"资金。

该研究协会每年举办两次会议，在美国皮肤学会（American Academy of Dermatology）和皮肤病学研究学会（Society for Investigative Dermatology）举办。北美毛发研究协会还每两年参加一次国际会议——国际头发学术大会，与全球同行讨论头发疾病的研究进展情况。参加这种国家会议的协会除了北美毛发研究协会，还包括欧洲毛发研究协会、韩国毛发研究协会、印度毛发研究协会、澳大利亚毛发研究协会和日本毛发研究协会。这种国家会议是毛发疾病研究方面的最大型的会议，在会议上会展示研究进展，并将其发表在同行评审期刊上。国际头发学术大会（International Conference of Hair Research）由亚洲国家、北美洲国家和澳大利亚轮流主办。

二、斑秃治疗发展计划

2010年，NAAF启动了斑秃治疗发展计划（Alopecia Areata Treatment Development Program，TDP），旨在促进科研和寻找治疗斑秃的方法。自20世纪90年代以来，NAAF举办了多次研究峰会，发现最新的科学进展，为最关键、回报率高的研究项目投资提供途径。目前关注的重点从基础研究发现中，挖掘出可能目标——尤其是免疫学方面，与工业界建立伙伴关系，测试FDA批准的针对这些目标患者的治疗方法，并为科研基础设施投资，为后面的临时试验研究提供基础。

TDP的一个重要资源是生物银行和临床试验网络（登记处）的斑秃登记处（Alopecia Areata Registry）。斑秃登记处于2001年成立，其资金支持来自美国国家关节炎、肌肉骨骼和皮肤疾病研究所（National Institute of Arthritis and Musculoskeletal and Skin Diseases），基金项目编号为HHSN268200682279C。斑秃登记处目前是世界上斑秃数据和DNA样本最丰富的机构。2012年，NAAF接管了斑秃登记处的财务和管理责任，人数继续增加。斑秃登记处资源丰富，有助于推动斑秃基础、临床和转化研究。对斑秃研究感兴趣的研究人员能够很容易地获得斑秃登记处的相关文献，有助于加快研发出安全有效的斑秃疗法。斑秃患者也可以了解更多有关斑秃登记处的信息，并可以在www.naaf.org/registry.这个网站注册，了解相关信息。

三、临床试验研究

目前有关脱发的试验研究有多种，有当地的，也有国家的。虽然患者是否参与这类研究不做强制要求，但是，通过这些临床试验研究，患者可以了解治疗方法的效果，或通过参与这些研究，可以增加人类毛发和头皮疾病方面的知识。有些大学项目与脱发方面的皮肤病学研究有关联，可以联系这些大学项目来参与临床试验研究。NAAF 和 CARF 创办时间较长，目前还资助脱发方面的科研项目，以便进一步了解毛发和头皮疾病，对临床试验研究的宣传工作已经筹备完毕，这有助于招募试验对象。NAAF 可以通过斑秃登记处的临床试验网站和各种外联渠道（包括社交媒体、网站、电子邮箱）快速地告知患者有关临床试验研究的相关情况，并招募试验对象，进行选择，选择好后，通过邮件的方式告知患者，并将相关资料送往斑秃登记处的数据库。ClinicalTrials.gov 这个网站会定期更新有关人类志愿者参与联邦和私人资助的临床研究信息。ClinicalTrials.gov 这个网站你可以查看到有关临床试验研究的目的，参加者的资格等，如果需要了解更多的详细信息，你可以通过网站上提供的地址和电话进行咨询。建议综合参考网站上的信息和医生提供的信息。

第二十三章 脱发诊治思路

Kimberly S. Salkey 和 Lynne J. Goldberg

> **要点**
> ·任何类型的脱发，无论程度如何，都会对患者的自尊和生活质量产生重大影响。
> ·详细了解患者的疾病史和治疗史，对于正确做出诊断非常重要，只有这样做，才能与感同身受。
> ·对患者进行头皮检查时要彻底，需要检查头皮和其他毛发覆盖部位的毛发密度和分布，以及是否有炎症。
> ·头发分开宽度检测法是诊断女性型脱发的一种好方法，女性型脱发是女性弥漫性脱发最常见的一种类型。
> ·毛发镜检是诊断非瘢痕性脱发和瘢痕性脱发的临床辅助检查法，效果好。
> ·与患者讨论的最重要的内容是对患者提供教育咨询服务，这样有助于为患者制定切合实际的治疗目标。

第一节 引 言

……

这是一个普通的在医院上班的日子，你走到下一个检查室，发现有一名 32 岁的女性患者，她看起来很焦虑，称自己有脱发问题。该女性旁边的婴儿车内还有一个 9 个月大的婴儿。她还带着从网上打印的一沓资料以及两包护发产品和补充剂，称产品都是自己的朋友、家人和美容师推荐的。患者表示在过去 6 个月，头发大量脱落。一直为自己有一头美丽的头发感到自豪，一想到头发会掉光，就感到很害怕恐慌。除了大量掉头发外，她没有其他身体问题，家里人除了她之外，其他人都没有脱发的困扰。虽然她的家庭医生想安慰她，但是医生对她的脱发不是很重视，只是简单地看一下头皮。美发师给她推荐了一款价格昂贵的洗发水，但使用后，脱发并没有得到改善。对于她来说，其中一个好消息就是她请到假了，预约来看医生，且有一天的时间来陪伴孩子。

在见到皮肤科医生之前，很多脱发者已经克服了很多障碍。很可能他们不只看过一个医生，有些医生知道如何处理，而有些医生根本不知道如何处理。患者求助过所有可能的方法，可能做过血检，但这种检查无法让他们知晓自己脱发的原因。也可能与你办公室的其他同事通过电话咨询过，可以进行转诊，根据同事提供的信息，请好假，安排好时间，驾车来就诊，路上可能还遇到过堵车和停车问题，或是乘坐交通工具来这里就诊。患者来诊所的一路上可能遇到很多问题，对于患者来讲非常难，他们可能会非常的焦虑。

由于每位患者的情况具有独特性，本章介绍了一个框架，让读者明白如何为每位患者提供针对性较强的诊疗服务。这个框架包括病史和体格检查的重点、是否需要做活检、有效交流的方式以及安抚的方法。希望通过本章的学习，医生能够了解脱发方面的相关知识，提高患者在脱发方面诊断的自信，为患者提供教育咨询服务，提高满意度。

第二节　为诊疗做准备

为了提高医生的同理心，医生需要了解脱发对患者生活质量带来的影响。在我们现在这个社会，一个人的头发会传达很多信息。不管对与错，头发可能会说明一个人的健康状况、社会地位、智力和年龄。根据弗洛伊德的理论，头发可表明一个人的虚荣、生殖力和活力，失去了头发也象征着失去了这些力量。在今天的非裔美国人群体中，头发尤其象征了身份形象。根据 2011 年发布的一个报告，在美国，黑头发产品的市场额达到近 100 亿美元。

虽然头发很重要，但是有关脱发对生活质量的影响的数据却很少。2005 年 9 月，Hunt 及其同事发表了一篇有关脱发对心理影响的文献综述[2]。他们对从 1980 年开始的 34 个研究进行了分析，发现脱发患者很容易患上抑郁、焦虑、自卑等心理疾病。另外，有 40% 的脱发患者还会有婚姻问题，63% 的有职业问题。

了解患者对脱发的了解也有助于提供合适的诊疗服务。患者认为自己脱发的程度要比临床医生认为的严重得多。另外，生活质量与脱发的严重程度之间的关系比医生评估的更紧密。Reid 和他的同事在 2011 年的一项研究中证实了一点，这项研究对象是患有斑秃、休止期脱发和雄激素性脱发的女性[3]。有一项研究对瘢痕性脱发的社会心理影响进行了分析，结果显示，无论疾病的严重程度、是否处于活动期以及持续时间，73.9% 的患者都会因瘢痕性脱发而发生中度至重度的社会心理问题[4]。

由于脱发可能会给患者带来心理上的负担，因此，医生必须花费一定的时间与进行交流。交流时间通常要比普通就诊的时间要长，可能需要两次就诊时间那么长。

脱发就诊时，患者应做好以下准备。首先也是最为重要的一点就是，要将头发上的延长发或其他掩饰用的东西去掉，这样医生才能对患者的病情做出正确估计，然而，往往患者会花很多时间和精力将脱发掩盖过去，看医生时，可能无法做到这一点。有些甚至都不愿意家人看到自己未戴假发的模样。

另外，去看医生时，还要带上之前做过的实验室检查报告或活检报告。有些医生还给提供一个脱发调查问卷，这给了患者机会去整理自己的思路和与脱发相关的事件，见到医生后，能与医生有条理地交谈。

第三节 病 史

采集患者脱发的病史资料很重要。因为脱发治疗难度大，且治疗方法有限，获取完整病史甚至认为是治疗不可缺少的一部分。因为病史采集的过程会为患者提供一个宣泄途径，将自己的情况告知医生，也会把自己的想法告知医生。

一、症状

从患者那里收集对头皮症状的描述很重要。最常见的症状是瘙痒、疼痛和烧灼痛。患者会尽可能明白地告知医生症状的严重程度、发作频次和持续时间，是否有触发因素。患者的症状一般不会很严重，且很少会发现有意义的检查结果。患者对症状的描述就很重要了。Hoss 和 Segal 将这种情况称为头皮感觉迟钝症状[5]。这些患者会感觉到非常痒，且有烧灼感，但头皮检查或活检却无法发现有意义的结果。目前正在研究神经源性炎症在这类中患者的作用。对于这类患者抗抑郁药或加巴喷丁治疗可能有效。

二、头发护理

详细询问患者头发护理方面的问题，有助于获取到非常有价值的信息，这在非裔美国人中尤为重要，因为该人群会有各种各样的发型，可能进行过很多治疗。问题应该包括洗发频次和所使用的护发用品。对于那些使用化学直发剂来达到直发效果的患者来讲，还需要询问头发拉直是在家操作的，还是让发型师操作的。化学直发剂具有腐蚀性，使用具有腐蚀性的物质时，只有美发店有资格操作，不能自己在家操作。还要询问患者是否使用延长发，尤其要询问是否使用过外源性头发（包括来源于人类的头发和人工合成头发），是否通过头发编织法接头发，如果是的话，是用胶粘上去的，还是缝上去的。这些问题很重要，因为患者梳辫子时，头发过紧，是导致中央离心性瘢痕性脱发（CCCA）的重要因素[6]。

三、既往病史

需要询问患者既往史的某些具体方面的问题，这部分问题可能是现病史的一部分。内容包括月经史（如果合适的话）、与脱发有关的疾病史、最近住院史，或是可能导致进行静止期急性脱发的压力事件以及药物使用的情况（包括口服避孕药）。如果患者是女性，还需要询问是否有过停经，如果有的话，需要询问是在什么时候。如果女性还没有绝经，需要询问月经是否每个月都来一次，是否规律，月经周期和月经量如何。如果有月经不调的病史，就应该想到是否有多毛症、面部剃须习惯和痤疮等方面的问题，询问这些问题后，如果发现同时有月经量少和多毛症，提示可能患有多囊卵巢综合征[7]。对于那些周期不规则的，查看是否有贫血史，因为缺铁也会导致脱发[8]。特别注意的是，所有患者都要询问其甲状腺疾病和红斑狼疮病史。

四、药物史

患者就诊时，建议将目前正在服用的所有药物（包括补充剂）都带上。这一点特别重要，因为膳食补充剂的含量差异很大。宣称对"毛发、皮肤和指甲"有好处的各种维生素，一般都会含有生物素，但可能不含有其他维生素和矿物质。有时，患者会摄入多种补充剂，导致摄入的量远远高于 FDA 所推荐的每天摄入水平。水溶性的维生素，多摄入不会对人体造成伤害，但是，脂溶性维生素，多摄入就会在体内累积，导致中毒。尤其是维生素 A，过多摄入后，会导致中毒，这也与脱发有关。

当询问患者的药物使用情况时，如果是女性，尤其要询问口服避孕药服用情况。男性和女性都要询问维生素补充剂和激素补充剂服用情况。某些口服避孕药含有来源于雄激素的孕激素（如左炔诺孕酮），这种激素可能会导致脱发。对于这类患者，只要换一种避孕药就可以改善脱发情况，缓解其焦虑。新型的口服避孕药，其内含有的孕激素实际上具有抗雄激素活性[9,10]。医生还需要考虑女性口服避孕药的时间。如果女性近期开始或是经常重新开始或是停止服用雌激素性补充剂时，女性出现休止期脱发的风险会增加。同样，对于绝经的女性也要询问激素（雌激素、睾酮等）替代疗法的情况。

目前有很多药物都会导致脱发[11]，常见的包括抗凝药、β-受体拮抗剂、锂剂、干扰素和类维生素 A。需要注意药物导致的脱发，很多会问他们服用的药物是否会导致脱发。这方面的信息获取比较难，而有些药物的不良反应就包括不良反应，但这种不良反应通常比较少见。最好是先将导致患者脱发的其他原因通过检查等多种方式排除掉后，再与初级卫生医疗工作者讨论给患者换药的问题。

在问患者目前正在服用哪些药物的同时，还需要询问停服了哪些药物。这对于口服避孕药来讲尤其如此，因为停服口服避孕药后，会导致急性休止期脱发。导致急性休止期脱发的原因包括高热、产后状态以及蛋白/热量严重摄入不足[12]。

五、压力

当询问患者可能导致休止期脱发的压力事件时，不能简单地询问："您生活有压力吗？"事实上，很少有人生活没有压力。往往应该这样询问，您最近是不是发生了与日常生活完全不同的压力事件。很多人会问医生，脱发是否是压力导致的。那么答案是这样的，即脱发并不是压力导致，如果是的话，大部分人都会脱发的。压力与休止期脱发之间关系的文献较少[12]。有一项研究对压力在皮肤病中的作用进行了批判性的分析，结果认为，压力会导致斑秃[13]。目前，在心理神经免疫学领域，压力和脱发的关系仍然是一个研究的热点。

六、家族史

很显然，收集患者完整的脱发家族史很重要。获取这方面信息的一个方式就是简单地询问："你有脱发的家族史吗？"由于患者对脱发的理解可能不一样（发际线向后发展性脱发、头顶脱发），询问时，要具体到家庭的每一个成员。例如，你可以这样询问，"你母亲（父亲或孩子）的头发怎么样？"这样就会让患者仔细想一个每个家庭成员的头发情况，而不是粗略地想一下。这也可能暴露出患者真的不太了解家庭成员某个方面的信息，这样，是不知道家庭成员的头发情况，而不是家庭成员没有脱发的。由于非裔美国人的头发质地有太多种，在询问家庭成员头发情况时，往往会讨论到头发质地方面。重要的是，你询问的是头发的稠密情况，而不是头发的质地或质量。

第四节　脱发检查

脱发检查时，理想的条件是要患者将整个头皮都要暴露出来。让患者坐在检查室中央位置的椅子上，这样，医生就可以从不同角度对患者的整个头部和头发进行检查。坐下来，医生不仅能够很好地观察，而且患者也会处于放松状态，要比坐在检查床上放松得多。

简单地通过观察就能够获得脱发的很多信息。首先要注意观察的是脱发的严重程度和类型，是斑状脱发还是弥散性脱发。如果脱发没有可识别的固定部，就是弥散性脱发，如果秃发限制在某个部位，这个就是斑状秃发。头皮上还可能观察到是弥散性红斑还是局部性红斑，以及是否有丘疹、脓疱、鳞屑等。还需要观察除了头发以外的头部的毛发情况，例如：眉毛、胡须和络腮胡等。需要询问是否注意到眉毛和眼睫毛发生了变化，因为有些人眉毛和眼睫毛本身就比较稀疏。理想情况下，可以对全身的体毛做个检查。最后，需要检查淋巴结是否病变，另外，指甲、趾甲、牙齿和黏膜等也能够提供有用的诊断线索。

一、弥漫性脱发

对于弥散性脱发来讲，检查时，医生应该站在患者身后，做个头发分开宽度评估。这个检查非常简单，虽然医生在熟练操作之前，需要进行一些练习。需要注意的是，如果患者的头发非常短，或是患者的头发缠绕严重，这个检查的难度就会非常大。如果患者是梳着辫子或是有延长发，那么根本无法做该检查。

二、头发分开宽度评估

在进行头发分开宽度评估时，首先要站在患者身后。沿着枕部中线，将患者头发左右分开，观察头发分开后中间那个缝的宽度。是直线还是锯齿状线？中间那个缝宽还是窄？接下来，沿着顶部中线，将头发左右分开，让患者向上看，然后比较枕部头发分开宽度和顶部头发分开宽度。顶部的头发分开宽度是大于枕部，还是相等，还是小于？如果是顶部的头发分开宽度较大，那么很可能是患有女性型脱发（female pattern hair loss，FPHL）[14]。这样，就可以对头发分开宽度进行分级，便于以后治疗效果的评价。有些医生通过眼力观察，就会对头发分开宽度做出评分，然后记录下来，而其他医生喜欢用工具测量宽度，另外有些医生喜欢用照片的方式将宽度下来，对比治疗前后宽度的变化。

有时，脱发范围非常广，枕部和顶部头发分开宽度都增加，且宽度一样，此时就很难判断出脱发类型。有时，头发分开宽度较小，客观指标上来讲，没有脱发问题。常见的原因是本身的头发其密度较高，脱落大量头发后，可能会发现头发分开宽度不会很大，这并不说明没有脱发。头发密度大的要比头发密度小的需要脱落更多的头发，才能观察到头发分开宽度增加。另外，有些头发已经花白，可能会进行染发处理，随着头发生长，新长出的头发还是花白色，对这类人群评估头发分开宽度时，要谨慎。因为花白发的发根与头发分开后中间的那个条带颜色相近，会看错，使头发分开宽度增加。

三、拔发试验

头发分开宽度评价完成后，可继续拔发试验。拔发检查也比较简单，通过一些练习，就可以掌握它。基本的操作方法就是用两个手指在患者头皮附近捏住少量头发，然后顺着头发纵轴方向轻轻向外拔。在正常情况下，很少有头发能够被拔下来。虽然不同文献中，头发正常时，被拔下来的数量是不一样[12,15]，但最重要的是，每次拔头发时，动作要标准，且尽量让每次拔下来的头发数量一致。如果能够很容易地将很多头发拔下来，拔发试验结果就是阳性。如果能够拔下来的头发比较多，需要观察一下毛干近端，查看是否有断裂，是处于静止期（棒状），还是生长初期（更接近于圆柱形）。休止期脱发早期、FPHL 以及急性活动性斑秃时，拔发试验结果为阳性。有些斑秃，毛干近端为锥形，而不是棍棒状时，拔发试验结果也为阳性。活动性瘢痕性脱发、生长初期脱发以及蓬发综合征时，生长初期的毛干也会容易得被拔下来。

当为弥漫性脱发患者做初始检查时，拔发试验应该是一种常规检查，一般需要头皮处随机选择几个部位进行检查，最好是将头皮分为四个象限，每个象限做一次拔发试验。如果患者为斑秃，最好在斑秃周围做拔发试验。

拔发试验在评价治疗效果方面也有价值。活动性瘢痕性脱发经治疗后，拔发试验结果为阳性，提示脱发的风险较大，需要继续治疗。活动性瘢痕性脱发的治疗目标是减少毛囊周围的炎症，缓解症状，减少红斑和鳞屑，抑制毛囊破坏，最终使拔发试验结果为阴性。活动性脱发，其脱发斑块周围的头发拔发试验结果为阳性的话，提示患者脱发范围在扩大。脱发治疗成功的标志是疾病得到控制，拔发试验结果为阴性，这对患者于来讲就是好消息。

有时，拔发试验中，头发被拔掉一部分后，患者会感到焦虑。因为认为自己脱落的头发已经够多了，剩余的头发一根也不能掉。对于这类非常焦虑的来讲，要在拔发试验前，要告知相关检查方法，让患者做个了解，以免焦虑和恐慌。如果患者了解相关情况后，仍然表示反对，医生应该灵活处理。要尊重患者的意愿，取得患者的信任。

四、弥漫性脱发的其他检查

在做完分开头发宽度评估和拔发试验后，需要继续做检查，观察患者的发际线，尤其是要查看患者双颞侧发际线是否在后退。双颞侧发际线后退较为常见，且头发往往比较短，且为锥形。有些患者需要获取基线数据来判断头发是变短了，还是变长了。额部头发变长是一个好的征象，提示休止期脱发后，头发自发开始重新生长了，或是 FPHL 患者经治疗后，有了疗效，生长初期头发正在生长。需要牢记的是，并不是脱发部位的所有的短发都会呈现锥形，如果出现断发，提示患者很可能有牵引性脱发。要判断头发远端是断裂的，还是锥形的，一个比较好的方法就是将短发放在纸张（需要与纸张有强烈的对比效果）上，进行仔细观察。如果末端是感叹样的，提示这是新长出来的头发，如果末端是钝的，或是断裂样的，提示头发进行过修剪或是发生了断裂。可以用尺子来测量某个部位头发的长度；如果是斑片状脱发，可以确定受累面积。

五、斑片状脱发

斑片状脱发检查与弥散性脱发的检查方法有所不同。斑片状脱发重要的定量，也就是说需要至少确定脱发部位的大小，整个头皮的受累程度。可以通过将头皮分为四个象限或是其他方法来确定[16]。应该检查头皮表面，查看毛囊口减少和毛囊萎缩情况。毛囊口减少和毛囊萎缩提示瘢痕性脱发。需要检查秃发周围的情况，查看是否有毛囊周围红斑和鳞屑（见于毛发扁平苔藓）、感叹号状发（见于斑秃）、疱疹和簇状（见于毛囊炎性脱发）、毛囊过度角化/堵漏［见于慢性皮肤（盘状）红斑狼疮］。感叹号毛发是一种远端比近端粗的断发。脱发部位，任何新长出的头发、断裂头发以及稀疏的头发都是观察的重点。将这些记录下来有助于后续的诊疗工作。

六、头皮皮肤镜检查

头发和头皮的皮肤镜检查也称为毛发镜检。毛发镜检是一个非侵入性的检查方法，可用于评估头皮和毛干的情况，应用越来越广泛。2012 年，Miteva 和 Tosti 对头皮皮肤检查的已发表文献进行了综述性分析，包括正常头皮和脱发头皮[17]。根据该综述分析，皮肤镜检查在鉴别瘢痕性脱发和非瘢痕性脱发方面效果非常好。皮肤镜检查也用来鉴别不同类型的非瘢痕性脱发（例如：生长初期脱发与休止期脱发、斑秃与头癣）。有些患者头发紧密缠绕，对这些做皮肤镜检查，有几个需要特别考虑的事项。Yin 和 Tosti 对这类人群的皮肤镜检查相关研究进行了综述性分析，结果发现，需要通过活检来鉴别不同类型的瘢痕性脱发[18]。研究者认为，皮肤镜有助于确定最有可能产生诊断结果的活检部位。

第五节　脱发诊断

当检查做完的时候，医生就会有一个初步诊断，或是至少有几个可能诊断。根据病情的进展快慢和体格检查来对几个可能诊断做鉴别，具体方法见图 23.1。图 23.1 是一个总体的鉴别诊断示意图，没有必要按照这个示意图完全走一遍流程。重要的是需要认识到某些非瘢痕性脱发也可能会导致不可逆的脱发，例如：晚期男性型脱发（MPHL）和女性型脱发（FPHL），有时，患者头皮表面虽然看起来正常，但是，表皮下的真皮和皮下组织内毛囊数量已经减少了。非瘢痕性脱发的常见类型是 MPHL 和 FPHL。MPHL 的诊断通常比较简单，需要做鉴别诊断的是主要是休止期脱发，但这种脱发类型比较少见。 在女性中，FPHL 与休止期脱发的鉴别难度非常大，尤其是 Whiting 所描述的慢性休止期脱发这种类型[19]。如果头顶处出现了脱发，倾向 FPHL 这个诊断。然而，FPHL 和休止期脱发都会出现双颞侧脱发，如果没有休止期脱发的病史信息，这两种脱发无法区别出来。

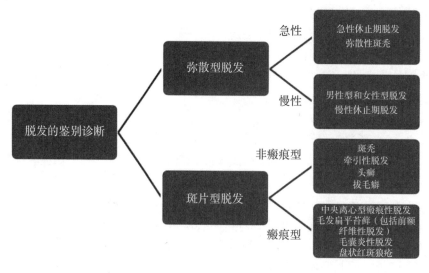

图 23.1　根据急性慢性和临床检查对各种类型的脱发进行鉴别诊断

斑片状脱发最常见的原因是斑秃，虽然其他原因也有可能导致斑片状脱发（见图 23.1）。如果患者没有花白发和感叹号样头发，基本上可确诊是斑秃。需要注意的是不要把瘢痕性脱发误认为是斑秃。晚期毛发扁平苔藓和假性斑秃与斑秃容易混淆，但是，仔细检查的话，斑秃时，患者头皮表面光滑，毛囊口减少。严重的牵引性脱发容易与孤立型斑秃混淆，但是严重的牵引性脱发往往有头发牵拉史，发际线正常以及周围有断发的特征。这导致了发际线断发的一个所谓的"边缘征"，斑片状秃发位于边缘征后方[20]。牵引性脱发一开始是一个非瘢痕性脱发过程，但是病程长了，就会发展为瘢痕性和永久性脱发。边缘征有助于鉴别牵引性脱发和前额纤维性脱发（frontal fibrosing alopecia，FFA）。前额维性脱发是毛发扁平苔藓的一种，主要影响前额发际线。在FFA中，整个发际线都受到了影响，包括终毛和毳毛，这往往与眉毛减少有关。

瘢痕性脱发的特征除了头皮光滑外，还包括头皮表面有脓疱、痂皮、明显的红斑、毛囊周围鳞屑、毛囊周围红斑、色素沉着异常以及簇状发。根据定义，瘢痕性脱发会导致永久性脱发，因此，要高度怀疑瘢痕性脱发的可能性，及早发现，抑制不可逆脱发的发生。

一、头皮活检

如果无法确诊，或是经治疗后，没有疗效，应该考虑活检。活检有助于得出明确诊断，确定是否瘢痕性脱发，有时，会给患者提供信心。然而，就像不同类型的脱发，其临床特征会有相互重叠的部位，组织病理学检查也会有这方面的问题。一项瘢痕性脱发的研究发现，仅仅通过活检无法鉴别出不同类型的瘢痕性脱发[21]。因此，准确诊断的最佳方法是将临床表现与活检结果结合起来。

对于非瘢痕性脱发来讲，头皮活检会使横截面定量分析工作量增加[22]，这某些情况下，可以不进行活检。例如，如果出现了急性脱发，可告知要等上3～6个月，在这段时间休止期脱发可自行缓解。由于FPHL是导致弥散型脱发的最常见原因，慢性脱发尝试使用米诺地尔治疗后，可能会有效果，如果是这样的话，就没有必要做活检。在诊断秃发时，容易与梅毒性秃发混淆。梅毒性秃发可通过快速血浆反应素试验（rapid plasma reagin，RPR）来确诊，而不是通过活检。当做活检时，要在合适部位选择活检组织，且选取的组织量一定要够，这样才能够为皮肤科医生提供足够的信息。

有些医生建议所有疑似瘢痕性脱发的都要做头皮活检。临床经验丰富的医生具有更多选择性。只有疑似慢性皮肤红斑性狼疮的患者才需要做活检，因为该疾病诊断难度非常大，且对患者的健康影响也非常大。

关于在哪个部位取样，以及活检的类型，请参看本书第五章。在做活检需要记住下列几点：

·取样时，要使用含有肾上腺素的麻醉剂，且让该药物在取样部位停留5～15分钟，这样有助于止血。

·通过钻孔获取活检组织时，直径至少应该为4mm，钻孔角度与头发长出头皮角度一致。

·要将组织轻轻地取出，不要用镊子捏取。

·如果可能的话，要有助手协助，让其在组织获取部位的压力保持不变，直至组织收集完成。

取完组织后，伤口处缝合一两针，这样不容易留有瘢痕。另外，组织获取部位也可以用可吸收压缩海绵胶 (Gelfoam®) 处理。

二、实验室检查

脱发是否需要进行实验室检查以及进行何种实验室检查，目前尚无标准。有些医生会常规性地让所有进行甲状腺功能检查和铁储备检查，而有些医生认为如果患者的病史和体格检查发现了导致脱发的系统原因，可以不进行这些检查。在某些情况下，应该常规性地进行实验室检查，例如，FPHL 如果有症状和体格检查发现提示体内雄激素水平过高，那么就应该检查其血清雄激素水平。另外，如果患有盘状红斑狼疮，则需要进行血清学检测，排除系统疾病。

部位原因是脱发应该进行哪些实验室检查尚无定论，文献具有争议，尤其是在缺铁检测方面。Rushton[8,23] 发表了几篇文章，认为铁储备对于毛发正常生长很重要。该作者发现休止期脱发女性体内铁蛋白水平较低，使用铁剂和 L- 赖氨酸进行治疗后，静止期毛囊数量就会减少 [23]。然而，这个研究结果与 Sinclair[2] 的研究结果不一致，Sinclair 研究发现，使用铁补充剂并不能改善休止期脱发。

FPHL 中，如果发病时，患者年龄非常小，病情严重，或是进展迅速，或是有雄激素过多的表现，那么就需要考虑检测体内雄激素水平（睾酮总水平、游离睾酮水平、硫酸脱氢表雄酮）。有些人建议 FPHL 还需要检测 TSH 和血清铁蛋白水平 [25]，但是只有那些患有无法解释的弥散性脱发，也没有病史提示是急性休止期脱发的才需要检测着这两个指标。斑秃建议检测甲状腺功能。建议当斑秃出现甲状腺功能异常，或是有甲状腺疾病的家族史时，进行甲状腺功能检测 [26]。盘状狼疮需要通过血清学检测来排除系统性红斑狼疮，如果目前患者正在全身用药，还需要通过实验室检查进行监测。

第六节　提供健康宣教服务

为患者提供教育咨询服务是就诊服务的一部分。医生为提供教育咨询服务之前，应该对的病史资料、体格检查和实验室检查结果进行整合，做成容易理解的格式。图表和类比有时是描述脱发复杂发生机制的良好工具。为提供教育咨询服务也有助于疾病治疗。当了解到脱发治疗手段有限，且经治疗后只有部分头发能长出来，当他们完全了解原因时，对医生的建议更容易接受。

有些人认为头发一旦脱落，就永远脱落了，有这种认识的很多。很多患者往往害怕当头发继续脱落时，头发会很快掉光。当了解到头发的生长周期时，患者就会感到放松。当明白掉落头发后，还会长出来时，患者就会感到放心。很多患者会问自己如何知道头发正在重新长出来。医生应该这样向患者解释，即头发生长周期中的脱落阶段至少持续 4 个月，新发的生长阶段持续很多年，因此，单独判断头发是否在生长难度很大，需要整体上来判断。

需要为患者解释的另外一个问题是瘢痕性脱发与非瘢痕性脱发的不同。如前所述，这两种类型的脱发进行鉴别一般不简单。如果诊断简单，就要对所讨论的内容进行调整，空出一定的时间来回答患者提出的问题。

与患者讨论治疗目标也是教育咨询服务的一部分。瘢痕性脱发的治疗目标是缓解症状和抑制病情进展。做起来，缓解症状的难度比抑制病情进展低。需要强调的是毛囊上出现瘢痕后，头发无法再长出。应该让患者了解，随访一段时间后，如果发现头发情况和初次随访结果一样时，说明治疗是成功的，停止脱发了。与其他任何医疗冲突一样，真诚最为重要。必须告知患者可以达到的真正治疗目标。有些患者认为如果新长出来的头发不足够多，还得戴发套（或是使用其他假发来掩饰脱发），那么治疗是不成功的。当然可以有这种认知，患者的想法应该得到尊重。

皮肤科预约需要的时间长，会让人心情烦闷。有些需要重复解释，或是很多问题要问，对于这类患者，建议电话随访。这样，医生结束随访时，患者不会感觉到医疗服务不好，在问其他问题之前，也会有时间思考之前讨论过的问题。

女性金发到肩，一侧分开。两颞侧头发轻度减少，头发比较健康，没有断发，发际线症状。头皮正常，没有红斑、鳞屑和局部脱发。头发分开宽度检查发现顶部和枕部头发分开宽度相等。头发牵引试验结果为阴性。根据病史，临床诊断是休止期脱发，很可能正在缓解。没有证据表明患有 FPHL。尚未有指征提示需要进行活检。医生开了检查单，需要检测血清铁水平和铁储备水平，因为患者处于产后状态，月经已经恢复。应该这样向患者解释，这种类型的脱发从根本上来讲，是一种暂时性脱发，洗发水和头发做造型都不会影响。然而，有些急性休止期脱发会发展为 FPHL，因此，如果 6 个月后，患者仍然在脱发，需要来皮肤科就诊。患者的大多数问题，我都回答了，后来，孩子有些哭闹，我就给她留了电话，让她有问题就给我打电话。她对我表示感谢，后来向我做了解释，之后愉快地离开，带孩子去动物园了。

参考文献

[1] Ross J. Natural or relaxed, for black women, hair is not a settled matter. Huffington Post, August, 2011. https: //m .huffpost.com/us/entry/918200.

[2] Hunt N, McHale S. The psychological impact of alopecia. BMJ. 2005; 331: 951–3.

[3] Reid EE, Haley AC, Borovicka JH, et al. Clinical severity does not reliably predict quality of life in women with alopecia areata, telogen effluvium, or androgenic alopecia. J Am Acad Dermatol. 2012; 66(3): e97–102.

[4] Pradhan P, D' Souza M, Bade BA, et al. Psychosocial impact of cicatricial alopecias. Indian J Dermatol. 2011; 56(6): 684–8.

[5] Hoss D, Segal S. Scalp dysesthesia. Arch Dermatol. 1998; 134: 327–30.

[6] Gathers, R. Hair grooming practices and central centrifugal cicatricial alopecia. J Am Acad Dermatol. 2009; 60: 574–8.

[7] Lowenstein EJ. Diagnosis and management of the dermatologic manifestations of the polycystic ovary syndrome. Dermatol Ther. 2006; 19(4): 210–23.

[8] Rushton DH. Nutritional factors and hair loss. Clin Exp Dermatol. 2002; 27: 396–404.

[9] Jones EE. Androgenic effects of oral contraceptives: Implications for patient compliance. Am JMed. 1995; 98(1A): 116S–9S.

[10] Sitruk–Ware R. New progestagens for contraceptive use. Hum Reprod Update. 2006;

12(2): 169–78.

［11］ Tosti A, Misciali C, Piraccini BM, et al. Drug–induced hair loss and hair growth. Drug Safety. 1994; 10 (4): 310–7.

［12］ Headington JT. Telogen effluvium. Arch Dermatol. 1993; 129: 356–63.

［13］ Picardi A, Abeni D. Stressful life events and skin diseases: Disentangling evidence from myth. Psychother Psychosom. 2001; (70): 118–36.

［14］ Miller JJ. Medical pearl: Comparing crown part width to occipital part width to diagnose female pattern hair loss. J Am Acad Dermatol. 2005; 53(2): 331–2.

［15］ Shapiro J, Wisemen M, Lui H. Practical management of hair loss. Can Fam Physician. 2000; 46: 1469–77.

［16］ Olsen E, Hordinsky M, McDonald–Hull S et al. Alopecia areata investigational assessment guidelines. J Am Acad Dermatol. 1999; 40(2 Pt 1): 242–6.

［17］ Miteva M, Tosti A. Hair and scalp dermatoscopy. J Am Acad Dermatol. 2012; 67: 1040–8.

［18］ Yin NC, Tosti A. A systematic approach to afro–textured hair disorders: Dermatoscopy and when to biopsy. Dermatol Clin. 2014; 32: 145–51.

［19］ Whiting DA. Chronic telogen effluvium: Increased scalp shedding in middle–aged women. J Am Acad Dermatol. 1996; 35(6): 899–906.

［20］ Samrao A, Price VH, Zedek D, et al. The "Fringe Sign"–A useful clinical finding in traction alopecia of the marginal hair line. Dermatol Online J. 17(11): 1.

［21］ Mirmirani P, Willey A, Headington JT, et al. Primary cicatricial alopecia: Histopathologic findings do not distinguish clinical variants. J Am Acad Dermatol. 2005; 52: 637–43.

［22］ Headington JT. Transverse microscopic anatomy of the human scalp. Arch Dermatol. 1984; 120: 449–56.

［23］ Rushton DH. Decreased serum ferritin and alopecia in women. J Invest Dermatol. 2003; 121(5): 17–8.

［24］ Sinclair R. There is no clear association between low serum ferritin and chronic diffuse telogen hair loss. Br J Dermatol. 2002; 147(5): 982–4.

［25］ Olsen EA, Messenger AG, Shapiro J, et al. Evaluation and treatment of male and female pattern hair loss. J Am Acad Dermatol. 2005; 53: 301–11.

［26］ Chartier, MB, Hoss DM, Grant–Kels JM. Approach to the adult female patient with diffuse non–scarring alopecia. J Am Acad Dermatol. 2002; 47: 809–18.

第二十四章 头发衰老与抗衰老

Ralph M. Trüeb

要点

- 头发衰老会受到内在和外在因素的共同影响。
- 衰老综合征较为罕见，需要深入了解端粒体、线粒体和生长因子在头发衰老中的作用。
- 雄激素性脱发可能是器官特异性早衰的一种形式。
- 应该通过研究吸烟和紫外线对衰老的影响，帮助进一步了解头发的衰老。
- 老年性脱发见于 60 岁以上人群，生长期毛囊数量和毛发直径逐渐减少。
- 未来治疗头发衰老的方向可能包括药物干预、营养调理、美容手段以及避免光照。

他老了吗？但是看上去并没有变老，他的头发还很年轻！

——Marcel Proust

《追忆似水年华》

第一节 引 言

头发外观作为人整个外观的一部分，在人类文明史早期，人类就已经会通过自然装饰毛发取悦他人，与其他陆地上的多毛哺乳动物不同，人类会直接管理毛发。头发长度、颜色和样式在人类外观和自我认知中起着重要作用。人们会根据自己的喜好改变头发外观。一个人的头发状况和发型能帮助识别所遇见的人，并会影响他人对我们的看法。随着预期寿命的延长，人类对保持头发年轻的渴望愈发强烈，将会进一步增加对头发衰老的关注。在当今世界，人们年轻的外表和充满活力的状态以往任何时候都扮演着更重要的角色。头发可以唤起男性对女性魅力的认可和渴望，另外头发甚至有助于取得社会成功、获得职业机遇。人们对头发护理的需求激发了养护发产品市场的发展，养护发行业已经称为一个数十亿美元产业。药理靶点的发现以及安全有效的治疗脱发药物的开发，是当今制药业维护年轻人和老年人头发健康美丽的主要策略[1]。

头发衰老的研究主要集中在两个方面：一方面，在头发质量、头发数量和发色方面，探讨头发衰老的美学影响及其治疗管理；另一方面，从微观、生化（激素，酶促）和分子变化方面来看，头发的生化变化是头发衰老的基础[2]。

本章主要介绍头发衰老的表现和干预头发衰老的基础。

第二节　头发衰老的表现

头发的衰老包括：①毛囊单位和毛发色素单元（hair pigmentary unit）的老化，导致发干直径减小，头发不能着色（头发变灰）；②头发的老化（hair weathering）和光老化（hair photoaging）；③头皮老化和年龄相关性头皮疾病（age-related disorders of the scalp）；④与年龄相关的、影响头发状况的一般问题，例如营养不良、内分泌失调、心理疾病和药物相关疾病。

最后，必须考虑共病（multimorbidity）的影响，特别是在老年人群中。"共病"是指一个人同时患有 2 种或 2 种以上的疾病。在照顾有头发问题的老年时，应该怀疑可能存在的其他基础疾病[3]。

与皮肤一样，头发既有内在结构、生理上的老化，也有外在形态、加速的老化。内在因素与个性化基因变异和个体间的表观遗传变异有关；例如家族性过早白发和雄激素性脱发。外在因素包括紫外线辐射、空气污染、吸烟、营养以及生活方式[2]。

实验证据支持了头发衰老的氧化应激假说[4]。早在 1956 年，Harman 等[5]首次提出了"衰老的自由基学说"。如今，"衰老的自由基学说"可以解释机体衰老过程中出现的种种症状，已被广泛地接受。自由基是具有反应性高的原子或原子团与未配对的电子，自可与各种细胞成分，例如膜磷脂、蛋白质、核酸等发生反应，造成细胞结构损伤。人体具有内源性自由基防御机制，例如抗氧化酶（超氧化物歧化酶，过氧化氢酶，谷胱甘肽过氧化物酶）和非酶性抗氧化分子（维生素 E、维生素 C、谷胱甘肽、泛醌），通过还原和中和自由基来保护细胞免受自由基的氧化侵害[6]。随着年龄的增加，自由基的生成会增加，而内源性防御机制会减少；从而导致细胞结构进行性损伤，出现衰老表现。

第三节　罕见的早衰综合征

从临床医生的角度来看，年龄依赖性进行性脱发发生在几种完全不同的情况中：作为罕见的早衰综合征（早衰）的一种症状，作为雄激素性脱发的结果，或者仅由于衰老（老年性脱发）所致。

科学家对早衰综合征特别感兴趣，因为可能帮助揭示正常衰老过程的线索[7]。

Hutchinson—Gilford 早老症和 Werner 综合征（见图 24.1）经常作为研究人类正常衰老理想的疾病模型，还可以为衰老的遗传基础提供证据。然而，上述综合征与生理性衰老的类比已经遭到质疑。病理性衰老情况应视为正常发育过程的偏离。由于在病理性衰老和生理性衰老中，间充质组织均受到严重影响，结缔组织与其他组织的相互作用可以诱导不同器官分化和发育，可想而知，结缔组织的缺陷会导致整个机体出现各种偏差。头发加速老化的症状包括头发过早脱落和过早变白[8]。

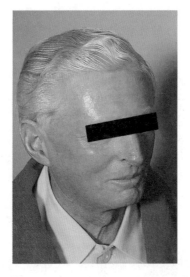

图 24.1　早衰：Curshmann–Steinert 综合征中的早秃

（已获得施普林格科学 + 商业媒体的许可同意：《男性脱发（Male Alopecia）》。成功管理指南，印刷于 2014 年，作者为 Trüeb RM，Lee W–S）

　　然而，一些罕见综合征和早发性脱发，例如强直性肌营养不良症（Curshmann-Steinert 综合征）[9]（见图 24.2）和 Laron 综合征[10]，可以帮助我们深入了解端粒、线粒体功能，生长激素（Human Growth Hormone，hGH）和胰岛素样生长因子（IGF-1）在头发生长和衰老中的作用。

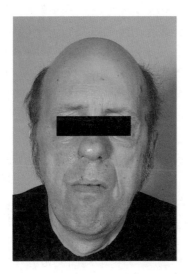

图 24.2　早衰：Werner 综合征中的少年白发

（已获得施普林格科学 + 商业媒体的许可同意：《男性脱发（Male Alopecia）》。成功管理指南，印刷于 2014 年，作者为 Trüeb RM，Lee W–S）

一、雄激素性脱发

雄激素性脱发（AGA）是一种雄激素依赖的遗传性疾病，表现为头发密度进行性减少；男性的雄激素性脱发又叫男性型脱发，女性的雄激素性脱发又叫女性型脱发。到 50 岁时，至少有 50% 的男性受到 AGA 的影响，随着年龄的增长，这一比例高达 70% [11]。虽然女性的流行率估计值相差很大，但一些研究声称，在 50 岁以下的女性中有 16% 年龄受到影响，占 70 岁及以上女性的 30%～40%。尽管一些研究声称，50 岁以下女性的 AGA 发病率为 16%，70 岁及以上女性的发病率上升到了 30%～40%，但是现在对女性雄激素性脱发发病率的估计存在很大差异 [12]。据推测，遗传易感性是造成 AGA 个体发病差异最重要的因素，雄激素代谢异常会导致毛囊微型化；在脱发区域内，细小的、无色素沉着的头发（毫毛）会逐步取代粗大的、色素沉着性头发（终毛）[13]。男性雄激素性脱发（男性型脱发）通常会出现双颞部头发脱落或从头顶部头发开始脱落；女性雄激素性脱发（女性型脱发）则表现出头顶部弥漫性稀疏，前额发际线较完整。AGA 最早可能出现在 16 岁之前，即为过早脱发；但是从以前的传统观念上来看，秃顶被认为是衰老的一种特征。实际上，有证据表明，AGA 可被视为器官特异性早衰的一种形式。

虽然雄激素性脱发中的遗传倾向很明显，但对其了解甚少。目前在理解 AGA 发病机制中雄激素代谢的特性方面取得了重大进展 [14]。AGA 是一种雄激素依赖性脱发，主要是由于（dihydrostosterone，DHT）与雄激素受体（androgen receptor，AR）的结合所致。依赖 DHT 的细胞功能取决于低效雄激素的有效性，DHT 通过 5α-还原酶的转化而生成更强效的雄激素二氢睾酮（DHT），雄激素灭活酶活性低，功能活跃的雄激素受体大量则会存在。AGA 易会表现出 DHT 水平升高和 AR 表达增加。真皮乳头是雄激素作用的靶部位，真皮乳头内睾酮向 DHT 的转化起着核心作用，而据说真皮乳头细胞产生的雄激素调节因子会影响毛囊其他成分的生长。许多外源性毛发生长调节因子，例如雄激素 [15]，显然至少部分是通过真皮乳头起作用，因此目前针对发病机制的研究也集中在识别毛乳头细胞产生的雄激素调节因子上。在几种被认为与毛发生长有关的因子中，迄今为止，只有雄激素在体外影响 IGF-1 发生改变 [16]；报道显示，与无脱发的头皮细胞相比，雄激素依赖性胡须细胞中产生的干细胞因子（SCF）数量更多，可能与对雄激素的反应有关 [17]。由于黑色素细胞表面 c-Kit 受体对应的配体为干细胞因子（stem cell factor，SCF），因此干细胞因子也可能对毛发色素沉着起着重要作用。

然而，用毛发生长促进剂（例如局部米诺地尔）或雄激素代谢调节剂（例如非那雄胺）治疗 AGA 的成功率一般，意味着当前关于 AGA 致病途径的进一步研究中，重点应该放在氧化应激、毛囊微炎症和纤维变性上。

Naito 等 [18] 分析了脂质过氧化物对毛囊的影响，观察到局部使用亚麻酸氢过氧化物（其中一种脂质过氧化物）可以使小鼠毛发周期中的退行期提早开始。此外，还发现脂质过氧化物可以诱导毛囊细胞凋亡。通过上调凋亡相关基因来诱导人表皮角质形成细胞凋亡。上述研究表明，脂质过氧化物可以导致自由基产生，诱导毛囊细胞的凋亡，让毛发周期提前进入退行期。

Bahta 等 [19] 培养了来自秃顶和未秃顶头皮的真皮毛乳头细胞（dermal papilla

cells，DPCs），并首次证明了在体外培养时，秃顶头皮的 DPCs 的生长速度比未秃顶头皮的 DPCs 慢。秃顶头皮的 DPCs 增殖能力的丧失与细胞形态的变化，衰老相关—β - 半乳糖苷酶的表达，增殖细胞核抗原（PCNA）及干细胞再生因子 Bmi-1 的表达降低，p16（INK4a）/ pRb 的上调，氧化应激和 DNA 损伤导致的包括热休克蛋白-27 在内物质的表达，超氧化物歧化酶过氧化氢酶，共济失调毛细血管扩张症突变型（ATM）激酶，ATM- 和 Rad3 相关的蛋白激酶。研究发现，秃顶头皮 DPCs 的体外衰老与 p16（INK4a）/pRB 表达之间的关系，表明秃顶头皮 DPCs 对环境应激特别敏感。

几项独立研究发现了显微镜下观察到的毛囊炎症在雄激素性脱发（AGA）发病机制中的意义。早期研究提出，在脱发活跃区域中，毛囊上部 1/3 处有活化的 T 细胞和巨噬细胞的炎性浸润，并伴有由胶原束组成的毛囊真皮鞘增大（毛囊周围纤维化）[20]。头皮活检的水平切片研究表明，AGA 毛囊周围纤维化一般比较轻微，由疏松的同心胶原层组成，必须与瘢痕性脱发加以区别[21]。Mahé 等[22] 提出了"微炎症"一词，微炎症发生过程缓慢、不明显且柔和，与经典炎症性瘢痕性脱发的发炎和破坏过程相反。"微炎症"发现的意义仍然存在争议。然而，Whiting 对使用米诺地尔治疗的男性型 AGA 进行了形态计量学研究，结果表明 55% 的微炎症在治疗后出现了头发再生，相比之下，在不伴有炎症和纤维化的中，出现头发再生的比例为 77%[21]。

从临床的观察来看，某些形式的原发性纤维性脱发实际上可能是 AGA 病理形态的夸张表现（见图 24.3），伴有毛囊微炎症和纤维化、绝经后女性前额纤维化性秃发[23]，纤维性脱发可能是一个 AGA 病理形态夸张表现的例子（见图 24.4）[24]。2005 年，Olsen 研究发现 AGA 存在临床上显著的炎症表现和纤维化，由此提出了"瘢痕型脱发"这一术语[25]。

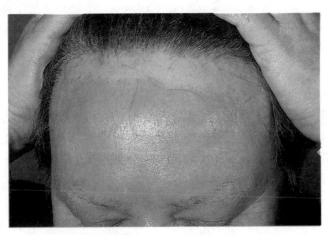

图 24.3 瘢痕性脱发：前额纤维化性秃发

（已获得施普林格科学 + 商业媒体的许可同意：《女性脱发（Female Alopecia）》。成功管理指南，印刷于 2013 年，作者为 Trüeb RM）

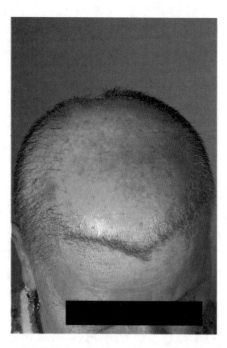

图 24.4　瘢痕性脱发：纤维化性脱发，脱发呈现特殊模式

（已获得施普林格科学 + 商业媒体的许可同意：《女性脱发（Female Alopecia）》。成功管理指南，印刷于 2013 年，作者为 Trüeb RM）

　　一个需要了解的重要问题是炎症反应是如何在毛囊周围产生的。炎症反应是一个多步骤的过程，可以从一个主要生物事件开始。Eichmüller 等 [26] 提出脱发可能是由于特定毛囊累积的生理退化所致。研究显示，在健康小鼠皮肤上簇生的毛囊周围存在巨噬细胞，可能提示存在一种免疫控制的毛囊退化生理程序，毛囊的程序性器官衰竭，可以去除功能障碍的毛囊，并提出此过程的夸张形式可能是某种特定原发性瘢痕性脱发的发病基础。

　　在 AGA 中观察到在毛囊口漏斗部附近、毛囊上部周围有炎细胞浸润，提示炎症可能主要发生在毛囊口漏斗部附近 [22]。基于炎症定位和毛囊口漏斗部的微生物定植，包括丙酸杆菌属、葡萄球菌属、马拉色菌属或其他暂居菌，可以推测微生物毒素或抗原可能参与了炎症反应的产生。另外，角质形成细胞本身可能通过产生一氧化氮和释放细胞内储存的 IL-1a，对来自刺激物、污染物和紫外线照射的氧化应激作出反应。已经证明促炎细胞因子本身可以抑制培养物中分离毛囊的生长 [27]。此外，表达 IL-1 受体的相邻角质形成细胞开始参与 IL-1 应答基因的转录：编码 IL-1b、TNFa 和 IL-1a 的 mRNA，以及特定的趋化因子基因（例如 IL-8）和单核细胞趋化蛋白 -1（MCP-1）和 MCP-3，本身嗜中性粒细胞和巨噬细胞募集的介质，发现在毛囊上皮细胞中水平有所有多上调 [22]。此外，邻近的成纤维细胞也完全能够对这种促炎信号作出反应。毛细血管毛细血管内皮细胞黏附分子的上调以及趋化因子浓度梯度的引导，促使炎症细胞跨内皮迁移，其中包括通过 IL-8 作用的中性粒细胞、T 细胞，以及至少部分通过 MCP-1 作用的朗格汉斯细胞。在处理了定位抗原之后，朗格汉斯细胞或角质形成细胞也可能具有抗原提呈功能，然后可以将抗原提呈给新浸润的 T 淋巴细胞，并诱导 T 细胞增殖。浸润的巨噬细胞或自然杀伤细胞会选择性地破坏抗原。如果致病因素持续存在，则会导致炎症持续发展、结缔组织重塑，结缔组织中有胶原酶（例如基质金属蛋白酶），胶原酶具有促炎细胞因子转录驱动的作用[22]。胶原酶也可能参与了毛囊周围纤维化的组织改变。

最后，女性模式脱发（FPHL）与雄激素性脱发（男性型 AGA）之间关系受到了挑战。有些人反对 FPHL 可以代表女性患有的男性型 AGA，原因包括 FPHL 的母婴传播，女性 FPHL 的发病率显著低于男性 AGA[12]，在不存在循环雄激素的情况下也会发生 FPHL[28]，雄激素正常的绝经前女性对抗雄激素治疗缺乏反应[29]，绝经后女性对每天口服 1mg 非那雄胺缺乏反应[30]，并且观察女性患有男性型 AGA 发现其雄激素水平有所升高。

二、绝经

绝经后卵巢不再分泌雌激素，卵巢分泌的激素会维持女性的生殖系统功能并可能影响性行为。绝经后产生的循环雌激素水平下降会影响女性的整个生殖功能，从大脑至皮肤的各个层次。雌激素显然对皮肤中的各个结构都具有重要生物学作用，包括表皮、真皮、血管系统、毛囊、皮脂腺、小汗腺和大汗腺，雌激素对皮肤衰老、色素形成、毛发生长和皮脂分泌具有显著调节作用。

女性的绝经期一般在 45 ～ 55 岁之间。绝经期的平均年龄因地理位置的不同而有所不同。在西方国家中，绝经的平均年龄为 51 岁；在一些发展中国家，自然绝经期的年龄中位数较小，约为 44 岁。

绝经后女性会出现的皮肤问题包括皮肤萎缩、干燥、瘙痒、丧失弹性和柔韧性、皮肤易受创伤以及头发干燥和脱发。绝经后女性表现出越来越多的男性型脱发趋势[31]（见图 24.5）。目前认为上述影响是由于雌激素水平降低所致。

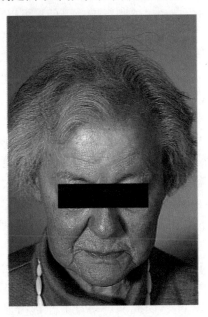

图 24.5　绝经后女性的男性型脱发

（已获得施普林格科学 + 商业媒体的许可同意：《女性脱发（Female Alopecia）》。成功管理指南，印刷于 2013 年，作者为 Trüeb RM）

三、吸烟和紫外线辐射的影响

在一般人群中，吸烟会严重影响疾病的发病率和病死率，也是最可能预防的因素，吸烟还会对皮肤造成不良影响。长期以来，由吸烟引起的皮肤早衰已经引起了医学界的广泛关注；Mosley 和 Gibbs[32] 最早指出了男性吸烟与头发变白和脱发之间的关系。研究的女性数量不足以得出任何重要结论。在一个亚洲群体中，吸烟与 AGA 之间存在关联[33]：统计分析表明，在控制了年龄和家族史之后，吸烟状况、当前吸烟量和吸烟强度是影响男性 AGA 发病率的显著因素。到目前为止，尚无有关女性或重度吸烟者伴侣通过吸入二手烟而导致皮肤损伤的数据。吸烟导致脱发的机制可能是多因素的，可能是吸烟影响皮肤毛乳头中的微血管系统，烟雾遗传毒性剂会破坏毛囊 DNA，还会引起毛囊蛋白酶、抗蛋白酶系统失调，可以控制着毛发生长周期的组织重塑，烟雾的促氧化剂作用导致促炎细胞因子的释放，导致毛囊微炎症和毛囊周围纤维化，最后雌二醇羟基化增加，从而形成了相对的低雌激素状态[34]。吸烟引起的脱发属于雄激素性脱发，这一事实再次表明遗传是导致脱发的主要因素之一。另外，Bahta 等[19] 指出，雄激素性脱发头皮毛囊中的 DPCs 对环境氧化应激更为敏感。

随着年龄的增长，头发逐渐变稀疏，导致头皮防御紫外线辐射（UVR）的自然保护逐渐下降。尽管已经认识到，至少 50% UVR 诱导的皮肤损伤可归因于 UVR 引起的自由基形成[35]，但紫外线辐射对头发的影响却很少受到关注。

头发的光化学损伤包括头发蛋白质的降解、丢失以及头发色素的退化。UVB 辐射会导致头发蛋白质丢失，UVA 辐射则会导致头发颜色变化[36—38]。头发内的光敏性氨基酸对辐射的吸收和它们的光化学降解作用会产生很多活性氧自由基。自由基又会对头发中的蛋白质，尤其是会对角蛋白产生不利影响，黑色素可以部分去除自由基活性并阻止其进入角蛋白基质。此外，临床观察和理论探讨表明，紫外线辐射也可能会影响头发的正常生长[39]。据报道，紫外线辐射可引起急性休止期脱发[40]；在毛囊皮脂腺导管中，丙酸杆菌属（Propionibacterium spp.）可在毛囊皮脂腺导管中产生卟啉，随着卟啉被光照激活导致组织氧化损伤[41]，可以在毛囊干细胞水平上促使"毛囊微炎症"的形成。组织病理学上，头皮活检中经常发现弹性组织变性，特别是在脱发情况下。一项研究表明了头皮弹性组织变性程度与 AGA 严重程度有关[42]：AGA 头皮的真皮层明显比对照组真皮层厚；AGA 头皮的真皮层增厚的原因是脱发区域的弹性组织变性更加严重。在光化学损伤中，弹性组织变性会在头发稀疏之前出现。当弹性组织的厚度大于 0.2 mm 时，头发直径与光损伤导致的弹性组织变性程度严重程度呈负指数相关。迄今为止，尚未研究 AGA 发病率与世界不同地区的紫外线暴露水平之间关系，但可能会受到种族因素的干扰。

四、老年性脱发

老年性脱发（senescent alopecia）指发生于 60 岁以上老年人的非雄激素依赖性脱发。与 AGA 相似，老年性脱发的症状也包括生长期毛囊和毛发直径均逐渐减少[43]。老年性脱发经常与 AGA 一起发生，因此两者很难完全区分开来，使用微阵列分析法比较人类 AGA 和老年性脱发的数据，结果显示两种疾病的基因表达模式存在显著差异，有助于将两者区分开来[44]：在 AGA 中，上调的基因包括诱导生长期起始的基因（Wnt-β-catenin、TGF-a、TGF-b、Stat-3、Stat-1），真皮毛乳头向上皮发出的信号（PPARd、IGF-1），诱导发干分化（Notch、Msx2、KRT、KAP）和维持生长期所需基因（Msx2、

Activin、IGF-1）；上调的基因包括维持退行期的基因（BDNF、BMP2、BMP7、VDR、IL-1，ER），以及诱导起始和维持休止期的基因（VDR、RAR）。在老年性脱发中，下调的基因包括与真皮毛乳头信号（FGF5），肌动蛋白细胞骨架（DST、ACTN2、TNNI3、PARVB）和线粒体功能（JAK2、PRKD3、AK2、TRAP1、TRIO、ATP12A、MLL4、STK22B）有关的基因；上调的基因包括与氧化应激和炎症反应有关的基因[44]。

Courtois 等[45]研究了衰老和头发周期之间关系，研究历时长达 8～14 年，发现人衰老后头发生长时间会缩短、发干直径会减少，头发休止期脱落与重新进入生长期之间的时间间隔（潜伏期）也会延长。上述症状也常会在 AGA 中观察到，但是在 AGA 中可能不会表现得那么明显，提示 AGA 可能是一种过早老化的现象。老化表现为单位面积内头发数量减少以及头发质量下降。不同个体头发密度的降低程度也各有不同。在 10 年的时间里，在脱发最轻的人群中，出现头发密度降低的比例不到 10%，而在秃顶人群中这一比例存在显著升高。随着受试者年龄的增长，头发的最大长度逐渐缩短，直径也逐渐缩短。然而，在非秃顶的受试者中，较粗头发的比例有增加趋势。随着时间的流逝，衰老似乎是一个并没有遵循固有规律的过程。稳定期或部分缓解期与更明显的变化期交替出现，提示个体因素也会影响脱发情况，例如受试者的总体健康状况以及加速衰老的危险因素。

Sinclair 等[46]进行了一项新型队列研究，研究人群包括 928 名年龄在 13～84 岁访问头发门诊的女性，分别进行 4 mm 头皮穿孔活检，获取头皮毛囊密度，评估脱发情况；研究发现，每增加 1 岁，4 mm 活检头皮中的毛囊总数就会减少约 0.093 个。通过研究该队列人群中发现，在 10 年时间中，人们的 4 mm 活检头皮中会丢失 0.76 个毛囊，而在 53 年时间中，可能会丢失 4 个毛囊。研究人员认为，毛囊数量出现的数量级下降相当于外分泌腺数量减少了 15%，有酶活性的黑色素细胞每 10 年减少 10%～20%，形态学上可识别的朗格汉斯细胞减少 20%～50%，老年人皮肤厚度会减少 20%，由此得出结论，在不患有 AGA 的情况下，脱发有一定的限制性。

五、头发变白

头发变白（白发症）是与年龄因素相关的自然现象。头发变白与年龄密切相关，但不同个体的白发程度各有不同。如果白种人在 20 岁之前，亚洲人群在 25 岁之前，美国非洲血统人群在 30 岁之前出现头发变白，则可以判定为过早白发。

虽然过早白发常见于没有基础疾病的情况下，一般为常染色体显性遗传，但它与白癜风相关的一系列类似的自身免疫性疾病相关联，例如恶性贫血和自身免疫性甲状腺疾病，以及几种罕见的早衰综合征，例如维尔纳氏综合征。过早白发也可能是一种与白癜风（例如恶性贫血和自身免疫性甲状腺疾病）和一些罕见的早衰综合征（例如沃纳综合征）类似的自身免疫性疾病有关的症状。

一般认为头发变白为发干中色素损失的结果，也可能与细胞和分子的变化有关[47]。色素沉着逐渐消失的理论包括：黑色素形成酶的耗尽，DNA 修复受损，端粒酶丧失，抗氧化剂机制和抗凋亡信号。

头发颜色主要取决于黑色素的存在与否。黑色素是在称为黑素小体的细胞质细胞器中合成的，黑色素小体存在于皮肤细胞和称为黑色素细胞的毛囊中，黑色素生成是一种复杂的生化途径，酪氨酸酶是黑色素的形成过程中为限速酶。

到目前为止，一般认为头发变白是由于老化毛囊中形成色素的黑色素细胞功能衰退所致[48]。黑色素细胞减少的最终效果是传递给周围角质形成细胞的黑色素减少。另外，黑色素转移障碍也会导致头发变白，尽管角质形成细胞与黑色素细胞很接近，但可能接受不到黑色素。通过观察白发毛球当中以及周围的黑色素碎屑，可以进一步证实黑色素转移障碍的存在。黑色素转移障碍是由于黑色素细胞向角质形成细胞转移黑色素不良所致，或是由于黑色素细胞变性引起的黑色素失禁所致。最终导致毛囊中没有产生黑色素的黑色素细胞。酪氨酸酶是黑色素合成的关键酶，酪氨酸酶活性降低也会引发黑色素合成减少。

超微结构研究表明，残留的黑色素细胞含有较少的黑色素，黑色素细胞也会包裹在自噬溶酶体中。自噬溶酶体会吞噬黑色素细胞提示黑色素细胞存在缺陷，可能与有活性的黑色素代谢产物有关。以下观察结果可以支持上述研究结果：白发毛球中黑色素细胞的通胞质中有大的空泡，为细胞对氧化应激增加的常见反应。类似于头发衰老的自由基学说，有人提出了"白发自由基理论"[49]。黑色素细胞的黑色素生成活性很强大，可以持续长达 10 年，很可能会产生大量的黑色素细胞，通过酪氨酸羟化酶和多巴氧化酶的作用产生黑色素和大量活性氧。如果有效抗氧化剂没有充分去除活性氧物质，则将会积累产生显著的氧化应激。随着年龄的增长，抗氧化系统逐渐会减弱，使机体处于氧化应激状态，使得黑色素细胞本身受到损害。当机体处于高水平氧化应激或年龄越来越大时，突变发生率会更高，因此细胞凋亡诱导复制性衰老可能是抵抗细胞转化的重要保护机制。

Wood 等[50]最初证明，在头皮毛干部毫摩尔浓度过氧化氢（H_2O_2）的累积，由于在整个白发毛囊中，蛋氨酸亚砜还原酶修复发生氧化损伤蛋白的功能丧失，过氧化氢酶和蛋氨酸亚砜还原酶（MSR）蛋白表达几乎消失。蛋氨酸亚砜（methionine sulfoxide）由蛋氨酸残基（Met）构成，包括可以抑制酪氨酸酶活性的位点 Met374，酪氨酸酶是黑色素生成的关键酶，蛋氨酸会限制酪氨酸酶的活性，最终会导致发干色素受损。尽管整个毛囊都受到 H_2O^2 介导的应激作用时，除了酪氨酸酶和 MSR 以外，其他蛋白和多肽（包括抗凋亡 Bcl-2 蛋白）也可以作为氧化应激的靶点，反过来可以解释白发毛囊中的黑色素细胞凋亡。而且已经证明，H_2O_2 介导的氧化应激作用可用于调控其他重要的色素沉着调节因子，包括前阿片黑素细胞毛皮质激素 α–黑素细胞刺激素和前阿片黑素细胞毛皮质激素源性肽 β–内啡肽[51]、促激素原转化酶[52]，还可以调节普遍存在的辅因子 6-四氢生物蝶呤的合成和再循环[53]。目前关于毛囊黑色素细胞干细胞群的公开数据还很少，但是据推测黑色素细胞干细胞很有可能成为氧化应激的靶点。自从在毛囊内发现无色素的黑色素细胞干细胞以来[54]，引发了一个问题：头发变白的过程究竟是由分化的、有色素的黑色素细胞的变化所致，还是无色素的黑色素细胞干细胞引起的。Nishimura 等[55]采用黑素细胞标记的转基因小鼠与人类毛囊对比研究发现，头发变白是由于黑色素干细胞丧失了自我维持能力造成的，而不是由分化的黑色素细胞变化所致。Bcl-2 缺乏会使干细胞丢失自我维持能力的过程大大加速，从而导致黑色素细胞干细胞的选择性凋亡。

最后，研究结果表明，白发比黑发更粗，更不容易打理。通常不能在白发上维持暂时定型或永久定型，并且更难进行人工染色，提示白发纤维中的亚结构发生了变化。鉴于黑色素会从黑色素细胞转移到邻近的角质形成细胞（形成发干），可以推测出涉及细胞类型的其他功能可能会受到黑色素转移的影响。一种可能性是黑色素转移进入角质形成细胞，会减少角质形成细胞的自然周转，增加角质形成细胞的终末分化。事实上，白发的生长速度是黑发的四倍[56]。在白发中，老化的毛囊可能会重新编程基质角质形成细胞，增加毛髓质的生成，而非毛皮质生成不会增加。事实上，毛髓质经常扩张并塌陷，在白发中形成中心空腔[57,58]。老年性白发中增加的毛髓质可以使毛发的保温性增强，将为温度调节带来重要好处；黑色素吸收日光中的热能，并将热能转输到体内，维持体温，毛髓质的增加有助于弥补黑色素吸收日光的损失[47]。目前尚无明确证据证明，黑色素缺乏和毛髓质增加直接造成了白发增粗以及难以定型和染色的结果。

六、头发老化

在大多数与年龄相关的头发变化研究中，都将重点集中在脱发上，但是，还需要关注生长出来的头发表现出与年龄相关的显著变化，同样会对头发的整体外观产生影响。随着年龄的增长，未脱发的人最终会经历这些外观变化。随着年龄的增长，头发外观越来越差，与头发颜色（变灰白），直径，曲率，结构性质（拉伸度、弯曲度、扭转刚度），脂质组成的变化有关，还与上述因素之间的相互依赖性有关。由于每个人的原始发色、发量、发质和护发习惯有所不同，头发老化特征的出现年龄也会有很大差异。

随着年龄的增长，头发直径变化可能会严重影响头发老化的外观。1988年，Otsuka和Nemoto对1.8万名年龄在10～60岁之间的日本女性进行了有关女性头发直径与年龄之间关系的大规模研究[59]。研究表明，头发直径与年龄之间并不存在线性关系，而是曲率在40岁左右时最大，然后逐渐减小。Robbins等[60]最近对1099名年龄在18～66岁、有明显脱发表现的白种女性进行了研究，结果显示头发最大直径出现43～46岁之间。几项研究年龄与头发直径关系的小型研究与上述两项大型研究的结论基本吻合，均显示女性头发的最大直径出现在大于40岁时。Birch等对300名白种人女性进行的研究显示出了不同结果，头发最大直径出现在大约30岁时[61]。研究表明，绝经后女性的前额头发直径（前额头发密度较低，生长速率较慢）明显低于绝经前女性，而枕部头发并没有这种倾向。头发直径的变化可能与年龄无关，而与雄激素性脱发几乎同时发生，表明更年期的激素变化对头发直径有影响。与女性相反，Otsuko和Nemoto[59]研究日本男性发现头发最大直径一般出现在青少年晚期，之后然后随着年龄的增长而相对迅速减少。Courtois等[44]对10名年龄在25～49岁之间法国男性受试者进行了为期14年的研究，发现从25岁开始，头发直径随年龄的增长而减小。

随着年龄的增长，头发弯曲度的变化对几乎所有重要的化妆特性都有重要影响。Nagase等[62]研究了132位年龄在10～70岁日本女性的头发弯曲度，发现头发弯曲度随着年龄的增长而增加。Nagase的另一篇文章发现[63]，相邻头发的卷曲度可能会不同。目前没有白种人女性和男性头发卷曲度的数据。

随着年龄的增长，头发直径和卷曲度的变化也会影响头发的结构特性，从而增加头发的梳理力，更容易断裂。不论头发卷曲度增加还是减小，梳理力均会增加。因此，随着年龄的增长，梳理力会增加，更容易出现断发。

最后，与年龄相关的脂质变化会影响头发的油性、光泽度、柔软度和光滑度。头发脂质的两个主要来源是毛基质细胞（胆固醇、硫酸胆固醇、神经酰胺、共价脂肪酸、18-甲基二十烷酸）和与毛囊相通联的皮脂腺（角鲨烯、蜡酯、甘油三酸酯、总脂肪酸）。皮脂的分泌量随皮脂腺的大小而变化，青春期之前皮脂分泌量较低，青春期之后会迅速增加并在之后一段时间内保持高水平，直至 45 ～ 50 岁时，分泌量又会下降。女性脂质分泌量的下降幅度大于男性的下降幅度 [64]。

老化主要导致生长期头发发尾磨损。一旦头发长出头皮，就会根据环境因素和美发产品的损伤程度而发生某种程度的退化。由于头发的生长期最长，因此与其他身体部位的头发相比，头发遭受的伤害更大。假设头发生长速度约为 1 厘米 / 月，则长约 12 厘米的头发将显示 1 年生长过程中累积的物理和化学损伤。

在正常头发中，与发根相比，发梢损伤更为明显，光泽度更差、更暗淡无光，并会伴有不同程度的分叉（羽状脆发症）。具有正常角化上皮细胞结构的头发可能会因过度梳理而受到摩擦损伤，尤其是在潮湿时。

人们发现，白发对老化更加敏感 [65]，受损后会导致半胱氨酸残基增加、胱氨酸减少，以及头发对还原剂和氧化剂的反应性增加。

此外，白发对 UVR 也更为敏感。头发的光化学损伤包括头发蛋白质的降解、丢失以及头发色素的退化。UVB 辐射会导致头发蛋白质丢失，UVA 辐射则会导致头发颜色变化。头发内的光敏性氨基酸对辐射的吸收和它们的光化学降解作用会产生很多活性氧自由基。自由基又会对头发中的蛋白质，尤其是会对角蛋白产生不利影响，黑色素可以部分去除自由基活性并阻止其进入角蛋白基质。

光化学相关的处理可能会导致其他损害，尤其是在吹发或使用卷发器加温过高时。头发的化学处理（即漂白、染色、烫发和拉直）是导致头发过度老化的主要原因，因为在化学处理过程中，毛小皮会翘起并变软，更容易遭受物理损伤。毛小皮丧失会暴露毛皮质细胞之间的纵向裂隙，最终导致这些部位毛发断裂（见图 24.6）。

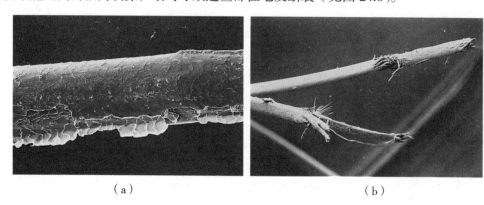

（a）　　　　　　　　　　　（b）

图 24.6　头发老化的超微结构变化：（a）毛小皮受损，（b）发梢开叉和横向裂隙

（已获得施普林格科学 + 商业媒体的许可同意：《女性脱发（Female Alopecia）》。成功管理指南，印刷于 2013 年，作者为 Trüeb RM）

第四节　头发的抗衰老措施

头发外观在整体外观和自我认知中起着决定性的作用（请参阅本书第二章）。随着当今人们对生活的期望越来越高，想要看起来年轻的愿望比以往任何时候都要强烈。护

发行业已经意识到这一点，提供了有效的护发产品，以满足消费者的需求。制药行业的发展战略是发现抗头发衰老的药物靶点以及开发出有效且安全的药品。

一、衰老头发的护理

洗发水一直是最常见的头发护理形式[66]，主要目的是清洁头发和头皮，但如今的消费者期望洗发水能发挥更多作用[67]。随着化妆品市场的发展，以消费者为导向的市场逐渐形成，制药公司开始研究并提供消费者需要的活性剂；制造出的医学化妆品可以通过维持正常的生理作用以获得美容效果。当前的头发护理产品是根据年龄、性别、头发质量、护发习惯以及与头皮表面状况有关的特定问题而定制的。与头发衰老有关的问题通常包括头发稀疏、干燥和头发受损。

护理头发稀疏的方法值得使用。首先推荐经常洗发，尤其是头发油腻时。洗发会使头发蓬松，形成头发浓密的假象。永久性烫发也会增加头发的蓬松度，让整体看起来更加浓密。同样，头发变白后看上去会变少，染发后会让头发看上去浓密。

干性发质的主要特点是头发中缺少水分。干性发质很难做造型，并且光泽度不强。通常在反复进行化学处理后，毛小皮会受损，头发变得严重风化并形成多孔性伤害。

头发内部的毛皮质暴露在外，将无法保持头发的湿度。应对干燥、受损头发进行强深度护理（intensive conditioning）。护发素可抚平翘起的毛小皮鳞片边缘，但是不能根治毛皮质纤维断裂而导致的断发（脆发症和发梢分叉）。

专为干燥或受损的头发而设计的护发产品（护发香波、护发素）中含有大分子，这些大分子在毛鳞片表面形成光泽保护膜，有助于填补毛鳞片空隙，抚平角质层。护发产品可以使干燥头发变得柔软、容易梳理且光泽度更强；可以使受损头发恢复光滑、光泽以及可管理性。针对干燥、受损头发的护发产品中常会添加阳离子聚合物、水解蛋白和有机硅（例如二甲硅油）。另外，泛醇可以进入发干，提供水分而充当保湿剂。不断致力于寻找新的护发配方，以开发出有效护发产品。例如，正常头发和风化头发中的氨基酸组成不同，研究出风化过程中会从发干上丢失的氨基酸，将其添加到从护发产品中[68]。

具有先天缺陷的异常头发更容易出现过度风化。因此，除了尽量减少化学损伤和物理损伤以及采取的特殊护发措施之外，使用适当的全身和（或）局部药物治疗，对头发逐渐变脆弱的 AGA 进行针对性早期治疗，可以产生额外益处。

由于头发直径缩小是导致头发稀疏的关键因素，目前已经开发除了一种新型免洗型产品，该产品中添加有咖啡因、烟酰胺、泛醇、二甲聚硅氧烷和丙烯酸酯聚合物，可以影响单根头发的直径和状况，以改善逐渐缩小的头发直径[69]。利用激光扫描测量仪评估头发直径，并通过测试拉伸断裂应力和摆锤扭曲试验来评估头发的特性，结果发现使用丙烯酸酯聚合物（CNPDA）后，头发直末梢直径可以显著增加 $2 \sim 5\,\mu m$，横截面积约会增加10%。应用CNPDA之后，除了毛发直径会增加之外，头发的力学性能也会增强，例如柔韧性以及抗断裂强度明显提升（见图24.7）。

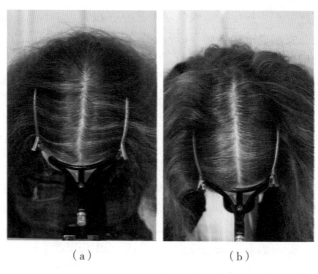

（a）　　　　　　　　　　（b）

图 24.7　一名 36 岁女性使用 CNPDA 成功地对老化头发进行了美容护理

（a）治疗前；（b）治疗 3 个月后

尽管美容护理不会逆转头发衰老过程，但新型技术有助于减轻因年龄增长而导致的头发稀疏。归根结底，美发产品的使用作为头发衰老管理的重要组成部分，可以显著改善头发状况，并且与药物治疗相比，效果更直接，见效更快。

二、头发变白的治疗

据报道，服用大剂量对氨基苯甲酸后，头发会暂时变黑[70, 71]：筛选 460 名白发者，每天服用 3 次对氨基苯甲酸，每次 100 mg，其中 82% 的头发对药物有反应。开始治疗 2～4 个月后，头发明显变黑。停止治疗 2～4 周后，头发会再次变白。对氨基苯甲酸发热作用机制仍不清楚。常见的不良反应主要是胃肠道不适。

在没有自然方法可以逆转头发变白的情况下，染发剂是恢复头发原本颜色的主要手段。目前常用的染发剂主要有以下几种：暂时性染发剂（纺织品染料），天然染发剂（散沫花染剂），半永久性染发剂（低分子量直接染发剂）和永久性染发剂（芳香胺类化合物）。

暂时性染发剂由较大的有机染料颗粒组成，不会透过毛鳞片进入发丝。暂时性染发剂只能轻微上色，但能够遮盖住白发。暂时性染发剂是一种尝试染色的好方法，只需要用香波洗涤一次就可除去在头发上着色的染发剂。

散沫花拉丁学名为 *Lawsonia alba*，散沫花染剂是一种从植物中提取一种天然染发剂。一般会将头发染成红色，可将白色头发染成橙色。

半永久性染发剂的染料颗粒分子量较小，可以透过毛鳞片进入发丝。可以很好地为白发上色，常用剂型包括染发液或染发泡沫，方便在家操作，洗发 6～10 次后才会褪色。

最常用的染发剂是永久性染发剂。永久性染发剂中过氧化氢首先氧化前体染色分子，制成完整的染料，同时氧化消除头发的自然色。永久性染发的优点是效果最持久，普通洗发不会褪色。长出新头发后，就需要补染发根。永久性染发剂已经在全世界广泛使用，使用过程安全且染发效果非常好。研究表明，长期使用永久性染发剂（尤其是黑色染料）可能会增加罹患某些癌症的风险。但是，现有证据不足以确定使用染发剂和罹患癌症之间存在联系[72]。少数使用者可能会出现刺激性和过敏性接触反应（通常由对苯二胺引起），可能导致皮炎和脱发[73]。

三、头发衰老过程中逆转脱发的可能性

目前，经证实有效的 AGA 药物治疗方法包括局部用米诺地尔和口服非那雄胺。

30 多年前，人们已经知道米诺地尔能刺激头发生长，但治疗脱发的确切机制尚不清楚[74]：在多种毛囊细胞类型的单种培养中，证实体外应用米诺地尔具有多种作用，包括促进细胞增殖、抑制胶原蛋白合成以及刺激血管内皮生长因子（VEGF）和前列腺素合成。在动物研究中，局部应用米诺地尔会缩短毛发生长循环的休止期，使休止期毛囊过早进入生长期，在人类身上可能也有类似作用。米诺地尔还可以引起毛发生长期的延长并增加毛囊的大小。在一项临床试验中，分别局部使用 2% 和 5% 米诺地尔来治疗男性和女性脱发，通过头发数量或头发浓密程度来衡量试验结果，显示头发生长速度显著加快[75-83]。在治疗 6 ～ 8 周内头发生长速度会明显增加，一般在 12 ～ 16 周达到峰值（见图 24.8）。然而，还没有研究显示局部米诺地尔对于衰老头发和衰老性脱发的影响。对 636 名男性和 630 名女性的临床试验数据进行了分析，比较了局部使用 2% 和 5% 米诺地尔溶液的治疗效果与男性年龄、秃顶持续时间、秃顶面积直径以及女性脱发年龄、脱发持续时间之间的关系[84]。年龄是决定男性和女性治疗是否成功的重要因素。尽管在老年受试者中也出现了明显的疗效，但年轻受试者的疗效比老年受试者的更好（见图 24.9）。男性受试者的治疗效果与秃顶持续时间成反比关系。秃顶持续时间小于 5 年男性比秃顶持续时间大于 21 年男性的治疗效果明显更好。相比之下，女性的秃顶持续时间与脱发的严重程度之间没有相关性（见图 24.10）。男性的秃顶面积直径与米诺地尔的疗效成反比关系。秃顶面积直径小于 5 cm 的男性会比直径大于 15 cm 的男性表现出更好的治疗效果。最后，脱发持续时间少于 1 年的受试者与持续时间超过 10 年的受试者相比，在稳定脱发病情和促进头发重新长出方面的治疗效果明显更高。

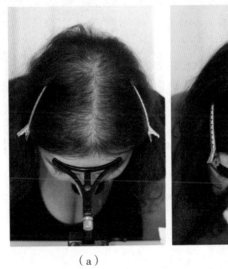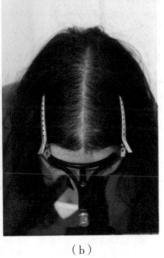

（a） （b）

图 24.8 一名 30 岁女性脱发局部使用 5% 米诺地尔，1 天 2 次，成功治疗了脱发：（a）治疗前，（b）治疗 15 个月后

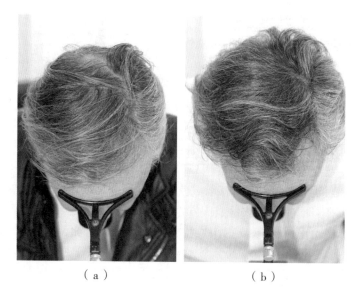

（a）　　　　　　　　　　　（b）

图24.9　一名70岁男性脱发局部使用5%米诺地尔，1天2次，成功治疗了衰老性脱发：（a）治疗前，
（b）治疗6个月后

（已获得施普林格科学＋商业媒体的许可同意：《男性脱发（Male Alopecia）》。成功管理指南，印刷于2014年，作者为

TrüebRM，Lee W–S）

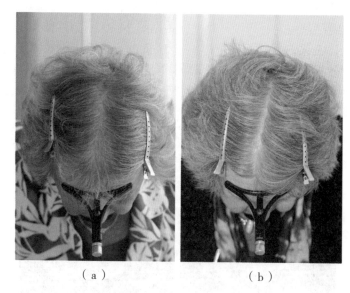

（a）　　　　　　　　　　　（b）

图24.10　一名84岁女性脱发局部使用2%米诺地尔，1天2次，成功治疗了衰老性脱发：（a）治疗前，
（b）治疗6个月后

（已获得施普林格科学＋商业媒体的许可同意：《女性脱发（Female Alopecia）》。成功管理指南，印刷于2013年，作

者为TrüebRM）

　　非那雄胺是Ⅱ型5α-还原酶的特异性抑制剂，可抑制睾酮还原为二氢睾酮（DHT），
使血清和头皮中的DHT水平降低，有人认为DHT是雄激素性脱发（AGA）的致病因素。
已被证明，每天口服1 mg非那雄胺可有效预防和治疗男性脱发（见图24.11）[85-88]，并
且对男性的头发衰老也有一定效果（见图24.12）[89, 90]。近来发现，口服0.5 mg度他雄

胺（一种 I 型和 II 型 5α – 还原酶双重抑制剂）的疗效优于口服 1 mg 非那雄胺，度他雄胺还适用于口服非那雄胺难治的男性 AGA（见图 24.13）[91, 92]。

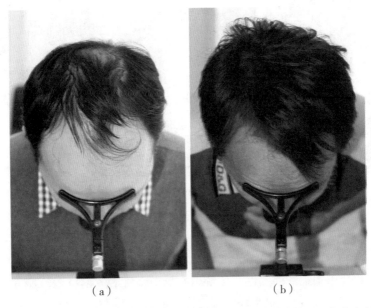

（a） （b）

图 24.11 一名 45 岁男性，口服 1 mg 非那雄胺与局部 5% 米诺地尔联合使用，成功治疗了男性型脱发：（a）治疗前，（b）治疗 24 个月后

（已获得施普林格科学 + 商业媒体的许可同意：《男性脱发（Male Alopecia）》。成功管理指南，印刷于 2014 年，作者为 Trüeb RM，Lee W–S）

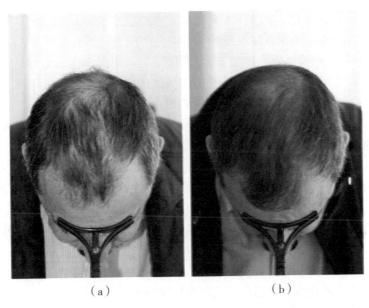

（a） （b）

图 24.12 一名 61 岁吸烟男性，口服 1 mg 非那雄胺配合服用 L– 胱氨酸和复合维生素 B，成功治疗了脱发：（a）治疗前，（b）治疗 3 个月后

（已获得施普林格科学 + 商业媒体的许可同意：《男性脱发（Male Alopecia）》。成功管理指南，印刷于 2014 年，作者为 Trüeb RM，Lee W–S）

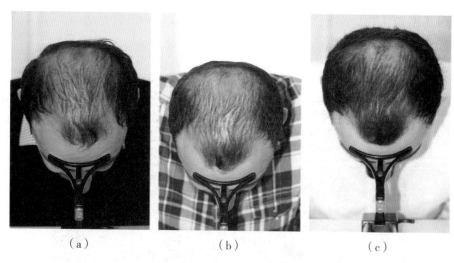

（a）   （b）   （c）

图 24.13　一名 30 岁男性型脱发，口服度他雄胺的疗效优于口服非那雄胺：（a）治疗前，（b）口服 1 mg 非那雄胺 6 个月后，（c）改口服 0.5 mg 度他雄胺 6 个月后

非那雄胺在 FPHL 女性中的疗效一直存在争议。由于非那雄胺对雄性后代有明显的致畸作用，因此禁用于绝经前女性。传统上，针对女性脱发的有效治疗方法包括局部治疗（局部应用米诺地尔）和全身治疗（使用全身性抗雄激素，例如口服醋酸环丙孕酮或螺内酯）[93]，但是全身治疗效果让人存疑，至少在雄激素水平正常的绝经前女性中效果一般[29]。经过临床证明，口服非那雄胺可有效治疗男性脱发，但其在女性中的疗效却各不相同。在一项双盲、安慰剂、对照、多中心的试验中，口服非那雄胺 1 mg/d，持续 1 年，并不能减缓脱发进程或促进头发的生长[30]，也不能改善 FPHL 绝经后女性头皮活检水平切片中的毛囊计数[88]。研究人员提示，女性受试者年龄较大，可能是非那雄胺疗效不佳的原因，因为男性和女性在老年时均会出现衰老性头发稀疏，而与 5α– 还原酶或 DHT 的作用无关。另外，口服 1 mg 非那雄胺，每天 1 次，对年龄较大的男性有效[89, 90]。研究表明，大多数女性脱发模式与男性的不同，可能是由于女性头皮毛囊中的 5α– 还原酶、芳香化酶和雄激素受体的相对水平与男性的存在差异[94]。Shum 等[95] 研究了 4 例同时具有男性模式和女性模式脱发特征、并伴有高雄激素血症的女性，发现非那雄胺可以改善脱发。Price 等的研究发现雄激素水平升高，非那雄胺的使用剂量也稍高一些（1.25mg/d），并且用药的时间更长（用药 24 ～ 30 个月，而不是用药 1 年）。Carmina 和 Lobo[96] 研究显示每天服用非那雄胺 5 mg 并不能有效治疗伴有高雄激素血症的女性脱发。Thai 和 Sinclair[97] 率先报告了 1 例使用非那雄胺治疗成功的 FPHL 绝经后女性，该患者的雄激素水平正常。治疗成功的关键是由于不同的给药方案（每周服用 5 mg 非那雄胺），还是由于个体差异性。由于非那雄胺在治疗女性型脱发的疗效方面的数据不一致，由于并非所有类型的女性脱发都有相同的病理生理学，即应该注意区分女性是早发性脱发还是晚发性脱发（绝经后），以及伴不伴有高雄激素血症[98]。研究还报道了 5 例无明显高雄激素临床和实验室表现的绝经后女性脱发，在每天口服 2.5 mg 或 5 mg 非那雄胺后成功治疗了模式性脱发[99]。不论为何种脱发类型，在治疗 6 个月后，都能观察到头发生长状况的改善。在治疗后期，选择使用高剂量（明显高于男性使用剂量）非那雄胺时，也会出现明显不同的治疗效果（见图 24.14）。

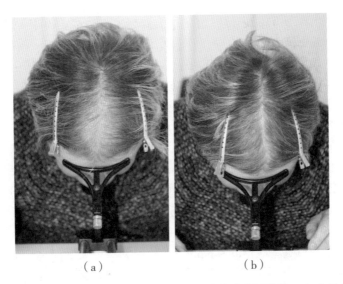

（a）　　　　　　　　　　（b）

图 24.14　一名 60 岁女性型脱发，口服 5 mg 非那雄胺后成功治疗了脱发：（a）治疗前，（b）治疗
12 个月后

（已获得施普林格科学 + 商业媒体的许可同意：《女性脱发（Female Alopecia）》。成功管理指南，印刷于 2013 年，作
者为 Trüeb RM）

　　关于更年期和激素替代疗法，重点往往放在"妇女健康倡议（WHI）"所讨论的问
题上 [100]。自从美国 WHI 研究宣布提前终止部分 HRT 研究后，许多女性开始不愿接受
全身性雌激素替代疗法。有人提出局部使用雌激素有一定益处（见图 24.15）[101]；但是，
相关研究规模都相对较小。没有任何文献比较绝经后女性局部应用和全身应用雌激素的
疗效和安全性。患有 AGA 的绝经后女性应避免使用具有雄激素活性的孕激素（包括炔
诺酮、左炔诺孕酮或替勃龙）进行激素替代疗法，因为上述药物中的孕酮代谢产物具有
可导致脱发的雄激素特征。

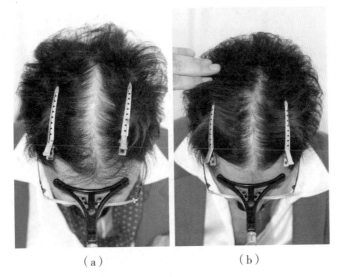

（a）　　　　　　　　　　（b）

图 24.15　一名 71 岁女性型脱发，每日局部使用 1 次 0.025% 雌二醇后成功治疗了脱发：（a）治疗前，
（b）治疗 3 个月后

在棕榈泉生命延长研究院进行的包含重组人类生长激素（HGH）的抗衰老试验中，Chein[102] 报告称 38% 受试者的头发厚度和头发结构得到了改善，一些受试者白发变黑，少数受试者头发生长增加。值得注意的是，在原发性生长激素（GH）不敏感综合征（莱伦综合征，Laron syndrome）中，患者的头发生长情况和头发结构（但不包括头发颜色）已经受损，使用重组人类生长激素也不能得到改善[10]。

四、营养治疗的价值

头发数量和质量与个体的营养状况、一般健康状况以及精神健康状况密切相关，而老年会出现越来越多地影响头发健康的疾病，包括营养缺乏、内分泌失调、心理健康问题和药物的不良反应。有证据表明，随着年龄的增长，人们对营养物质种类和数量的需求可能会发生变化，并且发现多达 50% 以上的老年人维生素和矿物质的摄入量低于推荐摄入量，多达 30% 的老年人体内维生素和矿物质含量低于正常水平[103]。

由于各种维生素和氨基酸营养补品的商业价值利益巨大，但是一个值得思考的问题是，如果已经通过食物中不同了足量的特定氨基酸、维生素和 / 或微量元素，再通过补品增加体内含量是否会进一步促进头发生长。传统药店和网上药店中满是营养补品，声称可以让头发变浓密、柔顺，价格从低到高不等。营养不足会引发头发脱落，但是补充营养物质只能增加单根头发的粗度，并不能改善头发浓密度，因为头发浓密度很大程度上取决于遗传。

尽管如此，仍有外部因素（如吸烟、UVR 辐射）和内部因素（衰老）会影响头发健康，微量营养素可能会加重上述因素对头发的损伤。越来越多的证据表明了以 L- 胱氨酸和复合维生素 B 为基础的营养补充剂的作用方式和疗效[104—106]。

在 1960 ~ 1970 年代，研究者研究了 L- 胱氨酸在羊毛生长中的作用，发现在正常饮食中添加含硫氨基酸 L- 胱氨酸和 L- 蛋氨酸能增加羊毛产量[104—106]。考虑到含有 L- 胱氨酸的膳食补充剂可以改善人毛发的生长，在 1990 年代早期，研究者研究了含有 L- 胱氨酸、B 族维生素和药用酵母的膳食补充剂的治疗效果，并以德语进行了发布，该膳食补充剂是人体氨基酸和 B 族复合维生素的天然来源，研究显示其可以改善头发显微镜下状态、头发直径和拉伸性能（发质检测标准）（见图 24.16）[107—109]。有趣的是，最近一项试验表明，暴露于香烟烟雾的 C57BL / 6 小鼠会发生脱发，而对照组小鼠中则不会发生脱发[110]。暴露于香烟烟雾的小鼠表皮广泛萎缩，皮下组织厚度减少，脱发区域边缘毛囊变稀少、毛球部细胞大量凋亡。通过口服 N- 乙酰半胱氨酸（L- 半胱氨酸的衍生物和还原型谷胱甘肽的前体）、L- 胱氨酸（L- 半胱氨酸的氧化形式，为头发的关键成分）以及维生素 B_6（对于体内合成胱氨酸及胱氨酸的转移有很大作用）的结合物，可以阻止脱发的发生，这一效应可能与谷胱甘肽的整合解毒作用有关[111]。

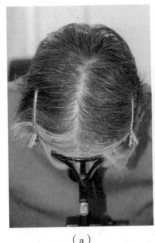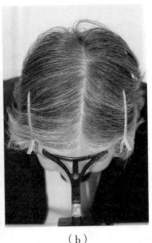

（a）　　　　　　　　　　　（b）

图 24.16　一名女性脱发预先局部使用了米诺地尔，之后再配合使用了 L– 胱氨酸和复合维生素 B，成功治疗了脱发：（a）治疗前，（B）治疗 4 个月后

（已获得施普林格科学 + 商业媒体的许可同意：《女性脱发》（*Female Alopecia*）。成功管理指南，印刷于 2013 年，作者为 Trüeb RM）

　　另外，在治疗 AGA 和老年性脱发时，局部用米诺地尔与 L– 胱氨酸和复合维生素 B 的联合用于治疗可能会表现额外好处；毛囊培养显示，米诺地尔不仅增加了胸腺嘧啶核苷（作为细胞分裂标记物）的掺入，还可以促进毛囊对半胱氨酸的利用[112]。

　　L– 赖氨酸是人体必需氨基酸之一，在脱发中的作用也很重要。一项针对脱发增加女性进行的双盲、开放性研究显示，其中很大一部分对 L– 赖氨酸和铁剂的联合治疗反应良好[113]。

　　最后，过量摄入某些营养补品实可能会导致脱发，因此在缺乏事实证明情况下不建议补充营养素。每日摄入维生素 A 的量超过 50 000 单位或摄入硒的量超过 300 μg，就可能导致脱发。

　　另外，不要盲目补铁剂，因为过量的铁离子可以通过芬顿反应（Fenton reaction）诱导产生活性氧（ROS），活性氧过量情况下会造成氧化应激，从而会提高患心血管疾病和癌症的风险[114]。为了证实口服铁剂的促氧化能力，King 等进行了一项针对铁存储量低（血清铁蛋白 ≤ 20 μg / L）女性的研究，受试者每天补充铁剂，持续 8 周，剂量为通常用于治疗缺铁状态的剂量。通过测量呼出气中乙烷含量和血浆丙二醛可以预测脂质过氧化的增加程度。比较同一群受试者补充铁剂前、后的情况，受试者在补充铁剂后作为对照组。补充铁剂 6 周后，血清铁蛋白几乎增加了一倍，体内铁含量增加了一倍以上，血红蛋白水平略有增加，其他铁指标恢复正常。但是，补充铁剂 6 周后，血浆丙二醛和呼出气中乙烷含量增加了 40% 以上；前面两种脂质过氧化指标的增加与血浆铁和血清铁蛋白水平密切相关。研究显示，根据补充时间的延长、铁状态的改善以及脂质过氧化指标的增加，表明每天补充近 100mg 的铁可能不是纠正铁耗竭的完全无害的方案[115]。

五、头发和头皮的遮光措施

　　随着户外活动、度假的日益流行，以及休闲时间的增加，防晒意识变得至关重要。化学防晒剂已得到广泛使用，使用方法非常简便，保护脱发皮肤免受紫外线辐射

（UVR）造成的急性损伤（晒伤）和慢性累积性损伤。出于美容原因，除非患者完全脱发，否则很方便在头皮上使用化学防晒剂。戴帽子可以为头皮免受紫外线损伤提供最好的保护，但并非所有人都觉得戴帽子方便或可以接受。虽然已经对头发光损伤的保护作用进行了广泛研究，但是目前没有关于头皮的光保护作用方面的资料。已有研究发现，染发剂可以保护头发免受光损伤[116]。实验工作表明，洗发水中添加的肉桂酰胺丙基三甲基氯化铵，作为季铵盐类紫外线吸收剂可以提供光保护作用，同时还具有调理头发等其他作用[117]；固体脂质纳米粒作为一种新型药物载体，具有紫外线防护效果，可用于皮肤和头发，通过反射和散射紫外线提供光保护作用[118]。最近，Marsh 等[119]研究发现，头发中低含量的、具有氧化还原活性的金属（例如铜）在紫外线照射下会加速对头发的伤害。实验使用蛋白质组学质谱分析，通过测量紫外线照射不同时间后头发中的蛋白质损失情况，来表示头发中蛋白质的损害程度；质谱技术是识别紫外线照射后皮肤损伤的生物标记的可行性方法。实验首次发现头发中的外源性铜会增加紫外线损伤，包括总蛋白降解和生物标记物形成的增加。实验还说明了，水中铜离子对头发紫外线损伤的影响，以及可用于降低毛发铜含量的螯合剂，例如乙二胺 –N, N' – 二琥珀酸 (EDDS)。

最近研究的重点为全身的光保护，需要克服与局部使用防晒霜等有关的问题。初步研究表明，抗氧化剂具有光保护性能，特别是 β– 胡萝卜素（维生素原 A），α– 生育酚（维生素 E）和 L– 抗坏血酸盐（维生素 C）。但是，尚未发现抗氧化剂能够预防、延缓或治疗皮肤光损伤的临床证据。

局部应用褪黑素也具有治疗皮肤光损伤的作用，已发现以剂量依赖的形式抑制紫外线照射引发的红斑和活性氧[120]。研究显示，将褪黑素添加到防晒霜中可能会发挥最大的光保护作用。目前，有关低强度激光可能影响头发生长机制的研究仍在进行中（参见本书第十八章）。

第六节　未来发展方向

在头发和头皮衰老护理方面的最新进展是"抗衰老"化合物的使用。使用添加了局部毛发生长刺激剂和抗衰老化合物的洗发水，几乎不产生任何缓解头发衰老的效果，因为会稀释浓度、洗发水与头皮的接触时间较短。洗发水中添加的抗氧化剂，例如维生素 C 和维生素 E，可保护洗发水中的脂肪物质免受氧化，而不具有保护发干的作用。

具有刺激毛发生长的局部用免洗产品的基本作用原理是影响雄激素代谢（例如，抑制 5α– 还原酶）、头皮上的皮脂产生和微生物菌群[121]，抑制微炎症和纤维化，调控血管生成以及血管内皮生长因子（例如米诺地尔）的生成。目前备受关注的局部使用的抗衰老化合物包括绿茶多酚、硒、铜、植物雌激素、褪黑激素，还有从传统中药中提取出来的未命名成分（如何首乌和人参的提取物），以及阿育吠陀（"ayurveda" 为梵文，ayur 意指 "生命"，veda 意为 "知识"，阿育吠陀的意思为 "生命的科学"）。

最后，人们对于影响头发生长的活性化合物贯穿毛囊的途径越来越感兴趣。Hoffman 的研究[122]集中于黑色素、基因和蛋白质的脂质体载体上，脂质体载体可以介导黑色素、基因和蛋白质选择性地进入毛囊，用于头发的治疗和美容修饰，证明了局部递送脂质体载体具有运送药物选择性载入毛囊的能力，可以使白发重新变黑。Reynolds 等[123] 率先提出了另一种新型脱发治疗方法的研究方向，即利用毛囊来源于细胞诱导重建毛囊结构，构建组织工程皮肤。

第七节　结　论

头发外观在整体外观和自我认知中起重要作用。随着当今人们对生活质量的期望越来越高，想要看起来年轻的愿望比以往更为强烈。护发产业已经意识到这一点，提供了有效的护发产品，以满足消费者的需求。制药产业的发展战略是发现抗头发衰老的药物靶点以及开发出有效且安全的药品。头发的衰老包括老化、黑色素细胞功能的减退和发量的减少。头发既有内在结构和生理上的老化，也有外在形态和加速的老化。内在因素与个性化基因变异和个体间的表观遗传变异有关；例如家族性过早白发和雄激素性脱发。外在因素包括紫外线辐射和吸烟。实验证据支持了头发衰老的氧化应激假说。活性氧是含氧且有高度化学活性的几种分子的总称，可以直接损伤细胞膜，脂质，蛋白质和DNA。用于头发护理产品中的抗衰老化合物包括保湿剂、头发调理剂和光保护剂。经证实可有效治疗脱发的方法包括局部应用米诺地尔、口服非那雄胺和自体毛发移植。在没有自然方法可以逆转头发变白的情况下，染发剂是恢复头发原本颜色的主要手段。氧化应激的作用和预防方面的新发现，可以为治疗和逆转衰老性脱发和头发变白提供新的策略。最后，目前脂质体的作用正在研究中，发现脂质体载体可以介导黑色素、基因和蛋白质选择性地进入毛囊，毛囊来源干细胞可以诱导重建毛囊，构建组织工程皮肤，以维持年轻人和老年人头发的健康美丽。临床上还可以利用自身血小板血浆和低强度激光疗法进行治疗。

参考文献

[1] Trüeb RM, Swiss Trichology Study Group. The value of hair cosmetics and pharmaceuticals. Dermatology. 2001; 202: 275–8.

[2] Trüeb RM. Aging of hair. J Cosmet Dermatol. 2005; 4: 60–72.

[3] Trüeb RM. Age-related general problems affecting the condition of hair. In: Trüeb RM, Tobin DJ, editors. Aging Hair. Berlin Heidelberg: Springer. 2010; 141–66.

[4] Trüeb RM. Oxidative stress in ageing of hair. Int J Trichology. 2009; 1: 6–14.

[5] Harman D. Aging: A theory based on free radical and radiation chemistry. J Gerontol. 1956; 11: 298–300.

[6] Shindo Y, Witt E, Han D, et al. Enzymic and non-enzymic antioxidants in epidermis and dermis of human skin. J Invest Dermatol. 1994; 102: 122–4.

[7] Macieira-Coelho A. Biology of aging. Progress in Molecular and Subcellular Biology,

Heidelberg: Springer. 2003; 50–2.

[8] Brown WT, Kieras FJ, Houck GE Jr., et al. A comparison of adult and childhood progerias: Werner syndrome and Hutchinson–Gilford progeria syndrome. In: Salk D, Fujwara Y, Martin GM, editors. Werner' s Syndrome and Human Aging. New York: Plenum Press. 1985; 229–44.

[9] Finsterer J, Fellinger J. Alopecia as a prominent feature of myotonic dystrophy type 1. Rev Invest Clin. 2011; 63: 322–4.

[10] Lurie R, Ben–Amitai D, Laron Z. Laron syndrome (primary growth hormone insensitivity): A unique model to explore the effect of insulin–like growth factor 1 defifiency on human hair. Dermatology. 2004; 208: 314–8.

[11] Norwood OT. Male pattern baldness: Classifification and incidence. South Med J. 1975; 68: 1359–65.

[12] Norwood OT. Incidence of female androgenetic alopecia (female pattern alopecia). Dermatol Surg. 2001; 27: 53–4.

[13] Tr ü eb RM. Molecular mechanisms in androgenetic alopecia. Exp Gerontol. 2002; 37: 981–90.

[14] Kaufman KD. Androgen metabolism as it affects hair growth in androgenetic alopecia. Dermatol Clin. 1996; 14: 697–711.

[15] Randall VA, Thornton MH, Messenger AG. Cultured dermal papilla cells from androgen–dependent human hair follicles (e.g. beard)contain more androgen receptors than those from non–balding ares of the scalp. J Endocrinol. 1992; 133: 141–7.

[16] Itami S, Kurata S, Takayasu S. Androgen induction of follicular epithelial cell growth mediated via insulin–like growth factor I from dermal papilla cells. Biochem Biopshys Res Commun. 1995; 221: 988–94.

[17] Hibberts NA, Messenger AG, Randall VA. Dermal papilla cells derived from beard hair follicles secrete more stem cell factor (SCF)in culture than scalp cells or dermal fifibroblasts. Biochem Biophys Res Commun. 1996; 222: 401–5.

[18] Naito A, Midorikawa T, Yoshino T, et al. Lipid peroxides induce early onset of catagen phase in murine hair cycles. Int J Mol Med. 2008; 22: 725–9.

[19] Bahta AW, Farjo N, Farjo B, et al. Premature senescence of balding dermal papilla cells in vitro is associated with p16(INK4a)expression. J Invest Dermatol. 2008; 128: 1088–94.

[20] Jaworsky C, Kligman AM, Murphy GF. Characterization of inflammatory infifiltrates in male pattern alopecia: Implications for pathogenesis. Br J Dermatol. 1992; 127: 239–46.

[21] Whiting DA. Diagnostic and predictive value of horizontal sections of scalp biopsy specimens in male pattern androgenetic alopecia. J Am Acad Dermatol. 1993; 28: 755–63.

[22] Mahé YF, Michelet JF, Billoni N, et al. Androgenetic alopecia and microinflammation. Int J Dermatol. 2000; 39: 576–84.

[23] Kossard S. Postmenopausal frontal fifibrosing alopecia. Arch Dermatol. 1994; 130: 770–4.

[24] Zinkernagel MS, Tr ü eb RM. Fibrosing alopecia in a pattern distribution. Patterned

lichen planopilaris or androgenetic alopecia with a lichenoid tissue reaction pattern? Arch Dermatol. 2000; 136: 205–11.

[25] Olsen EA. Female pattern hair loss and its relationship to permanent/cicatricial alopecia: A new perspective. J Investig Dermatol Symp Proc. 2005; 10: 217–21.

[26] Eichm ü ller S, van der Veen C, Mill I, et al. Clusters of perifollicular macrophages in normal murine skin: Physiological degeneration of selected hair follicles by programmed organ deletion. J Histochem Cytochem 1998; 46: 361–70.

[27] Philpott MP, Sander DA, Bowen J, et al. Effects of interleukins, colony stimulating factor and tumour necrosis factor on human hair follicle growth in vitro: A possible role for interleukin–1 and tumour necrosis factor–a in alopecia areata. Br J Dermatol. 1996; 135: 942–8.

[28] Orme S, Cullen DR, Messenger AG. Diffuse female hair loss: Are androgens necessary? Br J Dermatol.1999; 141: 521–3.

[29] Vexiau P, Chaspoux C, Boudou P, et al. Effects of minoxidil 2% vs. cyproterone acetate treatment on female androgenetic alopecia: A controlled, 12–month randomized trial. Br J Dermatol. 2002; 146: 992–9.

[30] Price VH, Roberts JL, Hordinsky M, et al. Lack of effificacy of fifinasteride in postmenopausal women with androgenetic alopecia. J Am Acad Dermatol. 2000; 43: 768–76.

[31] Venning VA, Dawber RP. Patterned androgenic alopecia in women. J Am Acad Dermatol. 1988; 18: 1073–7.

[32] Mosley JG, Gibbs CC. Premature grey hair and hair loss among smokers: A new opportunity for health education? BMJ. 1996; 313: 1616.

[33] Su LH, Chen TH. Association of androgenetic alopecia with smoking and its prevalence among Asian men: A communitybased survey. Arch Dermatol. 2007; 143: 1401–6.

[34] Tr ü eb RM. Association between smoking and hair loss: Another opportunity for health education against smoking? Dermatology. 2003; 206: 189–91.

[35] Black HS. Potential involvement of free radical reactions in ultraviolet light–mediated cutaneous damage. Photochem Photobiol. 1987; 46: 213–21.

[36] Santos Nogueira AC, Joekes I. Hair color changes and protein damage caused by ultraviolet radiation. J Photochem Photobiol B. 2004; 74: 109–17.

[37] Nogueira AC, Dicelio LE, Joekes I. About photo–damage of human hair. Photochem Photobiol Sci. 2006; 5: 165–9.

[38] Jeon SY, Pi LQ, Lee WS. Comparison of hair shaft damage after UVA and UVB irradiation. J Cosmet Sci. 2008; 59: 151–6.

[39] Tr ü eb RM. Is androgenetic alopecia a photoaggravated dermatosis? Dermatology. 2003; 207: 343–8.

[40] Camacho F, Moreno JC, Garcia–Hern á ndez. Telogen alopecia from UV rays. Arch Dermatol. 1996; 132: 1398–9.

［41］Johnsson A, Kjeldstad B, Melo TB. Fluorescence from pilosebaceous follicles. Arch Dermatol Res. 1987; 279: 190–3.

［42］Piérard–Franchimont C, Uhoda I, Saint–Léger D, Piérard GE. Androgenetic alopecia and stress–induced premature senescence by cumulative ultraviolet light exposure. Exog Dermatol. 2002; 1: 203–6.

［43］Kligman AM. The comparative histopathology of malepattern baldness and senescent baldness. Clin Dermatol.1998; 6: 108–18.

［44］Paradi M, Karnik P. Comparative gene expression profifiling of senescent and androgenetic alopecia using microarray analysis. In: Trüeb RM, Tobin D, editors. Aging Hair. Berlin Heidelberg: Springer. 2010; 67–76.

［45］Courtois M, Loussouarn G, Hourseau C, et al. Aging and hair cycles. Br J Dermatol. 1995; 132: 86–93.

［46］Sinclair R, Chapman A, Magee J. The lack of signififiicant changes in scalp hair follicle density with advancing age. Br J Dermatol. 2005; 152: 646–9.

［47］Tobin DJ, Paus R. Graying: Gerontobiology of the hair follicle pigmentary unit. Exp Gerontol. 2001; 36: 29–54.

［48］Commo S, Gaillard O, Bernard BA. Human hair greying is linked to a specifific depletion of hair follicle melanocytes affecting both the bulb and the outer root sheath. Br J Dermatol. 2004; 150; 435–43.

［49］Arck PC, Overall R, Spatz K, et al. Towards a "free radical theory of graying": Melanocyte apoptosis in the aging human hair follicle is an indicator of oxidative stress induced tissue damage. FASEB J. 2006; 20: 1567–9.

［50］Wood JM, Decker H, Hartmann H, et al. Senile hair graying: H_2O_2–mediated oxidative stress affects human hair color by blunting methionine sulfoxide repair. FASEB J. 2009; 23: 2065–7.

［51］Spencer JD, Gibbons NC, Rokos H, et al. Oxidative stress via hydrogen peroxide affects proopiomelanocortin peptides directly in the epidermis of patients with vitiligo. J Invest Dermatol. 2007; 127: 411–20.

［52］Spencer JD, Gibbons NC, Böhm M, et al. The Ca^{2+}–binding capacity of epidermal furin is disrupted by H2O2–mediated oxidation in vitiligo. Endocrinology. 2008; 149: 1638–45.

［53］Schallreuter KU, Wood JM, Pittelkow MR, et al. Regulation of melanin biosynthesis in the human epidermis by tetrahydrobiopterin. Science. 1994; 263: 1444–6.

［54］Nishimura EK, Jordan SA, Oshima H, et al. Dominant role of the niche in melanocyte stem–cell fate determination. Nature.2002; 416: 854–60.

［55］Nishimura EK, Granter SR, Fisher DE. Mechanisms of hair graying: Incomplete melanocyte stem cell maintenance in the niche. Science. 2005; 307: 720–4.

［56］Nagl W. Different growth rates of pigmented and white hair in the beard: Differentiation vs. proliferation? Br J Dermatol.1995; 132: 94–7.

［57］van Neste D. Thickness, medullation and growth rate of female scalp hair are subject to signisificant variation according to pigmentation of scalp location during aging. Eur J Dermatol. 2004; 14: 28–32.

[58] van Neste D, Tobin DJ. Hair cycle and hair pigmentation: Dynamic interactions and changes associated with aging.Micron. 2004; 35: 193–200.

[59] Otsuka H, Nemoto T. Study on Japanese Hair. Koshkaischi.1988; 12: 192–7.

[60] Robbins C, Mirmirani P, Messenger AG, et al. What women want–quantifying the perception of hair amount: An analysis of hair diameter and density changes with age in caucasian women. Br J Dermatol. 2012: 167: 324–32.

[61] Birch MP, Messenger JF, Messenger AG. Hair density, hair diameter and the prevalence of female pattern hair loss. Br J Dermatol. 2001; 144: 297–304.

[62] Nagase S, Kajiura Y, Mamada A, et al. Changes in structure and geometric properties of human hair by aging. J Cosmet Sci. 2009; 60: 637–48.

[63] Nagase S, Tsuchiya M, Matsui T, et al. Characterization of curved hair of Japanese women with reference to internal structures and amino acid composition. J Cosmet Sci. 2008; 59: 317–32.

[64] Nicolaides N, Rothman S. Studies on the chemical composition of human hair fat. II. The overall composition with regard to age, sex and race. J Invest Dermatol. 1953; 21: 9–14.

[65] Hollfelder B, Blankenburg G, Wolfram LJ, Höcker H. Chemical and physical properties of pigmented and nonpigmented hair ('grey hair'). Int J Cosmet Sci. 1995; 17: 87–9.

[66] Bouillon C. Shampoos. 1996. Clin Dermatol. 14: 113–21.

[67] Trüeb RM. Shampoos: Ingredients, effificacy and adverse effects. J Dtsch Dermatol Ges. 2007; 5: 356–65.

[68] Gummer Ch, Schiel S. Amino acids–A potential solution for cosmetic hair problems. Poster presented at: 4th IHRS Meeting. Berlin. 2004.

[69] Davis MG, Thomas JH, van de Velde S, et al. A novel cosmetic approach to treat thinning hair. Br J Dermatol.2011; 165 Suppl 3: 24–30.

[70] Sieve B. Darkening of gray hair following para–aminobenzoic acid. Science. 1941; 94: 257–8.

[71] Zarafonetis C. Darkening of gray hair during paraaminobenzoic acid therapy. J Invest Dermatol. 1950; 15: 399–491.

[72] Kelsh MA, Alexander DD, Kalmes RM, Buffler PA. Personal use of hair dyes and risk of bladder cancer: A meta–analysis of epidemiologic data. Cancer Causes Control. 2008; 19: 549–58.

[73] Tosti A, Piraccini BM, van Neste DJ. Telogen effluvium after allergic contact dermatitis of the scalp. Arch Dermatol.2001; 137: 187–90.

[74] Messenger AG, Rundegren J. Minoxidil: Mechanisms of action on hair growth. Br J Dermatol. 2004; 150: 186–94.

[75] Olsen EA, Weiner MS, Delong ER, et al. 1985. Topical minoxidil in early male pattern baldness. J Am Acad Dermatol. 13: 185–92.

［76］Olsen EA, DeLong ER, Weiner MS. 1987. Long-term follow-up of men with male pattern baldness treated with topical minoxidil. J Am Acad Dermatol. 16: 688-95.

［77］Olsen EA, Weiner MS, Amara IA, et al. 1990. Fiveyear follow-up of men with androgenetic alopecia treated with topical minoxidil. J Am Acad Dermatol. 22; 643-6.

［78］Price VH, Menefee E. 1990. Quantitative estimation of hair growth I. Androgenetic alopecia in women: Effect of minoxidil. J Invest Dermatol. 95: 683-7.

［79］De Villez RL, Jacobs JP, Szpunar CA, et al.Androgenetic alopecia in the female. Treatment with 2% topical minoxidil solution. Arch Dermatol. 1994; 3: 303-7.

［80］Olsen EA, Dunlap FE, Funicella T, et al. A randomized clinical trial of 5% topical minoxidil versus 2% topical minoxidil and placebo in the treatment of androgenetic alopecia in men. J Am Acad Dermatol. 2002; 47: 377-85.

［81］Lucky AW, Piacquadio DJ, Ditre CM et al. A randomized, placebo-controlled trial of 5% and 2% topical minoxidil solutions in the treatment of female pattern hair loss. J Am Acad Dermatol. 2004; 50: 541-53.

［82］Olsen EA, Whiting D, Bergfeld W, et al. A multicenter,randomized, placebo-controlled, double-blind clinical trial of a novel formulation of 5% minoxidil topical foam versus placebo in the treatment of androgenetic alopecia in men.J Am Acad Dermatol. 2007; 57: 767-7.

［83］Blume-Peytavi U, Hillmann K, Dietz E, et al. A randomized,single-blind trial of 5% minoxidil foam once daily versus 2% minoxidil solution twice daily in the treatment of androgenetic alopecia in women. J Am Acad Dermatol. 2011; 65: 1126-34.

［84］Rundegren J. Pattern alopecia: What clinical features determine the response to topical minoxidil treatment? IHRS 2004 abstract B2.4. JDDG. 2004; 2: 500.

［85］Kaufman KD. Clinical studies on the effects of oral fifinasteride, a type II 5 α -reductase inhibitor, on scalp hair in men with male pattern baldness. In: Van Neste D, Randall VA, editors. Hair Research for the Next Millenium.Amsterdam: Elsevier. 1996; 363-5.

［86］Kaufman KD, Olsen EA, Whiting DA, et al. 1998.Finasteride in the treatment of androgenetic alopecia. J Am Acad Dermatol. 39: 578-89.

［87］Leyden J, Dunlap F, Miller B, et al. 1999. Finasteride in the treatment of men with frontal male pattern hair loss. J Am Acad Dermatol. 40: 930-7.

［88］Whiting DA, Waldstreicher J, Sanchez M, et al. Measuring reversal of hair miniaturization in androgenetic alopecia by follicular counts in horizontal sections of serial scalp biopsies: Results of fifinasteride 1 mg treatment of men and postmenopausal women. J Invest Dermatol. Symp Proc.1999; 4: 282-4.

［89］Whiting DA, Olsen EA, Savin R, et al. Efficacy and tolerability of fifinasteride 1 mg in men aged 41 to 60 years with male pattern hair loss. Eur J Dermatol. 2003; 13: 150-60.

［90］Brenner S, Matz H. Improvement in androgenetic alopecia in 53 76-year-old men using oral fifinasteride. Int J Dermatol.1999; 38: 928-30.

［91］Gubelin Harcha W, Barboza Mart í nez J, Tsai TF, et al. A randomized, active- and placebo-controlled study of the effifacy and safety of different doses of dutasteride versus placebo and fifinasteride in the treatment of male subjects with androgenetic alopecia. J Am Acad Dermatol. 2014; 70: 489-98.

[92] Jung JY, Yeon JH, Choi JW, et al. Effect of dutasteride 0.5 mg/d in men with androgenetic alopecia recalcitrant to fifinasteride. Int J Dermatol. 2014; 53: 1351-7.

[93] Sinclair R, Wewerinke M, Jolley D. Treatment of female pattern hair loss with oral antiandrogens. Br J Dermatol. 2005; 152: 466-73.

[94] Sawaya ME, Price VH. Different levels of 5α-reductase type I and II, aromatase, and androgen receptor in hair follicles of women and men with androgenetic alopecia. J Invest Dermatol. 1997; 109: 296-300.

[95] Shum KW, Cullen DR, Messenger AG. Hair loss in women with hyperandrogenism: Four cases responding to fifinasteride. J Am Acad Dermatol. 2002; 47: 733-9.

[96] Carmina E, Lobo RA. Treatment of hyperandrogenic alopecia in women. Fertil Steril. 2003; 9: 91-5.

[97] Thai KE, Sinclair RD. Finasteride for female androgenetic alopecia. Br J Dermatol. 2002; 147: 812-3.

[98] Olsen EA, Hordinsky M, Roberts JL, et al. Female pattern hair loss. J Am Acad Dermatol. 2002; 47: 795.

[99] Trüeb RM, Swiss Trichology Study Group. Finasteride treatment of patterned hair loss in normoandrogenic postmenopausal women. Dermatology. 2004; 209: 202-7.

[100] Rossouw JE, Anderson GL, Prentice RL, et al. Risks and benefifits of estrogen plus progestin in healthy postmenopausal women: Principal results from the Women's Health Initiative randomized controlled trial. JAMA. 2002; 288: 321-33.

[101] Georgala S, Katoulis AC, Georgala C, et al. Topical estrogen therapy for androgenetic alopecia in menopausal females.Dermatology. 2004; 208: 178-9.

[102] Chein E. Age Reversal, from Hormones to Telomeres.WorldLink Medical Publishing. 1998.

[103] Johnson KA, Bernard MA, Funderberg K. Vitamin nutrition in older adults. Clin Geriatr Med. 2002; 18: 773-99.

[104] Gillespie JM, Reis PJ. Dietary regulated biosynthesis of high-sulfur wool proteins. Biochem J. 1966; 98: 669-77.

[105] Reis PJ, Tunks DA, Sharry LF. Plasma amino acid patterns in sheep receiving abomasal infusions of methionine and cystine. Aust J Biol Sci. 1973; 26: 635-44.

[106] Frenkel MJ, Gillepsie JM, Reis PJ. Factors influencing the biosynthesis of the tyrosine-rich proteins of wool. Aust J Biol Sci. 1974; 27: 31-8.

[107] Petri H, Perchalla P, Tronnier H. Die Wirksamkeit einer medikamentösen Therapie bei Haarstrukturschäden und diffusen Effluvien-vergleichende Doppel blind studie.Schweiz Rundsch Med Prax. 1990; 79: 1457-62.

[108] Budde J, Tronnier H, Rahlfs VW, et al. Systemische Therapie von diffusem Effluvium

und Haarstrukturschäden. Hautarzt. 1993; 144: 380–4.

[109] Ahrens J. Systemische Behandlung des diffusen Haarausfalls. Therapiewoche Schweiz. 1994; 10: 551–4.

[110] D' Agostini F, Balansky R, Pesce C, et al. Induction of alopecia in mice exposed to cigarette smoking. Toxicol Lett.2000; 114: 117–23.

[111] D' Agostini F, Fiallo P, Pennisi TM, et al. Chemoprevention of smoke–induced alopecia in mice by oral administration of L–cystine and vitamin B6. J Dermatol Sci. 2007; 46: 189–98.

[112] Buhl AE, Waldon DJ, Kawabe TT, et al. Minoxidil stimulates mouse vibrissae follicles in organ culture. J Invest Dermatol. 1989; 92: 315–20.

[113] Rushton DH. Nutritional factors and hair loss. Clin Exp Dermatol. 2002; 27: 396–404.

[114] Sch ü mann K, Ettle T, Szegner B, et al. On risks and benefifits of iron supplementation recommendations for iron intake revisited. J Trace Elem Med Biol. 2007; 21: 147–68.

[115] King SM, Donangelo CM, Knutson MD, et al. Daily supplementation with iron increases lipid peroxidation in young women with low iron stores. Exp Biol Med. 2008; 233: 701–7.

[116] Pande CM, Albrecht L, Yang B. Hair photoprotection by dyes. J Cosmet Sci. 2001; 52: 377–89.

[117] Gao T, Bedell A. Ultraviolet damage on natural gray hair and ist photoprotection. J Cosmet Sci. 2001; 52: 103–18.

[118] Wissing SA, Muller RH. Solid lipid nanoparticles (SLN)– A novel carrier for UV blockers. Pharmazie. 2001; 56: 783–6.

[119] Marsh JM, Iveson R, Flagler MJ, et al. Role of copper in photochemical damage to hair. Int J Cosmet Sci. August 2013 21. doi: 10.1111/ics.12088. [Epub ahead of print]

[120] Bangha E, Elsner P, Kistler GS. Suppression of UV–induced erythema by topical treatment with melatonin (N–acetyl–5–methoxytryptamine). Arch Dermatol Res. 1996; 288: 522–6.

[121] Pi é rard GE, Pi é rard–Franchimont C, Nikkels–Tassoudji N et al. Improvement in the inflammatory aspect of androgenetic alopecia. A pilot study with an antimicrobial lotion. J Dermatol Treat. 1996; 7: 153–7.

[122] Hoffman RM. Topical liposome targeting of dyes, melanins, genes, and proteins electively to hair follicles. J Drug Target.1998; 5: 67–74.

[123] Reynolds AJ, Lawrence C, Cserhalmi–Friedman PB, et al. Transgender induction of hair follicles. Human follicle cells can be induced to grow in an incompatible host of the other sex. Nature. 1999; 402: 33—4.